新世纪全国高等医药院校规划教材

中西医结合肿瘤病学

（供中西医结合专业用）

主　编　刘亚娴（河北医科大学）
副主编　陈信义（北京中医药大学）
　　　　杨新中（湖北中医学院）
主　审　李佩文（中日友好医院）

中国中医药出版社
·北　京·

图书在版编目(CIP)数据

中西医结合肿瘤病学/刘亚娴主编. —北京：中国中医药出版社，2005.9（2019.9重印）
新世纪全国高等医药院校规划教材

ISBN 978-7-80156-672-0

Ⅰ.中… Ⅱ.刘… Ⅲ.肿瘤-中西医结合疗法-医学院校-教材 Ⅳ.R73

中国版本图书馆CIP数据核字（2005）第034200号

中国中医药出版社出版
北京经济技术开发区科创十三街31号院二区8号楼
邮政编码 100176
传真 64405750
赵县文教彩印厂印刷
各地新华书店经销
*
开本 850×1168 1/16 印张 31.375 字数 739 千字
2005年9月第1版 2019年9月第9次印刷
书 号 ISBN 978-7-80156-672-0
*
定价 78.00 元
网址 WWW.CPTCM.COM

如有质量问题请与本社出版部调换（010 64405510）

社长热线 010 64405720
购书热线：010 64065415 010 84042153

全国高等医药院校中西医结合专业教材建设

专家指导委员会

新世纪全国高等医药院校规划教材

《中西医结合肿瘤病学》编委会

主　编　刘亚娴（河北医科大学）

副主编　陈信义（北京中医药大学）
　　　　　杨新中（湖北中医学院）

编　委　（以姓氏笔画为序）
　　　　　卜　平（扬州大学医学院）
　　　　　马　翔（白求恩军医学院）
　　　　　王俊茹（河北省医学科学院附属医院）
　　　　　申维玺（广州市肿瘤医院）
　　　　　冯威健（北京大学第九临床医学院）
　　　　　齐元富（山东中医药大学）
　　　　　李　勇（河北医科大学）
　　　　　宋爱英（黑龙江中医药大学）
　　　　　张　红（大连医科大学）
　　　　　张健慧（河北省肿瘤研究所）
　　　　　陈　涛（三峡大学医学院）
　　　　　陈光伟（陕西中医学院）
　　　　　高　萍（河南中医学院）
　　　　　黄立中（湖南中医学院）

秘　书　周计春（河北医科大学）

主　审　李佩文（中日友好医院）

前　言

中西医结合是我国医药卫生事业的重要组成部分，通过中西医的优势互补，许多疾病，尤其是一些疑难疾病的诊治取得了突破性进展，已成为我国乃至世界临床医学中不可取代的重要力量。人们越来越认识到中西医结合治疗的优势，越来越倾向于中西医结合诊疗疾病，由此中西医结合的队伍越来越壮大，不少高等医药院校（包括高等中医药院校和高等医学院校），适应社会需求，及时开设了中西医结合临床医学专业、中西医结合专业、中西医结合系、中西医结合学院，使中西医结合高等教育迅速在全国展开，有些院校的中西医结合专业还被省、市、地区评为当地“热门专业”。但中西医结合专业教材却明显滞后于中西医结合专业教育的发展，各院校使用的多是自编或几个院校协编的教材，缺乏公认性、权威性。教材的问题已成为中西医结合专业亟待解决的大问题。为此，国家中医药管理局委托中国中西医结合学会、全国中医药高等教育学会规划、组织编写了高等医药院校中西医结合专业第一版本科教材，即“新世纪全国高等医药院校中西医结合专业规划教材”。

本套教材在国家中医药管理局的指导下，中国中西医结合学会、全国中医药高等教育学会及全国高等中医药教材建设研究会通过大量调研工作，根据目前中西医结合专业“两个基础、一个临床”的教学模式（两个基础：中医基础、西医基础；一个临床：中西医结合临床），首先重点系统规划了急需的中西医结合临床教材。并组织全国开设中西医结合专业或中西医结合培养方向的78所高等中医药院校、高等医学院校的专家编写而成。

为确保教材的科学性、先进性、公认性、权威性、教学适应性，确保教材质量，本套教材采用了“政府指导，学会主办，院校联办，出版社协办”的运作机制。即：教育部、国家中医药管理局宏观指导；中国中西医结合学会、全国中医药高等教育学会及全国高等中医药教材建设研究会调研、规划，制定编写人员遴选条件，遴选主编，组织全国开设本专业的高等医药院校专家共同编写，并审定教材和进行质量监控；全国开设中西医结合专业的高等中医药、医学院校，既是教材的使用单位，又是教材编写的主体，在研究会的组织下共同参加，联合编写；中国中医药出版社作为中医药行业的专业出版社，积极协助学会、研究会的组织编写出版工作，提供有关编写出版方面的服务，并提供资金方面的支持。这个“运行机制”，有机地结合了各方面的力量，有效地调动了各方面的积极性，畅通了教材编写出版的各个环节，保证了本套教材按时、按要求、按计划出版。

本套教材共16种，分别为：《中外医学史》《中西医结合医学导论》《中西医结合内科学》《中西医结合外科学》《中西医结合妇产科学》《中西医结合儿科学》《中西医结合眼科学》《中西医结合耳鼻咽喉科学》《中西医结合骨伤科学》《中西医结合危重病学》《中西医结合口腔科学》，以及《中西医结合传染病学》《中西医结合肿瘤病学》《中西医结合皮肤性病学》《中西医结合精神病学》《中西医结合肛肠病学》。

真诚感谢78所高等中医药院校、医药院校对本套教材的大力支持！真诚感谢所有参加本套教材编写专家的积极参与！由于他们的支持与参与，本套教材才能够按原定要求、预定计划出版，才能解决中西医结合专业教育中迫切需要解决的教材问题，才能保证和提高中西医结合教育的质量问题。真诚希望本套教材的出版，对我国中西医结合教育、中西医结合学科建设、中西医结合人才培养起到应有的积极作用。

由于首次规划、组织、编写中西医结合高等教育教材，由于78所中西医高等院校专家首次合作编写，本套教材在规划、组织、编写、出版等方面，都可能会有不尽如人意的地方，甚至错漏之处，敬请各院校教学人员多提宝贵意见，以便我们不断改进、不断提高教材质量。谨此，我们向编写、使用本套教材的全国中西医结合专家，向为了这套教材顺利编辑出版付出巨大心血的领导、专家委员会和各方面的朋友们致以真诚的感谢！

中国中西医结合学会
全国高等中医药教材建设研究会
2005年5月

编写说明

《中西医结合肿瘤病学》系新世纪全国高等中医药院校中西医结合专业规划教材。本教材在编写中，总体上注意坚持三个“遵循”、三个“着眼点”、两个“突出”。

所谓三个“遵循”是，遵循教材编写的总体设想，即适应我国高等中医药院校中西医结合教育发展的需要，全面推进素质教育，培养21世纪高素质创新人才；遵循教材编写的指导思想与目标，即以邓小平理论为指导，全面贯彻国家教育方针和科教兴国战略，面向现代化、面向世界、面向未来，深化教材改革，强化质量意识；遵循教材编写原则和基本要求，即更新观念，体现中西医结合的研究成果，力争使中西医结合的诊疗做到规范化，并适应多样化教学的需要，正确把握教学内容和课程体系的改革方向，树立精品意识，在内容结构、知识点、规范化、标准化、编写技巧、语言文字等方面提高教材整体质量。

所谓三个“着眼点”是，着眼于高层次临床应用型人才的培养，通过教材的学习，使学习者掌握中西医的理论体系、认识范畴、逻辑方法、思维特点、诊治疾病的基本技能，以符合新世纪人才“知识宽、基础厚、能力强、素质高”的要求；着眼于教材内容的先进性，在教材编写中，以编写者体会为基础，参阅了百多种中医古籍、现代医学著作及报道资料，融古汇今，努力做到历史的涵盖性、时代的兼容性和内容的开拓性的统一，从中西医结合的实际出发，注意优化经典，强化现代，主次分明，详略恰当，循序渐进，起点适当，重点突出，难点分散，力争做到先进性与科学性、启发性、实用性的有机结合；着眼于理论联系实际，既注意教材较强的理论性、系统性，又要与临床紧密结合，力求使学习者举一反三，以培养创造性思维能力。

所谓两个“突出”，一是突出中西医结合的特点，这是本教材的核心内容。编写中注意了以下几点：(1) 充分反映中西医结合的学科进展，并注意内容的公允与共识。(2) 内容力求简明扼要、提纲挈领，突出实用性与可操作性；引用中医文献，重在提起思考，得到启迪，而非简单地引经据典，并防止中西医内容的简单拼凑、堆砌。(3) 一些新观点、新见解，力求表达清楚准确、科学性强，经得起推敲。(4) 鉴于目前对肿瘤的认识，在许多方面尚待研究、深化，疗效也有待进一步提高，因此在内容编写上，力戒牵强、武断，注意提示思考内容、提出研究方向、提出展望。二是突出开拓创新性。本教材编写中尽量提示、寻求、探讨一些中西医结合的结合点、切入点，展示中西医结合的优势，力争编出方向。

本教材遴选全国多位长期从事中西医结合医疗、教学、科研的学者承担编写任务。总论部分主要介绍基本知识、基础理论和基本技能，介绍中西医结合的成果与学习方法。各论部分介绍常见恶性肿瘤的基本概念、病因病理、中医病机、临床表现（含并发症）、有关的检查方法、诊断与鉴别诊断、治疗（含中西医治疗基本原则、中西医具体治疗方法、中西医结合治疗及特色等）、中西医治疗进展及展望、预防康复及调护。

具体编写分工如下。总论第一章及各论第六章由宋爱英编写；总论第二章及各论第三章由陈光伟编写；总论第三章由张健慧编写；总论第四章第一节由李勇编写；总论第四章第二～第六节及各论第一章由冯威健编写；总论第四章第七节及第十章由张红编写；总论第五章及各论第十七章由申维玺编写；总论第六章及各论第八章由卜平编写；总论第七章及各论第十八章由齐元富编写；总论第八章及各论第十九章由黄立中编写；总论第九章及各论第四章由刘亚娴编写；各论第二章及第九章由杨新中编写；各论第五章由马翔编写；各论第七章及第十二章由高萍编写；各论第十章及第十一章由王俊茹编写；各论第十三章及第十四章由陈涛编写；各论第十五章、第十六章及第十九章由陈信义编写。全书最后由刘亚娴统稿。

本教材是在中华人民共和国教育部委托的国家中医药管理局及中国中西医结合学会、全国中医药高等教育学会中医药教材建设研究会领导和指导下编写的，各编写人员所在单位均给予了大力支持，作为主编单位的河北医科大学、河北省肿瘤医院各级领导给予了极大的关怀及帮助，河北医科大学周计春副教授做了大量的相关工作，北京中医药大学姜苗博士及河北医科大学中西医结合内科硕士研究生李际君、外科硕士研究生刘羽也做了部分工作。

当然，作为一本全新的教材，在一定意义上讲，不会也不应该视为编写的终结，而应成为进一步充实、完善的良好起点，为今后可能的修订、补充打下基础。应该说，本教材在这方面做了一些有益的工作。毋庸讳言，由于本教材的编写难度较大，虽然在上述三个方面进行了努力，编写人员也都认真地付出了艰苦的劳动，但鉴于种种原因，教材仍难免存在一些不足，真诚希望同道及学习者提出宝贵意见。

编　者

2005 年 5 月

目 录

上篇 总 论

第一章 绪论……(1)
第一节 肿瘤概念……(1)
第二节 发病概况与特点……(5)
第三节 诊疗现状及存在的问题……(7)
第四节 防治展望……(12)
第五节 《中西医结合肿瘤病学》学习方法与要求……(14)
第二章 肿瘤的病因病理、发病机制……(17)
第一节 西医对肿瘤病因病理的认识……(17)
第二节 中医对肿瘤病因病机的认识……(24)
第三节 中西医结合发病学思考……(29)
第三章 肿瘤的诊断……(33)
第一节 一般检查……(33)
第二节 实验室检查……(38)
第三节 影像学检查……(39)
第四节 内镜检查……(46)
第五节 肿瘤标志物检查……(48)
第六节 细胞病理学检查……(54)
第七节 肿瘤的综合诊断及早期诊断存在的问题……(56)
第四章 肿瘤的治疗……(57)
第一节 外科治疗……(57)
第二节 放射治疗……(63)
第三节 化学治疗……(69)
第四节 生物治疗……(79)
第五节 内分泌治疗……(85)
第六节 其他治疗……(89)
第七节 中医药治疗……(95)
第八节 中、西医治疗评述……(100)
第五章 肿瘤的综合治疗和规范化治疗……(104)
第一节 综合治疗……(104)
第二节 中西医结合治疗……(109)

第三节 规范化治疗……(114)
第六章 肿瘤常见并发症及其处理……(117)
第一节 常见急性并发症的治疗……(117)
第二节 治疗手段所致常见并发症的治疗……(133)
第七章 癌症疼痛……(142)
第八章 肿瘤的预防……(155)
第一节 预防……(155)
第二节 常见癌前疾病和癌前病变的防治……(160)
第九章 肿瘤的康复治疗与护理……(169)
第一节 康复治疗……(169)
第二节 肿瘤病人的护理……(176)
第十章 生活质量与疗效标准……(184)
第一节 生活质量……(184)
第二节 疗效评定标准……(186)

下篇 各 论

第一章 脑瘤……(189)
第二章 鼻咽癌……(203)
第三章 甲状腺癌……(217)
第四章 肺癌……(228)
第五章 乳腺癌……(249)
第六章 食管癌……(271)
第七章 胃癌……(286)
第八章 大肠癌……(303)
第九章 原发性肝癌……(316)
第十章 膀胱癌……(333)
第十一章 肾癌……(344)
第十二章 前列腺癌……(356)
第十三章 子宫颈癌……(368)
第十四章 卵巢癌……(382)
第十五章 白血病……(396)
第一节 急性白血病……(396)
第二节 慢性粒细胞白血病……(412)
第十六章 恶性淋巴瘤……(422)
第十七章 皮肤癌……(437)
第十八章 骨肉瘤……(448)
第十九章 多发性骨髓瘤……(460)

附录……………………………………………………………………………………（471）
常用中药方剂………………………………………………………………………（471）
常用西药缩写、英文及中文名称…………………………………………………（477）
常用术语中英对照表………………………………………………………………（480）
主要参考书目………………………………………………………………………（486）

上篇

总　论

第一章　绪　论

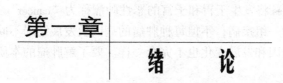

肿瘤，尤其是恶性肿瘤是严重危害人类健康的常见病、多发病。环境的污染、人们生活方式的改变以及人类疾病谱的变化，使某些肿瘤发病率和死亡率呈现不同程度的增长，已成为人类重要的死亡原因之一。目前，肿瘤学涉及的最重要、最主要的内容是恶性肿瘤，其基础与临床研究已引起全世界医学工作者的高度关注。

本教材系以中西医结合为特点，讨论恶性肿瘤的有关问题。

第一节　肿瘤概念

一、基本概念与分类

人类发现肿瘤已有3000多年的历史，但直到19世纪应用显微镜后，才建立了目前的肿瘤学框架。20世纪以来，由于自然科学的发展、基础理论研究与新技术的应用，使肿瘤学研究有了长足的进步。尽管恶性肿瘤已成为人类致死的最主要原因之一，但肿瘤学的进展已使三分之一的肿瘤患者有了根治的希望。

由于肿瘤的病因和本质尚未被充分认识，因此，时至今日仍没有一个完整的被公认的定义。目前可以认为，肿瘤是机体中正常细胞在不同的始动与促进因子长期作用下所产生的增生与异常分化所形成的新生物。新生物一旦形成后，不因病因消除而停止增生。它不受机体生理调节正常生长，而是破坏正常组织与器官。

目前常用的肿瘤分类方法尚欠理想。一般根据肿瘤的形态学及对机体的影响即肿瘤的生物学行为分为良性和恶性两大类。恶性肿瘤来自上皮组织者称为“癌”；来源于间叶组织者称为“肉瘤”；胚胎性肿瘤常称母细胞瘤；但某些恶性肿瘤仍沿用传统名称“瘤”或“病”。

良性肿瘤和恶性肿瘤之间并无截然界线，良性向恶性演变也呈渐进性，因此，客观上存在着一些介于良、恶性之间的中间型肿瘤、临界性肿瘤或交界性肿瘤。此外，主观上难以区别良、恶性的肿瘤也可称为交界性肿瘤。

不同种类的肿瘤细胞具有共同的生物学特征。肿瘤之所以成为恶性其关键的生物学特征是增殖与分化调控的失调，细胞无休止和无序的分裂并具有浸润性和转移性。如不能控制，将侵犯重要器官和引起衰竭，最后导致患者死亡。

二、西医对肿瘤的认识

在距今约 3500 年前的古埃及草纸文中，已有关于体表肿瘤的最早记载。距今 2500 年前，古希腊的 Hippocrates 将发生于胃和子宫的恶性肿瘤称为“cancer”。肿瘤本身不是独立的疾病，而是同一类型的一组疾病，不但每种肿瘤的病因及发展结局不同，即使是同一种肿瘤在不同患者身上，其病因和发展变化也不完全一样。要了解肿瘤的本质，应从以下几个方面来认识。

（一）起源方式

最初人们认为肿瘤的起源方式为单灶性，即以一个中心为基础发展而来。随着对肿瘤基础研究的不断深入，人们提出了相反的理论，即多灶性起源学说，这在后来的动物实验和临床病理资料中已被证实。它的表达形式有多种，即区域性、孤立性或多灶性、成对器官先后或同时发生、同一系统多原发性或广泛多灶性。

（二）演化过程

任何肿瘤细胞都是由正常细胞演变而来，但究竟如何演变，目前公认的学说有两种，即基因结构改变学说和基因表现失控学说。正常细胞演变成为肿瘤细胞之后，标志着癌变过程结束，但是演化过程并没有停止，而是作为一个新的起点，在受到某些促癌因素作用后，使已经恶变了的肿瘤细胞继续发展，数量增多，恶性程度也逐步增高，这实际上是肿瘤起始之初的一个过程的两个阶段，人们把这两个阶段总称为肿瘤的演化过程。

（三）生长形式

肿瘤的生长方式多种多样，它取决于许多复杂的内外因素，其中肿瘤细胞的生物学特性占有主导地位。肿瘤的基本生长方式可分为两种：

1. 浸润性生长　肿瘤细胞沿着其周围的组织间隙和淋巴管连续地向周围组织中伸展，使肿瘤组织与周围的正常组织界限不清，成蚕食状、锯齿状，无包膜，活动度差，相对固定。恶性肿瘤浸润性的强弱与其恶性程度成正比。

2. 膨胀性生长　膨胀性生长的肿瘤多发生于较深部组织，易向周围均衡地扩展，常使邻近组织被迫移位。一般来说，有包膜的恶性肿瘤无论包膜是否完整，都比浸润性生长的肿瘤生长缓慢，扩散转移率低。

（四）生物学特性

近年来，随着细胞分子生物学的发展，人们对肿瘤细胞生物学特性有了进一步的认识。现在普遍认为，正常细胞在某些因素作用下可发生恶性变。在细胞恶性变过程中，基因、DNA 或染色体也发生获得性改变。染色体是基因或 DNA 的载体，染色体畸变将影响基因或 DNA 变化，而基因或 DNA 发生异常时也会影响染色体改变，此种相互依赖关系是恶性肿瘤重要的生物学特性。

（五）浸润和转移

恶性肿瘤在生长过程中，有向周围和邻近组织以及全身其他较远部位组织器官延伸的现象，是恶性肿瘤特有的生物学行为，也是治疗难以收效和预后不良的主要原因。肿瘤浸润和转移十分复杂，涉及肿瘤局部及全身的一系列变化，且有多种途径，而淋巴道、血行转移是最常见方式。

浸润是肿瘤细胞直接蔓延的方式之一，其向周围组织连续伸展过程中所出现的新肿瘤组织与原发肿瘤仍然相连。转移是指已浸润脱落出去的肿瘤细胞离开原发灶，通过某些途径和渠道被带到与原发灶不相连的部位（组织或器官），又生长出与原发灶病理类型相同的肿瘤。

无论是局部直接蔓延还是远处转移，都与肿瘤细胞浸润有关。浸润是肿瘤播散的主要方式，是恶性肿瘤细胞转移的基础和前奏。目前，比较公认的影响因素有：①不断增殖的肿瘤细胞向邻近组织扩张。②恶性肿瘤细胞具有极强的运动能力，能够向周围运动导致浸润。③恶性肿瘤细胞具有很强的黏着力，能附着在其他组织中，并继续生长繁殖。④在癌症的发生与进展过程中，恶性肿瘤细胞可不断诱导新生血管，新生血管形成又为转移的恶性肿瘤细胞提供了赖以生长的营养来源。另外，肿瘤细胞接触抑制的丧失、酶的变化以及代谢产物等也参与癌症浸润与转移过程，但其确切机制尚不清楚，需做更深入的研究。

（六）诱导血管生成

肿瘤血管生成是一个动态的连续过程，但从病理角度可分为六个相对独立的步骤：①肿瘤的各种成分释放多种血管生成因子。②血管内皮细胞在血管生成因子作用下出现形态学改变，包括各种细胞器数目和大小增加、伪足出现。③血管内皮细胞和肿瘤细胞释放蛋白溶酶以降解毛细血管基底膜和周围的细胞外基质，继而引起细胞外基质重塑。④血管内皮细胞从毛细血管后微静脉迁徙出来形成血管新芽。⑤血管内皮细胞增殖。⑥肿瘤微血管分化和成型。

原发和转移性肿瘤在生长、扩散过程中都依赖血管生成。有证据表明，肿瘤生长和扩散转移与血管生成密切相关：①在肿瘤直径小于 2mm 时，肿瘤生长缓慢，原发肿瘤仅局部浸润，尚不发生转移，成为所谓“潜伏期”。只有当肿瘤继续生长直径大于 2mm 时，微血管才逐渐形成，肿瘤实体随之迅速增大，进而发生转移。②肿瘤实体内微血管数量与肿瘤转移潜能成正相关。在对黑色素瘤及乳腺癌的观察中发现，肿瘤实体内微血管数目增多提示预后欠佳。③某些血管生成素与生长因子如 γEGF、EGF、FGF，通过促进血管生长大大增加了肿瘤转移几率。④某些血管生成抑制剂能抑制肿瘤在体内生长与转移，但在体外培养时不能抑制肿瘤细胞生长。基于以上事实，研究血管生成抑制剂以期阻断肿瘤转移已成为抗肿瘤研究的热点。研究还证实，肿瘤血管形成数目不同，其转移及复发几率也有明显差异。肿瘤组织的微血管密度几乎是所有实体瘤独立的预后因素。

三、中医对肿瘤的认识

经过长期的临床实践，中医学对肿瘤的认识和防治积累了许多宝贵经验，涵盖中医肿瘤病因病机学、辨证治疗学、预防康复学等诸多方面。

（一）病名、症状和病因病机

早在公元前16世纪至11世纪殷商时代的殷墟甲骨文中已有关于“瘤”的病名。《黄帝内经》中对肿瘤做了较详细的阐述和分类，提出了一些与肿瘤有关的病名，如昔瘤、肠覃、石瘕、筋瘤、积聚、噎膈、反胃等，其症状表现与现代的某些肿瘤很相似。巢元方撰写的《诸病源候论》对肿瘤性疾病的病因、病机、症状等做了详细的论述，并对五鬲、五噎、石疽、石痈、乳石痈、癥瘕、积聚等进行分门别类记载。如《诸病源候论·瘤候论》中载有：“瘤者，皮肉中忽肿起，初梅李大，渐长大，不痛不痒，又不结强，言留结不散，谓之为瘤。”其描述与现代肿瘤的发生极为相似。《诸病源候论·石痈候》卷四十曰：“石痈之状，微强不甚大，不赤……但结核如石，谓之石痈”；卷三十二曰：“其肿结确实，至牢有根，核皮相亲，不甚热，微痛……鞕如石”。上述描述与恶性肿瘤中乳腺癌的浸润固定、粘连及“橘皮样”改变极为相似。唐代孙思邈所著的《千金方》首先对“瘤”进行了分类，分为瘿瘤、骨瘤、脂瘤、石瘤、肉瘤、脓瘤、血瘤等七种。宋代的《卫济宝书·痈疽五发》首次提出“癌”字，指出：“一曰癌，二曰瘭，三曰疽，四曰痼，五曰痈。”明代陈实功所著《外科正宗》对“乳癌”的描述更加确切：“初如豆大，渐若棋子。半年一年，二载三载，不疼不痒，渐渐而大，始生疼痛，痛则无解。日后肿如堆栗，或如覆碗，紫色气秽，渐渐溃烂，深者如岩穴，凸者若泛莲，疼痛连心，出血作臭，其时五脏俱衰，四大不救，名曰乳岩。”其将乳癌的发生、发展直至晚期全身转移、预后均叙述得非常细致。清代时期涌现出大量的病例记载，如“乳岩”、“失荣”、“舌疳”、“肾岩翻花”等，对肿瘤的病名、症状论述得更加明确。

病因病机方面，中医学认为，肿瘤不是局部性疾病，而是全身性疾病的局部表现。肿瘤作为一类病而非一个病，其致病因素比较复杂。纵观古代文献资料，归纳起来不外乎外因与内因两方面。外因主要指外界特别是大自然中一切可能的致病因素，如六淫邪气等。内因指内在致病因素，如七情内伤、体质内虚（禀赋不足）以及脏腑功能失调等。其中，内因是恶性肿瘤发生的基础，外因是恶性肿瘤发生的条件。但在恶性肿瘤发生与发展过程中，往往是内外之因联合作用而导致机体脏腑功能失调、气血阴阳亏虚、痰湿或邪毒蕴积，发生局部气滞血瘀、痰凝湿聚、邪毒内蕴等一系列病机变化。

（二）治则与方药

先秦时代的《周礼·医师章》已有“疡医掌肿疡、溃疡、金疡、折疡之祝药、劀杀之齐。

凡疗疡，以五毒攻之，以五气养之，以五药疗之，以五味节之”的记载。所论包括了对肿瘤的治疗，主张内治和外治相结合，内治“以五毒攻之”，外治则以“祝药、劀杀之齐”。在内治中使用有毒药物，对后世进一步认识和防治肿瘤性疾病有重要参考价值。东汉末年张仲景所著《伤寒杂病论》《金匮要略》中提出了许多治则如活血化瘀法、软坚消积法，以及有效方剂如大黄䗪虫丸、抵当汤、旋覆代赭汤等，至今仍应用于某些肿瘤的防治。皇甫谧在《针灸甲乙经》中率先应用针灸治疗肿瘤性疾病，如“饮食不下，鬲塞不通，邪在胃脘，在上脘，则抑而下之，在下脘，则散而去之”，至今在噎膈治疗中仍然沿用。《千金方》中首载肿瘤专方50余首，擅长使用僵蚕、全蝎、蜈蚣等虫类药和有毒药，为现今治疗恶性肿瘤提供了参考。朱丹溪在《丹溪心法》中认为“凡人身上中下有块者多是痰”，提出积聚痞块皆由“痰饮”、“气滞”、“血瘀”瘀滞而成，主张祛痰以治块，创立了清热化痰、软坚化痰、活血化痰、健脾化痰等治法；对肿瘤的治疗法则提出“治块当降火消食积，食积即痰也。行死血块，块去须大补。凡积病不可用下药，徒损真气，病亦不去，当用消积药使之融化，则根除矣”。《医宗金鉴》对“舌菌”的治疗主张以健脾解郁为主，这对后世医家在诊治肿瘤方面具有深远影响。吴师机在《理瀹骈文》中使用外治法治疗各种肿瘤性疾病，为肿瘤的外治开拓了思路。

第二节　发病概况与特点

一、全球发病概况

据世界卫生组织（WHO）最近资料，全世界有癌症病人2200万，每年有1000万新发病例，死亡600～700万，每死亡10个人中就有1个人死于癌症，成为人类三大死亡原因之一，在发达国家中占第一位，在发展中国家居第二位。根据目前癌症的发病趋势，预计到2020年全世界癌症发病率将比现在增加50%，全球每年新增癌症病例将达到1500万人。目前全世界发病率最高的癌症是肺癌，每年新增患病人数为120万；其次是乳腺癌，每年新增大约100万患者；随后依次是肠癌、胃癌、肝癌、宫颈癌、食道癌等。其中因肺癌、胃癌和肝癌而导致死亡者分别占癌症死亡人数的17.8%、10.4%和8.8%。

肿瘤发病受多种因素影响，主要影响因素有：

（一）地区

肿瘤发病率的地区差异反应不同地区居民的种族特征及环境中致癌因素水平的差异。环境因素包括生物、化学、物理因素和受环境影响的人的习惯行为等。如乳腺癌在北美、北欧发病率高，而在亚洲、非洲则较低。

（二）时间

某些肿瘤的发病率随着时间的推移发生很大变化，这与人群所处环境因素的改变有关。

如在世界一些地区胃癌的死亡率有显著下降，而肺癌死亡率则大幅度上升；南非黑人的食管癌、工业化国家男性的胸膜间皮瘤在增加；有些地区宫颈癌减少，而子宫内膜癌、乳腺癌增加。

（三）年龄

不同年龄段，肿瘤的发病率有很大差异。发病率随年龄增长而上升者，如胃癌、食管癌、直肠癌；70岁以前发病率与年龄成正比，70岁以后发病率下降者，如肺癌；中年以前发病率随年龄增长而上升，但40~50岁以后发病减缓或停止，如乳腺癌、宫颈癌；青少年或成年早期有一发病高峰，随即明显下降，到老年再次出现高峰，如急性淋巴细胞性白血病、骨肉瘤、睾丸癌等。

（四）性别

大多数肿瘤男性发病率高于女性，而乳腺癌、胆囊癌、甲状腺癌则以女性多发。

（五）种族

肿瘤发病也存在着种族差异，这与遗传易感性、地理环境、宗教、生活习惯等有关。如犹太人很少患宫颈癌，印度人因嚼烟而口腔癌多见，中国人鼻咽癌和肝癌的发病率较高。

二、我国发病特点

在我国，癌症的发病率和病死率也在逐年上升。据有关资料，从20世纪70年代到90年代的20年中，我国癌症发病由每年90万人上升到160万人，死亡人数由每年70万人上升到130万人。我国12个肿瘤登记试点1993~1997年的统计资料显示，男性恶性肿瘤发病率为129.3/10万~305.4/10万，女性为39.5/10万~248.7/10万，男女比例为1.12:1~3.27:1。城市地区男性恶性肿瘤前五位依次为肺癌、胃癌、肝癌、结直肠癌、食管癌；女性恶性肿瘤前五位为乳腺癌、肺癌、结直肠癌、胃癌、肝癌。农村地区男性恶性肿瘤前五位为胃癌、肝癌、食管癌、肺癌、结直肠癌；女性恶性肿瘤前五位为胃癌、肝癌、乳腺癌、肺癌、结直肠癌。根据卫生部公布的调查资料，1993年大中小城市癌症死亡均占各类死亡原因的首位，农村占第二位。在各种癌症中以肺癌和肝癌的死亡率上升最为明显。20世纪80年代末期，造成我国城市人口死亡的主要肿瘤依次为肺癌、胃癌、肝癌、食管癌、肠癌、宫颈癌、白血病、乳腺癌、鼻咽癌；造成我国农村人口死亡的主要肿瘤依次为胃癌、肝癌、食管癌、肺癌、宫颈癌、肠癌、白血病、鼻咽癌、乳腺癌。

近20年我国主要恶性肿瘤的瘤谱有所变化。宫颈癌、鼻咽癌的死亡率都呈下降趋势，其中以宫颈癌死亡率的下降最为显著，而其他多种癌症的死亡率均呈上升趋势，尤其以肺癌、肝癌、胃癌、食管癌为最主要的四种恶性肿瘤，占全部恶性肿瘤死亡的74.3%。预测在今后的二三十年内，我国癌症的发病率及死亡率将继续呈上升趋势。

我国癌症发病率上升的主要原因有人口老龄化、吸烟、不良生活习惯和环境污染等。据了解，现今约三分之一癌症的发生与吸烟有关，随着烟草消费的增加，以肺癌为主的癌症将大幅增加。由于人们的生活方式与膳食结构发生变化，特别是粮、薯、豆类在食物结构中的比例缩小，动物及油脂类比例增加，导致乳癌和结肠癌发病率亦急剧上升。医学专家预测，今后二三十年间，胃癌和肝癌的发病率虽会缓慢下降，但仍将维持较高水平；食管癌和宫颈癌的发病率将继续下降，而且幅度会较大；如果不采取积极的防治措施，肺癌的发病率会继续急剧上升，在近期内将成为我国发病率及死亡率最高的恶性肿瘤；大城市及沿海经济发达地区的乳癌和结肠癌也可能大幅增加；其他如胰腺癌、前列腺癌的发病率亦将出现上升趋势。

第三节　诊疗现状及存在的问题

一、诊断现状与问题

目前，肿瘤的诊断仍然依赖于临床诊断、仪器检测、实验室检查和病理诊断技术的综合应用。近几十年来，仪器检测诊断技术和化验测定指标的发展对肿瘤的早期诊断发挥了至关重要的作用。随着细胞分子生物学技术的发展，可以把基因诊断与免疫组织化学、病理学诊断结合起来综合分析，使肿瘤诊断的特异性更强、灵敏度更高。

（一）临床诊断

临床诊断是肿瘤诊断的基础和必要条件。临床诊断主要是通过患者提供的某些症状或体征线索，经过详细的病史采集和严格的体格检查对肿瘤进行初步诊断，并对患者全身状况进行系统评估，为进一步确定诊断奠定基础。

（二）仪器检测

1. 影像学检查　20世纪70年代以来，影像学诊断技术发展迅速，在一些能够用超声波检查的组织可以确定肿瘤原发部位。经计算机体层扫描（CT）以及磁共振成像（MRI）技术更能准确发现肿瘤生长部位和病变程度。PET-CT将正电子发射型计算机断层成像（PET）与CT融为一体，使PET的功能显像与CT的精细解剖结构图像相结合，达到优势互补，既可对病灶进行定性，又能准确定位，在肿瘤诊断和疗效观察上受到重视。放射性核素检查对发现早期骨转移具有重要价值。三维成像系统的完善，也明显地提高了早期发现率。当前，影像学技术选择性的综合运用在肿瘤早期诊断与治疗中发挥了积极作用。

2. 内镜检查　内镜包括胃镜、肠镜、腹腔镜、膀胱镜、支气管镜、阴道镜、宫腔镜等。20世纪50年代，纤维内镜的发明和临床应用给肿瘤诊断带来了突破性进展。超声检查技术与内镜检查有机结合，使恶性肿瘤的定位和取活组织进行病理检查更加精确。同时，经内镜的治疗近些年来发展亦较为迅速，部分肿瘤通过内镜就可以实施定位治疗。

（三）实验室检查

目前，肿瘤标志物检测已经替代了既往非定性的某些检查指标。肿瘤标志物是一组在血清学、免疫学、细胞学和组织学诊断中反映出来具有诊断价值的观察指标，其不仅是诊断恶性肿瘤的重要参考指标，也在肿瘤缓解后随访、评估临床疗效和预后等方面有重要实用价值。已经发现的肿瘤特异性抗原和相关抗原、激素、受体、酶和同工酶、癌基因、抑癌基因、肿瘤相关基因蛋白产物以及单克隆抗体有40多种，并且不同部位的肿瘤其表达有一定的差异，因而可根据临床需要进行有目标的选择应用。

（四）病理诊断

病理学检查是肿瘤最可靠、最具有价值的诊断方式，也是决定临床治疗方案的依据。虽然超声波、内镜、影像学以及肿瘤标志物等检查技术的发展可能使肿瘤得到早期发现、早期定位诊断，但要确定肿瘤的性质、组织学类型及其恶性程度，决定手术治疗范围，判断疾病预后和疗效，判断是否复发与转移等，还需依赖病理诊断技术。

（五）存在问题

尽管新的诊断技术得到了迅速发展，使恶性肿瘤诊断阳性率明显提高，但在运用以上诊断技术时也存在一定的局限性。比如活检取材的局限性以及技术人员自身的局限性等对肿瘤诊断可产生重要影响。分子生物学技术是伴随细胞分子生物学理论和技术迅速发展而产生的一种新型诊断技术，在生物医学领域，特别是肿瘤诊断中发挥了积极作用，并显示了极好的临床应用前景，但由于我国地域辽阔、人口众多，是肿瘤发病大国，而这些先进的诊断方法多集中在城市，对于广大农村和边远地区来讲，开展这些技术的条件受到了一些限制；另外，费用昂贵、操作复杂、假阳性和假阴性等问题也是值得考虑的问题。

二、治疗现状与问题

（一）手术治疗

手术治疗占有重要地位，约80%早期发现的实体瘤可以采用手术切除。手术治疗理念已从20世纪50年代的“破坏患瘤器官，力求机体生存”转变为“在根治肿瘤的同时，保存机体的功能和患者外形”，手术方式亦向“小、少、巧”发展，如乳腺癌手术由扩大根治术转变为保乳手术，胃黏膜相关淋巴组织型淋巴瘤的治疗由全胃切除转变为首选保留胃的非手术治疗等。近些年来，外科手术治疗明显的变化在于：①对早期发现的小肿瘤或局灶性肿瘤尽量缩小手术范围，以最大限度地保证邻近组织器官的完整性及其功能的正常发挥。②对不能切除的肿瘤先行综合性治疗，待肿瘤稳定或缩小后择期切除。③对复发的肿瘤在评估患者整体状况与手术可能带来的受益和危害后，再行手术切除，以缓解由于肿瘤本身对机体造成的危险。④高度重视术前与术后的综合治疗。⑤竭力防止医源性扩散，并注重术后整复。

（二）放射治疗

当前，约有60%~70%的肿瘤患者可以接受放射治疗。近年来，放射物理学和放射生物学技术有了重大进展，放疗设备不断更新，除单纯的深部X线放射技术外，^{60}Co、直线加速器以及γ刀、X刀、中子刀等治疗技术的迅速发展，使临床疗效得到了明显提高，即使是对放射不敏感的某些肿瘤，使用新型的放疗技术也可产生治疗效果。传统的放疗方式近些年来也受到了冲击，如局部晚期的非小细胞肺癌，目前采用非常规分割放疗以及适形放疗，更加“稳、准、狠”，在减少对正常组织照射的同时，使肿瘤受到更大剂量的照射。

（三）化学治疗

随着抗肿瘤新药不断推出，新的化疗方案也孕育而生。新药与新方案的不断涌现为肿瘤患者提供了更多的选择机会。化疗的时间段、化疗方式与药物配伍也在不断更新和发展，如术前化疗、术后化疗、腹腔化疗、胸腔化疗、介入化疗、单药化疗、联合化疗等，可依据临床需要选择，具有极大的灵活性。

（四）生物治疗

生物治疗为并列于手术、放疗、化疗的肿瘤第四大治疗措施。生物治疗通过激发和利用机体免疫反应来拮抗肿瘤细胞，调节与平衡机体免疫功能，分化和抑制肿瘤细胞生长，并有选择性杀伤肿瘤细胞的作用。目前，临床应用的生物治疗主要包括以下几方面：①主动性非特异性免疫治疗，包括干扰素、白细胞介素等细胞因子。②被动性免疫治疗，主要是以单克隆抗体为基础的治疗。③过继性免疫治疗，如以肿瘤为目标的各类细胞治疗。④主动性特异性免疫治疗，如肿瘤疫苗等。这些免疫治疗措施在肿瘤综合治疗中的作用日益显著。

（五）其他疗法

动脉插管化疗栓塞治疗恶性肿瘤，在我国已有20年历史。目前，该领域的研究取得很大进展，已成为不能手术切除的中晚期肝癌、肾癌的首选方法，也用于其他类型的恶性肿瘤。近些年来，肿瘤的局部治疗技术已经成熟，并形成系统化。如多电极射频技术对3cm以内的肿瘤可达到与手术切除相同的治疗效果，且创伤小，无毒副作用，可反复多次使用。其他的局部疗法还有微波治疗、高功率聚焦超声治疗、瘤内激光治疗、氩氦刀局部冷冻治疗、无水酒精瘤内注射疗法等均有较为肯定的疗效。对晚期肿瘤以及肿瘤导致的恶病质治疗发展亦较快，胃肠道外全营养、三阶梯止痛疗法、骨转移的对症治疗为晚期肿瘤患者提供了诸多的帮助。

（六）中医药疗法

1. 内治法　内治法以肿瘤患者临床证候为依据，以辨证论治为核心，通过口服给药途径达到治疗效果。临床常用的内治剂有：

（1）汤剂　汤剂是内治法的主体，在辨证论治前提下，依据治疗原则组方遣药。其治疗原则包括驱邪与扶正两大方面。驱邪治则常用理气行滞、活血化瘀、化痰祛湿、软坚散结、清热解毒、以毒攻毒等；扶正治则常用健脾益气、补肾益精、滋补阴血、养阴生津等。

(2) 单方验方 主要来源于民间和临床医生经验。如守宫酒用于食管癌晚期；藤梨根治疗胃肠道肿瘤；香蚣散治癌痛等。

(3) 中成药 随着制药技术的发展，许多古典方剂和临床经验方相继被制备成服用与携带方便，并有较好疗效的丸、颗粒、胶囊、注射剂。传统中成药如犀黄丸（西黄胶囊）、梅花点舌丹、小金丹等，新型中成药如金龙胶囊、参一胶囊等。

2. 外治法 外治法是祖国医学传统治疗方法的重要组成部分。外治法在治疗体表肿瘤、缓解癌症疼痛等方面发挥了积极作用，并可作为一些定位明确的实体瘤的辅助治疗方法。临床常用方法有敷法、腐蚀法、围敷法、灌肠法、含漱法、塞法等。随着制药技术的发展，外治药也逐步改变传统的制备工艺，巴布帖药物帖膏使它的应用范围更加广泛，临床疗效更为明显。可以预测，今后几年纳米技术的开展可能为外治法增加新的内涵。

3. 饮食疗法 饮食疗法具有悠久的历史。早在3000年前，祖国医学即有“食医专科”，《内经》中即有“谷肉果菜，食养尽之”的告诫。目前，饮食疗法已成为肿瘤综合治疗的重要组成部分。如通过改变或调整饮食结构和饮食习惯可以降低某些肿瘤的发病率，起到预防效果；通过改善机体营养状态，可明显增加机体抗病能力；手术、化疗、放疗后饮食调理有助于肿瘤患者康复等。

4. 针灸疗法 临床与实验研究证实，针灸可提高机体免疫功能，增强抗病能力，调整脏腑功能，抑制肿瘤生长，并能够改善肿瘤患者临床症状，缓解癌症疼痛等。因此，针灸疗法作为恶性肿瘤的辅助治疗越来越受到国内外学者的重视。针灸疗法包括针法与灸法，在临床运用时也要遵循辨证取穴的基本原则。

5. 其他疗法 如气功疗法、推拿疗法等，在肿瘤的临床治疗中也有一定的作用。

（七）中西医结合疗法

中西医结合是当今治疗恶性肿瘤最具有优势与特色的疗法之一。中西医之间可以取长补短，优势互补。半个世纪以来，我国在中西医结合治疗恶性肿瘤方面取得了丰硕成果，特别是在全球提倡肿瘤“综合治疗”的今天，更加显示出其优越性。主要表现在以下方面：①中医药与手术相结合可扩大手术适应证，减轻手术副反应及并发症，有助于术后恢复、预防术后复发和转移。②中医药与放疗、化疗相结合可明显减轻放、化疗的不良反应，有助于放、化疗的顺利进行，并能提高放、化疗的临床疗效。③中医药与生物疗法相结合能够更好地调节肿瘤患者的免疫功能。有研究证实，中药治疗恶性肿瘤的机制之一是通过神经-内分泌-免疫调节网络的整体作用来调节机体内部的防御功能（包括细胞免疫与体液免疫），以达到阻遏肿瘤生长扩散、提高患者生活质量、延长患者生存期的预期目标。④对于晚期不能接受手术及放、化疗的患者，中医药可以起到改善生活质量、延长生命的作用。⑤预防和治疗癌前病变。

中西医结合治疗肿瘤，应根据病人的病情进展、机体邪正消长状态，采取不同的阶段性治疗策略。当邪盛时，应尽可能地利用各种方式打击和消灭肿瘤（攻邪为主），同时注意保护正气（辅以扶正），待肿瘤负荷大大降低以后，即将治疗重点转以扶正为主，最大限度地促进造血功能和免疫功能的恢复（重建正气）；正气恢复后可转以打击肿瘤为主的第三阶段，巩固疗效，尽可能地清除潜在体内的残存癌细胞；以后则进入长期的扶正治疗（扶正为主，祛邪为辅），改善生活质量，延长生存期，提高治疗效果。

（八）存在问题

虽然肿瘤的临床治疗取得了重大进展，临床疗效有了大幅度提高，但目前仍存在较多的问题需要解决。主要有以下几个方面：

1. 临床疗效有待进一步提高 目前，西医的各种治疗方法虽然有临床疗效，但也存在着一些不足。以化疗为例，化疗作为恶性肿瘤全身治疗的重要部分，可弥补手术、放疗的不足，但多疗程、反复的化疗往往使毒性增加，不仅降低了患者的生活质量，而且也未能提高疗效、延长生存期。尽管抗癌新药与新方案的不断涌现为恶性肿瘤，特别是晚期肿瘤患者带来了更多的选择机会，化疗趋势也在向高效低毒方向发展，尤其是对于高龄患者使用毒性较低的单药，如双氟脱氧胞苷、紫杉特尔等可明显改善生活质量，但是晚期肿瘤的治疗效果仍不能令人满意。再如局部肿瘤的彻底根除虽然能够使患者获得疗效，但在防止肿瘤的复发转移、提高生活质量、延长生存期等方面还存在不少问题。因此，如何进一步提高临床疗效仍是关键。

2. 临床治疗方案有待进一步规范 对恶性肿瘤的治疗，国内外一致倡导多学科交叉的综合措施，但在使用治疗措施时尚存在一定的盲目性，切实可行的高质量的多学科综合治疗临床研究方案尚少。近些年随着晚期肿瘤治疗模式与目的的转变，个体化治疗备受关注，使中医药在恶性肿瘤，特别是晚期肿瘤治疗中更加活跃，现已成为国内外关注的热点。但由于对临床证候认识不一，且缺少多中心、随机双盲临床试验资料和循证医学（evidence-based medicine，EBM）的证据，因而尚缺乏规范化治疗方案，也缺乏足够依据为临床提供指导性强、依从性高的中医药参与治疗的综合方案，这就影响了肿瘤治疗中中医药的积极参与。

3. 药物临床应用尚欠合理 恶性肿瘤治疗包括许多方面，因而涉及的治疗药物很多，所以合理用药已成为临床讨论的核心问题。随着中医辨证论治理论的传播和中药新制剂的研发，各种类型的抗肿瘤中药制剂，如注射液、胶囊、片剂、丸剂已被推向临床，传统的辨证论治与辨证使用中成药相互结合，使晚期肿瘤整体疗效提高已成为可能。但面对繁多的中药品种如何科学合理地选用、防止药物滥用，如何确定治疗周期，如何减低治疗费用等已成为关注的热点。一些学者侧重于从药物经济学角度评价中药在恶性肿瘤治疗中的价值，进行成本－效果分析，推崇在晚期肿瘤治疗领域合理、有效、经济地使用中药，以减轻社会与家庭经济负担。由此产生的恶性肿瘤中医优化治疗方案与中医药程序化治疗等模式也成为近期研究的重要临床课题，期望通过经济实惠的优化方案与依从性强的中医药临床用药指导，为更多临床医生治疗恶性肿瘤提供决策支持。

4. 不良反应的防治重视不够 由于肿瘤的疗效评价以缓解率为主要指标，因此临床治疗上常重视肿瘤的缩小或消失，而忽视各种治疗措施可能带来的不良反应的防治。比如放疗、化疗是重要的治疗方法，但治疗所造成的躯体功能损害、发生的毒副反应不仅会给患者带来肉体和精神上的痛苦，影响生活质量，而且限制了治疗剂量和疗程，有些毒副反应如不积极防治，严重时甚至危及生命。应当强调的是，不良反应的防治不仅会改善生活质量，而且关系到缓解率。如由于老龄人群骨髓储备功能少，化疗耐受性差，化疗后可能会出现严重的骨髓抑制。有资料显示，对于一般状况良好的老龄人，使用轻至中度化疗会取得与中青年相似的临床疗效和毒性；增加化疗方案的药物种类或剂量，老龄人的化疗毒性发生频度增加；使用高强度化疗，老龄人将出现严重的毒性，其预后要比疾病本身危险性更大。因此，不良反应的防治研究应引起高度重视。

5. 中西医结合切入点的研究有待进一步加强 中西医结合治疗肿瘤应当是治疗观念和治疗模式上的科学结合。中西医相互取长补短，优势互补，能够带来新的疗效和/或开创新的结合点，但是到目前为止，还没能完全摆脱西医诊断、中医治疗或中西医方法简单叠加的情况。因此，中西医结合治疗的切入点和如何进行最佳结合仍是今后研究的重要课题。

第四节 防 治 展 望

一、预防

美国癌症顾问委员会曾于1981年明确指出："1/3的癌症可以预防，1/3的癌症如能早期诊断可以治愈，1/3的癌症通过治疗可以减轻痛苦，延长生命。"所以恶性肿瘤的预防和早发现、早治疗愈来愈备受医学界重视。恶性肿瘤的三级预防可以说是三道防线，缺一不可。在三级预防措施下，肿瘤预防重点应包括以下措施：①加强治理环境污染，避免药物滥用，建立良好的生活方式，改变吸烟、酗酒及其他不良习惯等。②定期对高危人群进行肿瘤普查，如针对常见肿瘤制定普查项目和措施，真正做到早发现、早诊断、早治疗。③加强卫生教育宣传，普及防癌知识，研制防癌食品或药物。④积极防治癌前疾病和癌前病变，并制定预期的复查方案，跟踪观察。

二、治疗

（一）更新治疗观念

西医的各种方法和手段对肿瘤的疗效已得到证实，但对于晚期肿瘤其治疗效果并不令人满意。随着各种新的治疗手段的不断发展，特别是综合治疗的实施，不仅提高了临床疗效，而且也促进人们更新治疗观念。目前这种观念的更新较多地体现在两个方面，一是疗效的评价不应仅局限在以往的缓解率标准上，二是中西医结合的治疗越来越受到重视。

（二）更新治疗策略

近些年来，以杀伤肿瘤细胞为主的传统治疗方式正受到新治疗策略的挑战。针对目前肿瘤治疗中存在的主要问题，治疗策略正在逐步更新。

1. 生物治疗日趋重要 生物治疗通过激发和利用机体免疫反应来拮抗肿瘤细胞，调节与平衡机体免疫功能，分化和抑制肿瘤细胞生长，并有选择性杀伤肿瘤细胞的作用。其最大的优越性是在调动机体功能状态的同时，不会给患者带来身体与精神上的伤害。现代研究证明，中医扶正疗法以及从中药里提取的某些有效成分如多糖类等，可通过多种机制提高机体特异性及非特异性免疫功能，既可弥补手术、放疗和化疗的不足，也可克服放、化疗所带来的严重不良反应，提高患者生活质量，延长生存期。因此，可将中医扶正疗法纳入生物免疫治疗范畴进行研究，并实行规范化的中西医结合治疗，使生物治疗内容更加丰富。

2. 抗肿瘤血管生成日趋重要 原发和转移性肿瘤持续生长的先决条件是肿瘤本身能诱导新的血管生成，因此可以把肿瘤新生血管作为靶点进行破坏，使肿瘤细胞死亡。应用此种方法来治疗肿瘤和抗转移已成为近年来基础与临床研究的重要内容。定点清除肿瘤新生血管作为一种崭新的抗癌战略，是通过切断肿瘤赖以生长和转移的营养来源和迁移通道以发挥抗癌效应，其研究成果对拓展恶性肿瘤治疗途径具有极为重要的理论与临床价值。与传统的治疗方法比较，抗肿瘤血管生成治疗优势更为明显，主要有如下方面：①由于肿瘤新生血管与正常血管存在着明显差异，故抗肿瘤血管生成具有明显的针对性，而对正常血管的影响较小。②所有肿瘤血管内皮细胞全部暴露在血液中，药物能够直接发挥作用，因此药物使用剂量小而疗效高。③血管内皮细胞基因表达相对稳定，使治疗药物不易产生耐受性。

3. 防治放、化疗不良反应日趋重要 防治放、化疗的不良反应之所以日趋重要，一是因为不良反应不仅严重地影响生活质量，而且影响放、化疗的实施，甚至使治疗难以进行；二是虽然研制了一些防治不良反应的新药，但总体上看仍不能令人满意。解决这一问题，一方面需加强西药的研究与开发，另一方面要注意发挥中医药的优势，而这一点更为重要。实践证明，中医药治疗放、化疗不良反应已经发挥了很大作用，但基础研究尚需加强，选择更加先进的实验指标，应用现代先进技术、方法，多层次、多方位地揭示中医药防治放、化疗不良反应的机理，是目前十分重要的工作。另外，鉴于中药具有双向调节、安全性高的特点，可望通过中医药的早期参与治疗，达到预防不良反应的目的，使治疗更加主动。

4. 克服肿瘤多药耐药日趋重要 多药耐药性（multidrug resistance，MDR）的发生是肿瘤细胞在接受化学药物治疗过程中常见的生物学行为之一。肿瘤细胞发生多药耐药时，其某些特性发生相应变化，表现为对抗癌药物的敏感性降低，使肿瘤逃逸抗肿瘤药物的杀伤作用，而且肿瘤细胞保持高增殖能力的生物学特征依然存在，使肿瘤极易复发和转移。多药耐药性的发生机制十分复杂，通常有多环节、多机制参与。到目前为止，国内外抗耐药的研究虽然经历了很长时间，但 MDR 的临床逆转仍有许多亟待解决的问题。加强中医、中西医结合克服肿瘤多药耐药的研究不仅是必要的，而且具有极好的临床应用前景。

（三）研制新的抗肿瘤药物

近年来随着分子生物学技术的发展，不仅为肿瘤治疗提供了许多新的方法，而且还研制开发了具有新作用靶点的抗肿瘤新药，如肿瘤细胞分化诱导剂、信号传导阻滞剂、生物反应调节剂等，在今后肿瘤的治疗中将发挥积极的作用。但是，针对恶性肿瘤发病机制的新靶向药物，仍有待进一步研究和临床验证。应当看到，随着中西医结合水平的不断提高，中药靶向药物的研制也将在肿瘤治疗领域崭露头角。

（四）完善治疗方案

完善的治疗方案是疗效提高的基础。目前，应从以下几方面入手：

1. 剂量强度 在一定时间内抗肿瘤药物的使用剂量称为剂量强度，可以用剂量－反应曲线表示。已证明多数敏感的肿瘤，如乳腺癌、小细胞肺癌、睾丸肿瘤、淋巴瘤等通过提高剂量强度可在相应程度上提高近期疗效和治愈率。但对不敏感的肿瘤，如大肠癌和非小细胞肺癌，剂量强度与疗效并无明显的线性关系。因此，针对不同肿瘤，完善治疗方案，力求以适当剂量获得最大临床疗效值得进一步探讨。

2. 给药途径 合理的用药途径，不但可以提高临床治疗效果，也可以减轻与治疗相关的不良反应。根据肿瘤的部位和范围、肿瘤的敏感性、肿瘤的血液供应情况、药物的刺激性和溶解度以及治疗目的选择给药途径，是完善治疗方案的重要内容。

3. 中西药科学配伍 研究证明，中西药合理伍用可以取长补短，是今后肿瘤治疗领域主要研究内容之一，但应防止中西药物的简单叠加，权衡利弊，并进行大量的临床验证和相关的实验研究。这既是一项有广阔前景的工作，又是一项十分艰难的工作。

三、展望

恶性肿瘤是一类相当复杂的疾病，迄今为止尚没有彻底的根治方法，因此其基础与临床研究工作十分重要而艰巨。随着科学技术的发展，基础研究与临床工作的首要任务是如何把现代理论与技术有机结合起来，以提高肿瘤患者的临床疗效。中西医结合防治恶性肿瘤在我国独具特色，并在综合治疗中占有重要地位。中西医结合基础与临床研究的进展，将会进一步推动中医、中西医结合肿瘤治疗学的发展，也有利于中医、中西医结合的现代化和国际化。可以坚信，通过中、西医工作者的不断努力，一定会在肿瘤学基础与临床研究中取得新的突破。

第五节 《中西医结合肿瘤病学》学习方法与要求

一、《中西医结合肿瘤病学》的基本内容及特点

《中西医结合肿瘤病学》是在中西医理论与实践基础上，深入研究和解释肿瘤，主要是恶性肿瘤病因病机、临床特征、治疗规律以及预防康复等问题的一门临床学科。其基本内容涉及病因学、发病学、病机学、辨证学、治疗学、护理学、预防学以及康复学等学科领域，能够体现多学科交叉，注重中、西医优势互补，取长补短，并可反映中西医结合诊治肿瘤的独特理论体系和辨证思维观。随着现代科学技术和中、西医基础与临床理论的发展，《中西医结合肿瘤病学》可以说能初步形成理论相对完整、诊治技术相对完善的较为独立的学科体系，其主要特点体现在以下方面。

(一) 整体观

中医学有“天人合一”理论，强调人与自然是一个统一的整体，自然变化与人的生长发育以及疾病发生息息相关。中医病因学中的外因、内因与西医学的内环境、外环境致病因素有许多相通之处。二者有机结合，将会创建突出整体观的中西医结合病因学，并在中西医之间达成越来越多的共识。同时，中西医均认为，肿瘤是全身性疾病的局部表现，其发生、发展是内、外多种因素联合作用的结果。因此，《中西医结合肿瘤病学》的“整体观”除强调对肿瘤病因学、发病学的认识外，更重视在诊断与治疗中的应用。

(二) 动态观

肿瘤发病是一个复杂的动态变化过程，肿瘤的病理特点决定了肿瘤发病过程中临床表现的多样性和复杂性。肿瘤病程的不同阶段所呈现的不同的临床特征，构成了中医的证候。证候是疾病发生和演变过程中某一阶段病理本质的反映，是疾病所处一定阶段病因、病位、病性、病势等的概括。证候具有动态变化的特征，辨证论治是动态观的体现。这种动态观是确定准确、合理的个体化治疗方案，并动态评价临床疗效的基础。

(三) 辨证与辨病观

肿瘤是一大类疾病的总称，尽管不同的肿瘤具有不同的病理特性和不同的临床表现，但也有其明显的共性特征。病代表疾病全过程的病变规律和根本性矛盾；证代表疾病当前所处阶段的主要矛盾，也是疾病阶段的反映。病与证纵横交叉，所以有异病同证与同病异证的临床现象。在治疗时，中医强调辨证论治，西医强调辨病论治。二者并不是矛盾的、不相融的，只是侧重点不同，各有长处。《中西医结合肿瘤病学》特别重视辨证与辨病有机结合，实质是一个思维的跃进，它有助于防止临床思维的片面性、绝对化和思维惰性，不仅有利于探求中、西医的理想结合点，制定最佳治疗方案，而且将会推动中西医结合基础与临床研究的开展。

(四) 综合治疗观

肿瘤为临床难治病，中医强调在肿瘤治疗中应“杂合以治”，西医亦强调“综合治疗”。“杂合以治”与“综合治疗”都重视根据肿瘤不同阶段的临床特点与所表现的证候特征，将中医或西医的多种治法科学、合理、有机地结合起来，以达到最佳治疗效果。由于肿瘤疗效评价重点已从单纯追求局部缓解率转移到综合评价，所选用的指标也力争最恰当地评价某项治疗给患者整体机能带来的受益，并充分衡量治疗带来的负面效果以及可能致命并发症之间的平衡，因此中医或西医治疗不是彼此孤立的医疗行为，应当在综合治疗观的基础上，使中西医结合成为肿瘤综合治疗、优势互补的典范。

二、学习方法与要求

1. 在了解《中西医结合肿瘤病学》基本内容及特点的基础上，熟练掌握基本知识、基本理论、基本技能。通过总论的学习可以大体了解《中西医结合肿瘤病学》的基本概况。各论中要注意病与证、治疗原则与基本治法既有所区别，又有一定的内在联系，在学习中要相互参照。

2. 要理论联系实际，运用所学的基本理论、基本知识，对每一疾病或病证在认真学习、观察、思考的基础上，进行综合性分析，从中掌握临床诊治的基本规律和辨证论治的方法。

3. 了解肿瘤学中西医现代研究进展和本学科学术发展动态，基本掌握本学科领域先进的检测技术和方法以及各种治疗技术与手段。

4. 在学习过程中要中西医并重，并学会中西医结合的临床思维方法。

5. 通过学习不断探讨中西医结合的新增长点和中西医结合的切入点，并为进一步的深入研究寻找理论与临床依据。

6. 在学习中要有广阔的视野和开拓性思路，要有多学科知识的学习和积累，并要有不断探索进取的精神；要苦读书、勤临床，克服困难，注意学习的灵活性。

第二章　肿瘤的病因病理、发病机制

第一节　西医对肿瘤病因病理的认识

一、病因

肿瘤的病因是指肿瘤发生的启动因素，包括外环境因素（化学、物理、生物因素等）和机体内环境因素（遗传、免疫因素等）。肿瘤的发生是多种致癌因素综合作用的结果。有资料认为，诱发肿瘤的因素中，1/3是不良的饮食习惯，1/3是吸烟；其他有害因素中，感染所占比例为10%，生育和性行为占7%，职业因素占4%，酒和地球物理因素各占3%，污染占2%。因此如果采用健康合理的生活方式，实行积极的宏观监控，减少有害物质的排放，那么绝大多数的肿瘤是可以预防的。

（一）外环境因素

1. 化学因素

（1）亚硝胺类　自1956年Megee发现亚硝胺（nitrosamine）的致癌性后，亚硝胺受到了广泛重视和研究。亚硝胺类化合物是一类强致癌物，据统计，有100多种亚硝胺能引起41种动物的肿瘤，其中有几十种亚硝胺能引起动物的食管癌。其致癌剂量远小于芳香胺及偶氮染料，有的一次给药即能致癌，有的还能通过胎盘影响胚胎，可对多种动物的多个器官（食管、脑、鼻窦等）有致癌作用。亚硝基化合物及其前体物（硝酸盐、亚硝酸盐、二级胺和三级胺等）广泛存在于环境和食品中。环境中的亚硝胺主要来源于工业废气和汽车尾气，食品中的亚硝胺分布于腌制肉、鱼及蔬菜中。已证实在人的口腔及胃内均可合成N-亚硝基化合物，因此人类接触亚硝基化合物是不可避免的。亚硝基化合物通过烷化DNA诱发突变，也能活化多种原癌基因导致癌变。

（2）多环芳烃类　多环芳烃化合物（polycyclic aromatic hydrocarbon）由四个或四个以上苯核螯合而成，包括3,4-苯并芘（BaP）、3-甲基胆蒽（3-MC）、二甲基苯并蒽（9,10-DMBA）等，主要来自煤焦油、烟草燃烧的烟雾、煤烟、工业废气、汽车尾气等。烧烤肉、鱼食品也含有较高量的多环芳烃化合物。石油和石油副产品燃烧后可产生较多的多环芳烃化合物。此类致癌物主要诱发肺癌和皮肤癌。

（3）芳香胺和偶氮染料类　芳香胺（aromatic amines）及偶氮染料类（azo dyes），如β-萘胺、联苯胺、品红、苋莱红、奶油黄等化合物是印染工业的基本原料，主要诱发膀胱癌和肝癌。芳香胺类化合物在动物体内常在远隔部位（肝、膀胱、乳腺和结肠等部位）诱发肿瘤。偶氮染料分子结构中含有可致癌的偶氮基化合物，这类化合物的代表产物为奶油黄（butter yellow）。

（4）苯　苯与血液系统恶性肿瘤的发病密切相关。苯存在于自然界，为脂溶性物质，通过皮肤及肺吸收，积聚于人体脂肪组织和神经组织。苯的毒性与其接触量有关，苯的毒性作用通过其在肝脏中的代谢产物在骨髓中聚集，最后导致基因突变。由于职业原因，接触苯的橡胶厂、油漆厂和有机化工厂的人群中，血液系统恶性肿瘤的发病率为正常人群的5~6倍，临床潜伏期平均为11.4年，以急性非淋巴细胞白血病多见。

（5）抗癌药物　国际抗癌研究中心调查发现，50种对人类致癌的第一类致癌物（包括中间体）中，50%为药物。致癌药物中最主要的一类为具有烷化作用的抗癌药物。这些抗癌药物包括苯丁酸氮芥、环磷酰胺、白消安、塞替派等。其中，环磷酰胺较其他药物的致癌毒性弱，但与塞替派联合使用时致癌性明显增强。临床实践表明，化疗药物可有效治疗肿瘤，但同时也成为医源性因素可引起其他恶性肿瘤，尤其是血液系统肿瘤的发生。

（6）其他化学致癌物　糖精（cyclamate，saccharin）为膀胱癌的致癌因素。杀虫剂和除草剂对人类的致癌作用尚需进一步明确，但有些有机氯杀虫剂对动物有致癌作用。铬、镍、砷、镉、钼、砷对人类有致癌作用。石棉（asbestos）可导致肺癌，并与吸烟有协同作用。

2. 物理因素

（1）电离辐射　电离射线是明确的致癌因素，包括X射线、γ射线、亚原子微粒（β粒子、质子、中子或α粒子）。一个正常人每年可接受的辐射量在3~4毫希沃特（mSv）之间，其中自然界的氡气、宇宙射线、铀的辐射占80%，约为2.96mSv，另外0.5mSv来自医用X射线检查。低于4mSv的辐照量不会对机体构成危害，但过度接受电离射线照射，可诱发多种恶性肿瘤，最常见的为皮肤非黑色素肿瘤、白血病、甲状腺癌和肺癌等，大剂量放射治疗后可导致骨肉瘤和直肠癌。核武器爆炸、核试验、核泄漏事故等为大面积人群过度接受辐照的原因。不恰当的放射线检查治疗、长期室内氡气的吸入和职业原因接触放射线物质等为少数人群过度接受辐照的原因。乳腺、甲状腺和骨髓对电离射线敏感。

（2）紫外线　阳光中的紫外线（ultra violet）是诱发皮肤非黑色素癌的主要原因。紫外线由UVA、UVB、UVC三部分组成，波长分别为400~315nm、310~280nm和280~100nm，其中UVB可引起DNA的畸变。大气层的臭氧可吸收大部分的紫外线，只有少部分到达地球表面。然而，近几十年来由于一些原因使大气臭氧层被破坏，形成了大气层的臭氧空洞，降低了臭氧层对宇宙射线的吸收能力。因此，在户外活动时，减少阳光曝晒时间和使用SPF（skin protection factor）值大于15的防晒油，将有效防止紫外线的辐照，降低皮肤癌发生的危险性。

3. 生物因素

（1）霉菌毒素　目前已知的霉菌毒素有200余种，其中相当一部分有致癌性，称为致癌性霉菌毒素。常见的有黄曲霉毒素、杂色曲霉毒素、灰黄霉毒素等。霉菌毒素主要诱发肝癌、肾癌、皮肤癌、淋巴肉瘤等。流行病学调查表明，在大部分肝癌高发区，花生、玉米、花生油等粮油食品中含有大量的黄曲霉毒素 B_1，是自然界最强烈的致肝癌物质。霉菌还可诱发食管癌，从食管癌高发区粮食中分离出的互隔交链孢霉产生的毒素具有诱变性和致癌性，能激活人胚食管上皮癌基因，诱发食管上皮癌。串珠镰刀菌的毒素 Fusarin C 可诱发动物前胃癌。

（2）细菌 幽门螺杆菌（helicobacter pylori）与胃黏膜相关肿瘤的发病有密切关系。

（3）病毒 肿瘤病毒是指能引起机体发生肿瘤，或导致细胞恶性转化的一类病毒。根据所含核酶的类型分为 RNA 和 DNA 肿瘤病毒。RNA 肿瘤病毒由于病毒颗粒中含有反转录酶，所以又称为反转录病毒。

①人类 T 细胞淋巴瘤白血病病毒（human T cell leukemia virus，HTLV-1）：该病毒被证明可导致人类具有 T 细胞特征的白血病。其诱发肿瘤的类型非常广泛，包括白血病、肉瘤、淋巴瘤和乳腺癌等。

②单纯疱疹病毒 - 2（herpes simplex virus type 2，HSV-2）和人乳头状瘤病毒（human papilloma virus，HPV）：与宫颈癌的发病有关。

③EB 病毒（Epstein-Barr virus，EBV）：结构和组成与一般疱疹病毒相似，含双链 DNA，属于 γ 疱疹病毒科，与 Burkitt 淋巴瘤、鼻咽癌、多发性 B 细胞淋巴瘤、霍奇金病及传染性单核细胞增多症的发病相关。

④乙型肝炎病毒（hepatitis B virus，HBV）、丙型肝炎病毒（hepatitis C virus，HCV）：与原发性肝癌的发生有关。

（4）寄生虫 有研究表明，寄生虫与肿瘤发病有关，但机制不清，如埃及血吸虫感染与膀胱癌、中华睾吸虫与胆管癌、血吸虫与大肠癌有关等。

（二）内环境因素

1. 遗传因素 除了外界因素外，机体本身的因素与恶性肿瘤的发生关系也不容忽视，特别是机体的免疫系统和遗传背景，不仅影响机体对恶变细胞的识别和排斥，而且影响机体对损伤 DNA 的修复和致癌剂（或致癌前体）生物转化的速率，约 5% 的人类肿瘤呈现家族遗传性。近 10 年来，癌基因、抑癌基因和肿瘤凋亡相关基因的研究成为热点。

（1）癌基因 癌基因（oncogene）实际上是一类潜伏在正常细胞内的转化基因，在生物进化上是高度保守的。具有细胞生长、增殖、分化和发育功能的基因，又称为原癌基因。原癌基因的激活及抑癌基因的失活是肿瘤发生的分子基础。现认为，肿瘤是多种癌基因多阶段途径协同作用的结果。细胞癌基因普遍存在于各种细胞中，在正常情况下的表达有时间和空间的限制，可参与细胞分化及增殖。癌基因并不是肿瘤所特有，而是细胞的生长、分化和信息传递基因，是细胞的正常基因，只有异常表达或发生突变时，才会导致肿瘤发生。其致癌潜能的发挥，通常需要首先被激活。常见的激活因素有病毒、化学物质、辐射等。目前关注最多的原癌基因有 ras 基因、myc 基因、fos 基因、mos 基因等。

（2）抑癌基因 在恶性肿瘤发病过程中，除了癌基因起作用外，还涉及到另一类基因，即肿瘤抑制基因（tumor suppressor gene）或称抗癌基因，是一类抑制细胞生长和肿瘤形成的基因，在生物体内与癌基因功能相抵抗，共同保持生物体内正负信号间相互作用的相对稳定。抑癌基因的失活和癌基因的激活都是癌化过程的一部分。癌基因受内外多种因子的激活，使细胞生长分化失控，增强了细胞瘤性转化的可能性；当抑癌基因失活时，进一步加剧细胞的瘤性转化，最终导致细胞癌变。到目前为止，发现的抑癌基因已有100多个，如p16基因、p53基因、RB基因等。这些抑癌基因的发现和深入研究，提高了人们对恶性肿瘤发生、发展规律，以及对细胞增殖与分化调控机制的认识。

总之，肿瘤的发生从本质上来讲，是由于那些调控细胞生命最基本活动的基因，如癌基因、抑癌基因、凋亡相关基因等出现异常改变所致。癌基因所编码的生长因子、生长因子受体、第二信使以及调节基因表达的转录因子对细胞生长、增殖、发育、分化起着重要作用，而抑癌基因、凋亡相关基因对细胞增殖、生长起调控作用，以维持基因间的平衡，若这种平衡被打破，则可能导致肿瘤的发生。

2. 精神因素 现代研究表明，精神刺激因素确实与肿瘤发病存在相关性。如人体的内分泌系统可随精神和情志变化而波动，在大多数情况下，这类波动处于一定范围内，而且人体作为一个有机的整体，其适应性相当强，完全能够通过自身调节，将机体维持在正常的状态。但如果精神和情志刺激因素长期存在，超过机体本身调节适应的范围，就会使内分泌系统发生紊乱，促使肿瘤的发生。当然，这类肿瘤发生的个体本身也可能存在着肿瘤的易感性，精神因素的刺激也许起到了进一步促发和促进的作用。除了内分泌系统以外，免疫系统也是受精神因素影响较大的系统之一。肾上腺皮质是人体适应应激反应的重要组织，当机体由于各种原因处于应激状态时，肾上腺皮质就会相应自动地释放肾上腺皮质激素，如果精神刺激长时间不能去除，机体反复或长时间地处于应激状态，就使肾上腺皮质功能亢进，引起胸腺和淋巴组织萎缩，免疫功能下降，促使肿瘤的生成和发展。

3. 免疫因素 人类能够健康地生活，在很大程度上依靠了体内的免疫系统。人类的免疫系统经过长期的进化，已经发展成为一个极其复杂精细的调节网络系统。免疫系统的功能包括免疫防护、免疫稳定和免疫监视等，是抵抗各种致病因子侵袭人体的主要力量。当免疫功能正常时，会对体内产生和外界进入人体的致癌因子进行一系列的免疫反应，通过免疫监视，发现、杀伤和消灭各种已经进入癌启动阶段的异常细胞。由于各种原因，人体内部大约每天有$10^7 \sim 10^9$个细胞发生突变，因此免疫系统必须始终保持正常的监视状态，及时地发现和清除这些突变的异常细胞。如果免疫功能下降到较低的水平，对异常细胞不能进行有效的监控和及时地清除，进入癌启动阶段的异常细胞就可能逃避监视，进入癌变的促进阶段，继而导致肿瘤的发生。

二、病理

（一）肿瘤的命名

1. 肿瘤命名的一般原则 ①表明肿瘤的良性或恶性。②表明肿瘤的组织发生来源。

2. 良性肿瘤的命名方式 一般由组织来源加一“瘤”字，如纤维瘤、平滑肌瘤、脂肪瘤等。来自上皮组织的良性肿瘤，如肾上腺皮质腺瘤、卵巢乳头状瘤等。

3. 恶性肿瘤的命名方式

(1) 上皮组织发生的恶性肿瘤称为“癌”，在癌字前面冠以器官或组织的名称即成为该器官或组织肿瘤的病名，如胃癌、食道癌、肺癌、鼻咽癌、宫颈癌、乳腺癌等。

(2) 间叶组织（包括结缔组织和肌组织）发生的恶性肿瘤称为“肉瘤”，在肉瘤前面冠以组织名称，即为该组织肿瘤的名称，如纤维肉瘤、平滑肌肉瘤、骨肉瘤、淋巴肉瘤等。

(3) 来自胚胎组织或未成熟组织及神经组织的某些恶性肿瘤，一般是在发生肿瘤的器官或组织后面加上“母细胞瘤”即为其病名，如肝母细胞瘤、肾母细胞瘤、神经母细胞瘤等。

(4) 有些恶性肿瘤因其成分是多种的，所以既不能称为癌，也不能称为肉瘤，它们的命名多是在肿瘤前面冠以“恶性”二字，如恶性畸胎瘤、恶性混合瘤等。

(5) 少数用习惯名称，如白血病、黑色素瘤等。

(6) 有些用人名命名，如霍奇金病、尤文肉瘤等。

（二）肿瘤的大体形态

1. 肿瘤的外形　肿瘤的外形很不一致，常与部位，生长方式及良、恶性行为有关。良性肿瘤一般为膨胀性生长，界限清楚，有完整的包膜。恶性肿瘤常有树根样或蟹足样浸润，使肿瘤与正常组织固着，不易移动。位于体表的恶性肿瘤，常发生坏死与破溃，形成边缘隆起的火山口样溃疡。位于深部弥漫性生长的肿瘤，常境界不清，有时仅局部变硬（如胃的硬癌等）而不形成肿块。

2. 肿瘤的颜色　肿瘤的切面一般多呈灰白色，但可因瘤组织中含血量的多少、有无变性与坏死、是否含有特殊的色素，而呈现不同的颜色。

3. 肿瘤的数目　肿瘤常为单个。多发性肿瘤常见的有脂肪瘤、子宫平滑肌瘤、多发性骨软骨瘤、神经纤维瘤、家族性大肠腺癌病、Kaposi 肉瘤。复发的肿瘤可在局部形成数个病灶，但非多发。淋巴造血系统肿瘤往往病灶累及全身，既有复发，也可能包括转移。

（三）良性肿瘤与恶性肿瘤的区别

表Ⅰ-2-1　良性肿瘤与恶性肿瘤的区别

	良性肿瘤	恶性肿瘤
组织结构	分化好，异型性小，与发源组织的形态相似，细胞无间变	分化低，异型性大，与发源组织的形态差别大，细胞有间变
生长速度	缓慢，有时可呈间断性生长与停滞	迅速
继发性变化	一般较少见	常发生坏死、出血及继发感染
生长方式	膨胀性生长，常有包膜形成，边界清楚，可推动	浸润性生长，无包膜，边界不清，比较固定
转移	不转移	可有转移（淋巴、血行或种植性）
复发	手术后很少复发	易复发
对机体影响	较小，主要为局部压迫或阻塞作用，如发生在内分泌腺，可引起功能亢进	严重，压迫、阻塞、破坏组织、出血、感染、转移、恶病质，最后可引起死亡

（四）肿瘤的组织形态特点

任何肿瘤都由实质及间质两部分构成。肿瘤实质是肿瘤的主要成分，肿瘤的性质主要取决于肿瘤的实质。肿瘤间质是含有血管、淋巴管的结缔组织，起着支持与营养瘤细胞的作用。不同类型肿瘤的实质不同，有着质的差别；而肿瘤支持组织——间质，只有量的差别。

1. 肿瘤实质 肿瘤的特性、代谢及对机体的影响，取决于肿瘤的实质（即瘤细胞）。瘤细胞与其起源组织愈相似，瘤细胞分化愈高，则其形态和结构与其来源组织愈相似，如平滑肌瘤与正常平滑肌细胞相似。有些肿瘤的实质与来源组织很不相同，由于分化很低，有时难以确定其组织来源，称之为未分化。但无论肿瘤分化程度如何，它毕竟或多或少保存其起源组织的形态或功能特点。例如甲状腺髓样癌，由于起源于滤泡旁细胞，虽为恶性，但仍保存产生降钙素的功能。

2. 肿瘤间质 肿瘤的间质由结缔组织及血管构成。结缔组织含细胞、纤维及基质。结缔组织在分化差的癌和肉瘤中很少，在分化好的肿瘤中较多。肿瘤间质中的固有细胞成分是纤维细胞及纤维母细胞，此外还有未分化的间充质细胞、巨噬细胞。肿瘤间质中浸润的细胞包括淋巴细胞、浆细胞、嗜酸性粒细胞、中性粒细胞等。淋巴细胞在肿瘤间质中的大量出现表示机体对肿瘤有较强的免疫防御性反应。浆细胞常伴随淋巴细胞出现在肿瘤中。嗜酸性粒细胞常见于子宫颈、阴茎、唇、舌等处的鳞状细胞癌。中性粒细胞常在肿瘤的坏死区出现。

（五）肿瘤的分级及病理分期

根据肿瘤的组织学形态对肿瘤进行组织学分级，可表明肿瘤的恶性程度，为临床治疗及预后提供依据。由于问题的复杂性，迄今尚无统一的方法进行肿瘤分级，通常是根据肿瘤细胞和组织结构的分化程度、异型程度、核分裂相多寡及肿瘤的类型来判断。

国际抗癌联盟（UICC）根据原发肿瘤的大小和范围（T）、淋巴结（N）受累情况及肿瘤转移情况（M）三项指标对肿瘤进行病理学分期：

T 原发肿瘤

T_{is} 浸润前癌（原位癌）

T_0 手术切除物的组织学检查未发现原发肿瘤

T_1、T_2、T_3、T_4 原发肿瘤逐级增大

T_x 手术后及组织病理学检查均不能确定肿瘤的浸润范围

N 局部淋巴洁

N_0 未见局部淋巴结转移

N_1、N_2、N_3、N_4 局部淋巴结转移逐渐增加

N_4 邻近局部淋巴结转移

N_x 肿瘤浸润范围不能确定

M 远处转移

M_0 无远处转移证据

M_1　有远处转移

M_x　不能确定有无远处转移

（六）肿瘤的浸润与转移

肿瘤浸润和转移是指恶性细胞从原发部位脱离，侵犯邻近正常组织，进而转移到远处部位，并在它处形成继发瘤的过程。它是恶性肿瘤的生物学特征之一，也是直接影响治疗效果及预后的主要原因。转移灶一旦出现，则意味着肿瘤已进入晚期，对常规治疗手段常不敏感，因此而严重影响患者的生活质量及生命。掌握肿瘤的浸润及转移规律，对临床诊断及治疗具有重要意义。

1. 肿瘤浸润　肿瘤浸润是肿瘤细胞和细胞外基质在宿主多种因素调节下相互作用，从而异常地分布于组织间隙的现象，是肿瘤转移的前奏。肿瘤浸润方式有：

（1）组织浸润　肿瘤细胞侵入周围间质后，一般都在基质中压力最小处增殖生长，即所谓“直接播散”或“直接蔓延”，形成很不规则的肿块。浸润的肿瘤细胞可进而侵袭邻近的淋巴管和血管。另有一部分肿瘤沿神经周围间隙浸润，尤其见于前列腺癌、唾液腺腺样囊性癌。

（2）淋巴管渗透　指肿瘤细胞侵入局部淋巴管，沿淋巴管连续生长蔓延，尤见于晚期肿瘤淋巴回流受阻时。淋巴管渗透可进而导致肿瘤的淋巴道转移。

（3）血管渗透　指肿瘤细胞侵入局部毛细血管或小静脉后沿血管管壁生长蔓延。临床比较常见，尸检发现晚期肿瘤病人约一半以上有血管渗透，并可能形成瘤栓。瘤栓脱落可致血行转移。

（4）浆膜及黏膜面蔓延　肿瘤可通过浆膜或黏膜下间隙在浆膜或黏膜面生长，如宫颈癌向宫腔发展。局部蔓延呈连续性，肿瘤多中心性发生，生长呈散在灶性，且少见。

2. 肿瘤转移　肿瘤转移是指恶性肿瘤细胞脱离其原发部位，通过各种途径到达不连续的靶组织继续增殖生长，形成同样性质肿瘤的过程。肿瘤转移包括脱离、转运、生长三个主要环节，是一个十分复杂的过程。在这些环节中，处处受到肿瘤细胞本身和宿主环境等因素的影响。肿瘤转移和肿瘤浸润是两个不同的病理过程。浸润是转移的前提，但不等于一定发生转移；而肿瘤转移则必定包含一个浸润的过程。肿瘤转移的方式有：

（1）淋巴道转移　淋巴道转移是肿瘤常见的转移途径。包括肿瘤细胞脱离原发瘤，侵袭基底膜，并在周围间质中浸润生长，与毛细淋巴管内皮细胞粘连，穿过内皮细胞间的暂时裂隙，在淋巴管内存活并被转运，到达淋巴结后在边缘窦停留增生，进而粘连并穿过窦内皮细胞和基底膜进入淋巴结实质内生长。

（2）血行转移　肿瘤细胞侵袭基底膜，在周围间质中浸润，然后通过血管内皮细胞间隙，在血管内形成瘤栓，随血液循环转移到全身各处。侵入体静脉的瘤细胞，先转移到肺，再经心脏扩散到全身各器官。消化道的恶性肿瘤侵入门静脉系统，然后转移到肝脏。凡侵犯肺静脉分支的肿瘤，可随血流进入左心而播散到全身其他器官。

（3）种植性转移　胸腹腔肿瘤累及浆膜时，瘤细胞可以脱落入浆膜腔，种植于邻近或远处浆膜继续生长，并可引起血性积液和周围器官的粘连。

（七）肿瘤细胞的生长

细胞生长通常是指细胞通过分裂生成和本身相同的细胞群体，简称为增殖。肿瘤借肿瘤细胞的生成繁殖不断地生长发展。正常细胞的生长依赖于生长因子的调节，但肿瘤细胞可以在很少甚至完全没有生长因子的条件下，保持其持续生长的能力。这说明正常细胞原来的生长调节系统在肿瘤细胞中已经失败或异常。细胞从一次分裂结束到下一次分裂结束的一个周期，称为细胞增殖周期。细胞周期由一个长的间期和一个有丝分裂期（M 期）所组成。在任何一个细胞群中各个细胞的细胞周期时间（Tc）都是不同的。间期在细胞形态上似乎没有显著的变化，但仍在进行着活跃的生化代谢，与 DNA 复制有关的一系列化学反应均在该期中进行。G_1 期为 DNA 合成前期，在此期中生成 DNA 合成的前体物质嘌呤、嘧啶等碱基，并形成 RNA，与染色体复制有关的组蛋白也在此期合成。S 期为 DNA 合成期，主要进行 DNA 合成，使 DNA 含量增加 1 倍。G_2 期为 DNA 合成后期，亦称有丝分裂前期，有丝分裂期纺锤丝的原料微管蛋白在此期合成。细胞在 G_2 期完成分裂的准备，以后便进入有丝分裂期。另有一些细胞可暂时地离开增殖周期，但仍保持增殖的能力，被称为 G_0 期细胞。肿瘤细胞增殖的速度并不一定比正常细胞快，所不同的是，正常细胞的增殖达到一定的限度就会停止，而且增殖的细胞数基本上相当于丢失的细胞数，总数始终保持相对恒定；肿瘤细胞则不同，它们以持续、无限制的方式增殖，瘤细胞的数量也不断地无限制地增加。

第二节　中医对肿瘤病因病机的认识

一、病因

肿瘤作为一类病而非一个病，其致病因素比较复杂。综观古代文献资料，中医学对肿瘤病因的认识，归纳起来不外乎外因与内因。所谓外因者，主要指外界特别是大自然中的一切致病因素，如四时不正之气等。内因则主要指机体本身所具有的致病因素，特别是不良精神因素、先天不足及脏腑功能失调等。肿瘤为外邪、七情内伤、饮食不节、脏腑功能失调等多种病因综合作用使机体阴阳失调，经络气血运行障碍，气滞血瘀、痰凝、毒蕴、湿聚等相互交结而成。

（一）六淫致病

正常情况下，风、寒、暑、湿、燥、火对人体无害，被称为“六气”。如果不注意调摄，或者因慢性疾病造成体内阴阳气血亏损，使正常适应能力或者抵抗力下降，或因气候异常变化（太过或不及），“六气”成为致病因素，即为“六淫”。

“六淫”致病常有明显的季节性，并与居住地区和环境密切相关。它可以单独侵袭机体而致病，亦可两种或两种以上邪气合在一起致病。在一定条件下，原有的证候还可以发生转化，如风寒外邪引起的表寒证可郁久化热而转为里热证。中医学对外邪病因致癌早有认识。

《灵枢·九针论》谓："四时八风之客于经络之中，为瘤病者也。"《灵枢·百病始生》指出："积之始生，得寒乃生，厥乃成积也。"《灵枢·刺节真邪》曰："虚邪之入于身也深，寒与热相搏，久留而内著……邪气居其间而不反，发为筋瘤……昔瘤。"隋代《诸病源候论》说："恶核者，内里忽有核，累如梅李，小如豆粒……此风邪夹毒所成"；"脑湿，谓头上忽生肉如角，乃湿气蕴蒸冲击所生也"。从古人的论述中，我们可以发现，六淫邪气包括了气候、环境、外来致病因素等，它在肿瘤发生的外界因素中占有重要地位。六淫之邪侵袭人体，客于经络，扰及气血，使阴阳失调、气血逆乱、津液代谢失调而致气滞血瘀，痰湿凝聚，日久成积，变生肿瘤。

（二）七情内伤

七情指喜、怒、忧、思、悲、恐、惊，属于人体正常的情志活动，与脏腑、气血有着密切关系。七情太过或不及均可引起体内气血运行失常及脏腑功能失调，为引发肿瘤奠定内在的基础。正如《灵枢·百病始生》曰："内伤于忧怒……而积皆成矣。"在这一思想指导下，后世医家多有发挥，认为某些肿瘤的发生和发展与精神因素、情志不遂有关。如噎膈（包括食管癌、贲门癌等）在《素问·通评虚实论篇》被认为是"暴忧之病也"。《医学津梁》在论述噎膈时指出："由忧郁不升，思虑太过，急怒不伸，惊恐变故，以致血气并结于上焦，而噎膈多起于忧郁，忧郁而气结，气结于胸，臆而生痰，久者痰结块胶于上焦，通络窄狭，不能宽畅，饮或可下，食则难入而病成矣。"《景岳全书》亦认为："噎膈一证必以忧愁思虑，积劳积郁而成。"上述医家均认为，噎膈的发生主要在于情志的异常变化，突然强烈或长期持久的情志刺激，可以直接影响机体的正常生理功能，使脏腑气血功能紊乱，经络不能畅达，郁结胸中，久则癌肿成矣。《妇人大全良方》认为乳岩的发生"属肝脾郁怒，气血亏损"。《外科正宗》亦曰："忧郁伤肝，思虑伤脾，积想在心，所愿不得志者，致经络痞涩，聚结成核……其时五脏俱衰，四大不救。"明确指出了情志因素，特别是忧思在"乳岩"发病中的重要地位。《医宗金鉴》认为"失荣"（含恶性淋巴瘤、鼻咽癌、颈部淋巴结转移癌等）由"忧思、恚怒、气郁、血逆与火凝结而成"。陈实功亦指出："失荣者，先得后失，始富终贫，亦有虽居富贵，其心或因六欲不遂，损伤中气，郁火相凝。"综上所述，可见历代医家在分析肿瘤的病因时，都十分重视情志因素，认为七情内伤尤其是忧思不能自拔在肿瘤的发病及发展上有着重要的作用。七情内伤不仅可以直接引起气血脏腑功能失调而致气滞血瘀，津停痰阻，日久成瘤，而且易致外邪（致癌因素）侵袭，内外合邪，多因素综合作用而产生癌瘤。

（三）饮食劳伤

饮食是人体维持生命活动的必须条件，人们还可以通过饮食来弥补先天之不足。然而，饮食不节、饮食不洁或者饮食偏嗜都可以累及脾胃，使脾胃损伤，受纳减退，健运失常，气机升降功能紊乱；湿浊内聚，或可化热，伤及气血，形成湿聚血瘀，促使癌肿的发生。

饮食所伤主要表现以下几个方面：

1. 饮食不节 饮食过量，或者暴饮暴食，或过食肥甘厚味，或嗜酒过度，都会造成胃难腐熟，脾失转输运化，不仅可以出现消化不良，而且还会造成气血流通受阻，产生诸病。《素问·生气通天论篇》说："因而饱食，筋脉横解，肠澼为痔。"过食肥甘厚味之品，易于郁阻气血，产生痈疽疮毒等症。《素问·生气通天论篇》中还说："膏梁之变，足生大丁。"摄食过少（包括进食没有规律），生化之源不足，气血虚弱，脏腑失养，致使外邪入侵，可导致包括肿瘤在内的各种疾病的发生。

2. 饮食不洁　《金匮要略·禽兽鱼虫禁忌并治第二十四》指出："秽饭、馁肉、臭鱼，食之皆伤人……六畜自死，皆疫死，则有毒，不可食之。"由于客观条件，或不注意饮食卫生，食用腐败霉变的食品，或常吃腌制熏烤之物，毒邪屡屡损伤肠胃机体，则气机不利，邪滞不化，久伏体内，而致恶变。

3. 饮食偏嗜　人们饮食的五味必须适宜，平时不能偏嗜。如果长期嗜好某种食物，就可能破坏五脏之间的协调平衡而出现一些病变。《素问·生气通天论篇》指出："味过于酸，肝气以津，脾气乃绝。味过于咸，大骨气劳，短肌，心气抑。味过于甘，心气喘满，色黑，肾气不衡。味过于苦，脾气不濡，胃气乃厚。味过于辛，筋脉沮弛，精神乃央。"《景岳全书·饮食》篇谓："素喜冷食者，内必多热；素食热食者，内必多寒。故内寒者不喜寒，内热者不喜热。然热者嗜寒，多生中寒；寒者嗜热，多生内热。"喻嘉言在《医门法律》中指出："过饮滚酒，多成膈症。"清代何梦瑶在《医碥》中说："酒客多噎膈，好热者尤多，以热伤津液，咽管干涩，食不得入也"；"好热饮者，多患膈症"。以上这些古代医籍的论述都说明了长期过度饮酒，嗜食生冷、炙煿膏粱之品易损伤脾胃，蓄毒体内，郁热伤津，导致气机不利，脉络不通，毒邪与痰瘀互结，引发肿瘤。

关于过劳、过逸而致病，在中医历代文献中亦有很多记载。如《素问·宣明五气篇》曰："久视伤血，久卧伤气，久坐伤肉，久立伤骨，久行伤筋，谓五劳所伤。"《素问·调经论篇》亦曰："阴虚生内热奈何？岐伯曰：有所劳倦，形气衰少，谷气不盛，上焦不行，下脘不通，胃气热，热气熏胸中，故内热。"过劳、过逸均可以对人体产生不利的影响，造成正气虚弱，脏腑经络气血功能障碍，亦是肿瘤形成的一个因素。

（四）体质内虚

祖国医学认为体质状况决定了正气的强弱。不同的体质状况决定了疾病的易患性和倾向性。如《内经》中曾把人的体质、体型进行分类，曰："愿闻二十五人之形，血气之所生，别而以候，从外知内"；并提出了"正气存内，邪不可干，邪之所凑，其气必虚"这一精辟的论述，对各类疾病的病因病机进行了总结，当然对肿瘤的认识亦有指导意义。从肿瘤的发病来看，其与人体体质状况有着密切关系。当机体健康、免疫功能良好，即正气存内，阴阳平衡，脏腑协调时，即使有致癌因素，也难以发生癌瘤；若身体虚弱（气血亏虚，脏腑功能失调等），则是诱发肿瘤的重要条件。《灵枢·五变》曰："人之善病肠中积聚者……皮肤薄而不泽，肉不坚而淖泽。如此，则肠胃恶，恶则邪气留止，积聚乃伤肠胃之间……蓄积留止，大聚乃起。"充分说明了肿瘤的发生与体质相关。后世医家在长期的临床实践中，对此亦多有发挥。张洁古曾言："壮人无积，虚人则有之，脾胃虚弱，气血两衰，四时有感，皆能成积。"陈藏器亦曰："夫众病积聚，皆起于虚。"《景岳全书》明确指出："脾胃不足及虚弱失调之人，多有积聚之病。”《外科医案汇编》亦说：“正虚则为岩。”《景岳全书》曰：“噎膈反胃，名虽不同，然病出一体，皆由气血虚弱而成。”《古今医统》亦曰：“气血日亏，相火渐炽，几何不至于嗝噎。”此外，古代医家还注意到年龄不同、体质差异对肿瘤发生发展的影响。如《外科启玄》曰：“癌发四十岁以上，血亏气衰，厚味过多所生，十全一二。”明代赵养葵在论噎膈时说：“惟男子高年者有之。”张景岳指出：“少年少见此症，而惟中年丧耗伤者多有之。”说明年龄因素的意义。中医理论认为，随着年龄的增长，其正气愈虚，机体的防御功能减弱，故易受致癌因素的作用。从上述观点，我们不难发现，肿瘤的发病过程自始至终存在着“体质内虚”的基本因素。

二、病机

病机指疾病发生、发展、变化及其结局的机理。历代医家均十分重视病机。《内经》曾言：“审察病机，无失气宜”；“谨守病机，各司其属”。由于肿瘤的病因复杂，病种不一，临床表现多样，所以其病机变化也非常复杂。综合临床观察，结合前人理论，肿瘤的病机大致有以下几方面。

（一）气滞血瘀

祖国医学认为，气与血是构成人体和维持人体生命活动的最基本物质。《类经·摄生类》曰：“人之有生，全赖此气。”《难经·二十二难》曰：“气主煦之，血主濡之。”中医有“气为血帅，血为气母”之说，说明气血之间有相互依赖、相互为用的密切关系。在正常情况下，气在全身上下流畅无阻，升降出入，无处不到，借以执行其推动、温煦、营养、气化、防御、固摄的功能，维持人体的生理活动和机体的健康。血在气的推动下，亦循环全身，内至五脏六腑，外达皮肉筋骨、四肢百骸，对全身组织器官起营养和濡润的作用。由于气血之间生理上存在着联系，病理上亦相互影响，气病可以及血，血病亦可以及气。若某些原因导致气机不畅，血运失调，或气血不足，便会出现气滞血瘀、气血两虚等多种病理变化而产生疾病。正所谓：“血气不和，百病乃变化而生。”《诸病源候论》在论述噎膈时曰：“忧恚则气结，气结则不宣流，使噎。”《订补指掌》曰：“（噎膈）多起忧郁，忧郁则气结于胸，臆而生痰……病已成矣。”《古今医统》亦曰：“凡食下有碍，觉屈曲而下，微作痛，此必有死血。”说明噎膈的形成与气滞血瘀有关。历代医家在论述乳岩时均认为其发病与肝脾有关，乃郁怒伤肝，肝气不舒，思虑伤脾，脾失健运，痰湿内生，痰气互结，气滞血瘀而成。如《医宗金鉴·外科心法要诀》曰：“乳房结核坚硬……由肝脾二经，气郁结滞而成……轻成乳劳，重成乳岩。”另外，《奇效良方》论“积”之成因时曾曰：“气上逆则六腑不通，温气不行，凝血蕴里不散，津液凝涩渗著不去，而成积矣。”《医林改错》亦曰：“肚腹结块者，必有形之血。”这些均说明，气滞血瘀是肿瘤发生的基本病机之一，脏腑经络、四肢百骸之中，气滞不畅，血瘀不行，凝滞不散，日久均可成瘤。应注意的是，临床上不同的肿瘤、不同的病期，有偏于气滞和偏于血瘀之不同。一般而言，初期结块多以气郁为主，随病情发展，血瘀征象则日渐明显。

（二）痰凝湿聚

湿为阴邪，重浊而黏腻，留滞于机体，易阻遏气机运行而出现气滞、气郁、经络痹阻等证。湿蕴于内，可化热、酿毒而成湿热、湿毒，湿毒浸淫，生疮，流汁流水，经久不愈称为“湿毒流注”。《千金方》曰：“妇人女子，乳头生小浅热疮，搔痒之，黄汁出，浸淫为长，百治不瘥……”这里的记载与乳头周围湿疹样癌相似。痰既是病理产物，又是致病因素。它主要是由于肺、脾、肾功能失调，水湿代谢紊乱，停聚而成。痰既成之，随气流行，外而经络筋骨，内而五脏六腑，全身上下内外无处不至，从而可导致多种病变。故古人云：“百病皆生于痰”；“怪病皆由痰作祟”。《丹溪心法》中提出了肿瘤与痰的关系，曰：“凡人身上、中、下，有块物者，多是痰。”《外科正宗·疬论》曰：“夫瘰疬者，有风毒、热毒之异，又有瘰疬、筋疬、痰疬之殊……痰疬者，饮食冷热不调，饥饱喜怒不常，多致脾气不能传运，遂成痰结。”说明了饮食情志损伤脾胃，脾虚生痰，结为痰核，而成肿块。《外科正宗·失荣症》对失荣的病因病理做了较系统的论述：“失荣者，先得后失，始富终贫，亦有虽居富贵，或因六欲不遂，损伤中气，郁火相凝，隧痰失道，停结而成。”说明失荣乃痰毒深痼所为也。总之，痰湿为病，甚为复杂，病机变化多端。临床上把体表或皮下不痒不痛、经久不消之肿块，多按痰核论治。

（三）毒邪内蕴

《素问·至真要大论篇》言：“诸痛痒疮，皆属于心。”心即指心经实火。古云痈疽原是“火毒生”，可见火毒致病的范围很广，疮疡肿痒均与火毒有关。热邪具有耗气伤津、生风动血、易致肿疡等特点。热毒内蕴可形成肿瘤，因血遇热则凝，津液遇火则灼液为痰，气血痰浊塞阻经络脏腑，遂结成肿瘤。对此，古人早有深刻的认识。《杂病源流犀烛·口齿唇舌病源流》论述“疮菌”时指出：“舌生芒刺，皆由热结之故。或因心劳火盛，而生疮菌。”《医宗金鉴·外科心法要诀》论舌疳：“此证皆由心、脾毒火所致，其证最恶……舌本属心，舌边属脾，因心绪烦扰而生火，思虑伤脾则气郁，郁甚而成斯疾。”将舌疳的病理归为心脾毒火所为。《疡科心得集·辨肾岩翻花绝症论》认为肾岩由“其人肝肾素亏，或又郁虑忧思，相火内灼，水不涵木，肝经血燥……阴精消涸，火邪郁结”，精辟论述了内生火邪、毒热结肿的病理。中医文献认为许多肿瘤是由于情志抑郁，郁而生火，郁火夹血瘀凝结而成，若毒邪鸱张，多属于病进之象。如系病久体虚，瘀毒内陷，病情由阳转阴，或为阴毒之邪，则形成阴疮毒疽，翻花溃烂，经久不愈，皮肉腐黑，流汁清稀。

（四）脏腑失调，正气虚弱

中医学认为，肿瘤发病与脏腑功能失调、正气虚弱有关，脏腑功能失调，则气机紊乱或先天脏腑禀赋不足，皆可成为肿瘤发生的内在因素。《诸病源候论·积聚候》曰：“积聚者，由阴阳不和，脏腑虚弱，受之风邪，搏于脏腑之气所为也。”将积聚的产生归之于脏腑虚弱、阴阳不和、感受外邪、内外合邪所致。陈藏器亦言：“夫众病积聚，皆起于虚也，虚生百病，积者五脏之所积，聚者六腑之所聚。”简明扼要地说明了“积聚”之病与正虚、脏腑功能失调之间的内在关系，其中尤以肝、脾、肾三脏最为重要。正如张景岳所言："脾肾不足及虚弱之人，多有积聚之病。"李东垣《脾胃论》亦曰："脾病，则当脐有动气，按之牢若痛，动气筑筑然，坚牢如积而硬，若似痛，甚则亦大痛，有是者乃脾胃虚。"《辨证录》曰："人有脾气虚寒，又食寒物，结于小腹之间，久不能消，遂成硬块……谁知是命门火衰不能化物乎？夫脾乃湿土，必藉命门之火熏蒸。倘命门火衰，则釜底无薪，何以蒸腐水谷哉。"因此，治疗上提出"补命门之火，扶助脾土，则旺土自能消化，不必攻逐而癥瘕自开，更觉渐移默夺之为胜哉"，均说明脾肾不足可引起肿瘤。

气滞血瘀、痰凝湿聚、毒邪内蕴、正气虚弱是肿瘤发生、发展过程中最常见的病理机制，但在临床实践中还要注意的是：一方面，癌症是一个全身性的疾病，肿块是全身性疾病的局部表现，辨证论治时不能只着眼于局部病灶，而要从整体出发，扶正祛邪；另一方面，患者存在个体差异，病机又错综复杂，临床表现往往数型皆见，虚实夹杂，因此必须分析清楚病机主次，审证求因，审因论治，才能取得更好的治疗效果。

第三节　中西医结合发病学思考

从前两节内容可以看出，中、西医在肿瘤病因学方面认识的角度有所不同，西医偏重于微观的、具体的因素，而中医则从宏观的、抽象的理论出发。但是，虽然二者理论体系不同，侧重点不一，然而二者并不矛盾，相反却有着不可变更的内在联系。

一、体质与发病

体质是人体受遗传的影响，在生长、发育过程中所形成的代谢、机能与结构上的一种特性，会影响人体对某种致病因素的易感性，与产生病变类型的倾向性及机体对疾病的反应性密切相关。中医认为人的体质强壮与否和发病有着重要的关系，而且十分重视"禀赋气"，也就是说十分重视先天因素对体质强弱的影响。《内经》中明确指出人体禀性有刚柔、体格有强弱、属性有阴阳，强调了个体体质特征的遗传性。禀赋不足者，体质多较虚弱；禀赋充足者，体质多壮实。后天因素对体质强弱的影响更不能忽视，而且后天因素包括的范围更广，如饮食营养、体育锻炼、生活习惯、行为修养（包括烟酒嗜好、房事不节、身心摄养等）及年龄、环境因素都是相当重要的，都会影响体质，从而影响到包括肿瘤在内的各种疾病的发生。

中医所说的体质与西医学的遗传及免疫关系密切，关于遗传及免疫与恶性肿瘤发病的关系西医学已有很深入的研究。

如基因学说认为，人体细胞染色体中的 p53、RB、DCC、APC、MTS1 等基因因为缺失或突变而失效时则抑癌功能丧失，不能抑制原癌基因的突变、转位和扩增，从而激活癌基因，结果导致肿瘤的发生。而机体免疫功能低下时容易罹患肿瘤，可能与机体对抗原性异物，包括对发生突变的新生细胞，即肿瘤细胞的识别与清除能力下降有关。

这些研究结果与中医学的"正气存内，邪不可干"，"邪之所凑，其气必虚"等观点是基本吻合的。

二、情志不调与发病

人都在一定的社会环境中生活，疾病的发生必定与人们的社会环境有关。人们地位的变迁、经济状况的改变、个人在社会上的得失荣辱，都直接或间接地与发病有关。《素问·疏五过论篇》指出："尝贵后贱，虽不中邪，病从内生，名曰脱营"，"故贵脱势，虽不中邪，精神内伤"；"始富后贫，虽不伤邪，皮焦筋屈，痿躄为挛"，"尝富后贫，名曰失精，五气留连，病有所并"。社会境遇对人类疾病发生的重要影响日益为医学界所重视，据有关资料统计，50%～80%的人类疾病与精神失调有关，而精神失调往往又与社会境遇因素有较大的关联。中医学始终将人体的精神、情志、心理因素与发病机制紧密联系，系统地、全面地分析人体的发病原因，其"形（指人体的物质结构）神（指人体的精神、情志、心理活动）合一"的观点是中医学的一大特点。精神、情志的变化有两种状态，一种是爆发性的变化，另一种是持续性状态，这两种状态都可以致病，也会促使癌症的发生、发展。急性的特发性情志变化可以引起发病，慢性的持续性情志变化同样与发病密切关联。《灵枢·口问》说："悲哀愁忧则心动，心动则五脏六腑皆摇。"情志变化可引起心的损伤而导致脏腑功能紊乱，使气机郁滞。明·张介宾《景岳全书·杂症谟》谓："思则气结，结于心而伤于脾也；及其既甚，则上连肺胃而为咳喘，为失血，为噎膈。"临床实践证明，悲、思、忧、愁等情绪状态的持续，会使气机郁滞或逆乱，导致癌症的发生和发展。有资料表明，肿瘤内科病人中，在发病前有明显心理因素的占72%。大量的医学临床研究结果亦证实，不少癌症病人曾经有较长时间的情绪刺激或重大的情绪打击。有学者曾经指出，情绪可能是癌症的促活剂。

西医学近年越来越重视对心理因素致癌机制的研究，严重的精神刺激对内分泌系统功能有明显的影响，可使本来稳定的内环境失去平衡，正常组织细胞发生突变，畸形成长，更难抵御外环境的种种不良刺激，对癌症的发生、发展起重要作用。不良情绪刺激，可影响人体免疫系统功能，使体液免疫、特异性免疫、非特异性免疫监视功能障碍和免疫能力缺损，不能及时发现并消灭突变的细胞株而发生癌症。美国本松博士调查的500名癌症患者都有明显的精神创伤史，结果发现，如果人每天处于高度紧张环境中，就会引起血液中皮质酯酮的浓度迅速增加，导致免疫器官中T、B淋巴细胞和其他免疫成分被破坏，不能及时清除体内突变细胞，发生癌症的可能性亦就明显增加。中医认为精神情志失调是致癌的一个重要发病原因，这与西医学中心理因素致癌的观点是一致的。

三、饮食不节与发病

中医肿瘤病因学在饮食营养因素方面认为，饮食不洁包括食用含致癌物质的食品（如含亚硝胺类、细菌、真菌和病毒类物质），和饮食不节如过食肥甘厚味或长期饮酒或常吃过烫、煎烤和黏硬难以消化的食物，以及饮食偏嗜，或营养失调，或长期盲目地不恰当服药，均与肿瘤的发生有关。

西医对饮食与癌症关系的研究也十分活跃。通过对大量的调查结果进行统计分析认为，硒或维生素C的营养状况越差，食道癌与胃癌的发病率越高；胡萝卜素摄入量越少，胃癌发病率越高；血中胆固醇越高，肝癌、结肠癌、直肠癌和肺癌死亡率越高；人体对致癌物亚硝胺的摄入量越多，食道癌、肝癌、结肠癌、直肠癌病人的发病率就越高。流行病学研究还表明，西方人由于长期高脂膳食，乳腺癌、前列腺癌和结肠癌发病率明显高于东方人。饮食的习惯对癌症的发生也有重要的影响。长期大量饮酒并抽烟者，消化系统和呼吸系统肿瘤的发生率大大增加。东南亚有的地区居民嗜嚼槟榔，其口腔癌高发。我国林县为食管癌高发区，这与居民长期吃酸菜的习惯有很大关系。这些研究与中医饮食不节致癌的观点是不谋而合的。

四、六淫外邪与发病

自然环境与人类生态有着密切关系的认识是中医学的又一个基本观点。《灵枢·岁露论》中说："人与天地相参也，与日月相应也。"在长期与疾病斗争的实践中，中医学强调疾病的发生还与人们所生存的自然环境相关联，肿瘤的发病亦不例外，如生活用水污染容易导致肿瘤的发病已被人们所认识。隋·巢元方《诸病源候论·水蛊候》说，蛊病的形成是"由水毒气结聚于内，令腹渐大"。这段文献的描述，与长期饮用污染之水而导致消化系统肿瘤的情况极为相似。随着工业的发展，有毒气体和粉尘排入大气中，造成大气环境的污染。我国有些城市，一氧化碳日平均浓度超过了卫生标准，飘尘、降尘污染较为严重，因此诱发了多种疾病，呼吸系统和五官癌肿的发病率亦有所升高。而随着生活环境的改善，部分癌症的发病率已有所下降。

中医学所说的六淫外邪，可以说，许多方面直接或间接地包括了西医学所说的一些外界致病因素。

五、劳逸失度与发病

过劳，包括劳力、劳神和房劳过度。劳则气耗、神伤、精血津液亏虚。《素问·痹论篇》指出："阴气者，静则神藏，躁则消亡"；"烦劳则张，精绝"。过劳一者易于患病，如易患一些胃肠病，出现食积、便秘等，且所患之胃肠病（慢性炎症、溃疡等）又难于治愈，便有发展为消化道癌的可能；过劳使肝血亏损，则所患之慢性肝病亦易于发展为肝硬化，甚至发展为肝癌；再者，过劳也易于遭受致癌因子的侵袭，增加患癌的危险；另外，过劳使精、血、气、津、液亏虚，则易于化生火毒，而火毒炽盛则痰凝、血瘀，诸多病理产物也使人易于患癌。

西医学也认为，疲劳过度、抗病力差、免疫功能低下是患癌的重要因素。

综上所述，中、西医在肿瘤病因学的认识上，其内涵并不矛盾，只是表达方式有异、侧重点不同，二者取长补短，有机结合，不断完善，将会产生面貌一新的中西医结合肿瘤病因观。

可以设想，将肿瘤病因分外因、内因两部分。外因之中，既包括环境因素、地域因素、职业因素、社会因素等，又包括两大主要内容，即西医的病毒、致癌因子等及中医的六淫。前者直观、客观、微观，后者体现"天人合一"，人与自然的统一，偏于系统、宏观。如果将其与中医某些理论（如五运六气）的研究结合起来，则有可能使一些规律性的研究增添新的内容。在内因方面，可发挥西医学的微观、直观优势，如基因、免疫等因素，结合中医学在饮食、劳逸、情志所伤等方面的认识，二者互补，进一步研究和探讨。如果将中医的脏腑失调、气血津液虚损、先天后天之本的研究与基因、免疫学说结合，则可能对肿瘤病因学中的内因认识更加全面。

一个理论框架的设定修改和完善，需要做大量细致艰苦的工作，这也是中西医结合的一项重要任务。

第三章　肿瘤的诊断

肿瘤病人的病情千变万化，同时也有一定的规律，要准确地进行诊断，首先应详细询问病史，仔细查体，在此基础上进行必要的辅助检查，包括常规实验室检查，特殊实验室检查以及X线、CT、磁共振、超声波、核医学、病理学等有关项目的检查，综合病史和各相关项目检查的阳性发现，最后做出正确的诊断。

第一节　一般检查

一、一般情况

（一）年龄、性别

一般认为，儿童肿瘤多起源于淋巴、造血、神经及间叶组织，为胚胎性肿瘤或白血病，如肾母细胞瘤、神经母细胞瘤、视网膜母细胞瘤多发生于4～5岁之间；青少年恶性肿瘤多为肉瘤，如骨、软组织及淋巴造血系统肿瘤；癌多发生于40岁以上的中年及老年人，但青年患者病情往往发展迅速，常以转移灶或继发症状为主诉，应注意鉴别，以防止误诊。男性多见消化道肿瘤及肺癌，乳腺癌多发生于40岁以上的妇女，但需要注意有肿瘤家族史者可能出现发病年龄提前。

（二）病史

1. 病程　良性肿瘤的病程较长，可达数年至数十年，且生长缓慢，如有突然增大、变硬、固定、边界不清、溃疡、出血等，要考虑恶性变。恶性肿瘤一般发展较快，病程较短，但低度恶性肿瘤发展较慢，如皮肤基底细胞癌或甲状腺乳头状腺癌，老年患者恶性肿瘤发展速度亦相对较慢。

2. 家族史　肿瘤病人多有家族倾向，应仔细询问家族中有否肿瘤病史及肿瘤疾病的种类，将有助于诊断。

3. 个人史　应注意询问患者的职业、烟酒嗜好、饮食习惯、精神情况、婚育史、寄生虫病及其他病史。有的肿瘤有明显的癌前病变或相关疾病的病史，如鼻咽癌与EB病毒反复感染有关；食管癌与食管不典型增生有关；胃癌与萎缩性胃炎、胃溃疡有关；肝癌与乙型肝炎有关；大肠癌与肠道腺瘤性息肉有关等。

二、体格检查

（一）全身检查

1. 发育 发育不良和畸形，常与婴儿及儿童期肿瘤并存。

2. 营养 体重下降、形体消瘦等表现，如无其他明显的原因，多是内脏癌瘤的症状。

3. 神态 目光黯淡、精神萎靡可见于晚期肿瘤。神志不清、昏迷见于颅内肿瘤或颅内转移瘤及胰岛肿瘤低血糖症等。易激动可能与甲状腺肿瘤合并功能亢进和高钙血症有关。

4. 皮肤与黏膜 癌多发生于表皮或黏膜；肉瘤多见于皮下或黏膜。黏膜白斑、息肉、乳头状瘤等为癌前期疾病，有恶变的可能；脱水、贫血、水肿等常见于肿瘤晚期。进行性黄疸可见于肝癌、胆管癌、胰头癌或转移癌。

5. 头面部 肿瘤患者多见面色苍白、萎黄、黯黑或青晦而无光泽，应注意脱发、眼睑和眼球运动、突眼、瞳孔和眼眶等，并应注意口腔黏膜痣及白斑。

6. 颈部 应注意颏下、颌下、气管旁、颈侧面、胸骨柄和锁骨上窝等处的淋巴结，若出现肿大可能为恶性淋巴瘤或淋巴结转移癌。

7. 胸部 注意胸部是否对称，观察有无肿瘤的转移结节，有无异常隆起或凹陷，有无畸形、静脉曲张、扩张性搏动、杂音等。乳房应注意轮廓变化，乳头改变，有无凹陷、溃疡和肿块，有无乳头溢液，血性溢液提示乳腺癌的可能。

8. 腹部 注意腹部外形，有无异常隆起，触诊有无肿物及肿物范围、性质、活动度和硬度；肝脏大小、上界及下界、硬度、肝表面有无结节、肝脏下部边缘的厚度及是否整齐、听诊有无血管杂音；脾脏大小、硬度。这些将有助于判断有无腹部肿物及协助判断有无肝脏的转移。

9. 四肢 注意有无感觉、运动、腱反射障碍及水肿、静脉曲张等。膝关节和肘关节周围的骨骼多发生骨肉瘤。间叶组织瘤和滑膜肉瘤好发于四肢。

10. 外生殖器 注意有无隐睾、鞘膜积液、包茎；包皮及阴茎头部有无角化、疣、乳头状瘤、溃疡等；阴唇有无白斑或溃疡。

11. 内生殖器 注意阴道有无溃疡、肿块；穹隆有无异常；子宫颈有无溃疡、息肉 、白斑、分泌物等；子宫体大小、位置，有无肿块等；子宫旁有无结节、肿块、压痛等。还应检查两侧腹股沟有无肿大淋巴结等。

12. 直肠肛门 肛诊检查前列腺、直肠有无肿块、溃疡、出血及狭窄等。

（二）局部检查

1. 肿瘤情况 检查肿瘤时，动作要轻，不可用力挤压肿瘤，以免造成病人痛苦，并防止肿瘤细胞因受挤压而扩散。

（1）肿瘤发生的部位、大小、形状、硬度 恶性肿瘤多较坚硬。

（2）肿瘤表面 恶性肿瘤表面多高低不平，肿瘤与皮肤或基底粘连，或有橘皮样变。

（3）肿瘤边界　有包膜、边缘清楚者多为良性肿瘤；边缘不清楚、不整齐者多为恶性肿瘤。

（4）肿瘤活动度　良性肿瘤系膨胀性生长，与周围组织无粘连，活动度良好；恶性肿瘤早期多可活动或活动受限，但由于呈浸润性生长，侵犯周围正常组织，因此在中晚期活动度很小或完全固定。

（5）肿瘤压痛　肿瘤性肿块一般无压痛，如有糜烂、感染或压迫邻近神经可出现压痛。

（6）肿瘤局部皮肤温度　炎症引起的肿块及血管性肿瘤，肿块局部皮肤温度升高；骨肉瘤、血管肉瘤、炎性乳癌等富含血管的恶性肿瘤，肿块局部皮肤温度也较高。

（7）搏动和血管性杂音　动脉瘤、动静脉瘘、蔓状血管瘤及骨肉瘤、肝癌等富含血管的恶性肿瘤局部，可听到搏动和血管杂音，表示肿块与动脉有通连。

2. 浅表淋巴结　主要有左、右侧的颈部、腋窝、肘部、腹股沟及腘窝淋巴结。恶性淋巴瘤多首发于颈部浅表淋巴结，表现为无痛性进行性浅表淋巴结肿大，质地多偏硬，无压痛，晚期可出现多处浅表淋巴结肿大以及纵隔、腹腔淋巴结甚至内脏器官受累；浅表淋巴结转移癌则表现为质地坚硬，无压痛，与皮肤和基底粘连，晚期可相互融合成团。

区域淋巴结的转移部位与原发肿瘤的部位有一定关系。因此，根据区域淋巴的分布位置和淋巴结的淋巴输入管与输出管方向，可以推断原发肿瘤的部位。

三、症状和体征

肿瘤的临床表现取决于肿瘤的发生部位、组织来源、肿瘤性质及肿瘤发展速度。一般早期症状表现轻微，缺乏特征性，往往容易被忽视，但多数患者在早期阶段都有一些不同程度的症状，如疼痛、出血或出现异常分泌物及某些全身特异表现（杵状指、肥大性骨关节病、类内分泌综合征等）。尽管表现不一，但有其共同的特点。

（一）局部表现

1. 肿块　位于体表或浅在的肿瘤，肿块常是第一症状，因肿瘤的性质不同而使肿块具有不同的硬度、活动度或有无包膜。位于内脏或深在部位的肿瘤，肿块不易触及，但可出现脏器受压或空腔器官梗阻症状。

2. 疼痛　肿瘤膨胀性生长、破溃、感染可使末梢神经或神经干受刺激或压迫，产生局部隐痛、刺痛、跳痛、灼热痛或放射痛，难以忍受，夜间尤甚，以致影响睡眠。空腔脏器恶性肿瘤可致脏器梗阻，产生绞痛，如结肠癌致肠梗阻产生肠绞痛。

3. 梗阻　空腔脏器恶性肿瘤可致脏器梗阻，产生不同的症状。如支气管癌可致肺不张；胃癌伴幽门梗阻可致呕吐；胆管癌、胰头癌可致黄疸；结直肠癌可致肠梗阻。

4. 溃疡　位于体表或空腔脏器的恶性肿瘤，常因生长过快，血供不足而继发坏死，或因继发感染而致溃烂。肿瘤多呈菜花状，或肿瘤表面有溃疡，可有恶臭及血性分泌物。

5. 出血　位于体表或空腔脏器的恶性肿瘤，发生破溃、坏死、血管破裂可致出血。如肺癌可并发血痰或咯血；上消化道肿瘤可有呕血或血便；下消化道肿瘤可有血便或黏液血便；肝癌结节破裂可致腹腔内出血；胆道、泌尿道肿瘤除有血便、血尿外，常伴有腹部绞痛；宫颈癌可有血性白带或阴道出血。

6. 转移性病灶引起的症状 纵隔淋巴结转移压迫上腔静脉引起梗阻，可产生上肢水肿及胸壁静脉曲张；肺癌、肝癌、胃癌可产生癌性胸腹水；骨转移可有局部疼痛，甚至发生病理性骨折。

7. 神经受累情况 神经系统如受到肿瘤侵犯，会出现一些特殊的症状，以此可以推断肿瘤的原发部位或转移部位。

(1) 脑神经受累 常见于颅内胶质瘤、鼻咽癌，表现为偏瘫、颅内高压、剧烈头痛、喷射性呕吐、眼球震颤、复视等。

(2) 视神经受累 多见于垂体部位肿瘤和视网膜母细胞瘤等，常引起视力障碍。

(3) 喉返神经受累 常见于甲状腺肿瘤、纵隔肿瘤、纵隔转移瘤、肺癌、食管癌等，可引起声音嘶哑。

(4) 颈交感神经受累 多见于颈上侧肿瘤和转移癌，可引起颈交感神经麻痹综合征（霍纳综合征，即患侧眼球内陷、上眼睑下垂、眼裂缩小、瞳孔缩小与无汗）。

(5) 臂丛神经受累 见于肺癌等转移时出现肩带或上臂持续性烧灼样剧痛。

(6) 膈神经受累 多见于纵隔肿瘤、肺癌、食管癌等，常引起膈肌麻痹。患侧可见膈肌反常运动，肺下界浊音上移，自觉气急、胸闷。

(7) 脊神经受累 多见于神经鞘瘤、脊髓的胶质瘤、脊索瘤、血管瘤、多发性骨髓瘤以及乳腺、前列腺、肺、食管等的脊椎骨转移等。

（二）全身症状

肿瘤发展到中晚期可出现相应的症状，如肿块阻塞、压迫、破坏所在器官的结构与功能及其转移所产生的症状以及疼痛、病理性分泌物、发热、咳嗽、溃疡、黄疸、贫血、乏力等。恶病质常是恶性肿瘤晚期全身衰竭的表现，不同部位的恶性肿瘤，恶病质出现早晚不一，消化道肿瘤可较早出现。

某些部位的恶性肿瘤还可有相应的功能亢进或低下，继发全身性改变。如肾上腺嗜铬细胞瘤可出现高血压，胰岛细胞瘤可出现低血糖，甲状旁腺瘤可引起骨质改变等。

四、四诊合参

中医四诊是诊断疾病的重要手段。在肿瘤的诊断中，四诊（含西医的视、触、叩、听诊）合参虽不是确诊方法，但详细的诊察对肿瘤的初步印象诊断是有一定意义的，对于晚期肿瘤，四诊合参的印象诊断意义则更大。经验丰富的医生，靠四诊即能对某些肿瘤做出较正确的诊断，如皮肤癌、恶性黑色素瘤、阴茎癌的望诊，子宫颈癌分泌物的闻诊，乳腺癌的触诊等。因此，四诊合参是临床医生不容忽视的基本功。

（一）望诊（含视诊）

1. 全身望诊 恶性肿瘤，尤其是晚期患者，常见神疲懒言，面色㿠白或挟晦滞，体形消瘦，气短懒动，目黯发疏等正气亏虚征象。若伴阴虚内热，则可见面色潮红、心烦不安等表现。

2. 局部望诊 大部分恶性肿瘤都有较典型的外部表现。如唇癌可见局限性硬结，状如豆粒，渐渐增大，以致唇上皮肤皲裂，肿块质地坚硬，中医名为茧唇。《外科正宗》说："茧唇……初结似豆，渐大若蚕茧，突肿坚硬，甚则作痛，饮食妨碍，或破而流血。"其他如乳腺癌、皮肤癌、阴茎癌、恶性黑色素瘤等的局部，亦都有较典型的特征。再如体表恶性肿瘤溃破时，其形可如杨梅状，或菜花状，渗流血水，即中医所云"翻花"。某些肿瘤，掌握特征，通过望诊即可得到初步印象诊断。

3. 排泄物和分泌物望诊 如肠癌可见大便进行性变细，带脓带血，或便血，或便呈酱色，中医古籍有不少相关论述，《外科大成》形容其"便粪细而带扁，时流臭水，此无治法"。再如子宫颈癌，其带下可为血性或米泔样，味腥臭，晚期带下可见脓性伴恶臭。

上述情况的望诊，对印象诊断有重要参考意义。

4. 舌诊 不少肿瘤病人可见舌质青紫，或伴舌下静脉怒张、弯曲。有资料报道，在食管癌普查中，舌诊异常（舌黯红、黯紫或有青紫斑点、条带，或苔厚腻）与可疑症状及家族史相结合，可作为食管癌患者的粗筛依据；而舌质淡白在白血病患者中则较为突出。一些消化道肿瘤可见苔腻，阴虚时可见花剥苔或少苔或镜面舌。

望诊在四诊中有重要地位，中医有"望而知之，谓之神"的说法，不可忽视。

（二）闻诊（含听诊）

1. 闻声音 某些肿瘤（如喉癌、甲状腺癌、肺癌、食管癌等）侵犯喉返神经时，可见声音嘶哑或失音；结肠癌、直肠癌有慢性肠梗阻时，肠鸣音亢进，可有"肠鸣辘辘"，甚则"奔响雷鸣"而显高调金属性肠鸣音；肺癌患者常咳嗽阵作，其声低钝，重者咳声不扬或声微，听诊可有单侧局限性哮鸣音。晚期肿瘤患者常语言声低，气息低微。

2. 嗅气味 接触某些肿瘤患者可嗅到一些特殊的气味，如口腔癌、胃癌、肺癌病人可有口臭、呼吸臭味、浊痰腥臭味；鼻咽癌患者常有腥臭浊涕；皮肤癌、乳腺癌、宫颈癌溃破也常有特殊气味。嗅气味与排泄物、分泌物望诊相结合，对诊断有一定参考价值。

（三）问诊

肿瘤的问诊十分重要，它有利于发现某些癌前症状和对病人进行筛选，并可做出初步印象诊断。问诊时要考虑到各种肿瘤常见的主症和兼症，结合中医"十问"进行详细问诊。如急性白血病患者常有发热症状，可见午后低热，兼外感者可有高热伴恶风寒或不恶寒但恶热；持续性头痛逐渐加重，甚至剧烈头痛并伴呕吐可见于脑瘤；大便习惯改变，便秘或排便不爽或便血，可见于大肠癌；肾癌患者可有尿血，始则为间歇性全程尿血，每次发作持续时间不等，以后间隔时间逐渐缩短，尿中可见碎血块，如茶叶渣状，或有时见条状血块，偶见较大血块；喉部有异物感、紧缩感，咽部不适或声音嘶哑，时轻时重，甚则吞咽困难，可见于喉癌，中医医籍《咽喉脉证通论》描述的"面厚色紫，软如猪肺，或木而不痛，梗塞喉间，饮食有碍"即含此病；吞咽困难或伴恶心呕吐，体质进行性消瘦，可考虑为食管癌。询问肿瘤的生长速度、方式，亦有助于良性肿瘤与恶性肿瘤的鉴别。另外，要特别注意对年龄、职业、个人史、既往史、家族史、婚姻生育史、月经史以及生活和工作环境、生活嗜好(如烟酒嗜好等)、精神状态等情况进行综合分析。

（四）切诊（含触诊、叩诊）

切脉重点在于分析邪正盛衰。邪盛者可见弦、滑、数而有力、紧等脉；正气不足，尤其晚期肿瘤患者可见细、弱、涩、虚、数而无力等脉，须细心体察。按诊对良性及恶性肿瘤的鉴别诊断意义较大，一般而言，良性肿瘤多边缘清楚，表面光滑，活动性较大；恶性肿瘤边缘多不清楚，表面高低不平，形状不规则，且多固定而不能推动；肿瘤淋巴结转移者，局部淋巴结多肿大、质硬，活动度小，压之疼痛不明显。叩诊在四诊合参中应用也较多，如胸腔、腹腔积液的检查，心、肺、肝、脾的叩诊等。

“四诊”是重要的，“合参”更重要，对四诊资料要进行综合、分析，最后得出正确的判断。在肿瘤诊断中，充分利用现代科学手段进行检查是十分必要和非常关键的，但作为医生，要做各种检查的“主人”，而不是“奴隶”，不能机械地、盲目地一味依赖各种仪器，要充分利用基本知识、基本技能去分析，去判断，四诊合参应该说是一项重要的内容。

第二节　实验室检查

一、血液检查

恶性肿瘤凡有长期出血或短期较大量出血或营养不良衰弱者，均可出现贫血；白细胞增多常见于晚期肿瘤并发类白血病患者；白细胞减少多见于放射治疗或化疗引起的骨髓抑制；血小板减少可见于急性白血病、恶性网织内皮细胞增生症及化疗后的骨髓抑制；红细胞过多可见于肾癌、肝癌等引起的红细胞增多症；恶性肿瘤患者常伴有血沉加快。

二、尿液检查

血尿可见于泌尿系统肿瘤；尿本-周蛋白阳性可见于多发性骨髓瘤；尿妊娠实验阳性常提示有绒毛膜上皮癌、葡萄胎及恶性畸胎瘤等；黑色素尿可见于黑色素瘤；尿硫化物增加可能见于胃癌。

三、粪便检查

血便见于胃肠道癌的出血，如为肉眼血便，除痔疮外，常为直肠癌；如为粪便潜血阳性提示有消化道小量出血，如在控制饮食情况下持续阳性达3周以上时，应考虑可能是消化道癌症所致。灰白色便伴有黄疸时应考虑为胆管癌或胰头癌引起的胆道梗阻。粪便中出现大量中性脂肪，可见于胰头癌。

四、生化检查

前列腺癌时血清酸性磷酸酶增高，伴有骨转移时血清碱性磷酸酶也升高。原发性肝癌时血清碱性磷酸酶和乳酸脱氢酶的同工酶呈阳性反应，γ－谷氨酰转肽酶也增高。

五、胃液检查

胃癌并发幽门梗阻时，空腹胃液量常较多，且多呈咖啡色。胃癌时胃液中游离酸减少或缺乏。

六、十二指肠液检查

胰头癌、壶腹癌等引起胰腺导管梗阻时，十二指肠液中的胰蛋白酶、胰脂酶、胰淀粉酶缺乏。胰腺癌时在十二指肠肠液中还可见血液。胆管癌阻塞胆总管时，十二指肠肠液中胆汁缺乏。胆管乳头状癌时胆汁中常混有血液。

第三节　影像学检查

一、X线检查

X线检查在肿瘤的诊断中应用最为广泛，是临床早期发现、早期诊断和鉴别诊断肿瘤的有效手段之一。在医学影像迅速发展的今天，常规X线检查仍然是首选的、基本的、最常用的影像学检查方法。

X线检查通过常规透视、摄片、血管造影、体腔管道造影、X线计算机断层扫描等各种方法，对病变进行定位、定型、定性，同时了解病变的大小、数量、范围以及病变与周围正常组织器官的关系，为临床选择治疗方案、观察疗效、估计预后及随访提供可靠依据。

随着介入放射治疗学的不断发展，X线检查从以往单纯的诊断疾病领域进入了治疗疾病领域，如选择性或超选择性血管插管灌注化疗药物和栓塞剂治疗肝癌、肺癌等恶性肿瘤已取得了较为满意的效果，成为恶性肿瘤的又一治疗手段。

(一) 肺癌的X线表现

1. 中心型肺癌　早期X线检查可无异常征象。肿瘤阻塞支气管时，排痰不畅，远端肺组织继发感染，受累肺段或肺叶出现肺炎征象。若支气管管腔被肿瘤完全阻塞，可产生相应的肺叶或一侧全肺不张。当肿瘤发展到一定大小，可出现肺门阴影，由于肿块阴影常被纵隔组织影所掩盖，需做胸部X线断层摄影或CT检查才能显示清楚。

在断层X线片上可显示突入支气管腔内的肿块阴影，管壁不规则、增厚或管腔狭窄、阻塞。支气管造影可显示管腔边缘残缺或息肉样充盈缺损，管腔中断或不规则狭窄。肿瘤侵犯邻近的肺组织和转移到肺门及纵隔淋巴结时，可见肺门区肿块，或纵隔阴影增宽，轮廓呈波浪型，肿块形态不规则，边缘不整齐，有时呈分叶状。纵隔转移淋巴结压迫膈神经时，可见膈肌抬高，透视可见膈肌反常运动。气管隆突下淋巴结转移可使气管分叉角度增大，相邻的食管前壁也可受到压迫。晚期病例可见到胸腔积液或肋骨破坏。

2. 周围型肺癌 最常见的X线表现是肺野周围孤立性圆形或椭圆形肿块影，直径从1～2cm到5～6cm或更大，肿块影轮廓不规则，可呈现小的分叶或切迹，边缘模糊毛糙，常显示细短的毛刺影。周围型肺癌阻塞支气管管腔后，可出现节段性肺炎或肺不张。肿瘤中心部分液化坏死后，可呈厚壁偏心性空洞，内壁凹凸不平，很少有明显的液平面。

3. 结节性细支气管肺泡癌 其X线表现主要为轮廓清楚的孤立球形阴影，与周围型肺癌的X线表现相似。

4. 弥漫性细支气管肺泡癌 主要表现为浸润性病变，轮廓模糊，从小片状到一个肺段或整个肺叶，类似肺炎。

（二）骨肿瘤的X线表现

常规X线摄片是目前诊断恶性肿瘤骨转移最简单、有效的方法。晚期恶性肿瘤病人只要有不明原因的骨关节固定性疼痛或背部、下肢等神经放射性疼痛，均可进行常规X线摄片检查，寻找骨转移灶。由于某些部位的骨转移瘤在骨质破坏严重时才能在X线片上显示，因此X线检查阴性者，不能排除骨转移，需进行放射性核素骨扫描检查。

（三）消化道肿瘤的X线表现

1. 食管癌 食管钡餐检查是诊断食管肿瘤的一种简便、实用而有效的方法。通过X线检查能明确病变的解剖部位、性质、程度及其与周围器官的关系，有助于临床分期以及治疗方案的选择。X线检查与脱落细胞学检查、食管内镜检查等其他手段相结合，可进一步提高诊断的准确率。

早期食管癌X线检查表现为食管黏膜增粗、中断迂曲、边缘毛糙不规则，有小龛影或小的充盈缺损。X线分型分为糜烂型、斑块型、乳头型和平坦型。

中晚期食管癌X线检查征象较明确，结合病理形态，将食管癌分为髓质型、蕈伞型、溃疡型、缩窄型和腔内型五种类型。

2. 胃癌 早期胃癌难于发现，进展期胃癌病变较大，胃肠造影可较容易做出诊断。

（1）蕈伞形 肿块向腔内生长，表现为充盈缺损，其基底不大，邻近胃壁稍僵硬，舒缩稍差，胃黏膜皱襞在肿块周围消失。

（2）溃疡型 可见到腔内龛影，常大而浅。溃疡边缘可见到“指压迹”。龛影周围可有一圈不规则形态的透亮区，称为“环堤征”。龛影周围黏膜纠集，至环堤边缘突然中断、破坏，断面呈杵状或结节状，邻近胃壁有不同程度的浸润，表现为胃壁僵硬、蠕动消失等改变。

（3）浸润型 弥漫浸润型表现为全胃的大部分胃壁被癌浸润，充盈像时见胃壁增厚、僵硬、蠕动消失，形如皮革囊，称“革袋胃”。局限浸润型表现为病变部位的胃壁增厚、僵硬、蠕动消失，黏膜面破坏，皱襞增粗、扭曲，或局限性黏膜皱襞消失、破坏。

3. 结直肠癌　早期的结直肠癌在钡灌肠上表现为扁平、无蒂的类圆形隆起的病灶，其基底部可见到回缩和结肠壁线的缺损或不规则。进展期结直肠癌在钡灌肠上表现为肠腔不规则环状狭窄和充盈缺损。溃疡型者可见到病灶中央有龛影，周围有不规则的环堤，溃疡周围可见到黏膜破坏。

4. 小肠肿瘤　小肠肿瘤较少见，胃肠道造影仍是主要的检查手段。常规使用的口服法费时，且为间隙检查，往往会遗漏病灶。经导管直接灌注法可提高病灶检出的阳性率，但须经上消化道及钡剂灌肠检查排除胃、十二指肠、结肠病变后再使用。

（四）泌尿系统肿瘤的X线表现

1. 肾细胞癌　X线平片检查可见肾外形增大、不规则，偶有点状、絮状或不完整的壳状钙化。造影检查可见肾盏、肾盂因肿瘤挤压有不规则变形、狭窄、拉长或充盈缺损。肿瘤大、破坏严重时，患肾在排泄性尿路造影时不显影，可行逆行性肾盂造影，可见肾盏受压伸长改变，其边缘可规则或不规则，局部肾外形增大，少数肿瘤过大可引起肾轴旋转，小肾癌或向外生长的肾癌，肾盂肾盏可表现为完全正常。此外，肾盂、肾盏移位伴破坏为肾癌的特征性改变。

2. 肾盂癌　起源于上皮，多数为乳头状移行上皮细胞癌。静脉尿路造影可见肾盂肾盏内不规则充盈缺损。当肿瘤位于肾盏漏斗部且又较小时，常需逆行肾盂造影才能显示。当肿瘤沿输尿管向下种植到肾实质，可产生不同程度的积水，并可有充盈缺损。肿瘤侵犯到肾实质，可见与肾实质肿瘤相似的表现，但一般无肾外形的扩大。

3. 膀胱肿瘤　主要表现为充盈缺损，大小不一，形态不规则呈分叶状或菜花状。

目前由于超声、CT、磁共振等技术的广泛应用，常规应用X线造影诊断泌尿系统肿瘤的重要性已相对减少。

（五）乳腺肿瘤的X线表现

乳腺照相是诊断乳腺癌常用的方法之一，目前常用钼靶X线照相，临床上多用于鉴别乳腺良、恶性病变，用于普查则可以发现临床上未能触及的病变。乳腺钼靶片上瘤体形态多表现为分叶状、圆形、椭圆形或不规则肿块影，肿块边缘不整齐，呈毛刺状，也可表现为边缘锐利清晰。值得注意的是，X线所见的乳腺癌肿块影明显小于临床触诊大小，肿块影密度常高于正常乳腺组织，密度不均，在肿块中心或边缘多伴有钙化灶。

二、计算机体层扫描

计算机体层扫描（computed tomography，CT）是用X线束对人体某解剖部位的层面进行扫描，由探测器收集信息，经计算机处理后，而获得重建图像。

（一）CT扫描的优点

1. 提供横断面图像，没有重建干扰。
2. 具有较高的密度分辨率。

3. 与核医学、超声图像比有较高的空间分辨率。

4. 病变可以量化分析，能较好地分辨囊性、实性病变，脂肪、钙化、骨化和气体等。

5. 多层螺旋CT的应用以及图像后处理技术的发展，在心脏大血管的应用有突破性进展。

（二）CT扫描的缺点

CT的缺点是X线的电离辐射对人体的损害，此外，一些特殊部位如颅底、颈胸交界区常有伪影干扰而显示不清楚。

（三）临床应用

1. 中枢神经系统肿瘤 CT扫描可观察颅内肿瘤的部位、大小、形态，肿瘤内出血、坏死、囊性变、钙化，肿瘤周围组织水肿程度以及注射造影剂后的强化等影像学改变，对肿瘤进行定位和定性诊断，并且在一定程度上判断某些肿瘤的组织学特性。对于颅底后颅窝肿瘤，由于颅骨伪影的干扰而使结构显示不清。对于椎管内肿瘤，由于脊柱骨的影响，常规CT扫描难以显示，需行非离子型造影剂椎管内造影。

2. 头颈部肿瘤 CT扫描可以观察头颈部肿瘤的形态、大小以及肿瘤与周围组织的关系，判断肿瘤的来源及其对周围组织的侵犯情况。

3. 胸部肿瘤 对于支气管及肺部肿瘤，CT扫描可以发现普通X线检查难以发现的较早期的肿瘤，显示肿瘤的大小、范围及其对胸膜的侵犯情况，发现肺门及纵隔淋巴结转移情况，指导临床决定治疗方案。采用高分辨率CT薄层扫描可显示支气管腔内小肿瘤。对于食管癌，术前CT扫描的价值是发现肿瘤向管壁外侵犯的范围，上段癌可侵犯喉、气管和喉返神经；中段癌可侵犯左主支气管、胸膜和肺，严重时可发生食管气管瘘及呼吸道感染，也可侵犯降主动脉和奇静脉；下段癌可侵犯心包、胸膜和肺；术后CT扫描可显示有无吻合口复发和纵隔淋巴结转移。对于纵隔内恶性肿瘤，CT扫描可观察肿瘤的大小、形态及其对周围正常组织的侵犯情况，为临床制定治疗方案提供依据。

4. 腹部肿瘤 CT扫描结合增强扫描可以清楚显示病变的大小、形态以及肿瘤与周围组织的关系。

（1）肝脏肿瘤 CT具有较高的分辨率，对肝癌的诊断符合率达90%以上，可检查出直径约1cm左右的早期肝癌；应用CT动态扫描与动脉造影相结合的CT血管造影（CT angiography，CTA）可提高小肝癌的检出率；应用动态增强扫描可提高分辨率，有助于鉴别血管瘤。

（2）胰腺肿瘤 CT扫描可以显示胰腺肿瘤的正确位置、大小及其与周围血管的关系，指导临床确定能否进行手术切除。

（3）肾脏肿瘤 CT扫描在肾脏肿瘤诊断中的主要作用是确定肾脏肿块或肾周围肿块。对于肾脏肿块，CT可以确定是囊性肿块还是实质性肿块，精确估计病变范围的大小，了解周围有无侵犯、有无淋巴结转移、血管内有无瘤栓，为手术方案的选择提供依据。

（4）肾上腺肿瘤 肾上腺位于肾筋膜后方、肾周围脂肪囊内，CT扫描可以清晰地显示两侧肾上腺的形态结构。CT扫描对于肾上腺肿瘤的诊断价值在于准确定位，明确肿瘤是来源于肾上腺还是周围脏器，结合病史及实验室检查，对肿瘤的定性具有一定的价值。

5. 盆腔肿瘤 CT能清晰地显示盆腔的解剖结构，对于盆腔病变如卵巢、子宫、宫颈、阴道、膀胱、前列腺等良、恶性肿瘤及直肠肿瘤、盆壁软组织和骨骼病变等方面，均能做出有价值的诊断；另一方面CT扫描可明确盆腔肿瘤的范围及邻近骨盆受侵犯的情况，对选择治疗方案和估计预后有较大的帮助。

6. 骨、软组织肿瘤 CT检查可以比较清楚地显示骨化、钙化、软组织、囊肿、脂肪等不同的组织及病变，显示骨肿瘤的侵犯范围，了解肿瘤对周围软组织、关节的侵犯情况，显示肿瘤与周围重要血管及神经的关系，为制定手术方案提供依据。

三、磁共振检查

磁共振成像（magnetic resonance imaging，MRI）是利用原子核在强磁场内发生共振所产生的信号经图像重建的一种成像技术。近年来，磁共振技术发展十分迅速，并日臻完善，检查范围基本上覆盖了全身各系统。参与磁共振成像的因素很多，技术较为复杂，不同于现有的各种影像学成像，在诊断中有很大优越性和应用潜力。

1. 脑肿瘤 颅内肿瘤MRI的诊断依据是T_1和T_2的延长、水肿及占位效应的存在。一般恶性肿瘤T_1、T_2的延长比良性肿瘤更多一些，但相互之间又重叠，静脉注射造影剂后可使肿瘤和周围水肿非常清楚地区别开。另一方面，MRI不受骨质和空气的伪影影响，对于颅底、后颅窝、脑干、延髓、脊髓病变比CT显示得更清楚。

2. 脊髓病变 MRI对于脊髓无需椎管内造影就可直接获得冠状、矢状和轴位像，清楚显示肿瘤处脊髓不规则膨大及异常信号，做出髓内外以及硬膜外的定位诊断，优于其他影像诊断方法。

3. 头颈部肿瘤 MRI可清楚地显示肿瘤的发生部位及侵犯范围。在眶内肿瘤、鼻窦肿瘤的诊断上，由于其软组织高分辨力和三维成像，使之对于肿瘤的定位、定量乃至定性诊断有很大帮助。

4. 胸部肿瘤 MRI可以清楚地显示纵隔内各大血管和支气管，脂肪与血管可形成良好对比，易于观察纵隔肿瘤及其与血管间的解剖关系，特别适用于肺门、纵隔肿块、血管的鉴别，并且有助于鉴别肺癌与肺不张。

5. 肝脏病变 MRI对于肝癌的诊断价值与CT相似，但可获得冠状、矢状和轴位像；对于肝内良性占位病变，特别是血管瘤的鉴别优于CT而且无需增强，即可显示肝静脉与门静脉的分支。对于胆道系统，MRI可清楚显示各级胆管，对梗阻性黄疸的鉴别诊断有很大意义。

6. 胰腺、肾及肾上腺病变 MRI对于胰腺肿瘤、肾及肾上腺肿瘤的诊断及临床分期都具有较高的价值，在恶性肿瘤的早期显示对血管的侵犯以及肿瘤的分期方面优于CT。

7. 盆腔病变 MRI显示盆腔解剖和病变的分辨率因受运动伪影干扰少而高于CT。膀胱肿瘤表现为不均高信号强度，用轴位和矢状位结合分析对明确肿瘤的侵犯范围有很大帮助。矢状位MRI显示子宫最清楚，能够分清子宫内膜和肌层，子宫体、宫颈的信号强度稍低，坏死区T_1加权图像一般为低信号强度。MRI对于判断盆腔肿瘤的分期具有一定的价值。

8. 骨骼系统 骨髓在 T_1 加权图像上表现为高信号区，侵及骨髓的病变，如肿瘤、白血病、感染及代谢疾病，MRI 上均可清楚显示。

9. 乳腺疾病 MRI 在乳腺疾病特别是乳腺癌的诊断上很有帮助。

10. 其他 MRI 还有望在血流量、生物化学和代谢能力等研究方面取得进展，给恶性肿瘤的早期诊断也带来希望。

四、超声检查

超声检查具有无痛、无损伤、可重复检查的特性，但难以穿透骨骼、气体到达深处，故不能探测成人颅脑和肺，对胃肠的诊断也有很大的局限性。超声显像的类型有 A 型、B 型、M 型、D 型以及近年开发的计算机三维成像，临床上主要应用 B 型超声，目前已广泛应用于多种脏器疾病和肿瘤的诊断与鉴别诊断上，对判断囊性与实质性肿块很有价值。在超声引导下进行穿刺活检，准确率可达 80%~90%。

1. 肝脏肿瘤 采用高分辨率 B 型超声显像仪进行检查，可以显示肿瘤的大小、形态、所在部位以及肝静脉或门静脉有无癌栓等，诊断符合率可达 84%，可发现直径 2cm 或更小的肿瘤，是目前有较好定位价值的可反复使用的非侵入性检查方法，并可用作高发人群中的普查工具。

2. 胰腺肿瘤 高分辨率 B 型超声显像仪检查是诊断胰腺癌的首选方法及普查中的筛选方法。检查时应注意胰头部位的厚度，如测量胰头厚度大于 3cm、胰体厚度大于 2.5cm，须进一步检查或做其他影像学检查。其缺点是检查时常受肠道气体的影响。

3. 肾脏肿瘤 高分辨率 B 型超声检查可以比较容易地判断出肾实质肿物和肾盂肿物，观察肿瘤内有无出血、坏死、液化或囊性变，肿瘤是否侵犯肾周围脂肪，肾包膜是否完整，肾蒂周围有无肿大淋巴结，肾静脉和下腔静脉有无癌栓等。

4. 膀胱肿瘤 高分辨率 B 型超声检查可发现直径 0.5cm 以上的膀胱肿瘤，应用经尿道超声扫描，能比较准确地了解肿瘤浸润的范围和分期。

五、放射性核素显像

近年来随着核医学显像仪器的发展和新的亲肿瘤放射性药物的研制和开发利用，使放射性核素显像在肿瘤的早期诊断、良恶性鉴别、分期、分级及疗效预测等方面显示了独特优势。利用核医学显像仪器和亲肿瘤放射性药物测定和显示肿瘤组织局部功能和放射性分布变化，可探测肿瘤的形态、大小和部位，做出定位及定性诊断。常用的核素有 ^{99m}Tc（锝）、^{131}（碘）、^{198}Au（金）、^{32}P（磷）、^{67}Ga（镓）、^{111}In（铟）、^{18}F（氟）、^{99}Mo（钼）、^{197}Hg（汞）等 10 余种，临床上常用于甲状腺肿瘤、肝肿瘤、骨肿瘤、颅内肿瘤及大肠癌等恶性肿瘤的检查，一般可显示直径在 2cm 以上的病变。

（一）单光子发射型计算机断层成像

单光子发射型计算机断层成像（single photon emission computed tomography，SPECT）的图像特点是影像清晰、对比度和分辨率高，临床上多用于骨肿瘤、肝脏恶性肿瘤、颅内肿瘤、甲状腺肿瘤的诊断。

1. 放射性核素骨扫描　利用放射性核素进行全身骨扫描可以探测恶性肿瘤早期骨转移灶，确定骨转移的范围，具有很高的敏感性，可比普通X线检查提早2～3个月发现骨转移。其适应证如下：

(1) 对易发生骨转移的乳腺癌、肺癌、前列腺癌、肾癌等病人，治疗前应常规进行放射性核素骨扫描检查。

(2) X线检查已发现有骨转移者，应进行放射性核素骨扫描检查以明确有无多发性骨转移。

(3) 定期复查观察治疗效果。

值得注意的是，放射性核素在骨内的浓集是非特异性的，骨软骨瘤、骨关节炎、骨纤维化、骨髓炎、外科手术及骨折创伤部位、乳腺癌术后数月内同侧肩部和胸部及创伤部位等均可出现放射性核素浓集，应注意结合临床及X线检查，必要时定期复查加以鉴别，以防止误诊。但是放射性核素骨扫描阴性时亦并不能排除骨转移，如弥漫性骨转移或骨转移处于不活跃和陈旧阶段、多发性骨髓瘤等均可成假阴性，此时应注意结合临床及其他检查结果确定。

2. 放射性核素肝脏扫描　应用^{198}Au、^{99m}Tc、^{131}I等放射性核素进行肝脏扫描，可发现肝脏直径1～2cm的病变，诊断阳性符合率可达85%～90%以上。

3. 放射性核素肺扫描　静脉注射^{67}Ga、^{197}Hg等放射性核素后进行肺扫描，在病变部位可显示放射性核素浓集影像，阳性率可达90%左右，但肺部炎症及其他一些非癌病变也可呈现阳性现象，因此必须结合临床表现和其他检查综合分析。

（二）正电子发射型计算机断层成像

目前正电子发射型计算机断层成像（position emission computed tomography，PET）在临床上主要用于：

1. 肿瘤的良、恶性鉴别诊断。
2. 肿瘤转移灶尤其是软组织、淋巴结转移灶的发现及定位，以便于恶性肿瘤的分期及恶性程度的评价。
3. 肿瘤治疗效果的评价，有助于制定合理的治疗方案。
4. 肿瘤治疗后复发、残存与治疗后坏死、瘢痕形成等的鉴别。

本法的不足之处是价格昂贵，在临床上难以推广应用。

（三）放射免疫显像

放射免疫显像（radioimmunoimaging，RII）是将针对肿瘤相关抗原的特异性抗体用放射性核素标记后注入人体，随血液到达肿瘤组织，与肿瘤的相关抗原结合，从而使肿瘤组织局部放射性浓聚超过正常组织，然后用体外显像技术获得肿瘤的阳性显像图。其特点是特异性强，均一性好，交叉反应少，但因抗体大多来自鼠类，存在人抗鼠反应，加上制剂的稳定性及图像质量等因素，限制了放射免疫显像的发展，还有待于进一步的研究和改善。目前，放射免疫显像主要用于结直肠癌、原发性肝癌、卵巢癌、肺癌、前列腺癌、AFP 分泌性肿瘤、CEA 相关肿瘤、内胚窦瘤的诊断。

预计在今后 10 年内，放射性标志抗体的肿瘤显像将从一种有限的实验室方法变成一种被广泛应用的临床方法。这种显像方法可以显示那些被其他方法误诊的肿瘤，用于癌症病人的最初诊断和分期，还可以判定肿瘤复发和扩散的部位。RII 是检测肿瘤细胞的生化标志物，所以作为生长存活肿瘤的确定性检查，也可用来筛选适合于用不同的核素标记相同抗体做放射免疫治疗的病人。

第四节 内镜检查

一、支气管镜

支气管镜主要用于诊断肺癌。纤维支气管镜下肺癌的瘤体呈菜花状、乳头状、息肉状、颗粒状等不同表现，其四周支气管壁呈广泛的充血、水肿、增厚和纵行皱襞，也可见支气管黏膜有高低不平及软骨环消失等征象。

二、上消化道内镜

（一）食管镜

食管镜主要用于食管癌的诊断及早期食管癌的内镜黏膜切除术。早期食管癌内镜下表现为食管黏膜充盈缺损、充血、糜烂、斑状或乳头状、碘染色病灶处不着色。中晚期食管癌则表现为息肉状或菜花状肿物结节，食管黏膜常破溃形成溃疡，或红肿充血，或苍白水肿，或糜烂粗糙，肿瘤部位管腔狭窄，严重时镜尖甚至不能通过。

（二）胃镜

胃镜主要用于诊断有上消化道症状而 X 线钡餐检查不能确诊或疑有病变者。尤其值得指出的是，胃镜对于早期胃癌的诊断有着非常重要的意义，可用于早期胃癌的黏膜切除术、胃癌的紧急止血和息肉摘除、解除幽门梗阻狭窄等。早期胃癌的内镜表现：①Ⅰ型（隆起型）：局部黏膜隆起，高度大于 5mm，表面粗糙，呈深浅不均的红色、褐色，无光泽，质硬易出血。②Ⅱ型（表面型）：又可分为表面隆起型（Ⅱa）及表面平坦型（Ⅱb）和表面凹陷型（Ⅱc），表现为局部略微隆起或凹陷、边缘不整齐、界限不明确的局部黏膜粗糙。③Ⅲ型（溃疡型）：有较明确的溃疡，边缘锐利稍不规则，底部覆白或污苔。

（三）内镜下逆行胆胰管造影

内镜下逆行胆胰管造影（endoscopic retrograde cholangio-pancreatography，ERCP）主要用于诊断胆胰疾病。目前诊断性 ERCP 已发展成为治疗性 ERCP，如内镜下乳头括约肌切开取石术、胰胆管引流术、胆管造口术、胰管括约肌切开术等。

（四）胆道镜

胆道镜主要用于胆道结石及胆道肿瘤的诊断和治疗。

三、下消化道内镜

（一）纤维结肠镜

纤维结肠镜主要用于诊断大肠非特异性炎症性疾病、良性肿瘤及恶性肿瘤。

（二）硬管式直肠乙状结肠镜

硬管式直肠乙状结肠镜可直接观察直肠和乙状结肠的黏膜病变，也可同时进行活检。

四、泌尿道内镜

（一）膀胱尿道镜

膀胱尿道镜主要用于膀胱肿瘤、结石、结核、炎症以及下尿路梗阻等疾病的诊断及部分疾病的治疗。

（二）经尿道输尿管肾镜

经尿道输尿管肾镜（UES）用于检查输尿管病变，可以直接观察输尿管肿瘤及肾盂充盈缺损，亦可用于泌尿系统疾病的治疗，如输尿管肾镜取上尿路结石、取活检电灼及切除肿瘤等。

（三）经皮肾镜术

经皮肾镜术（PCN）用于全面观察尿路系统各部位的正常形态，可清楚看见肾盂黏膜钙化，可以评价特发性单侧肉眼血尿，亦可以进行治疗如经皮肾镜取石、治疗输尿管狭窄等。

五、腹腔镜

凡病变在腹腔内，临床上用其他方法不能确诊者均可进行此项检查。如肝胆疾病，不明原因黄疸、腹水、腹痛，腹腔病变及胃肠表面病变等。主要用于诊断肝脏病变及腹腔病变。

六、纵隔镜

肺癌患者进行纵隔镜检查可直接观察气管前隆突下及两侧支气管区淋巴结情况，并可活检进行组织病理学检查，明确肺癌是否已转移至肺门和纵隔淋巴结。中央型肺癌纵隔镜检查的阳性率较高，检查阳性者，一般说明病变范围较广，常不适宜手术治疗。

第五节 肿瘤标志物检查

肿瘤标志物（tumor marker）是指由肿瘤细胞产生、与肿瘤的性质相关的物质。这些物质存在于肿瘤细胞的胞核、胞质和胞膜上或分泌于体液中，不存在于正常成人组织而见于胚胎组织，或在肿瘤组织中其含量超过正常含量。它们的存在或含量的变化可以提示肿瘤的性质，并有助于了解肿瘤的组织起源和细胞分化，对肿瘤临床诊断、分期或预后监测有指导意义，能用生物化学、免疫组织化学或分子生物学方法进行定性或定量测定。从理论上说，一个理想的肿瘤标志物应该具有100%的肿瘤特异性、100%的器官特异性以及100%的敏感性。然而迄今为止，尚未找到一种符合上述标准的理想的肿瘤标志物。从临床实际应用考虑，能作为肿瘤标志物的物质必须具备下列条件：①在恶性肿瘤患者血清中有明显的异常存在；②具有高敏感性，即通过其血清中的浓度能对癌变的发生做出及时和敏感的反应；③血清中浓度变化与恶性肿瘤的生长、消退及转移存在定量的比例关系；④恶性病变的假阳性检出率极低。总之，特异性和敏感性的高低是衡量一个肿瘤标志物临床价值大小的主要标准。目前临床应用的肿瘤标志物的特异性一般大于95%，敏感性一般大于50%。

一、常见的血清肿瘤标志物

（一）胚胎性蛋白

1. 甲胎蛋白（AFP）及其异质体 目前检测AFP的方法有酶联免疫吸附、放射免疫、荧光偏振、各种化学发光及纸条快速酶免疫测定法等。

AFP检测是迄今为止发现和诊断原发性肝细胞癌（HCC）最灵敏、最特异的方法。AFP的异常升高可见于临床症状出现前3～12个月，因此可用于肝癌的普查。观察AFP含量的动态变化有助于HCC的诊断和鉴别诊断，以放射免疫法测定血清AFP≥400μg/L，并能排除妊娠、活动性肝病、生殖腺胚胎源性肿瘤等，即可考虑HCC的诊断。AFP检测还可用于HCC的分期和预后，是评价疗效、判断病灶切除程度、诊断复发的灵敏指标。但临床上约30%的肝癌病人AFP为阴性，如同时应用小扁豆凝集素亲和交叉免疫电泳自显影法检测AFP异质体，可使肝癌的阳性率明显提高。

AFP还是诊断和监测含有内胚窦样结构的卵巢或睾丸生殖细胞瘤、畸胎瘤的特异性指标。对一些少量内胚窦瘤与其他类型的生殖细胞肿瘤如无性细胞瘤、绒癌并存的混合型肿瘤，测定AFP有助于避免因病理取材不完整而导致的漏诊，并有利于这些混合型肿瘤的监测和随访。

2. 癌胚抗原（CEA） 健康成人血清中CEA浓度多在2.5μg/L以下，而胃肠道肿瘤患者血清中CEA浓度则明显升高，因此一般把CEA作为消化道恶性肿瘤尤其是肠癌的常用标志物。但CEA不是消化道肿瘤的特异性抗原，血清CEA在肺癌、乳腺癌、多种妇科恶性肿瘤、甲状腺髓样癌等患者中也可升高，在吸烟和妊娠者中也为阳性，所以临床上也常常把它作为乳腺癌、胃癌及肺癌的常用标志物。

（二）糖蛋白抗原

1. 糖蛋白抗原125（CA125）　CA125是一种多聚糖蛋白，为卵巢浆液性囊腺癌中提取的抗原。健康成人CA125血清浓度<35U/ml。CA125是卵巢浆液性囊腺癌的重要标志物，可用于辅助诊断、病情监测、疗效评价和预测复发，还可用于鉴别盆腔肿块的性质和上皮性卵巢癌的种类，故被列为卵巢癌的首选标志物。以往认为CA125具有卵巢特异性，但深入研究发现其也是一种广谱的肿瘤标志物，在胰腺癌、胃癌、乳腺癌、结直肠癌、肺癌等均有不同程度的升高，在许多良、恶性胸腹水中也见CA125升高。

2. 糖蛋白抗原19-9（CA19-9）　血清正常值<37U/ml。CA19-9是胰腺癌的重要标志物，阳性率为79%，中晚期患者可明显升高，但早期诊断价值并不大。胰腺癌手术后CA19-9可迅速降低，如重新升高往往是肿瘤复发的先兆，可作为预后和病情监测的指标。CA19-9异常升高还可见于结肠癌、胃癌、肝癌等消化道恶性肿瘤，部分肺癌、乳腺癌中也有升高。

3. 糖蛋白抗原15-3（CA15-3）　正常血清中CA15-3值<30U/L，其诊断乳腺癌的灵敏度虽高达86%～87%，但特异性低，早期诊断价值并不大，仅对晚期或转移性乳腺癌的诊断有帮助，可用于乳腺癌的预后判断和疗效监测。另外，在肝癌、胰腺癌、胆管癌、肺癌、卵巢癌中，也可见CA15-3的增高。

（三）前列腺特异抗原

前列腺特异抗原（PSA）是由前列腺导管上皮合成的一种糖蛋白。正常人血清PSA<4.0μg/L，并随年龄增长，一般50～55岁平均为4.4μg/L，60～69岁为6.8μg/L，70岁以上可达7.7μg/L。血清PSA异常升高预示有前列腺癌的可能，是前列腺癌的首选标志物，对其早期诊断和筛选有一定的意义。同时，PSA水平与肿瘤大小也高度相关，故在跟踪病情变化、监测疗效方面具有特殊的临床价值。值得注意的是，PSA升高也可见于其他良性前列腺疾病如前列腺炎和增生，应注意鉴别。

（四）鳞状细胞癌抗原

鳞状细胞癌抗原（SCC）是一种从宫颈癌细胞中提纯、存在于正常或癌变鳞状细胞胞浆中的糖蛋白，随细胞增殖而释放入血。正常人血清SCC水平<2μg/L，是一种特异性较高的鳞癌标志物，但灵敏度较低。在宫颈鳞癌、肺鳞癌、食管鳞癌、口腔鳞癌等SCC有较高的阳性率，且随肿瘤的分期呈不同变化，可作为疗效判断、病情随访和诊断复发的重要指标。

（五）神经元特异性烯醇化酶

神经元特异性烯醇化酶（NSE）是一种酸性蛋白酶，最早发现于神经内分泌细胞里，因而被作为起源于神经内分泌细胞的肿瘤标志物，如小细胞肺癌、神经母细胞瘤、肠类癌等。血清NSE正常参考值<15μg/L。小细胞肺癌患者NSE水平明显高于肺腺癌、肺鳞癌和大细胞肺癌等非小细胞肺癌，尤其在瘤灶扩散时阳性率可达80%～100%，因此NSE可用于小细

胞肺癌的鉴别诊断、疗效评价和诊断复发，后者可超前4~12周。神经母细胞瘤NSE水平异常增高，阳性率可达96%~100%，而Wilms瘤则升高不明显，因此NSE可用于二者的鉴别诊断，了解病程、评价疗效和诊断复发。神经内分泌肿瘤如嗜铬细胞瘤、胰岛细胞瘤、甲状腺髓样癌、黑色素瘤、视网膜母细胞瘤和转移性精原细胞瘤，均可异常升高。

（六）组织多肽特异性抗原

成人血清组织多肽特异性抗原（TPS）一般在80U/L以上时为异常升高。和大多数肿瘤标志物一样，TPS不具备组织器官的特异性，各种部位的肿瘤都可异常升高。但和大多数反映肿瘤体积的标志物不同，TPS反映的是肿瘤细胞的生物活性，其浓度与肿瘤体积无关。目前TPS已被广泛应用于乳腺、生殖系统、胃肠道、泌尿系统、肺及头颈部等多种恶性肿瘤的预后、疗效评价和随访。

二、血清肿瘤标志物的临床应用

临床实验表明，同一种肿瘤可分泌多种肿瘤标志物，而不同的肿瘤或同种肿瘤的不同组织类型除有共同的标志物以外，还可以分泌不同的标志物，因此多种肿瘤标志物联合检测具有必要性。常见恶性肿瘤的肿瘤标志物联合检测“谱”如下。

（一）结直肠癌

CEA、CA19-9是结直肠癌首选的肿瘤标志物。如加上CA125，则敏感性和特异性更为理想。

（二）胰腺癌

CA19-9在胰腺癌早期可显示出较高的敏感性和特异性，为其首选的肿瘤标志物，并可用于内分泌型与非内分泌型胰腺癌的鉴别，内分泌型胰腺癌一般不诱发血清CA19-9浓度的升高。如加上CEA、TPS，可将敏感性大大提高。术后CA19-9跟踪监测可及早发现肿瘤复发。

（三）肝癌

由于AFP对HCC的特异性和高度敏感性，AFP可用于对HCC的筛选和早期诊断。对于高危人群，AFP检测加上超声检查，可大大提高筛选的阳性率。HCC的另一个标志物是CEA，但其器官敏感性和特异性均较差。对于肝外胆管细胞癌（CCC），其敏感的肿瘤标志物为CA19-9，它与CCC的病情变化存在明显相关性，CEA可作为CCC的第二标志物。

（四）肺癌

肺癌的肿瘤标志物主要有CYFRA21-1（细胞角蛋白19片段）、NSE、CEA、SCC，上述四种肿瘤标志物的敏感性和肿瘤特异性均不是很高，多进行联合检测以提高其敏感性。

（五）乳腺癌

乳腺癌的肿瘤标志物很多，但普遍认为肿瘤标志物在乳腺癌的早期诊断中均无实用价值，更无法用于大规模人群的乳腺癌普查。临床上可进行 CA15-3、CEA、TPS 的联合检测以发现乳腺癌的早期复发或转移。

（六）卵巢癌

对于原发性和复发转移性卵巢癌，敏感的肿瘤标志物为 CA125、CA15-3 及血清铁蛋白，其他检查尚不成熟。

上述肿瘤标志物的联合检测也不是十全十美，有时联合检测的增加，提高了敏感性，反而降低了特异性，因此在联合应用时，首选特异性较强的肿瘤标志物，做不同标志物的联合，进行仔细的分析，才能使联合检查达到尽可能“完美”的程度。

三、常用的肿瘤免疫组织化学标记物

（一）上皮组织及其肿瘤标记物

1. 角蛋白（CK）　是上皮细胞及其肿瘤的最佳标记物之一，综合肿瘤组织形态学，可用于癌与其他恶性肿瘤如未分化癌与淋巴瘤、上皮性肿瘤与恶性黑色素瘤、胸腺瘤与胸腺淋巴瘤及转移肿瘤等的鉴别。抗角质蛋白亚型的单抗可判断不同类型上皮性肿瘤的组织来源。

2. 桥粒蛋白（DP）　主要分布于上皮细胞间的连接部位，为细胞间联接体如桥粒等的组成部分，是一种光谱的上皮性标记，多表达在鳞状细胞癌、腺癌、移行细胞癌、未分化癌和间皮瘤。尤文肉瘤亦可表达，因此可用于与小细胞肿瘤如神经母细胞瘤与淋巴瘤的鉴别诊断。Ⅱ型桥粒蛋白对表皮细胞及其肿瘤有特异性。

3. 皮膜抗原（EMA）　为上皮源性肿瘤的常用标记物。阳性表达的肿瘤有鳞状细胞癌、胃肠道腺癌、乳腺癌、前列腺癌、卵巢癌、间皮瘤、滑膜肉瘤、甲状腺乳头状腺癌、上皮样肉瘤等。Ki-1 阳性淋巴瘤除 CD_{30}阳性外，大部分病例 EMA 可呈阳性反应。在进行上皮源性肿瘤的鉴别诊断时，最好 EMA 与 CK 联合使用，可提高诊断率。

4. CEA　CEA 与 EMA 一样均可作为上皮性肿瘤的重要标记，尤其是它不受肿瘤分化程度的影响，即使是低分化腺癌亦可呈阳性反应，这一点与 CK 不同，因此在转移癌的鉴别诊断上可与 EMA、CK 联合使用，以提高诊断准确率。CEA 最常被用于胃肠道癌的检测，其意义在于 CEA 阳性表达类型与预后及转移有关，并可作为预后判断的一个指标。

5. AFP　主要用于原发性肝细胞癌和性腺或性腺外某些生殖细胞肿瘤（如内胚窦瘤）的诊断和鉴别诊断。值得注意的是，AFP 在肝癌组织中的阳性表达只占 60%左右，部分病例则为阴性，而一些非肿瘤性肝病变（如肝硬化和肝炎）肝细胞以及肝转移性肿瘤的癌旁肝细胞亦有 AFP 表达。

6. 组织多肽抗原（TPA）　成人常见于增生活跃的上皮细胞，免疫组化研究表明，多数上皮及其肿瘤为阳性，而非上皮组织为阴性反应。TPA 在基底细胞中无表达，但可见于棘细胞中，因此TPA成为鳞状上皮细胞的标记物。

7.PSA 是前列腺及其肿瘤的特异性标记，特别对转移性前列腺癌的诊断有重要意义。由于PSA有较好的组织特异性，因此在男性病例的恶性肿瘤鉴别诊断中，尤其是骨髓和淋巴结转移癌的鉴别诊断中，在形态学上难以做出原发病的诊断时，做PSA免疫组化染色是十分必要的，以证实或排除前列腺癌转移。PSA不能作为良、恶性前列腺病变的诊断标记。

8.前列腺酸性磷酸酶（PAP） 原发性和转移性前列腺癌均有较强的PAP阳性表达，但部分膀胱癌及有些部位的类癌中也有表达。PAP与PSA一样不能作为良、恶性前列腺病变的鉴别诊断。虽然PAP是一种前列腺特异性酶，但一些非前列腺组织亦可有阳性表达，因此最好与PSA同时应用，以提高诊断准确率。

9.甲状球蛋白（Tg） 对甲状腺滤泡细胞及其肿瘤有较高的特异性，可用于甲状腺瘤起源的组织研究、甲状腺内转移性肿瘤的鉴别诊断、转移性甲状腺癌的诊断与鉴别诊断，尤其当甲状腺原发瘤较小，而发生颈部或颅内等其他部位转移时，Tg有重要的鉴别诊断价值；异位甲状腺组织及其肿瘤的鉴别诊断，如纵隔及卵巢的异位甲状腺及其肿瘤，使用Tg标记亦可明确诊断。但Tg不能用于良、恶性甲状腺肿瘤的鉴别诊断。

10.CA19-9 为卵巢黏液上皮细胞表面的一种糖蛋白，许多腺癌如卵巢腺癌及宫颈、子宫内膜、胃肠道及乳腺腺癌中均有表达。

11.BCA-225 全名为乳腺癌相关糖蛋白，绝大多数人乳腺癌组织中BCA-225为阳性。此外，肺癌及宫颈癌中也有表达。

12.膜被蛋白（IVL） 主要用于鳞状细胞癌与移行细胞癌的诊断。

13.表面活性物质阿朴蛋白（SAP） 为肺泡Ⅱ型上皮细胞及其肿瘤的标记物。

（二）间叶组织及其肿瘤标记物

1.波形蛋白（VIM） 是正常间叶细胞及其肿瘤的特异性标志，可用于癌与肉瘤，恶性黑色素瘤与低分化癌，未分化癌与淋巴瘤、尤文肉瘤、神经母细胞瘤的鉴别诊断，多提倡与其他特异性标记物联合使用。

2.结蛋白（DM） 是平滑肌、骨骼肌及其肿瘤的特异性标记物，多与其他肌源性抗体联合应用，不能只根据其阴性而排除肌源性肿瘤的诊断。

3.肌动蛋白 对判断良、恶性乳腺肿瘤具有很重要的诊断意义。一般来说，良性病变肌上皮完整，恶性浸润型肿瘤中肌上皮则缺失、萎缩或完全破坏消失。

4.肌球蛋白（MS） 横纹肌型肌球蛋白对横纹肌肉瘤的诊断有较高的特异性，但其敏感性偏低，因此常要与其他肌源性标记物如结蛋白联合使用，以提高其诊断阳性率。

5.肌红蛋白（Mb） 为横纹肌肉瘤的特异性标记，但要注意其假阳性反应。

6.肌源性调节蛋白（MyoDl） 是横纹肌肿瘤的一个非常敏感和可靠的标记。免疫组化染色只适用于冷冻切片，阳性定位主要在细胞核，个别报道可为胞质。

7.第八因子相关抗原（FⅧ） 用于血管内皮来源的良、恶性肿瘤鉴别，在良性肿瘤表达较强，低分化恶性肿瘤表达较差，其敏感性和特异性不如荆豆凝集素。

8.骨连接蛋白（ON） 在骨组织中含量很高，可作为骨形成细胞标记物，在骨肉瘤的诊断中有很高的特异性，特别是对于骨样基质缺乏或不易确定的骨肉瘤诊断，以及小圆细胞型骨肉瘤和其他小圆细胞肿瘤的鉴别诊断具有实用价值。

（三）神经和神经内分泌细胞及其肿瘤标记物

1. 胶质纤维酸性蛋白（GFAP）　可作为星形胶质细胞及其肿瘤的标记物，确定原始神经肿瘤的胶质分化，与转移瘤、脑膜瘤鉴别。

2. 神经细丝（NF）　为神经细胞分化的标志。病理情况下，NF 主要表达于神经元及神经元分化肿瘤之中，如神经母细胞瘤、视网膜母细胞瘤、皮肤 Merkel 细胞瘤、类癌、胰腺内分泌肿瘤、甲状旁腺瘤等；而胶质细胞性肿瘤如星形细胞瘤、少突胶质细胞瘤、室管膜瘤等则为阴性。

3.S-100 蛋白　尽管 S-100 蛋白分布十分广泛，但在病理诊断上 S-100 蛋白还是被看作神经外胚叶肿瘤的一种很有用的抗原。S-100 蛋白曾用于黑色素瘤的诊断与鉴别诊断，但其敏感性强而特异性差，现已改用特异性较强的 HMB45。

4.NSE　为神经元及神经内分泌源性肿瘤的标记物。NSE 虽敏感，但不特异。除神经元及神经内分泌细胞源性肿瘤外，在其他许多肿瘤如 Wilms 瘤、乳腺癌、胃癌、淋巴瘤中都有表达。

5. 髓磷脂碱性蛋白（MBP）　为髓鞘结构蛋白的主要成分，存在于少突胶质细胞和许旺细胞中，是少突胶质细胞、许旺细胞及其肿瘤的特异性标记物，对于恶性神经鞘瘤和恶性黑色素瘤的鉴别诊断有意义。

6. 嗜铬素（CK）　对于神经内分泌瘤的诊断目前认为是非特异的标记物，有部分神经内分泌肿瘤，如嗜铬素瘤和副节瘤常伴有神经源性分化，因此常伴有 S-100 蛋白等神经源性标志的阳性。另一些神经内分泌肿瘤如皮肤 Merkel 细胞瘤、甲状腺髓样癌、呼吸系统与胃肠的类癌、小细胞癌以及胰岛细胞瘤等常有上皮样分化特征，因此常伴有 CK 阳性表达。

7. 突触素（SY）　为神经元和神经内分泌细胞肿瘤的广谱标记物，如髓母细胞瘤、神经母细胞瘤、嗜铬细胞瘤、副节瘤、节细胞神经瘤、垂体腺瘤、甲状旁腺腺瘤、肺和胃肠类癌、胰岛细胞瘤、甲状腺髓样癌等；而胶质瘤、脑膜瘤、神经鞘膜肿瘤、鳞状细胞癌、腺癌、恶性黑色素瘤、软组织肉瘤和淋巴瘤则均不表达 SY。

（四）淋巴造血组织及其肿瘤标记物

1. 免疫球蛋白（Ig）　两种轻链在免疫组化染色中经常应用，主要用来区分 B 淋巴细胞的反应性增生和肿瘤，前者常为 κ 及 λ 链多克隆表达，后者则为单克隆表达。

2. 白细胞共同抗原（LCA）　为白细胞表面的一种糖蛋白，有很高的特异性。LCA 可作为区分淋巴造血组织肿瘤与其他小细胞恶性肿瘤，如小细胞未分化癌、尤文肉瘤、无黑色素性黑色素瘤、神经母细胞瘤及胚胎性横纹肌肉瘤等的标记物。

3. 溶菌酶（LZM）　存在于单核－巨噬细胞和粒细胞中，不存在于 B 或 T 细胞中，可作为组织细胞及真性组织细胞性淋巴瘤的标记物。

4.α_1-抗胰蛋白酶（α_1－AT）　为低分子糖蛋白，是血液中正常血浆成分，由肝细胞和单核吞噬细胞系统合成，可作为组织细胞和组织细胞来源肿瘤的标记物。

5. α_1-抗糜蛋白酶（ACT） 为血浆蛋白酶抑制物，与 α_1-抗胰蛋白酶有很高的同源性，两者都可作为组织细胞的标记物，对纤维组织细胞瘤及恶性纤维组织细胞瘤的诊断有辅助意义，但对许多癌、肉瘤及恶性黑色素瘤都可呈阳性反应，因此其特异性较差。

四、癌基因标记物

目前有的癌基因蛋白成分已制成单克隆抗体，可用于研究正常、良性和癌组织之间的表达差异。常检测的几种癌基因及其蛋白产物有 ras、c-erb-B_2、c-myc、c-fos、bcl-2、p53、p16、nm23 等。由于特异性及操作手段复杂性等问题，癌基因标记物用于临床检测尚有一定距离。

第六节 细胞病理学检查

肿瘤的生化、免疫和影像诊断虽有了很大的发展，但要确定肿瘤的性质，目前仍然主要依赖于病理学诊断。

一、细胞学检查

（一）应用范围

由于恶性肿瘤细胞比正常细胞容易脱落，细胞涂片操作简单，针吸穿刺对组织损伤小，容易推广，可重复检查，因此临床应用广泛。当难以取得组织学诊断材料时，可用以弥补形态学诊断的空白，是恶性肿瘤诊断的重要依据。细胞学检查主要应用于高发区恶性肿瘤的普查、恶性肿瘤及癌前病变的早期诊断、肿瘤治疗后随诊观察等。

（二）常用检查方法

细胞学检查常用方法有针吸细胞学检查、痰和分泌物检查、拉网细胞学检查、内镜直视下刷片或组织活检检查、涂片检查等。

二、肿瘤组织病理学检查

病理形态学是认识疾病的基础，具有明显的客观性和实践性，承担着对疾病的最终诊断任务。对于大多数肿瘤的组织病理学诊断，通过常规石蜡切片，根据形态学所见，结合临床有关资料综合分析，可做出正确的病理诊断。

正确和及时的病理诊断需要临床和病理工作者良好的合作。影响肿瘤病理诊断正确性的因素很多，诊断质量明显地取决于取材部位、肿瘤组织是否存活以及临床医师的取材技术；再者，制片质量欠佳或偶然发生的污染、细胞和组织形态学的局限性和相对性，也是影响因素。

病理形态千变万化，同一肿瘤可出现不同的形态，此已成为区分亚型的依据；不同肿瘤也可有相似的形态变化，导致鉴别诊断困难，有时甚至难以区分瘤样病变或恶性肿瘤，须借助于电镜、免疫组织化学技术、自动图像分析、流式细胞分析、原位核酸分子杂交等新技术。

三、免疫组织化学

免疫组织化学技术是利用免疫学原理来研究组织及细胞中的特异成分，即利用已标记的特异性抗体来检测组织和细胞内的未知抗原，并利用酶作用于底物所产生的颜色反应来显示其活性及定位、分布等。免疫组化技术有以下优点：①利用抗原抗体反应，使组织及细胞中的少量特异成分即可检出，因此特异性和敏感性均较高；②检测结果与光镜下的组织形态密切相关，对光镜难以确诊的低分化肿瘤具有重要的辅助诊断价值；③在多数情况下常规石蜡切片也可使用，不受新鲜取材的限制，因此可用于回顾性研究。但是免疫组化技术也有局限性和不足之处，临床应用时应加以注意，对待免疫组化染色结果，必须结合光镜所见，加以正确分析和解释，才能得出正确诊断，部分病例尚需依靠电镜和免疫电镜加以诊断。常用的肿瘤免疫组织化学标记物见本章第四节。

四、肿瘤的电镜诊断

电镜可以观察到细胞内的超微结构及细胞之间的相互关系，这是普通光镜和特染所不及的，因此电镜越来越被广泛地用于一些光镜下不典型的或分化很差的肿瘤的诊断。电镜还有助于判断肿瘤的组织来源及分类，用于一些原发部位不明的转移性肿瘤的诊断。因此电镜作为常规光镜诊断的辅助，是诊断和研究肿瘤的一项重要的甚至是必需的技术。在肿瘤诊断中最常用的电镜是透射电镜，临床中主要用于以下情况：

1. 通过对神经分泌颗粒的检测确定神经内分泌肿瘤，如类癌、胰岛细胞瘤、甲状腺髓样癌、皮肤 Merkel 细胞癌及燕麦细胞癌等。

2. 确定一些具有嗜酸性颗粒胞浆的肿瘤细胞的性质，从而明确诊断，如嗜酸性细胞瘤、颗粒细胞瘤等。

3. 在一些分化很差的上皮性肿瘤中确定有无腺上皮或鳞状上皮分化，从而确定是腺癌或鳞癌。

4. 通过对黑色素小体的检测诊断恶性黑色素瘤。

5. 通过对 Bribeck 颗粒的检测诊断组织细胞增生症。

6. 通过对横纹肌和平滑肌微丝的检测诊断相应的肌源性肿瘤。

要使电镜在肿瘤病理诊断中正确应用和发挥作用，首先用光镜仔细观察肿瘤的组织切片，明确需用电镜来解决什么诊断和鉴别诊断问题后，方进行电镜观察，只有这样才能有的放矢地应用电镜来解决肿瘤病理诊断中存在的问题，从而避免应用电镜的局限性和盲目性。

第七节 肿瘤的综合诊断及早期诊断存在的问题

随着影像学、病理检查、内镜检查以及分子生物学技术的进展，肿瘤的诊断已从本世纪初的体检诊断发展成为体检诊断与病理学、影像学、肿瘤标志物等诊断相结合的综合诊断。通过综合诊断，可以了解肿瘤的发病机理、来源、侵犯范围及其分期，指导肿瘤的个体化治疗，判断肿瘤的预后并进行定期监测，做到早期诊断及监测复发情况，以尽可能提高恶性肿瘤的治愈率。综合诊断要求有的放矢，恰到好处，在进行体检诊断的基础上，据不同部位和性质的肿瘤来恰当地选择不同检查手段，合理安排检查日程，使患者获得最早的明确诊断。如诊断前列腺癌时，首选检查方法是肛门指诊，其次是B超和血清前列腺特异性抗原检查，最后是前列腺针吸细胞检查和经直肠B超引导下前列腺穿刺活体组织检查，而CT和磁共振则并不是绝对必要的检查。综合诊断方法，一方面从不同角度不同范畴帮助了肿瘤的诊断，另一方面又各有其局限性。以CT检查为例，虽然采用了许多新技术，但由于病变种类繁多，不同疾病组织类型之间的鉴别又相当困难。因此，CT在组织特异性诊断上存在很大的局限性，且一些特殊部位的肿瘤常因伪影干扰而显示不清。内镜、影像学检查等不仅存在一定的局限性，而且尚无法彻底解决肿瘤的早期诊断问题。

寻找理想的早期诊断手段，尤其是寻找理想的肿瘤标志物已成为研究的热点，但目前使用的肿瘤标志物均不甚理想，他们中的绝大多数既无器官特异性，也无肿瘤特异性，而且肿瘤标志物测定中的质量控制和标准化也存在一定困难，因此尚难用于肿瘤的早期诊断。细胞和分子诊断在肿瘤的基础和临床研究中已显示巨大的优越性和应用前景，大部分技术也已日趋完善，但目前主要应用于研究领域，真正用于临床还有一定的困难和局限性。

总之，肿瘤的早期诊断还有不少困难，但这是暂时的。目前，克服困难的步伐正不断加快，前景是十分乐观的。

第四章　肿瘤的治疗

第一节　外　科　治　疗

一、肿瘤外科的发展

手术治疗是肿瘤治疗中最古老的方法之一，目前仍是对某些肿瘤最有效的治疗方法，约60%的肿瘤以手术为主要治疗手段。肿瘤外科是随着外科学的发展而发展的。起初，肿瘤外科是外科学的一部分，至上世纪中叶以后才逐渐发展成为独立学科。

现代手术切除肿瘤的报道始于1809年，Ephraim McDowell医生为一妇女切除卵巢肿瘤，术后患者生存了39年。在麻醉、无菌、抗感染、输血等技术相继建立后，肿瘤外科取得了巨大发展。1881年Billroth首先实施现代肿瘤外科手术——胃次全切除术。1890年Halsted首次实施根治性乳房切除术，率先阐明整块切除原则（原发肿瘤连同区域淋巴管、淋巴结一起切除），奠定了现代肿瘤外科的基础；以后根据此原则开展了很多其他部位肿瘤的手术治疗方式，有的术式目前仍在使用。

随着时间的推移，人们对肿瘤的了解日益加深，认识到肿瘤的有效治疗在很大程度上取决于肿瘤细胞发生、增长、浸润和转移情况及宿主免疫系统的机能状况。外科治疗也要求对癌症的生物学、病理学甚至流行病学有充分的认识。近几十年来，抗癌药物和放射治疗进展迅速，疗效提高，形成了多种有效治疗方法相互结合的多学科综合治疗的局面。但是，对多数肿瘤患者来说，外科医生往往是他的首诊医生，常由外科医生对其做出肿瘤的诊断和确定原发肿瘤的分期。肿瘤外科医生不仅要具有广博的知识，还要具有精湛的外科技术，在治疗患者的同时，不断提出研究课题和攻坚方向，供给基础研究和临床研究，这是当今肿瘤外科医生的使命。

二、肿瘤外科的应用

（一）用于肿瘤的预防

有些疾病或先天性病变在发展到一定程度时，可引起恶变。如睾丸未降或下降不全可能引起睾丸癌，溃疡性结肠炎和结肠息肉可能发展为结肠癌，多发性内分泌增生症可发展为甲状腺髓样癌，皮肤和黏膜白斑、小叶增生、黑痣、胃息肉等可引起相关的恶性肿瘤。肿瘤外科医生需熟悉哪些疾病有发展成恶性的可能，有责任把这些危险性告诉患者，并采用手术的方式以达到预防肿瘤发生的目的。

先天性多发性结肠息肉病应该手术切除，甚至做全结肠切除。研究表明，不做预防性切除者，40 岁以后有 50% 的患者发生恶变，70 岁以后几乎全部患者发生恶变，因而此病最好在 20～30 岁以前进行手术治疗。溃疡性结肠炎亦有较高的癌变机会，内科保守治疗效果不好时应手术切除。

白斑病和位于易受摩擦部位的黑痣均易发生恶变，对此类患者亦应采取积极的预防性手术治疗。

乳腺小叶增生症是否会发生恶变，应综合考虑一些其他高危因素，如有无乳腺癌家族史或患者本身有无发生乳腺癌的高危因素等，从而决定是否需要做预防性切除。

先天性睾丸未降者，常有发展成睾丸癌的危险，应尽早行睾丸复位术。

对多发性内分泌增生症的患者，应定期检测血清降钙素，如发现降钙素水平增高，应考虑恶变可能，做预防性甲状腺切除术。

（二）用于肿瘤的诊断

明确的组织学诊断是进行临床及病理分期、设计治疗方案的前提。这要求获得必要的组织用于检查，常用的方法有细针吸取、针吸活组织检查、切取活检、切除活检甚至开胸、开腹探查手术。

1. 细针吸取　通过细针头对怀疑部位直接穿刺进行细胞学检查，优点是简单、快速，正确率可达 80%～90%，缺点是获取组织量少，诊断较困难，存在假阳性和假阴性，有时难以以此作为根治性手术的依据。

2. 针吸活组织检查　用特制的针头刺入可疑肿块内吸取组织送病理检查。因其操作有可能促进癌细胞的扩散，所以应严格掌握适应证，并在影像技术的引导下穿刺活检，以提高准确性。

3. 切取活检　切取一小块肿瘤组织送病理学检查，多用于浅表肿瘤。优点是简单、准确，缺点是易造成肿瘤的播散，与第二次手术间隔时间越短越好。

4. 切除活检　切除整个肿瘤送病理检查以明确诊断。切除肿块的边界需有一些正常组织，多用于较小的肿瘤。此法诊断准确，如确诊为良性肿瘤则不必进一步处理，且本法医源性播散发生率低，但操作时必须注意手术分离的平面和间隔，避免给以后手术造成困难。

5. 开胸或开腹探查　有些肿瘤如卵巢癌，在治疗前需要手术探查以了解其病理诊断和分期，在活检或手术时如果发现肿瘤切除范围不够或肿瘤不适合手术切除，可用银夹标记，便于为手术后放射治疗做出准确定位。

选用何种方式取得细胞和组织，应根据具体情况来决定。严格遵循无瘤原则和无瘤技术能够减少医源性的肿瘤播散。切取物除送常规病理检查外，有时还应考虑对其进行其他的检查，如特殊染色、免疫组织化学检查等。

（三）用于肿瘤的治疗

1. 手术前的估计 首先要全面评估患者的一般状况，如年龄、重要脏器功能等。随着年龄的增加，患者对手术的耐受性也随之降低，重要脏器功能不全常使患者难以耐受手术。其次要考虑手术对正常生理功能的扰乱程度、手术复杂程度以及手术本身死亡率，对正常生理干扰大、艰难而复杂的手术常有较高的并发症和死亡率。此外还要考虑患者对麻醉的耐受情况，如果患者一般情况差，近期有重要脏器功能不全，采取任何麻醉方式均应慎重考虑。总之，手术应根据具体情况因人而异，不能盲目照搬。对于一般状况好、重要脏器功能无明显器质性病变的患者，力争行根治性切除，在努力延长生存期的同时也要注意患者的生活质量。而对于一般状况差，合并有其他严重疾病以及心、肺、肝、肾等器官功能趋于衰竭的患者，手术和麻醉要慎重考虑，手术应尽可能简单，如行姑息性切除或单纯行解除梗阻症状的捷径手术。

手术前要对病变做出正确的分期。分期是选择治疗方法的重要指标，也是比较各种治疗方法效果以及判定预后的依据。目前各种肿瘤常用的分期方法是国际抗癌联盟制定的 TNM 国际分期法。T 代表原发灶，根据大小分为 T_0、T_x、T_{is}、T_1、T_2、T_3、T_4 等；N 代表区域淋巴结，根据大小和侵犯程度分为 N_0、N_1、N_2、N_3 等；M 代表远处转移，根据有无远处转移分为 M_0 和 M_1 等。有些肿瘤还有一些特殊的分期方法，如直肠癌的 Duke 分期法等。根据分期情况充分估计手术切除的可能性，是根治性手术还是姑息性切除，避免手术过大或因肿瘤超过局部及区域淋巴结的范围而达不到治疗目的，以及决定是否需与其他治疗方法配合等问题。

2. 手术适应证 手术是针对实体肿瘤而言的。由于肿瘤的生物学特性不同、分期不同，能够应用手术进行治疗的仅占实体肿瘤的一部分。一般认为，Ⅰ期肿瘤是必须积极手术治疗的，此期手术效果好，生存期长。Ⅱ、Ⅲ期肿瘤也应积极手术治疗。Ⅳ期由于多有远处转移，很难通过手术而治愈。

近年来，随着现代肿瘤外科的发展，各种治疗手段不断涌现，综合治疗方法的不断完善和提高，使得恶性肿瘤的手术适应证不断扩大，主要表现在以下几个方面：

（1）研究表明，老年人所患的恶性肿瘤，其生物学特性常趋向低度恶性，发展缓慢，远处转移发生较晚，手术疗效并不低于年龄较轻的患者。加之手术、麻醉技术的提高，年龄亦不再是恶性肿瘤手术治疗的绝对禁忌证。

（2）随着放射治疗、化学治疗、免疫治疗等综合治疗方法的广泛应用，部分患者原发性肿瘤的体积缩小，一些亚临床型的转移灶得以杀灭，区域淋巴结的转移灶得以控制，从而使这些原本不能手术的患者重新获得了手术治疗的机会，提高了手术切除和长期生存的几率。

（3）各种姑息性手术的实施可减少肿瘤体积，解除肿瘤压迫，解除梗阻，从而改善患者一般状况，提供营养保障，为其他综合治疗提供了时间。

（4）对有转移以及残存癌、复发癌的患者及时有效地手术治疗可以延长患者生命。

（5）随恶性肿瘤患者术后生存期的延长，提高生活质量成为患者的迫切要求，也成为恶性肿瘤治疗和疗效判定的重要指标。所以，各种重建和康复手术已成为肿瘤外科的重要内容。如喉癌术后的喉再造，乳腺癌术后的乳房再造等。

3. 根治性手术 各种癌瘤根治性手术要求：

(1) 应将原发灶与区域淋巴结做整块切除，不能将其分别摘除或剔除，解剖从四周向原灶中心进行，即所谓整块切除原则。如果原发灶与邻近脏器有粘连或侵犯，必要时可将邻近脏器一并切除，如胃癌侵犯肝左叶时可同时切除肝左叶，食管癌侵犯心包时切除心包。手术切除范围应根据分期和肿瘤的生物学行为而定，恶性程度较低、转移发生较晚或较少的肿瘤，切除的范围可以小一些；对于恶性程度高的肿瘤需行广泛的切除术。

(2) 手术中不直接显露、接触、切割癌肿本身，一切操作均应在远离癌肿的正常组织中进行，即不切割原则。

(3) 手术中严格遵守无瘤技术原则，包括尽量减少手术前检查癌肿的次数；切口要充分，便于显露和操作，避免分离时挤压肿瘤；用纱布垫保护切口边缘、创面和正常脏器；探查胸、腹、盆腔时，应以癌肿为中心，先远后近地进行探查；用纱布垫或胶封闭保护隔离好有创面的癌表面；先结扎输出静脉，后结扎供应动脉；先处理区域引流淋巴结，再处理邻近淋巴结；术中尽量用刀、剪等锐器操作，操作应稳、准、轻、巧；肠袢切开之前要先用纱布条结扎肿瘤上下端肠管；术中遇到肿瘤破裂或切开时，需彻底洗除干净，用纱布垫包裹并更换手套和手术器械；切除范围要足够充分，切缘一般距肿瘤边缘5cm以上；手术中和手术结束前可用抗癌药物冲洗创面等。

临床上已有明确淋巴结转移的，除了对放疗敏感的肿瘤（如鼻咽癌、睾丸精原细胞瘤等）外，一般均要手术清扫淋巴结。但对某些肿瘤，如乳腺癌、头颈部肿瘤、软组织肉瘤等，若临床上没有明确淋巴结转移，是否需要行预防性淋巴结清扫术尚存在争议。因为目前尚不清楚区域淋巴结对肿瘤的扩散是否有防御作用，切除临床上没有明确转移的淋巴结是否会影响机体的免疫功能。多数学者认为对临床上没有明确转移的淋巴结是否行清扫术，应根据原发肿瘤的生物学特性、肿瘤部位和肿瘤进展的具体情况而定。对于高分化的鳞状细胞癌、基底细胞癌等无需行预防性淋巴结清扫，而对于部分恶性程度较高的肿瘤，由于早期即有淋巴结转移，行预防性淋巴结清扫术的效果明显优于未行淋巴结清扫的患者，因而主张积极行预防性清扫。

有的学者主张在原拟定根治术基础上进一步扩大手术范围，称扩大根治，或称超根治术。如乳癌扩大根治即在原根治范围外增加内乳区淋巴结清扫，直肠癌扩大根治即包括了清扫闭孔窝淋巴结群等。但随着人们对肿瘤发生、发展、浸润和转移机制认识的不断加深，以及放疗、化疗、内分泌治疗等方法的进展使人们的观念发生转变，逐渐认识到肿瘤的治疗不仅不能单纯依靠扩大手术范围来提高疗效，而且由于不少癌症患者术时已有亚临床转移灶的存在，更不是单纯手术所能奏效的。有学者认为恶性肿瘤从其开始就是全身性疾病，肿瘤不过是全身性疾病的局部表现，再大的外科手术也属局部性治疗，而局部性治疗难以完全解决全身性问题，肿瘤外科治疗的不是局部的肿瘤而是患有癌症的病人，因此更需要考虑扩大根治术可能发生的合并症和术后的生活质量，以及对患者精神、心理及功能方面带来的影响。手术范围愈广，创伤愈大，组织器官损伤愈多，愈易造成患者劳动能力丧失、终身残疾甚至死亡。综合评价根治术的社会效果，要求肿瘤外科不但能有较高的生存率，还要更安全，使患者生活质量更好。所以，肿瘤外科正在经历从“解剖型手术”到“功能保护型解剖手术”的转变，从单纯的扩大手术范围转变为适当的手术范围，注重保护、提高机体的免疫功能，重视肿瘤生物学特点，加强全身综合治疗，即有节制的手术及多学科治疗。

4. 姑息性手术　姑息性手术是指对原发病灶或其转移性病灶的切除达不到根治目的，但由于该肿瘤有明显的症状，甚或有发生致死性并发症的可能，因此应考虑做姑息性切除，不但能减轻症状、预防并发症的发生，还可提高生活质量及延长生命。如对难以治愈的胃癌、结直肠癌施行原发病灶姑息性切除，可防止其后因肿瘤进展而引起的出血、穿孔及梗阻。对于有广泛转移的乳腺癌，应手术切除原发病灶及区域淋巴结以解除原发灶破溃或腋淋巴结转移给患者带来的痛苦。并且由于肿瘤组织可抑制机体的免疫力，即所谓“封闭因子”，姑息切除肿瘤组织，可减轻肿瘤负荷，减少封闭因子，提高免疫力，同时提高放、化疗的效果，改善预后。

对某些不能切除的胃肠道肿瘤，可施行短路手术以解除食道、胃、小肠、结肠肿瘤引起的梗阻；胃远侧部癌引起的梗阻，可施行胃空肠吻合术；不能切除的胰、十二指肠肿瘤引起的梗阻性黄疸，可行胆总管空肠或胆囊空肠吻合术。对某些胃肠道癌引起的梗阻也可行结肠、胃、小肠造瘘术以改善患者的营养状况。

5. 转移癌和复发癌的手术　恶性肿瘤可转移到身体其他部位，如肝、肺、脑等。近年来对转移性肿瘤的手术治疗已受到重视，但转移灶的外科切除适应证取决于原发肿瘤的基本生物学特性和原发肿瘤应用手术或其他治疗方法的效果。转移性肿瘤的手术切除适合于原发灶已得到较好控制而有单个转移性病灶、但无其他远处转移者，同时考虑手术切除亦无严重并发症者。

常见转移到肝脏的恶性肿瘤依次为结肠癌、直肠癌、胃癌、黑色素瘤、肾癌、乳腺癌、胰腺癌及妇科肿瘤等，其中以消化道肿瘤为最多。肝转移分为原发癌治疗后出现肝转移和肝脏转移癌和原发癌同时被发现两种情况。如果术中探查肝脏有小而孤立性病灶，则在原发灶手术的同时做肝脏部分或楔形切除；如结直肠癌术后 CEA 水平迅速上升或 B 超、CT 检查发现肝脏转移的特征，若为单个转移灶或多个转移灶局限于一叶者也可手术切除。转移灶少于 4 个行根治性切除（切缘 1cm 内无肿瘤）后，5 年生存率约为 30%。两叶均有病变而不宜手术者，可做肝动脉插管注射抗癌药物，有一定的缓解作用。

对恶性肿瘤切除术后肺多发转移灶再次手术疗效的评价目前仍存在争议，但对肺孤立性转移病灶应用手术治疗的效果是可以肯定的。肺转移癌的手术切除指征是原发病灶已经控制，除肺外无其他转移灶，无其他手术禁忌证，除外科手术外无其他可取的有效治疗方法。手术后的疗效又与手术方式有关，转移瘤能行楔形切除或肺段切除者其效果较好，主要原因是切除范围局限，肺叶切除者次之，全肺切除者效果最差。

脑的单个转移灶常是手术指征。术前经 CT 等方法明确除脑单个转移外无其他部位转移时，可考虑手术切除，术后常配以综合治疗。不宜手术或多发患者可行 γ 刀治疗。

恶性肿瘤在切除后，其断端或邻近组织中有些仍然残存癌细胞。近年来对切除物的病理检查发现约 2.8%～4.2%有残存癌，造成了肿瘤术后的复发。为了保护脏器功能，追求缩小手术范围是造成术后复发的重要原因。临床实践表明，术后复发，尤其是早期复发后再行手术切除仍可获得较好的疗效。如乳腺癌术后胸壁复发、软组织肉瘤复发后等可行再次手术切除。复发后再次手术的关键是早期发现，这有赖于对术后患者的跟踪复查。但再次手术时不仅手术难度加大、损伤大，而且手术范围必须扩大，根治的机会减少，因此对复发患者是否再手术，应根据患者的具体情况而定。

6. 重建手术 当前，肿瘤患者的生存率已不再是判定治疗效果的唯一指标。随着放疗、化疗、免疫治疗的开展，肿瘤患者的生存期越来越长，如何提高患者术后生活质量成为肿瘤外科的一项重要任务，应设法为患者进行重建和修复，改善其外形和功能，以减轻心理压力。如乳腺癌根治术后应用腹直肌皮瓣重建乳房、喉癌术后的喉再造、直肠肛门切除后的肛门再造等。近年来还应用显微外科技术进行缺损部位的修补，如对肢体软组织肿瘤或腹壁肿瘤广泛切除术后的修补，使外科手术的领域更加广阔。

7. 肿瘤急症的外科处理 肿瘤常有一些急症需用外科方法解决，如喉癌和甲状腺癌压迫气管引起的呼吸困难，需行气管切开术以保证呼吸道通畅；胃肠道肿瘤穿孔多由于肿瘤侵犯穿破浆膜层引起，在这种情况下很难行根治性手术，往往仅能行姑息性切除或修补、引流；肿瘤所在肠道发生扭转或肠套叠时可造成急性肠梗阻，需急诊手术治疗；胃肠道、呼吸道肿瘤引起大出血时常需急症手术切除肿瘤或结扎通向肿瘤的血管等。

三、肿瘤外科的其他疗法

随着内镜、激光、冷冻、微波和超声等技术在肿瘤外科中的应用，以及手术技术的不断改进和提高，肿瘤外科已从单纯的开放性手术治疗发展到内镜外科治疗，从常规的手术治疗发展到激光手术、冷冻手术、微波和超声手术等手术治疗。

内镜的发明如气管镜、胸腔镜、胃镜、十二指肠镜、腹腔镜、膀胱镜等，为内镜下手术创造了有利条件。近年来，内镜手术发展迅速，一些传统外科方式正在被逐步取代，内镜手术具有简捷灵便、生理干扰小、并发症少、恢复快等优点，深受广大患者的欢迎。内镜手术在肿瘤的诊断、早期癌肿的切除、肿瘤急症处理、术后并发症的治疗等方面均可发挥重要作用。胃镜下早期胃癌切除、腹腔镜下小肝癌肝段切除等均取得了很好的疗效。膀胱镜下对膀胱原位癌及浅表癌肿的电灼治疗已经成为首选方法。内镜下还可采用一些高新技术用于肿瘤的治疗，如内镜微波、内镜激光等。

激光手术切割和激光气化治疗肿瘤快速简便、出血少、正常组织损伤少，多用于头面部。超声手术切割亦出血少、损伤少，现已较成功地应用于颅内肿瘤及肝叶切除等手术。冷冻外科是利用冷冻可以破坏组织这一作用而施行的，应用液氮汽化后降温的原理，有插入冷冻和接触冷冻等方法，多用于皮肤、头颈、五官、直肠、宫颈、膀胱、前列腺等浅表或易于接触的部位。

四、外科手术与其他方法的综合治疗

肿瘤治疗后的失败原因主要在于治疗后癌细胞的远处转移及局部复发。很多肿瘤在医治时即已存在亚临床型的微小转移，也有些是由于手术时有残留的癌细胞或显微镜下的残留。

目前的各种治疗方法都有各自的局限性。手术和放疗都是局部治疗的方法，不能防止癌细胞的远处转移及消灭循环血液中的癌细胞。化学治疗是全身性的，但其选择性抑制作用不强，并可引起不良反应。免疫治疗及生物治疗是通过提高机体的免疫功能而抑制癌细胞的生长，但只有在应用其他方法治疗使体内残存癌细胞的数量减少以后才有效。所以只有将各种治疗方法有机地结合起来，重视和强调多学科治疗，实施有效的综合治疗，才是提高疗效的关键。以外科为主的综合治疗可以在手术前、中、后进行。术前综合治疗是为了使肿瘤体积缩小，提高切除率，同时防止癌细胞的远处转移和扩散。术中综合治疗是为了杀灭手术区域内的脱落癌细胞以减少局部复发，提高生存率。术后综合治疗是最常用的方法，不仅可以控制和杀灭手术切除后局部残留的癌细胞，同时可杀灭术前已有的亚临床微小转移灶或由于手术操作所致的转移癌细胞。

第二节　放射治疗

肿瘤放射治疗（radiation oncology）是应用放射线来治疗肿瘤的一种方法，简称“放疗”。目前大约60%～70%的肿瘤患者需要放射治疗。

一、放射源与放射治疗设备

（一）放疗使用的放射源分类

1. 放射性核素发出的α、β、γ射线。
2. X线治疗机和各种加速器产生的不同能量的X线。
3. 各类加速器产生的电子束、中子束、质子束、负π介子束及其他重粒子束等。

（二）常用照射方式

1. 远距离放射治疗　又称外照射，是将放射源离开人体30～100cm，集中照射病变部位。治疗设备包括X线治疗机、^{60}Co治疗机和医用加速器。

2. 近距离放射治疗　将放射源直接置入被治疗的组织内或器官腔内进行照射，包括腔内照射、组织间照射（放疗粒子植入技术）、术中照射和放射性核素敷贴等。

（三）放射治疗设备及新技术

1. X线治疗机　临床应用的X线根据能量高低分为临界X线（6～10kV）、接触X线（10～60kV）、浅层X线（60～160kV）、深部X线（180～400kV）、高能X线（2～50MV）。普通X线机有深度剂量低、能量低、易于散射、剂量分布差等缺点。常压X线治疗机主要用于皮肤癌、骨转移癌的姑息治疗，目前已被^{60}Co治疗机和加速器取代。

2. ^{60}Co治疗机　俗称“钴炮”。^{60}Co在衰变中释放γ射线，平均能量可达1.25MV，与深部X线机相比，射线穿透力强，百分深度剂量较高，最大剂量点在皮下5mm，皮肤反应轻，旁向散射少，射野外组织量少，骨损伤轻，适用于深部肿瘤治疗。

3. 医用加速器 能量范围在4～50MV，其发出的X线剂量分布更为理想，治疗设计更为简单。高能X线适于治疗较深部位的病灶，电子线对浅表淋巴结转移癌或头颈部原发癌疗效更好。目前许多国家已经用加速器来取代^{60}Co治疗机。

4. 放疗的辅助设备 如CT、模拟定位机、治疗计划系统等。

5. 近距离照射 将放射源用金属外壳包住，制成针、管、粒状，插入肿瘤组织内或瘤体表面。常用的放射源有^{60}Co（钴）、^{226}Ra（镭）、^{137}Cs（铯）、^{192}Ir（铱）等。后装技术是将无放射源的容器置入体腔或插入组织，然后在有辐射屏蔽的条件下，利用自动控制的方法将放射源从储源装置输入治疗的容器内进行放疗。代谢性照射又称内用放射性核素治疗，是利用放射性核素对人体某些部位的选择性吸收，将其通过口服或静脉注入人体进行治疗，如^{131}I（碘）治疗甲状腺癌，^{153}Sm（钐）治疗转移性骨肿瘤，^{32}P（磷）治疗癌性胸腹水等。

6. 立体定向放疗 包括γ刀和X刀。其中，γ线经准直校正后，形成一个狭窄光束，再经过聚焦对准靶组织照射，使病变组织变性、萎缩，直至死亡，酷似手术切除，故称之为"γ刀"。由于γ刀单次照射剂量大，适合治疗直径3cm以下的小肿瘤，故用于治疗颅内或体内不能或不易手术的肿瘤。

7. 调强适形放射治疗 是指放射治疗在照射野的方向、形状上与病变（靶区）一致，并且通过调节照射野内各点的输出剂量率，确保靶区内部及表面剂量处处相等的三维适形放疗。其临床价值在于提高肿瘤区照射剂量，减少正常组织受量，减少放疗并发症，提高患者生活质量。

二、临床放射生物学

临床放射生物学研究的是肿瘤及正常组织对电离辐射的反应，目的是提高射线对肿瘤组织的杀伤力，同时避免和减少正常组织的损伤。

（一）放射线的生物学效应

放射线的能量被吸收后，射线直接作用在靶分子上，引起电离，产生有机自由基（RH^-），使细胞核中的DNA单链或双链断裂，这是直接作用。射线使水分子电离或激发产生活性很强的氢氧自由基（OH^-），并弥散到关键的靶（DNA）上造成损伤，这是间接作用。

（二）细胞对电离辐射的反应

放射可使许多非分裂的细胞或仅具有潜在分裂能力的细胞在有丝分裂间期时死亡，丧失进行分裂的能力，造成功能的丧失。放射对于有分裂能力的细胞的主要效应是使细胞的繁殖能力丧失。正常细胞群与肿瘤细胞群受照射后发生的反应不同。正常组织在放射损伤后，可以启动自动稳定控制系统，表现为细胞周期缩短，S期的干细胞增加，G_0期细胞参加增殖活动，生长指数（GF）增加，很快地完成正常组织损伤的修补过程。肿瘤细胞群则由于肿瘤类型不同，反应亦不相同。细胞周期中以M期最为敏感，以S期敏感性最低。生长速度快、生长指数及细胞更新率高的肿瘤较正常组织细胞对放射敏感性高。细胞的放射敏感性与分裂活跃性成正比，与分化程度成反比。

（三）组织对辐射的反应

1. 早期反应　出现在放疗开始后第 1～90 天之间，是可逆性反应。

2. 晚期反应　出现在放疗开始 90 天后，往往是不可逆反应。

（四）器官对辐射的反应

器官对辐射的耐受程度分为三类：第一类器官的辐射损伤可导致机体发生严重的疾病甚至死亡，如胚胎、骨髓、脑、脊髓、心脏、肺、胃、肠、肾；第二类器官的辐射损伤只引起轻至中度的疾病，很少致死，如口咽、食管、唾液腺、膀胱、生殖腺体、软骨、骨、甲状腺、眼等；第三类器官的辐射损伤不引起疾病，或者只造成一过性的、可逆的影响，如肌肉、淋巴结、子宫、乳腺等。

（五）肿瘤对辐射的反应

肿瘤对放射治疗的敏感性与肿瘤的组织学类型有关。根据肿瘤对射线的敏感程度，分为如下几类：

1. 高度放射敏感的肿瘤　包括白血病、淋巴瘤、精原细胞瘤、无性细胞瘤、肾胚细胞瘤、神经母细胞瘤、未分化癌等。

2. 中度放射敏感的肿瘤　包括大多数鳞癌，如鼻咽癌、宫颈癌、肛管瘤、食管癌等。

3. 低度放射敏感的肿瘤　包括各种组织器官的腺癌。

4. 放疗不敏感或放疗抗拒性肿瘤　大多数骨及软组织肉瘤、神经系统肿瘤、恶性黑色素瘤等。

肿瘤对放射的敏感性还受下列临床因素影响：①细胞分化程度：一般来说，肿瘤细胞分化程度越高，放射敏感性越低。但是分化程度愈差，肿瘤治疗失败与远处转移者亦愈多，因此放射敏感不等于放射治愈。②肿瘤体积：放射杀灭肿瘤细胞的作用与剂量呈指数函数关系，肿瘤的体积越大疗效越差。③肿瘤的临床分期：一般来讲，肿瘤的临床分期越早，体积越小，血运情况越好，乏氧细胞比率越低，射野范围越小，所需根治性放疗剂量越低，疗效亦越好；相反，临床晚期肿瘤，瘤体大，瘤内血运差，乏氧细胞比率增高，尤其在肿瘤中心有液化、坏死时，放射敏感性差。④肿瘤局部情况：肿瘤局部的血运差、乏氧细胞比率增高，可使原来对放射敏感的肿瘤敏感性降低，例如由于曾接受过放射治疗或姑息性手术切除而有瘢痕形成时。⑤大体类型：位于肌肉及血供好的肿瘤放疗易治愈，而血供差或不能耐受根治剂量的肿瘤难以治愈。⑥患者的一般状况：包括免疫功能、内分泌状况、精神状况等，对疗效影响较大。女性患者预后比男性好，儿童预后比成人好。并发有其他脏器病变，不能耐受根治性剂量，因而影响疗效。晚期肿瘤伴恶病质、贫血而氧供应不足，肿瘤放射敏感性差。

某一肿瘤对辐射线的敏感程度是决定该肿瘤是否采用放射治疗的因素，但并非决定性或唯一因素。除上述影响肿瘤对辐射敏感性的因素外，肿瘤放疗的可愈性还依赖于其周围正常组织的辐射耐受性，其关系通常用治愈比来度量。治愈比越大，肿瘤放疗的治愈可能性越大。

三、放射治疗的临床应用

（一）放射治疗的原则

1. 明确诊断 由于放疗可产生放射合并症或后遗症，因此应尽可能获得病理组织学或细胞学的证实，根据病理学类型来决定治疗方式和剂量，一般不做实验性治疗或者对良性疾病进行放疗。少数难以取得病理或细胞学证实的病例，应根据临床表现、肿瘤标记物及影像学检查诊断为肿瘤时才可予以放射治疗。

2. 重视首程治疗 首次治疗不正确，常常导致治疗的失败，再程放疗效果较差，后遗症明显增加。因此必须强调首程治疗的成功率。

3. 综合治疗 通过与手术、化疗、热疗等综合应用以提高疗效（如乳腺癌、儿童肿瘤），最大限度地保存肢体或器官功能（如肢体软组织肉瘤、乳腺癌等）。应根据具体病情慎重考虑手术、放疗、化疗顺序及综合治疗的具体方案，力求取得肿瘤根治又能获得较好的生活质量。

4. 制定放疗计划 为了提高疗效，充分利用各种技术，反复计算，力求符合临床剂量学原则，提高肿瘤受量和敏感性，减少正常组织受量，通过各种检查手段确定治疗范围。放疗的照射范围是指照射靶区，包括肿瘤区、亚临床灶和可能受侵犯的范围在内的区域。肿瘤区是指经临床及影像学检查确定的肿瘤的形状、大小及其范围。

5. 辅助治疗原则 为了保证放疗顺利进行，避免或减少并发症发生，通常需要进行一定的辅助治疗。如头颈部肿瘤治疗前的常规口腔处理、脑瘤的减压术和上颌窦癌的开窗引流等。放疗的同时应积极控制感染，纠正贫血，治疗其他内科疾病等。

（二）放射治疗的形式

放射治疗是一种局部治疗手段，某些对放射敏感的肿瘤可被根治。根据放疗能够获得的疗效，将放疗分为如下几种形式：

1. 根治性放疗 给予肿瘤根治剂量，目的是全部而永久地消灭恶性肿瘤的原发和转移灶。但是所谓根治性放疗并不意味着根治性效果，这只是一种治疗的策略，是对具体某一肿瘤所给予的约定俗成的治疗方法及治疗剂量。放射治疗作为根治性方法已在一些肿瘤治疗中获得较为满意的疗效。如皮肤癌、鼻咽癌、头颈部肿瘤、乳腺癌、前列腺癌、宫颈癌、视网膜母细胞瘤、精原细胞瘤、霍奇金病等。

2. 姑息性放疗 对已无治愈希望的恶性肿瘤的原发灶和/或转移灶给予一定剂量的放疗，可以抑制肿瘤生长、减轻痛苦、延长寿命、提高生活质量。

3. 预防性照射 对临床容易发生转移的脏器进行的预防性照射，这里特别指的是亚临床灶的预防照射。如白血病、小细胞肺癌的预防性全脑照射，鼻咽癌颈淋巴区的预防性放疗，这些治疗常常有积极的作用。

4. 综合治疗中放疗的几种形式

(1) 术前放疗：目的是使肿瘤缩小，便于手术切除或缩小手术范围，保存器官功能，降低局部复发率，并减少因手术操作造成血行播散的机会，提高肿瘤疗效。术前放疗主要应用于单纯手术局部复发率高，或部位对扩大切除有限制的肿瘤。照射野应大于手术切除范围，包括可能存在的亚临床灶。照射剂量一般不低于根治量的70%。放疗与手术间隔一般在2~5周之间。

(2) 术后放疗：其目的在于补充手术切除的不足，对术后有肉眼癌残留及组织学镜下切缘癌阳性或有潜在癌残留的病例，也应考虑术后放疗。手术后放疗间隔宜短，一般不超过4周。

(3) 术中放疗：其目的在于避免或减少放疗对射野内正常组织的辐射量，提高局部治愈率。

(4) 放疗与化疗的综合应用：放、化疗序贯应用或同步应用，目的在于提高局部控制率，减少远处转移。适用于容易出现远处转移，对放疗、化疗均较敏感的肿瘤，如小细胞未分化肺癌、恶性淋巴瘤。

(5) 手术、放疗与化疗的综合应用：以手术、放疗联合应用提高局部治愈率，以化疗消灭可能存在的远处转移灶。如小细胞肺癌、儿童肾母细胞瘤、乳腺癌以及骨或软组织肿瘤保留肢体的治疗等。

(三) 放射治疗的照射模式

1. 常规分割　常规分割采用每天照射1次，每周连续照射5天，每次剂量为1.8~2.0 Gy的放射治疗方法。

2. 超分割　即减少每次照射剂量、增加每日照射次数的放疗方法，称为超分割技术。该技术的目的是减轻晚反应组织如脊髓、脑、肺、肾等正常组织的辐射损伤，可使相应组织对辐照的总剂量的耐受量提高20%左右。

3. 加速分割　即每次分割剂量不变，增加每日照射次数，而每次照射的靶区面积不同（如野中野技术）的分次照射技术。该技术适用于肿瘤细胞倍增时间短、病程发展快的快速增殖肿瘤。

4. 低分割　即指增加每次照射剂量、减少总照射次数的方法，称为低分割或大剂量分割。该方法主要用于对放射治疗相对不敏感的肿瘤。

5. 分段治疗　即在常规分割治疗中间歇一定时间的照射方法。

6. 后程加速超分割放疗　放疗的前几周（前半程）每次1.8~2.0Gy，后几周（后半程）每次1.5Gy，每天2次。该方案适用于肿瘤在4周后开始加速再增殖的患者，此时用大剂量放疗有利于抑制肿瘤增殖。

(四) 放射治疗的适应证与禁忌证

1. 适应证　根据放疗的目的不同，可采用单纯放疗（根治或姑息）、综合治疗（手术前、中、后放疗及与化疗配合）、急诊放疗等。首选根治放射治疗的主要有皮肤癌、鼻咽癌、早期喉癌等。有些晚期肿瘤或良性疾病放射治疗与其他方法配合可达到根治的目的，如部分肺癌、淋巴瘤、胸腺瘤、乳腺癌、肠癌、精原细胞瘤、髓母细胞瘤、嗜酸性肉芽肿、血管瘤、瘢痕疙瘩、脊髓空洞症等。有些晚期肿瘤行姑息性放疗，包括全身各系统晚期肿瘤，以达到抑制肿瘤生长、减轻痛苦、延长寿命、提高生活质量为目的。

2. 禁忌证

（1）患者有严重合并症如心衰、糖尿病等应控制后再放疗；肿瘤侵犯已出现严重合并症或白细胞低于 3.0×10^9/L，血小板低于 80×10^9/L，血红蛋白低于 60g/L 者，应慎重考虑是否放疗。

（2）晚期肿瘤造成的严重贫血、恶病质、昏迷患者，有大量胸腔积液，可能导致穿孔、大出血者不宜放疗。

（3）放疗中度敏感肿瘤，经足量照射后又原位复发，估计正常组织不能耐受再次放疗者不宜放疗；但高度敏感肿瘤如淋巴瘤、精原细胞瘤等仍可再次放疗。

（4）对中度敏感肿瘤已有远处转移者，放疗应视为相对禁忌证。

（5）凡放疗不敏感肿瘤应列为放疗相对禁忌证。

（五）放射治疗的实施与步骤

1. 治疗前准备 全面了解患者的病史，掌握患者对治疗的承受能力。确定肿瘤范围，依据 X 线、B 超、CT、MRI 等检查结果做出准确的临床分期（TNM 分期）。取得组织学诊断，特殊病例可在临床取得影像学检查和细胞学诊断（或生物标志物检测）的支持下进行治疗。

2. 决定治疗方式及选择治疗源 依据治疗前的准备工作所获得的资料，确定采用根治、姑息、术前或术后放疗；选择放射源的部位，如体外、腔内、组织间，均包括能量。

3. 设计治疗方案 计算靶区和附近正常组织的耐受剂量，应用治疗计划系统设计照射野数、角度和剂量分布。

4. 模拟定位 利用模拟定位技术，制定放疗计划，特别是对于深部肿瘤极为重要。在模拟机上核对治疗计划的设计准确无误后，制定治疗方案、照射天数和每次照射量。

5. 执行计划 临床医生、物理剂量人员、技术人员等共同完成首次治疗。照射时应拍片作永久记录，病人照射时应固定其体位。

6. 治疗的质量控制 至少每周检查一次病人，定期拍片核对照射野，必要时做 X 线、CT 等检查，以核对或更改治疗方案至治疗结束，并做相应的检查以及时发现与治疗相关的毒副反应。

7. 效果评价及随诊指导 治疗结束时要全面查体，做相应的 X 线、CT 检查及相关的化验等，以进行疗效评价；制定随诊日期以及患者治疗后的康复指导。

（六）放射治疗的不良反应及处理

在一般设备条件下，如能精心设计放疗计划，尽管采用根治性放疗，也极少出现严重的放疗反应。对于中度的放疗不良反应，只要根据具体情况及时调整放疗计划和做一般对症处理，常不必中止放疗，也不会导致严重的放疗后遗症。

1. 全身反应 全身反应常在放疗后 1～2 天出现，表现为厌食、恶心、呕吐、头痛和全身倦怠乏力等。上述症状的发生与受照射的部位、范围和分割方式有关。容易发生反应的部位按下列次序递减：上腹部、胸部、下腹部、盆腔、头颈、四肢。处理方法是及时调整治疗方法及剂量；给予镇静剂、B族维生素，充分摄入水分；加强营养，必要时输液，给予静脉内高营养。经上述处理后大多数患者症状改善，能够较顺利地完成放疗方案，仅个别严重者需暂停放疗。同时，要注意和全身放疗无关的消化道症状的鉴别，如肝转移、脑转移以及腹腔肿瘤累及胃部和其他脏器等，以免延误病情。

2. 骨髓抑制　骨髓和淋巴组织对放射线高度敏感。最明显的是白细胞，其次是淋巴细胞和血小板的母细胞，红细胞则不敏感。血象反应的差异与照射范围的大小，脾区、骨髓是否被照射，放疗前和放疗中应用化疗药物与否等因素有关。仅对身体很少的部位进行照射（如皮肤癌），几乎没有血象反应，不必定期做血液检查。如照射野大，或照射体腔深部，甚至包括脾脏在内，则造血组织反应较大，尤其是曾做过化疗或同时应用化疗的患者，需每周甚至每日复查血象的变化。低于安全下限时，应及时寻找原因，给予治疗，如调整治疗计划，纠正肝、肾功能异常，给予升血药物，应用中医药治疗等。严重者应暂停放疗，进行成分输血及预防感染等。

3. 局部反应　局部反应是指照射野内正常组织或器官经放疗后发生的不良反应，如皮肤反应、黏膜反应等。放疗反应对患者功能性损伤不大，一般经过休息及适当的对症处理可以减轻或消失。

4. 远期反应　恶性肿瘤患者经治疗后需要长期随访，以观察疗效，或出现复发时及时处理。然而，放射治疗的患者还要注意放射后患者的功能和远期损伤问题。放射治疗时，尤其是深部肿瘤，不可能不包括一些正常组织，而欲达到根治目的时往往易造成正常组织的损害，在设计和执行治疗方案时必须慎重考虑。合理的治疗方案大部分可以避免损伤，但反应（包括晚期反应）则在大多数情况下是不可避免的，如皮肤癌照射后的色素斑及萎缩、鼻咽癌治疗后的口干、肺癌照射后的肺纤维变等。这些情况对患者的生活和工作影响不大，但对一些重要器官如脑、脊髓、肾、肝等脏器则不允许超过耐受量，否则会造成损伤，严重影响患者生活，甚至危及生命。尤其在这些器官有合并症时，如肝功能、肾功能不全及肺功能严重不全时，则更应降低照射剂量。有时为了根治肿瘤，甚至牺牲一些组织或器官也是允许的，例如肺尖癌足量照射后引起同侧上肢的肌肉萎缩等。

第三节　化 学 治 疗

肿瘤的化学治疗（chemotherapy）主要是应用抗肿瘤化学药物治疗恶性肿瘤，是目前恶性肿瘤全身治疗的主要方法之一。

一、化学治疗概况

（一）化疗的概念

化学治疗简称“化疗”。广义的化疗是指应用化学药物杀灭体内外病原体或新生物，抑制其生长繁殖的化学治疗过程；狭义的化疗则是指应用细胞毒性抗肿瘤药物治疗恶性肿瘤。

（二）化疗在肿瘤治疗中的作用

目前，已有数种肿瘤可经化疗治愈或长期生存，如急性淋巴细胞性白血病、绒毛膜上皮癌、恶性淋巴瘤、睾丸肿瘤等。一些肿瘤化疗后缓解、生存期明显提高，如小细胞肺癌、非霍奇金淋巴瘤、乳腺癌等。虽然肿瘤化疗取得了一定进展，但对大多数肿瘤患者来说，化疗仍是姑息治疗方法。

1. 化疗可治愈（治愈率在30%以上）的肿瘤包括滋养细胞肿瘤、恶性淋巴瘤、睾丸生殖细胞癌、卵巢生殖细胞肿瘤、急性白血病、某些儿童肿瘤。

2. 术后辅助化疗可提高治愈率的肿瘤有乳腺癌、大肠癌、卵巢癌和软组织肉瘤。

3. 可以明显延长生存期（治愈率在30%以下）的肿瘤有小细胞肺癌、非小细胞肺癌、大肠癌、胃癌、卵巢癌、头颈部癌等。

4. 有一定疗效，但尚未证明可延长生存期的肿瘤有肾癌、黑色素瘤、前列腺癌、子宫内膜癌等。

二、化疗药物的分类及作用机制

（一）根据药物的化学结构、作用机制、来源分类

1. 烷化剂 烷化剂的细胞毒作用主要通过其烷化基团直接与DNA N7或N3的分子形成交叉联结或在DNA分子和蛋白质之间形成交联，导致细胞结构破坏而死亡。

（1）氮芥类 氮芥（HN_2）为双功能烷化剂的代表，此类药物还包括环磷酰胺（CTX）、异环磷酰胺（IFO）、美法仑（MEL，苯丙氨酸氮芥）等。环磷酰胺为氮芥的衍生物，本身无活性，进入体内后，在肝脏中经微粒体细胞色素P450混合功能氧化酶系统活化而产生细胞毒作用。

（2）乙烯亚胺类 常用的药物为塞替派（TSPA）。

（3）甲基磺酸酯 即白消安（BUS，马利兰）。

（4）亚硝脲类 包括卡莫司汀（BCNU，卡氮芥）、洛莫司汀（CCNU）、司莫司汀（Me-CCNU）等。

2. 抗代谢类 抗代谢类药物主要通过干扰核酸代谢而影响DNA的合成。

（1）叶酸抗代谢物 甲氨蝶呤（MTX）通过抑制二氢叶酸还原酶，阻碍四氢叶酸生成，最终抑制DNA的合成。

（2）嘌呤抗代谢物 包括巯嘌呤（6-MP）或6-硫鸟嘌呤（6-TG），能够阻断次黄嘌呤转变为腺嘌呤核苷酸及鸟嘌呤核苷酸而抑制核酸的合成。

（3）嘧啶抗代谢物 主要为氟尿嘧啶（5-FU）及其衍生物。5-FU在体内转化为氟尿嘧啶脱氧核苷后抑制胸苷酸合成酶，从而阻断尿嘧啶脱氧核苷转变为胸腺嘧啶脱氧核苷，干扰DNA的生物合成。大剂量醛氢叶酸通过稳定和延长由5-FU的活化代谢物（FdUMP）、胸苷酸合成酶和甲撑四氢叶酸组成的三连复合物，使5-FU的细胞毒作用增加。去氧氟尿苷（FTL，氟铁龙）、希罗达（Xeloda）都是以5-FU为基础发展起来的嘧啶类抗代谢药物。

(4) 羟基脲（HU）　抑制核苷酸还原酶的活性，阻止胞苷酸转变为脱氧胞苷酸，选择性地阻止 DNA 的合成。

(5) 核苷类化合物　阿糖胞苷（Ara-C）抑制 DNA 多聚酶，干扰核苷酸掺入 DNA，从而阻止 DNA 的合成。双氟脱氧胞苷（GEMZ，健择）在细胞内受去氧核苷激酶催化后，活化成三磷酸化合物 GCBTP，然后掺入 DNA 结构，干扰 DNA 聚合；此药磷酸化率比 Ara-C 强 6 倍，且不易脱氨排泄。

(6) 门冬酰胺酶（ASP，左旋门冬酰胺酶）　使门冬酰胺水解为门冬氨酸和氨，造成蛋白质合成受阻。

(7) 三尖杉碱（HRT）　抑制蛋白质合成的起步阶段，并使核糖核蛋白体分解。

3. 抗癌抗生素　抗癌抗生素可引起 DNA 双链的解离，干扰 DNA 的转录和 mRNA 的生成，如放线菌素 D（ACD，更生霉素）、柔红霉素（DRN）、多柔比星（ADM，阿霉素）、表柔比星（EPI，表阿霉素）、吡柔比星（THP，吡喃阿霉素）、米托蒽醌（MITX）等。博莱霉素（BLM，争光霉素）直接引起 DNA 单链断裂，丝裂霉素（MMC）与 DNA 形成交叉联结。抗癌抗生素药物与烷化剂的作用相似。

4. 植物类抗癌药

(1) 长春碱类　主要与微管蛋白结合，阻止微管的聚合和形成，干扰癌细胞有丝分裂。如长春碱（VLB，长春花碱）、长春新碱（VCR）、长春酰胺（VDS）以及长春瑞滨（NVB，去甲长春花碱）。

(2) 紫杉类植物药　可促进微管双聚体的装配并阻止其去多聚化，使肿瘤细胞的有丝分裂停止。如紫杉醇（TAX，泰素）、紫杉特尔（TXT 或 DOC，泰索帝）。

(3) 鬼臼毒类药物　除抑制微管聚合之外，还抑制拓扑异构酶Ⅱ，阻止 DNA 的复制。如足叶乙苷（VP-16）和替尼伯苷（VM-26，鬼臼噻吩苷）。

(4) 喜树碱类药物　属拓扑异构酶Ⅰ的抑制剂，亦有干扰 DNA 合成和复制的作用。如拓扑替康（TPT）、伊利替康（ CPT-11，开普拓）和羟基树碱（HCPT，羟基喜树碱）。

5. 激素类　激素及其受体拮抗剂通过对细胞内受体的激活和竞争性抑制可用于治疗某些激素依赖性肿瘤。雌激素类制剂如垂体黄体释放激素的激动剂亮丙瑞林，雌激素受体抑制剂他莫昔芬（TAM，三苯氧胺）、氨鲁米特（AG，氨基导眠能）和黄体酮类为晚期乳腺癌的主要内分泌治疗药物，黄体酮类药物还可治疗子宫内膜腺癌。非甾体类雄激素拮抗剂如氟他胺为晚期前列腺癌的主要治疗药物。

6. 其他类

(1) 金属类　顺铂（DDP，顺氯氨铂）与 DNA 双链形成交叉联结，作用与烷化剂相似。卡铂（CBP）、草酸铂（L-OHP，奥沙利铂）为第二代铂类抗肿瘤药，肾毒性和胃肠道反应均较轻。其他铂类药物有乐铂和环铂等。

(2) 达卡巴嗪（DTIC，氮烯咪胺）、丙卡巴肼（PCB，甲基苄肼）、六甲蜜胺（HMM），通过形成活性甲基与 DNA 起烷化作用。

（二）根据细胞增殖动力学分类

根据抗癌药物对各期肿瘤细胞的敏感性不同，分成细胞周期非特异性药物（CCNSA）和细胞周期特异性药物（CCSA）。

1. 细胞周期非特异性药物　能杀死各时相的肿瘤细胞，包括 G_0 期细胞。这类药物包括烷化剂、抗癌抗生素和激素类。CCNSA 亦可能对细胞周期中的某一时相有更为突出的影响。CCNSA 的作用特点提示在使用 CCNSA 时大剂量、间歇给药是发挥疗效的最佳选择。

2. 细胞周期特异性药物　主要杀伤处于增殖期 S 期和 M 期的细胞，包括抗代谢药和植物类及部分其他类药物。CCSA 的作用特点是呈现给药时间依赖性。这类药物以持续性输注方式用药时作用较强，小剂量给药是最好的给药方式。

（三）化疗药物的代谢动力学

1. 给药途径与吸收

（1）口服给药　部分药物可在胃肠道或吸收入肝后被转化为有活性的代谢物。

（2）静脉注射　为最常用的给药方式，可以获得预期的血浆药物浓度，这种途径没有药物的延迟吸收和生物利用度问题。一般从末梢静脉的远端开始，也可利用中心静脉如锁骨下静脉。在建立液体通路，滴注通畅后，又分为静脉冲入（又称入壶）、静脉滴注、持续静脉滴注如利用输液泵等几种方式。对于肺部肿瘤来说，采用静脉给药，药物首先经右心进入肺脏，肺组织受药量最大。对一般刺激性药物可用直接推注法，刺激性较小的药物可在溶化后直接推注，刺激性较大的药物因容易引起静脉炎最好选用中心静脉或较大的静脉，在静脉流注通畅后由侧管注入，以后用生理盐水冲洗静脉。

（3）动脉给药　将导管插入供应肿瘤的血管内，通过埋在皮下的药泵，将药物均匀地注入肿瘤中，也可以导管介入灌注化疗。可选择性地把药物直接导入肿瘤组织内，其所得血液药物浓度应高于同剂量静脉给药的浓度，从而产生抗肿瘤效应，减少毒副反应，然而动脉内注射的危险性也相对增大。选择性动脉给药用于肝癌、头颈部癌、盆腔肿瘤、脑肿瘤等。肝动脉插管化疗的缓解率较系统化疗为高。近年来研制出化疗药物的缓释粒子，可以直接植入肿瘤中以及肿瘤周围，疗效高且副作用低。

（4）腔内给药　胸腔注入用于治疗恶性胸腔积液，用非细胞毒性药物的作用是局部纤维化，用细胞毒性药物的作用是既可引起局部纤维化，又有抗肿瘤作用。腹腔注入用于治疗恶性腹水，应选择刺激性较小的药物，以免引起腹痛或肠粘连。为了使药物分布均匀，有腹水者应先尽量抽净腹水，然后再将药物注入腹腔；无腹水者应先向腹腔中注入生理盐水至少2000ml，然后再将药物注入腹腔。腹腔化疗最适合卵巢癌术后残留病灶较小或有复发危险的病人，对恶性腹膜间皮瘤和消化道肿瘤也有一定的疗效。双途径化疗是指在胸腹腔注入抗癌药物的同时，通过静脉给予解毒药。鞘内注入用于治疗脑转移或脑膜白血病，通过腰穿或导管把抗癌药物灌注到脑脊液中。这种方法给药，药物分布均匀，有效率高，复发率低，通常灌注甲氨蝶呤、阿糖胞苷，主要用于白血病或肿瘤的神经系统侵犯。膀胱癌术后膀胱灌注化疗药物能减少复发，常用药物有顺铂、氟尿嘧啶、丝裂霉素、吡柔比星、羟基树碱等。

（5）瘤内注射　用于体表肿瘤或转移淋巴结，行腔镜下或引导下肿瘤内注射。

（6）外用　外涂于皮肤表面的肿瘤，用于皮肤癌或皮肤转移破溃。

2. 化疗药物的分布、代谢与排泄　除局部腔内、瘤内给药以外，抗肿瘤药物吸收进入血液循环系统后，迅速再分布到人体各组织中，到达肿瘤区域的药物剂量很低。

肝脏是药物的主要代谢器官，体内循环的药物流经肝脏时，经肝细胞各种功能酶的催化，大多数转变为无活性的代谢物，但是也有少部分药物在体内转化为活性更强的物质，一些非化疗药物如巴比妥类还可以诱导肝微粒体酶的产生，增强其功能，加速环磷酰胺变成磷酰胺氮芥，使抗癌效果更强。经肝脏解毒而生成的药物代谢物的主要排泄器官是肾脏，其次是通过胆汁从粪便排出。由于肾脏功能与药物的代谢密切相关，一些药物对肝脏和肾脏都有不同程度的损害作用，如甲氨蝶呤可以引起中毒性肝炎、胆汁淤积和肝纤维化，顺铂可引起局灶性肾小管坏死。因此，在应用化疗药前和化疗过程中详细询问病史和及时检查肝脏、肾脏功能是保证安全用药的前提。当有肝肾疾病时，肝脏解毒功能下降，其代谢物排泄也发生障碍，一旦药物蓄积，可发生毒性反应。同时药物又可加重肝脏损害，在这种情况下应慎重考虑用药的剂量。

三、化学治疗的临床应用

（一）化学治疗的原则

1. 综合治疗，合理安排各种有效的治疗手段，提高疗效。
2. 应用细胞动力学指导化疗，制定合理的化疗方案。
3. 掌握剂量强度与治愈率和毒副作用的关系。
4. 明确治疗目的，是姑息性治疗还是根治性治疗。
5. 掌握药物机制，如生物反应调节剂并用或序贯用药。
6. 克服耐药性。
7. 个体化给药。

（二）联合化疗

为了发挥化疗的最大作用，可将几种作用机制不同、时相各异、毒性类型不同的化疗药物联合应用，组成治疗方案。联合化疗包括：

1. 序贯性化疗　临床上根据肿瘤生长快、慢的不同，序贯应用细胞周期非特异性药物和细胞周期特异性药物，以期杀死处于细胞周期各时相的肿瘤细胞。即先用细胞周期非特异性药物大量消灭肿瘤细胞，肿瘤细胞总数减少后，更多肿瘤细胞进入增殖周期，随后使用细胞周期特异性药物杀死肿瘤细胞。

2. 同步化治疗　在肿瘤组织中有处于增殖周期中各个时相的瘤细胞，也有处于非增殖期时相的瘤细胞。即先用一种细胞周期特异性药物将肿瘤细胞阻滞于某一周期，待药物作用消失后，肿瘤细胞同步进入下一周期，再用作用于后一周期的药物，可较多杀死肿瘤细胞而较少损伤正常细胞。

3. 联合化疗的用药原则

（1）选用的药物一般应为单独应用有效的药物。只有在已知有增效作用、并且不增加毒性的情况下，方可选择单用无效的药物。

（2）各种药物之间的作用机制及作用与细胞周期时相各异。

（3）各种药物之间有或可能有互相增效作用。

（4）毒性作用的靶器官不同，或者虽然作用于同一靶器官，但是作用的时间不同。

（5）各种药物之间无交叉耐药性。

联合化疗的疗效与如下因素相关：

$$\text{联合化疗的疗效} \propto \frac{\text{有效药物}^{①} \times \text{多药联合}^{②} \times \text{剂量}^{③} \times \text{辅助治疗}^{④}}{\text{肿瘤负荷}^{⑤} \times \text{既往放化疗}^{⑥} \times \text{毒性}^{⑦}}$$

注：（1）与疗效成正比：①有效药物指单药有效率≥30%。②多药联合指作用机制不同、时相各异、毒性类型不同的化疗药物3~4种，如周期非特异性药+周期特异性药+时相特异性药+激素。③剂量为毒性可耐受时的最大剂量。④辅助治疗包括止吐、升白细胞、骨髓移植以及支持治疗。

（2）与疗效成反比：⑤肿瘤负荷越大疗效越差。⑥既往放、化疗可引起耐药。⑦毒性可影响剂量的强度。

（三）化疗的形式

根据化疗可达到的效果、不同的治疗目的，制定相应的策略与治疗方案。化学治疗分为根治性化疗、辅助化疗、新辅助化疗、姑息性化疗和研究性化疗。

1. 根治性化疗 对化疗可治愈的部分肿瘤，应予以积极地全身系统化疗。目标是争取近期完全缓解、远期无病生存，必要时应配合手术、放疗等方法进行综合治疗。如急性淋巴细胞性白血病、恶性淋巴瘤、绒毛膜上皮癌、睾丸癌、小细胞肺癌、Wilms瘤、精原细胞瘤、尤文肉瘤、儿童横纹肌瘤等。对化疗敏感的肿瘤，以化疗为主，其他方法为辅助。按照药物对肿瘤细胞的作用遵循“一级动力学”原理，即一定量的抗癌药物杀灭一定比率而非固定数目的癌细胞，根治性化疗必须使用由作用机制不同、毒性反应各异且单用有效的药物所组成的联合化疗方案多个疗程，间歇期尽量缩短以求完全杀灭（total kill）体内所有的癌细胞。目前不少癌症都有一些经实践证明疗效卓著的“标准”联合化疗方案。

2. 辅助化疗 手术或放疗后进行的化疗，目的是杀灭微小转移灶，防止复发和转移。它实质上是根治性治疗的一部分。许多肿瘤术前已存在超出手术范围外的微小转移灶；原发癌切除后残余肿瘤生长加速，对药物的敏感性增加；一般肿瘤体积越小，生长比率越高，对化疗越敏感；肿瘤开始治疗越早，抗药细胞出现亦越少。因此，对微小转移灶进行早期治疗，药物的疗效高，耐药机会减少，治愈的可能性增加。术后化疗理论上的有利因素为：①肿瘤负荷小，药物易进入微小病灶的细胞内，且细胞周期时间缩短，易发挥药效；②宿主免疫抑制轻微，机体对化疗的耐受性好。

3. 新辅助化疗 手术或放疗前先行化疗，以缩小局部肿瘤，降低病期，使局部晚期的肿瘤得以手术切除，也可以杀灭微小转移灶，改善预后。有些局限性癌症单用手术或放疗难以完全根除，如果先进行2~3个疗程的化疗，可令肿瘤缩小、血液供应改善，有利于随后的手术和放疗的施行。对化疗中度敏感的肿瘤，如各组织器官的低分化鳞癌、乳腺癌、卵巢癌、软组织肉瘤、骨肉瘤等，在术前有组织学诊断、病期为Ⅱ～Ⅲ期者，宜尽量先行术前化疗，在短程化疗后行手术治疗。同时亦可观察到肿瘤对化疗的反应，及早对可能存在的亚临床转移灶进行治疗。理论上，术前化疗的有利因素为：①降低肿瘤细胞的活性，缩小肿瘤体积，有利于肿瘤切除及减少术中瘤细胞的播散；②肿瘤血供未被手术或放疗破坏，药物易于渗入；③有利于观察化疗效果，可为术后筛选化疗方案。

4. 姑息性化疗 对大部分不能手术、化疗疗效不佳的晚期肿瘤进行的化疗，目的是减轻痛苦、缓解症状、提高生活质量、延长生命。如肝癌、胃癌、胰腺癌、结肠癌等，化疗的效果很差，对这些晚期癌症病例进行的化疗即为姑息性，只能达到减轻症状、延长生存时间的作用，也是现今大多数人类癌症的主要治疗方法。这时，医生应仔细衡量化疗给病人带来的利弊，避免因过分强烈的化疗使病人生活质量下降，加重病情的发展。

5. 研究性化疗 研究性化疗是指探索性新药或新化疗方案的临床试验。为了寻找高效低毒的新药和新方案，这种研究是必要的。

（四）化疗的适应证

1. 首选化学治疗方法的疾病包括急性和慢性白血病、恶性淋巴瘤、多发性骨髓瘤。

2. 对化学治疗敏感的肿瘤有睾丸肿瘤、小细胞肺癌、滋养细胞肿瘤等，化学治疗也可作为首选。

3. 已有播散多发转移的实体瘤、乳腺癌、大肠癌、卵巢癌、头颈部肿瘤。

4. 上腔静脉综合征、呼吸道梗阻、颅内压增高可先行化疗缓解症状，为放射治疗创造条件。

5. 癌性胸腔、腹腔、心包腔积液。

6. 卵巢癌、骨及软组织肉瘤、小细胞肺癌、肛门癌、膀胱癌、乳腺癌和肺癌术前化疗可提高治愈率。

7. 根治术后辅助化疗用于乳腺癌、大肠癌、胃癌、肺癌、软组织肉瘤、肾母细胞瘤等。

8. 动脉内介入可提高疗效的肝癌、肝转移瘤、肾癌。

（五）化疗的注意事项

1. 禁忌证

（1）患者营养状态差，有恶病质，一般状况衰竭，估计生存期小于2个月者。

（2）有心肝肾功能严重障碍者、肾上腺皮质功能不全者。

（3）合并有感染、发热和其他并发症者。

（4）Karnofsky评分在60分以下者。

（5）婴幼儿尤其是3个月以内或3岁以下，而肿瘤对化疗不敏感者。

（6）老年患者，年龄在70岁以上而肿瘤属化疗效果不肯定者。

（7）贫血、营养不良及血浆蛋白低下者。

2. 停药指征

(1) 明显骨髓抑制，如白细胞 $< 3.0 \times 10^9/L$、血小板 $< 8.0 \times 10^9/L$ 时。

(2) 剧烈的消化道反应，如呕吐、腹泻并影响水电解质平衡趋势，或有消化道出血时。

(3) 急性感染，体温高于38℃时。

(4) 有重要脏器如心、肝、肾等中毒症状时。

(5) 呕吐频繁，影响到病人进食或电解质紊乱时。

(6) 出现穿孔、出血、栓塞、休克等并发症时。

(7) 化学性肺炎及肺纤维化时。

(六) 化疗的效果评价

在抗肿瘤药物的临床研究和实践中，正确评价药物的有效性并制定相应的疗效判定指标是十分关键的问题。疗效评价的指标主要有肿瘤缩小的程度以及生存时间。

1. 直接效果的疗效评价 根据WHO化疗效果评价标准，按肿瘤大小的变化将疗效分为完全缓解（CR)、部分缓解（PR)、无变化（NC）和进展（PD）四个等级。在此基础上，计算完全缓解率（CR率)、部分缓解率（PR率)、有效率（CR率+PR率)、中数反应时间。对肿瘤转移灶及癌性渗液的疗效评价，也可以采用直接疗效评价的指标进行判定。目前，还有五种肿瘤标记物可以作为疗效判定的指标。如CEA可评价胃肠道癌、乳腺癌、肺癌，AFP评价肝癌，PSA评价前列腺癌，降钙素（CT）评价甲状腺髓样癌，人绒毛膜促性腺激素（HCG）评价绒毛膜上皮癌。

2. 生存时间及生活质量的评价 多灶性肿瘤化疗的目的是延长肿瘤病人的生存时间及提高生活质量。评价生存时间的指标，包括中位生存时间、平均生存时间以及生存率。根据生活质量的不同可分为无病生存率和无复发生存率。

四、化疗的毒副作用及其处理

由于肿瘤细胞与正常细胞间缺少根本性的代谢差异，因此所有的抗癌药都不能完全避免对正常组织的损害。即药物在杀伤癌细胞的同时，对某些正常组织也有一定的损害。

(一) 局部毒性

1. 局部刺激与局部组织坏死 有些化疗药物如氟尿嘧啶静脉注射时会刺激局部静脉产生静脉炎。由于化疗药大多需长期反复注射，因此宜注意保护好静脉。选择静脉应从远端至近端，从小静脉至大静脉，每天更换注射部位，以免发生静脉栓塞。药物一旦漏至血管外，可表现为轻度红斑、局部不适或疼痛，还可导致局部组织坏死，严重者形成溃疡很难愈合，需要手术治疗。一旦发现药物外渗，则应立即停药，用生理盐水做皮下注射以稀释化疗药物，同时以2%的利多卡因局部封闭，或用地塞米松5mg及冰袋冷敷以减轻局部炎症反应，局部还可以应用解毒剂。

2. 静脉炎 对血管刺激性较大的化疗药物常常引起静脉炎，表现为注射部位疼痛，沿静脉皮肤色素沉着，皮肤发红，脉管呈条索状变硬和导致静脉栓塞。静脉注射给药时一定要注意药物浓度，尽量稀释后或由输液管小壶内滴入，以减轻对血管壁的刺激。如需多次给药或注射时间过长，需选用较大的血管或经常变换给药血管，由四肢远端至近端血管轮换注射。

（二）胃肠道反应

胃肠道反应是抗癌药物引起的最常见毒副作用，临床表现为食欲不振、恶心、呕吐、口腔黏膜溃疡，有时腹痛、腹泻和便秘，严重者可因肠黏膜坏死脱落引起便血。大多数抗癌药都能引起程度不等的恶心、呕吐。顺铂、达卡巴嗪、放线菌素 D、氮芥类可引起明显的恶心呕吐；环磷酰胺、亚硝脲类、蒽环类、异环磷酰胺、阿糖胞苷等的反应次之；博莱霉素、氟尿嘧啶、长春碱和长春新碱等的反应较轻。一般情况下，化疗剂量大者呕吐重，既往化疗者呕吐重，女性患者呕吐重，年轻人呕吐重。5－羟色胺（5-HT）受体拮抗剂、甲氧氯普胺和地塞米松等均有止呕效果。其中 5－羟色胺受体拮抗剂昂丹司琼、格雷司琼、托烷司琼（呕必停）的疗效最好，不良反应最轻。化疗药物可影响增殖活跃的黏膜组织，容易引起口腔炎、舌炎、食管炎和口腔溃疡。最常引起黏膜炎的药物包括甲氨蝶呤、放线菌素 D 和氟尿嘧啶等，黏膜炎的治疗以局部对症为主。

（三）骨髓抑制

抗癌药物对骨髓的抑制作用与血细胞的半衰期有关。白细胞、血小板的半衰期较短，分别为 6 小时和 5～7 天，红细胞的半衰期为 120 天，通常先出现白细胞减少，然后出现血小板降低，最后引起严重贫血。蒽环类、氮芥类、鬼臼毒素类、异长春碱、长春碱、长春酰胺、卡铂等药物骨髓抑制程度较重，平阳霉素（PYM）、长春新碱、博莱霉素引起的骨髓抑制程度较轻，亚硝脲类、丝裂霉素等药物可出现延迟性骨髓抑制，草酸铂可引起较明显的血小板减少。

应用粒细胞－巨噬细胞集落刺激因子和粒细胞集落刺激因子能促进骨髓干细胞的分化和粒细胞的增殖，减轻化疗引起的粒细胞降低程度及缩短粒细胞减少的持续时间。

（四）肺损害

肺损害分为过敏性及肺纤维化两类。临床较常见于博莱霉素、白消安、亚硝脲类和丝裂霉素等。早期肺泡毛细管通透性增加，肺泡及间质水肿，形成间质性肺炎。临床表现为发热、干咳、呼吸困难、发绀、哮喘等过敏性肺炎的症状和体征，嗜酸粒细胞增多，X 线检查呈融合间质性浸润，晚期则出现肺纤维化。对年龄较大、有慢性肺疾病的患者以及放疗患者应慎用，博莱霉素的总剂量应控制在 300mg 以下。一般停药后可以消退，应用皮质类固醇激素、吸氧、维生素可对减轻肺毒性有一定的帮助。

（五）心脏损害

引起心脏毒性的化疗药物有蒽环类抗癌药、大剂量环磷酰胺。化疗药物诱发的心脏损害包括心肌病、严重的心律失常、心力衰竭、心肌缺血和心肌梗死等。蒽环类药物引起的心脏毒性不易恢复，故多柔比星单药使用的累积剂量不超过550mg/m²，联合化疗不超过450mg/m²；过去接受过放疗者，多柔比星的剂量不超过350mg/m²。

（六）脱发

蒽环类、烷化剂、鬼臼毒类、长春碱类、紫杉醇、氟尿嘧啶、甲氨蝶呤等均可引起不同程度的脱发。为预防脱发，应在化疗时给患者戴冰帽，以减少局部血流，减少到达毛囊的药物，从而减轻脱发。一般停止化疗后，头发仍可重新生长。

（七）肝损害

抗癌药引起的肝脏反应可以是急性而短暂的肝损害，包括坏死、炎症，也可以是由于长期用药引起的肝慢性损伤如纤维化、脂肪性变、肉芽肿形成、嗜酸粒细胞浸润，表现为肝细胞功能障碍、药物性肝炎、静脉闭塞性肝病和慢性肝纤维化。门冬酰胺酶、放线菌素D和环磷酰胺等，用药前后应定期复查肝功能，治疗过程中出现肝损害加重者应停止化疗。化疗药物引起的肝脏毒性应根据不同的情况给予对症处理。

（八）肾和膀胱损害

大剂量环磷酰胺、异环磷酰胺等可引起出血性膀胱炎，用美斯钠（Mesna）可以预防出血性膀胱炎。顺铂、甲氨蝶呤、丝裂霉素、亚硝脲类和异环磷酰胺等也有肾毒性。肾功能异常时应调整剂量或停药，并避免与头孢类及氨基苷类药物同用。

（九）过敏性反应

紫杉醇、博莱霉素、替尼泊苷和平阳霉素可引起过敏反应。紫杉醇用药前应常规使用地塞米松和抗组胺药。博莱霉素有时可引起过敏反应，导致患者寒战、高热、休克，甚至死亡；可先用小剂量进行试验性注射，严密观察体温、血压，如有反应，及时应用退热剂、升压药及激素，以避免严重后果；或在用药前应用皮质类固醇激素亦可预防其过敏反应。

（十）神经毒性

长春碱类及鬼臼毒类药物常引起末梢神经病变，铂类、甲氨蝶呤和氟尿嘧啶偶尔也可引起神经损害。主要表现为肢体远端麻木，常呈对称性，而严重感觉减退不常见；也可出现肌无力，停药后恢复较慢；若影响自主神经系统，可引起便秘、腹胀甚至麻痹性肠梗阻、阳痿、尿潴留和直立性低血压。一般指端麻木减少用药剂量即可，如出现末梢感觉消失应停药，同时对症治疗。

第四节 生物治疗

生物治疗可以调整宿主防御机制，能够控制肿瘤的生长乃至使其消退，成为继手术、放疗和化疗后肿瘤治疗的第四模式。

一、细胞因子

细胞因子（cytokine）是由淋巴细胞、单核巨噬细胞及相关细胞产生的调节其他免疫细胞或靶细胞功能的可溶性蛋白。细胞因子可以影响自身细胞或周围细胞的生长和代谢，是通过作用于细胞表面的相应受体而实现的。

（一）白细胞介素

白细胞介素（interleukin，IL）特指由白细胞产生的可以调节其他白细胞反应以及免疫作用的蛋白，已经发现 IL-1～IL-18，其大部分都与抗肿瘤的调节有关。

IL-2 通过激活细胞毒性 T 细胞（CTL）、巨噬细胞、自然杀伤细胞（NK）、淋巴因子激活的杀伤细胞（LAK）和肿瘤浸润淋巴细胞（TIL）的细胞毒作用及诱导效应细胞分泌肿瘤坏死因子等细胞因子而杀伤肿瘤细胞，也可能通过刺激抗体的生成而发挥抗肿瘤作用。

临床上，IL-2 已被广泛应用于各种常规治疗无效的晚期肿瘤。单独应用 IL-2 或与免疫活性细胞过继输注联合应用，对部分肿瘤有较明显疗效。全身性单独大剂量 IL-2 治疗恶性黑色素瘤和肾细胞癌效果较好，有效率达 20% 左右，而对大多数免疫原性弱的肿瘤则疗效有限。

IL-2 本身对肿瘤细胞无直接的抗肿瘤作用。为了提高疗效，目前多主张局部应用 IL-2，还可以降低剂量，减轻不良反应。特别是小剂量瘤内注射或胸腔内注射治疗恶性胸腔积液，刺激特异性免疫反应，是有前途的肿瘤治疗手段。此外，曾有报道 IL-2 与 LAK 或 TIL 联合过继免疫治疗晚期黑色素瘤和肾癌，有效率达 44%。IL-2 或与化疗药物或其他细胞因子联合应用，可进一步提高抗肿瘤疗效。

IL-2 的毒副作用与剂量相关，主要有：①重要器官的淋巴样细胞浸润。②血管床通透性增高导致间质性水肿和血容量消减。③其他细胞因子如 γ-干扰素和肿瘤坏死因子的产生引起连锁反应。大剂量使用的主要副作用有寒战、发热、水肿、贫血、血小板减少、恶心、呕吐。④由于毛细血管渗漏综合征所致的水钠滞留、心律失常、呼吸困难等毒副作用。

（二）干扰素

干扰素（interferon，IFN）是一类糖蛋白，主要由 IFN-α、IFN-β、IFN-γ 三类分子及其亚型组成，具有广泛的调节作用。IFN 的主要作用有：直接抗病毒作用；增强主要组织相溶性抗原（MHC）和肿瘤相关抗原（TAA）的表达；增强 NK 的细胞毒作用；增强抗体依赖性细胞介导的细胞毒作用（ADCC）；直接的抗细胞增殖作用和抗血管生成作用等。

干扰素是最早用于癌症治疗的细胞因子。IFN 的抗肿瘤疗效与 IFN 和肿瘤的类型有关。三种干扰素中，以 IFN-α 使用最多，IFN-α 是第一种用于临床的重组基因细胞因子，可皮下或肌内给药，血浆半衰期为 4~6 小时，生物活性持续 2~3 天。目前批准的临床适应证包括毛细胞性白血病、尖锐湿疣、Kaposi 肉瘤、丙型肝炎、慢性肉芽肿、慢性乙型肝炎、皮肤 T 细胞淋巴瘤、慢性髓细胞性白血病、肾细胞癌、黑色素瘤、多发性骨髓瘤、喉乳头状瘤、非霍奇金淋巴瘤和类癌等 14 种疾病。

（三）肿瘤坏死因子

肿瘤坏死因子（tumor necrosis factor，TNF）具有抗肿瘤、调节免疫效应细胞、调节机体代谢及诱导细胞分化、刺激细胞生长、诱导细胞抗病毒等多种生物学活性。TNF 通过巨噬细胞、CTL、NK 和 LAK 的细胞毒作用可以杀伤肿瘤细胞或抑制其增殖，使肿瘤坏死、体积缩小甚至消退。TNF 也可以通过阻断肿瘤血液供应、促进宿主炎症反应、刺激产生肿瘤特异性细胞毒抗体等发挥间接抗肿瘤作用。然而，TNF 也可参与恶病质的形成，促进肿瘤细胞有丝分裂，促使肿瘤细胞抵抗 TNF 的细胞毒活性，通过破骨作用促进肿瘤播散。因此，在制定肿瘤方案时应全面考虑 TNF 对肿瘤生长的有利与不利作用。

TNF 局部注射或瘤体内直接注射疗效较好，尤其是对皮肤恶性肿瘤、黑色素瘤、Kaposi 肉瘤，疗效好且不良反应较轻。TNF 与其他细胞因子（IFN、IL-2）或化疗药物联合应用，采用局部外源性 TNF 合并内源性 TNF 诱生剂如 OK-432 疗效更佳，特别是对放疗和化疗产生耐受时，仍然可以使肿瘤消退，或者改善患者全身状况。

（四）集落刺激因子

集落刺激因子（colony stimulating factor，CSF）是一类调节血细胞生成的高度特异蛋白质，是影响造血及造血细胞的多功能调节剂，包括粒细胞集落刺激因子（G-CSF）、巨噬细胞集落刺激因子（M-CSF）、粒细胞-巨噬细胞集落刺激因子（GM-CSF）和多能集落刺激因子（multi-CSF），还包括红细胞生成素（erythropoietin，EPO）和血小板生成素（thrombopoietin，TPO）等。

临床应用表明，G-CSF 或 GM-CSF 能迅速增加粒细胞数，帮助放疗、化疗引起的骨髓抑制得到恢复并增强抗感染能力。放、化疗前应用 CSF，能避免和减轻造血细胞的损伤，还能诱导造血细胞表达耐药基因，从而提高机体对放疗与化疗的耐受性。

G-CSF 与 GM-CSF 对循环血液中白细胞数量的增加都是呈剂量依赖性关系，二者的作用几乎一样。二者的不同之处是 G-CSF 能够刺激不成熟的祖细胞迅速分化进入成熟的中性粒细胞阶段，所诱导的中性粒细胞增多比 GM-CSF 来得更迅速，因为它主要作用在大多数成熟的谱系走向已明确的祖细胞池上。而 GM-CSF 的主要作用为缩短细胞通过细胞周期所需的时间长度，使已经定向化了的祖细胞增殖更快。在停止化疗后，GM-CSF 需数天时间才能诱导白细胞数量增加，但一旦中断 GM-CSF，它的作用也能维持较长时间，因为 GM-CSF 主要作用在多系列不成熟祖细胞池上。

GM-CSF 在临床上最初是被批准用于恶性淋巴瘤和急性淋巴细胞性白血病病人经自体骨

髓移植后以加速骨髓恢复。与G-CSF相似，常用于辅助淋巴瘤和实体瘤的放、化疗对骨髓造成严重打击后的恢复。它可以增加外周血循环中多能干细胞的数量，使其后的血细胞分离术能收获大量的干细胞。GM-CSF对实体瘤的生长无刺激作用，但能刺激某些髓性恶性细胞生长，临床上应给予重视。反之，这点也正可被利用来增加白血病细胞对化疗的敏感性。

EPO是红细胞特异性糖蛋白激素，主要用于治疗慢性肾衰引起的贫血及接受化疗的癌症病人的贫血。肿瘤病人的贫血可能由多种因素造成，化疗引起的贫血主要是因药物对骨髓前体细胞的影响所致，特别是铂类药物影响肾脏可造成EPO生产的减少。EPO可以明显减少输血的需求和改进生活质量，约有60%接受化疗的肿瘤病人可以从EPO治疗中获益。其副作用有腹泻、水肿，个别病人有可能发生高血压和癫痫发作。

二、过继性细胞免疫治疗

过继性细胞免疫治疗（adoptive cellular immunotherapy，ACI）是通过输注免疫活性细胞来增强肿瘤患者的免疫功能，以达到抗肿瘤效果的一种免疫治疗方法。目前用于肿瘤过继免疫输注治疗的主要是淋巴因子激活的杀伤细胞和肿瘤浸润淋巴细胞。

（一）淋巴因子激活的杀伤细胞

淋巴因子激活的杀伤细胞（lymphokine activated killer cell，LAK）是一种在体外经IL-2诱导激活的淋巴细胞。其前体细胞为存在于人淋巴组织、外周血、淋巴细胞中的NK细胞和具有类似NK活性的T细胞及其他具有抗肿瘤活性的细胞所组成的混合体。

IL-2/LAK疗法对肾细胞癌、黑色素瘤、结直肠癌、非霍奇金淋巴瘤等免疫原性强的肿瘤有较显著的疗效，对膀胱癌、肝癌、头颈部肿瘤和癌性胸、腹水采用局部或区域治疗也已取得一定疗效且不良反应较轻。IL-2/LAK疗法亦有一些不足和局限之处，如患者自体LAK前体细胞数量少，扩增能力较低，杀伤能力有限，同时应用大剂量IL-2易引起严重不良反应，患者不能耐受治疗等。

（二）肿瘤浸润淋巴细胞

肿瘤浸润淋巴细胞（tumor-infiltrating lymphocytes，TIL）是直接从浸润在肿瘤组织中分离获得的具有抗肿瘤效应的淋巴细胞。其主要成分是T淋巴细胞（细胞表型为$CD_3^+CD_8^+$或$CD_3^+CD_4^+$），其共同特点为表达T细胞受体（TCR）。

在体外经IL-2激活后TIL可大量扩增，并对自身肿瘤细胞具有很强的特异杀伤活性。TIL取自手术切除的肿瘤组织，不必抽取外周血，在体外可长期培养扩增并保持生物活性，对IL-2的依赖性较小，仅需较少量IL-2即可发挥明显的抗肿瘤效果，可减轻IL-2的不良反应，病人易于耐受治疗剂量的TIL。实验表明，TIL在IL-2的激活下用于治疗肺转移灶，其体内抗肿瘤效应比LAK强50~100倍。

TIL疗法用于恶性黑色素瘤、肾细胞癌、上皮性卵巢癌、乳腺癌等实体瘤的治疗显示一定的疗效，特别是免疫原性强的恶性黑色素瘤和肾细胞癌。TIL治疗黑色素瘤转移有效率为34%，患者不良反应轻微。TIL对非小细胞性肺癌有部分疗效，其3年生存率和局部复发率较常规治疗明显改善。应用TIL治疗消化道肿瘤患者，近期观察部分缓解率较高，不良反应较轻，但对不能手术、肿瘤过大的晚期患者则疗效较差。

三、单克隆抗体

目前在肿瘤的诊断与鉴别诊断上，单克隆抗体的作用地位比较明确，但用在肿瘤的治疗方面，单克隆抗体的应用研究才刚刚起步。1997年和1998年美国食品及药物管理局（FDA）分别通过了两个单克隆抗体利妥昔单抗（Rituximab，美罗华）和曲妥珠单抗（Herceptin，赫赛汀）。

对化疗失败后病情进展的滤泡性淋巴瘤CD_{20}阳性者应用利妥昔单抗进行的临床试验中，60%的患者获得缓解，中位有效时间为13.2个月，其中87%的病人肿瘤有不同程度的缩小。疗后血清中药物水平可持续3~6个月，有些病人出现延迟疗效，即治疗后几个月肿瘤开始缩小。利妥昔单抗联合化疗CHOP方案治疗进展缓慢型淋巴瘤的有效率达100%，中位无进展生存期超过2.5年；对中度恶性淋巴瘤的有效率达到96%，其中完全缓解率为63%，部分缓解率为33%。利妥昔单抗治疗有效后又复发的病例中，再次使用该药仍有41%的有效率，中位有效时间超过10个月。

利妥昔单抗的主要毒副作用有发热、寒战、皮肤反应、恶心、喉部发紧、呼吸困难和低血压等，一般为轻度至中度，常发生在连续4周给药的第1周。毒副作用与循环中的CD_{20}阳性细胞反应有关。

曲妥珠单抗适用于HER-2/neu受体过度表达的肿瘤，转移性乳腺癌HER-2/neu受体表达的阳性率占25%~30%，这些受体一旦与EGF或neu分化因子连接即被激活，而自体磷酸化特异性酪氨酸残基形成细胞增殖。c-erb-B_2原癌基因的过度表达导致在细胞膜表面过度表达HER-2/neu受体而容易促进细胞增殖。曲妥珠单抗连接在该受体上后形成受体的内吞，抑制EGF或neu分化因子的连接，从而干扰磷酸化和信号转导旁路，阻碍细胞增殖。

曲妥珠单抗的毒性反应与其他单克隆抗体相似，主要为发热、寒战、恶心、咳嗽、皮疹、感染等。

四、肿瘤疫苗

肿瘤疫苗（tumor vaccine）是利用肿瘤细胞或肿瘤抗原物质诱导机体的特异性细胞免疫和体液免疫反应，增强机体的抗瘤能力，以阻止肿瘤的生长、扩散和复发的特异性主动免疫治疗。

（一）肿瘤细胞疫苗

肿瘤细胞疫苗以肿瘤细胞为免疫原。早年的动物实验研究采用自体或同种异体活的肿瘤细胞制备成活瘤细胞疫苗，采用射线照射、高低温处理、抗癌药物灭活、酶解等方法改变其致瘤性，保留其免疫原性，并加佐剂BCG制备成灭活瘤细胞疫苗。曾应用于多种肿瘤的临床治疗，但疗效不稳定。近年来采用反转录病毒或腺病毒载体将外源基因导入肿瘤细胞内成为基因工程疫苗，降低了肿瘤细胞的致瘤性，增加了免疫原性。

（二）病毒疫苗

人类许多肿瘤与病毒感染密切相关，例如乙肝病毒与原发性肝癌、EB病毒与鼻咽癌、人乳头状瘤病毒与宫颈癌等。病毒疫苗具有较强的免疫原性和交叉反应性，易于大量制备。目前，以灭活病毒为载体与其他肿瘤抗原或多肽组成重组病毒疫苗可大大提高肿瘤抗原的免疫原性。但由于许多人类肿瘤是非病毒源性的，故其广泛应用受到限制。

（三）树突状细胞疫苗

树突状细胞（DC）来源于骨髓细胞，高度表达免疫刺激分子。树突状细胞是抗原提呈细胞，其最显著的特点是能有效刺激T细胞，诱发初次免疫应答。细胞因子对DC的分化成熟和抗原提呈功能具有重要的调节作用，其中最关键的是GM-CSF、IL-4及TNF-α。以DC瘤苗介导的用于主动特异性免疫治疗的主要有肿瘤抗原多肽、肿瘤细胞的蛋白提取物、肿瘤细胞与DC融合的产物、转染基因等，显示了一定的应用前景。

尽管肿瘤疫苗的进展令人鼓舞，但仍存在许多问题需要进一步研究。如肿瘤患者抗原特异免疫缺陷，对肿瘤抗原的免疫效应难以诱导；肿瘤疫苗需要进一步扩增；需要针对多种抗原的肿瘤疫苗，以期在大多数患者的免疫治疗中获得成效。

五、基因治疗

基因治疗（genetherapy）是指将外源功能基因导入病人的细胞内，以纠正先天代谢异常，补偿基因缺失或提供新的功能。肿瘤的基因治疗即是应用基因转移技术将外源基因导入人体，直接修复和纠正肿瘤相关基因的结构和功能缺陷，或间接通过增强宿主的防御机制和杀伤肿瘤能力，从而达到抑制和杀伤肿瘤细胞的治疗目的。

（一）基因转移

基因转移的方法分为物理方法、化学方法和生物学方法三大类。生物学方法主要是指病毒介导的基因转移，基因转移效率较高，目前病毒介导的基因转移技术占绝大多数，其中反转录病毒载体的应用最为广泛，但安全性问题需引起重视。物理和化学方法则为非病毒方法，目的基因在细胞内不稳定、易受DNA酶降解，但这些方法比较安全。

（二）受体细胞

受体细胞是肿瘤基因治疗的靶细胞，目前人类基因治疗的受体仅限于体细胞。

1. 造血干细胞 能分化成各系血细胞，具有移植方便、繁殖能力强等特点，因此是基因治疗较合适的受体细胞。将多药耐药基因（MDRI）转入造血干细胞可以保护肿瘤患者抵抗大剂量化疗所致的造血功能损伤。将细胞因子GM-CSF转入造血干细胞中则可促进放、化疗后骨髓造血功能的恢复。提高造血干细胞的分离技术和基因转染效率是基因治疗的关键。

2. 淋巴细胞 主要为T细胞，是较理想的受体细胞。TIL是人类肿瘤基因治疗首先选用的受体细胞。应用细胞因子如 IL-2、TNF 基因转染 TIL 可使其细胞因子分泌量显著提高，并保留其在体内（特别是在肿瘤局部）的生长和抗肿瘤能力。LAK 细胞因子易于制备，局部应用可提高靶向性，亦可作为肿瘤基因治疗合适的受体细胞。

3. 成纤维细胞 具有长期自我更新能力，且符合基因治疗受体细胞的几乎所有条件，如容易得到原代皮肤成纤维细胞，易于在体外培养和扩增，易受外源基因的转染并能较稳定地表达，回植体内后仍能稳定表达目的基因，回植的成纤维细胞很容易重新取出等，因此具有良好的应用前景。

4. 肿瘤细胞 是外源目的基因直接攻击的对象。目前在以下肿瘤基因治疗方案中，常以肿瘤细胞作为受体细胞：①引入肿瘤抑制基因；②特异导入药物敏感基因激活自杀机制；③癌基因反义 RNA 表达载体抑制癌基因的表达；④免疫基因治疗中导入细胞因子等构建肿瘤疫苗。由于肿瘤细胞始终处于旺盛的分裂增殖状态，故对反转录病毒载体敏感并可高效转导。其关键在于离体培养时必须分离排除极易交错生长的成纤维细胞，并构建肿瘤细胞特异性定向高效表达的病毒载体。

（三）基因治疗

肿瘤的基因治疗在经历较短时期的实验研究后很快进入临床应用阶段，成为肿瘤生物治疗的一个重要组成部分。接近 70% 接受基因治疗的患者为恶性肿瘤，且绝大部分为黑色素瘤、结直肠癌、乳腺癌、脑胶质瘤、转移癌等实体瘤患者。

1. 免疫基因治疗 目前应用于免疫基因治疗的细胞因子有白细胞介素类、干扰素类、肿瘤坏死因子及集落刺激因子等。细胞因子基因导入免疫活性细胞，可增强其抗肿瘤作用，并以免疫活性细胞为受体细胞，将细胞因子基因带入体内靶向部位，使细胞因子局部浓度提高，更有效地激活肿瘤局部及周围的抗肿瘤免疫效应。

2. 自杀基因治疗 又称为病毒介导的酶解药物前体疗法或药物敏感基因疗法，是利用转基因的方法将哺乳动物不含有的药物酶基因转入肿瘤细胞内，其表达产物可将无毒性的药物前体转化为有毒性的药物，影响细胞的 DNA 合成，从而引起细胞死亡。目前最常用的自杀基因是单纯疱疹病毒胸苷激酶基因，还有水痘－带状疱疹病毒胸苷激酶基因和胞嘧啶脱氨酶基因。

3. 抑癌基因治疗 抑癌基因包括 RB、p53、p21 等，是正常细胞内能抑制细胞转化和肿瘤发生的一类基因群。抑癌基因可因点突变、DNA 片段缺失、移位突变等原因而失活，从而使癌基因激活导致细胞持续分裂进而癌变。肿瘤的抑癌基因治疗借助于基因转移法恢复或添加肿瘤细胞中失活或缺乏的抑癌基因，恢复抑癌基因的功能，从而对肿瘤产生一定的治疗作用或抑制肿瘤的转移。目前抑癌基因治疗中应用最多的是 p53 基因，约半数的人类肿瘤包括肝癌、胃癌、大肠癌、食管瘤、乳腺癌等人类常见肿瘤中均可检测到 p53 基因突变。将正常 p53 基因导入肿瘤细胞或拮抗异常 p53 基因的表达，恢复其正常功能，即是抑癌基因治疗的基本策略。

4. 耐药基因治疗 将化疗耐药相关基因如多药耐药基因重组载体导入骨髓造血干细胞，其表达可防止大剂量化疗所致的骨髓抑制。这一方法选择性地保护对化疗药物敏感的正常组织如骨髓。当转导耐药基因后，抗癌药物剂量可加大，足以克服耐药机制，杀伤肿瘤细胞。

第五节　内分泌治疗

近年来，内分泌治疗机理更加明确，内分泌治疗适应证的选择更加准确，新的内分泌治疗药物和方法不断出现。目前内分泌治疗已经成为肿瘤治疗的重要手段之一。

一、内分泌治疗的机制

内分泌治疗主要应用类固醇类激素和甲状腺激素。激素与受体具有高度的特异性和亲和力，当激素进入靶细胞后，与相应的受体在细胞液内结合后，受体的构象发生改变。有些发生聚合，有些因此而去除原来存在于受体上的小分子抑制物，形成活性复合物。复合物转入细胞核内，调节核酸代谢，激活 DNA 转录过程，诱导产生新的蛋白质和酶，从而发挥各种生物学效应。

（一）雄激素

雄激素通过与雄激素受体（AR）的高度特异结合而发挥效应。前列腺癌、肝癌、大肠癌、软组织肿瘤及甲状腺癌等人类肿瘤组织中都有雄激素受体。前列腺癌 AR 阳性者，经雌激素治疗后，85%可以获得缓解。

（二）雌激素

雌激素与乳腺癌的发生有关。对于化学性诱发的大鼠乳腺癌，若摘除其卵巢、肾上腺及垂体，肿瘤可以缩小甚至消退。将乳腺癌病人的卵巢和肾上腺切除，消除雌激素的来源，乳腺癌可望好转。

（三）孕激素

孕激素能够拮抗雌激素的功能，一般认为孕激素可以减少乳腺癌的发病率。孕激素尚能使增生的子宫内膜转化为成熟的分泌期子宫内膜，被孕激素周期性作用的子宫内膜很少发生癌变。

（四）糖皮质激素

糖皮质激素由肾上腺皮质分泌，可以治疗急性白血病、慢性淋巴细胞性白血病，有效地控制病情，也可在多发性骨髓瘤、恶性淋巴瘤、乳腺癌联合化疗中应用。

（五）恶性肿瘤与激素

激素依赖性肿瘤是指某些肿瘤在癌变过程中部分或全部保留了激素受体，其生长和分裂受激素环境的影响，内分泌治疗有效。对激素依赖性肿瘤，不能仅靠肿瘤组织的来源判断肿瘤与内分泌的关系，检测雌激素受体（ER）与孕酮受体（PR）可以判定该肿瘤对雌激素、孕激素的依赖性。缺乏ER及PR，即缺少激素依赖性，相反非内分泌器官的肿瘤中含有ER及PR，则说明该肿瘤有激素依赖性，抗雌激素治疗则会抑制它的进展。

二、内分泌治疗的原则

对肿瘤进行内分泌治疗前，应进行激素受体（ER、PR或AR）的测定。ER、PR阳性的肿瘤患者，应进行抗雌激素治疗；AR阳性的肿瘤患者，应进行抗雄激素治疗。

（一）抗雌激素治疗

外科治疗主要是卵巢切除术、肾上腺切除术与垂体手术，但使用不普遍。内科治疗包括雄激素治疗、抗雌激素治疗以及糖皮质激素治疗等。

（二）抗雄激素治疗

外科治疗常用睾丸切除术；肾上腺切除术及垂体手术因有创伤、效果差，现在已经被淘汰。内科治疗包括雌激素治疗、抗雄激素治疗及糖皮质激素等的应用。

三、内分泌治疗的临床应用

（一）乳腺癌的内分泌治疗

乳腺癌具有一定的激素依赖性，主要对雌激素呈现依赖性。消除雌激素分泌，或者抑制雌激素分泌，都可抑制肿瘤生长，取得治疗效果。影响乳腺癌内分泌治疗效果的因素很多，如癌组织中ER和PR的状况、肿瘤组织学分类、有无转移、患者年龄及绝经状况等，其中以ER最为重要。乳腺癌中60%的患者可检测到ER阳性，内分泌治疗的有效率可提高到50%～60%；而ER阴性患者的有效率则低于10%。因此，临床上ER测定能指导选择病例，从而提高疗效。

激素疗法主要使用的内分泌药物包括：

1. 抗雌激素类 如他莫昔芬，它对乳腺癌软组织转移的有效率为35%，骨转移的有效率为25%，内脏转移的有效率为29%，但对肝转移者无效。

2. 孕激素类 如甲羟孕酮（MPA，安宫黄体酮）、醋酸甲地孕酮（MA），通过ER和PR阻碍女性激素的作用，或抑制垂体－肾上腺－性腺系统。

3. 芳香化酶抑制剂 如氨鲁米特，对绝经期后患者能进一步抑制肾上腺皮质产生雌激素而起到治疗作用，故称“药物性肾上腺切除”，可用于一般情况稍差的病人，无效时随时停药，停用后肾上腺皮质功能仍能恢复。

乳腺癌的内分泌治疗不宜盲目同时合用多种内分泌药物，最好选择一种药物或几种药物交替使用。对于晚期及复发乳腺癌绝经后患者，可先试用内分泌治疗，药物的选择取决于应用是否方便、毒副反应及价格等因素。大量研究资料表明，他莫昔芬和其他内分泌药物联合与单独应用他莫昔芬比较，两者疗效无明显差别，因此绝经后晚期及复发乳腺癌患者第一线内分泌药物常选择他莫昔芬，第二、三线药物常选用孕激素类及芳香化酶抑制剂，而较少采用大剂量雌激素和外科垂体、肾上腺切除术。

对于绝经前术后缓解3年以上，出现有软组织、骨组织及肺转移的病人，一般ER阳性者较多，对内分泌治疗也有效，常采用卵巢摘除术或给予抗雌激素药物治疗。他莫昔芬仍可作为第一线药物，则第二、三线药物的选择则取决于内分泌治疗开始时所应用的方法。如在卵巢摘除术后应用他莫昔芬，则第二、三线药物可选用孕激素或芳香化酶抑制剂；如开始时单用他莫昔芬，则下一步的治疗可以行卵巢摘除术，然后再加用内分泌药物治疗。

（二）前列腺癌的内分泌治疗

大多数前列腺癌的生长与雄激素的刺激有关，可以通过降低或拮抗体内雄激素的方法来治疗前列腺癌。

内分泌治疗在晚期前列腺癌的治疗中发挥着重要作用。采用睾丸切除和抗雄激素治疗，对70%～80%的病人可以起到阻断和延缓肿瘤生长的作用；对晚期前列腺癌患者则起到姑息作用，有时可使前列腺癌的肺转移灶消失，部分椎骨转移所致的截瘫经治疗后亦可使患者恢复运动能力。

1. 雌激素类药物　如己烯雌酚、炔雌醇、聚磷酸雌二醇等，通过反馈抑制垂体促性腺激素的分泌而达到抑制睾丸产生雄激素的作用。由于长期应用雌激素可引起男性女性化以及严重的心血管并发症，因此雌激素的应用已被逐渐废止。

2. 抗雄激素类药物　此类药物与内源性雌激素相互竞争前列腺正常细胞和癌细胞中的雄激素受体，从而阻断雄激素的作用。此类药物包括类固醇类抗雄激素和非类固醇类抗雄激素。前者主要是孕激素类，如醋酸甲地孕酮、甲羟孕酮、醋酸氯地孕酮、醋酸氯羟甲烯孕酮等。后者有合成的雌激素合成抑制剂酮康唑以及非甾体类雄激素拮抗剂氟他胺。

3. 促性腺激素释放素（LHRH）类似物　此类药物与下丘脑的LHRH竞争，长期大剂量应用可造成垂体促性腺激素耗竭，最终使雄激素降低至去势水平，其作用可维持3年以上。在应用LHRH类似物的前几天，血浆睾酮可短暂升高，并可产生骨痛加重和尿路梗阻症状，开始时与抗雄激素类药物同时应用可预防其并发症的发生。LHRH类似物与双侧睾丸切除有相同疗效，但却无致心血管病的危险。临床应用的LHRH类似物有亮丙瑞林（利普安）、Buserlin、Zoladex。

4. 抗肾上腺药物　如氨鲁米特和螺内酯（安体舒通），主要作用是抑制肾上腺和睾丸合成雄激素等类固醇类激素，适用于治疗睾丸切除及雌激素治疗无效的复发或转移的前列腺癌患者。

（三）子宫内膜癌的内分泌治疗

子宫内膜癌也是雌激素依赖性肿瘤，内分泌疗法主要用于晚期及复发病例，作为姑息性治疗措施抗雌激素治疗可单独或与其他细胞毒性抗癌药物化疗一起联合应用。部分晚期或复发子宫内膜癌患者对孕激素制剂有效，尤其对肺转移者效果最好。常用药物有甲羟孕酮和他莫昔芬。

甲羟孕酮作为孕激素类药物有抗雌激素作用，可能直接作用于癌细胞，使之分化成熟并且分泌，最后使癌细胞萎缩。甲羟孕酮治疗有效率为30%~40%，对于50岁以下的年轻患者，肿瘤复发时间较晚、高度分化的肿瘤以及转移局限于肺部的患者效果较好。单用孕激素治疗激素依赖的子宫内膜癌，平均缓解期为14个月，平均生存时间2~3年。测定患者癌组织孕激素受体对是否采用孕激素治疗有指导作用，受体含量高的病人孕激素治疗后肿瘤缩小率可达70%~100%。

对于原发肿瘤为ER阳性的复发病例可以应用他莫昔芬，或在甲羟孕酮治疗失败时应用此药有效。他莫昔芬可与E_2竞争ER，占据受体而出现抗雌激素作用，使组织对雌激素反应能力降低，且能刺激PR的产生。应用他莫昔芬治疗晚期和复发性子宫内膜癌，缓解率可达20%，平均生存34个月，比对照组平均生存时间6个月明显延长。

（四）其他肿瘤的内分泌治疗

甲状腺癌实施甲状腺全切除术后，需要终身服用甲状腺素作为功能抑制治疗和替代治疗，以防止甲状腺功能减退和抑制促甲状腺素的功能。促甲状腺素（TSH）是甲状腺癌的一种致癌因子，可以刺激分化性甲状腺癌的生长。根据临床表现、血浆T_4和TSH水平来调节甲状腺素的用药剂量，对不能手术的乳头状腺癌也可以用甲状腺素行抑制疗法，反馈抑制TSH对癌细胞的促进作用。

卵巢癌组织存在黄体素受体，而且该组织对黄体素释放激素具有较高结合部位。有人认为黄体素受体可能是通过黄体素释放激素的协同作用抑制肿瘤生长，也有人认为其作用机理是通过抑制促性腺激素来实现的。利用黄体素释放激素制剂治疗那些难以耐受化疗或化疗后复发的卵巢癌患者尤为适宜，值得提倡。

在慢性淋巴细胞性白血病和各种恶性淋巴瘤的化疗方案中，加用肾上腺皮质激素已被广泛应用，并且取得了满意的临床效果。肾上腺皮质激素能溶解淋巴组织，减少体内肿瘤负荷，但不抑制骨髓功能。常用药物有泼尼松和泼尼松龙。

四、内分泌治疗的注意事项

随着新药的大量开发，外科内分泌治疗有被内科内分泌治疗取代的趋势。内分泌治疗在某些肿瘤如卵巢癌、乳腺癌、前列腺癌中已成为主要疗法。一般认为内分泌治疗对肿瘤细胞的生长只有抑制作用而没有直接杀死作用，只有缓解症状而没有延长患者生命的作用。因此，内分泌治疗是一种姑息性治疗。另外，内分泌治疗所用药物都有其主要适应证和副作用，应注意药物的灵活选择。

第六节　其他治疗

一、介入治疗

介入治疗（interventional radiology）是指在X线透视、数字减影、CT、B超导向下，将特制的导管、支架或穿刺针插入人体病变区所进行的治疗。

（一）肿瘤的介入治疗方法

1. 动脉灌注疗法　动脉灌注疗法是经动脉插管后注入抗癌药物，使肿瘤区域药物浓度增加，从而提高疗效，减轻药物不良反应。目前，动脉灌注疗法已经成为治疗肝癌、胃癌、肺癌、胆管癌、胰腺癌、盆腔肿瘤、头颈部肿瘤等多种恶性肿瘤的重要方法之一。它不但用于不能手术病人的姑息性治疗，而且亦可用于术前治疗，使肿瘤缩小，改善手术条件，还可以用于术后预防肿瘤的复发。

（1）方法　临床上应用最多的是Seldinger插管法，即经股动脉、肱动脉或腋动脉插管。股动脉插管最容易操作，一次性注入大剂量抗癌药物多采用股动脉途径。如需保留导管数日，进行连续灌注，则可考虑腋动脉途径。

介入治疗是在X线电视监视下进行的，灌注导管选择性置入靶动脉内后，推注造影剂先行诊断性动脉造影，观察导管位置以确认导管位于靶动脉内，同时了解血管分布、肿瘤供血情况以及侧支循环等，为进一步选择插管灌注抗癌药物做准备。动脉灌注抗癌药物的基本原则为尽可能使导管头接近肿瘤供血区域，这样可以提高疗效，减少不良反应和并发症。肝癌灌注时，要将导管头尽可能插到接近肿瘤的供血区域，如肝固有动脉内，甚至其右支或左支。肺癌的介入治疗要将导管插入供血的支气管动脉。治疗胃癌要将导管插到胃十二指肠动脉或胃左动脉。盆腔肿瘤的治疗要将导管插入髂内动脉。

当导管到位并维持好以后，即可联合2~3种抗癌药物灌注，如丝裂霉素、氟尿嘧啶、顺铂、多柔比星等。如果进行一次性大剂量的灌注，注射完毕后即可拔管，然后加压穿刺部位以防出血或者血肿形成。多次重复灌注时，可在皮下埋入灌注泵，与留置导管相连，从泵的灌注口穿刺灌注。为了防止血栓形成，也可由此灌入肝素。

（2）临床应用　①肺癌：选择性支气管动脉造影和动脉内化疗药物灌注，也是目前临床上肺癌介入治疗的常用方法，疗效较好。药物如顺铂单次剂量40~150mg，可重复给药2~3次，也可以兼用丝裂霉素、表柔比星，反复多次给药较单次给药效果好。②肝癌：原发性肝癌单纯动脉灌注化疗药物效果并不理想，一般多采用化疗加栓塞。单纯动脉插管化疗一般用于门静脉有血栓形成者和转移性肝癌。经导管治疗的次数与病人平均生存期成正相关，治疗次数越多，平均生存期越长。③胃癌：胃癌的介入治疗以胃左动脉和胃十二指肠动脉为靶血管施行选择性和超选择性灌注术。药物选择多柔比星、氟尿嘧啶、丝裂霉素，一次性大剂量地灌注化疗药，对缩小病灶、提高手术切除率、防止术中扩散、预防肝转移有一定效果。④

盆腔肿瘤：如膀胱癌、子宫癌、卵巢癌，经皮股动脉穿刺进行髂内动脉超选择插管化疗药物灌注，对不能耐受手术、丧失手术机会或者其他治疗无效的晚期肿瘤患者也可以获得较好的疗效。⑤头颈部肿瘤、结直肠癌、胰腺癌、骨肿瘤、胆管癌等不能手术切除的晚期肿瘤患者采用动脉插管灌注化疗药物仍然是一种积极的治疗手段，其疗效明显优于全身化疗。

2. 动脉栓塞疗法 动脉栓塞疗法与动脉灌注抗肿瘤药物的具体操作技术相似，也采用Seldinger技术。在X线电视监视下经皮穿刺股动脉，将导管插入相应器官肿瘤的供血动脉；在栓塞前行动脉造影以了解血管分布与变异、肿瘤大小与浸润范围以及侧支循环等情况，再据此选择栓塞剂和决定治疗方案；然后，将导管置于靶动脉内，根据拟定的栓塞剂和治疗方案，缓慢注入栓塞剂和化疗药物。

掌握好栓塞技术，根据病变范围、血管分布、导管口径以及动脉血流大小来决定注入栓塞剂的剂量与注射速度。在栓塞效果相同的情况下应选择不易返流的栓塞剂。注射栓塞剂必须在电视监视下进行，因此要求栓塞剂不能透过X线，必要时可与造影剂混合。

栓塞治疗时，若肝动脉造影显示肿瘤侵犯肝静脉，且有明显的肝动静脉瘘，则使用碘油乳剂就不妥当，因为大量碘油可通过静脉进入肺部，引起肺栓塞的并发症。此时应在抗癌药物灌注后，先注入明胶海绵条阻塞动静脉瘘，或经颈静脉穿刺置放球囊导管于肝静脉，暂时性阻断肝静脉血流后再考虑用碘油乳剂栓塞，栓塞后加用明胶海绵。若门脉主干被瘤栓完全阻塞，则肝动脉栓塞属相对禁忌证，需根据肝门附近有无较丰富侧支循环、瘤体占肝脏体积百分比及有无严重食管静脉曲张等具体情况来定，否则易引起肝功能衰竭。

（1）肝癌 由于肝癌的血供90%以上来自肝动脉，因此经动脉插管化疗栓塞是向肿瘤供血动脉直接给药，增加了肿瘤内药物浓度，同时使肝癌血供减少90%，导致肿瘤坏死。肝癌动脉栓塞一般应将导管超选择地插入肝固有动脉或肝右、肝左动脉，先注入顺铂60～100mg、氟尿嘧啶1000mg，然后用3～4 ml生理盐水将丝裂霉素14～20mg溶解，并与一定量碘油混合制成乳剂（亦可用表柔比星40～60mg与碘油混合），在X线电视监视下缓慢注入。注入量取决于肿瘤的大小，一般为6～15ml，不超过20ml。最后再注入少量明胶海绵颗粒，以阻塞肿瘤供血动脉的大分支；栓塞后造影摄片，以了解碘油在肿瘤内的分布情况。拔管加压穿刺部位的处理方法与动脉灌注相同。

近年来，应用肝段栓塞疗法，可使肿瘤的栓塞更为彻底，而肝功能不受损害或损害很轻，疗效明显提高，不良作用大大减低。暂时性阻断肝静脉后行肝动脉化疗栓塞术也是一种新的有效方法。由于肝静脉的暂时阻断，窦状隙内压力增高，致使肝动脉与门静脉间的吻合支开放，化疗药物进入门静脉分支，使肿瘤浸浴在高浓度化疗药物中达到双重化疗目的。随后行碘油乳剂栓塞，则达到了肝动脉－门静脉联合栓塞的目的。

栓塞疗法必须遵循以下一些基本原则：①要正确选择和合理使用栓塞剂；②要严防栓塞剂返流，注入时要在X线电视监视下缓慢进行，并且掌握好注入速度和剂量；③导管头应尽量靠近靶血管；④尽量采用微导管插管，使导管头尽可能接近肿瘤区域，以保留正常组织。

（2）其他肿瘤 栓塞疗法对头颈部肿瘤、肾脏肿瘤以及盆腔肿瘤如膀胱、子宫、卵巢、前列腺等肿瘤的治疗也有一定的疗效。

3. 内置支架成形术　内置支架成形术治疗恶性肿瘤所致的管腔狭窄是肿瘤介入治疗的新技术。由不锈钢丝、镍钛合金丝制成的内支架，放在血管、胆管、尿道、气管及食管等管腔内，靠其膨胀力来保持管腔的长期开通，主要用于缓解肿瘤对腔道的压迫所造成的梗阻症状。包括外引流和内外引流，还可以做经皮肝穿刺胆管内支架支撑引流术，经皮穿刺肾、胃造瘘术。

（1）上腔静脉综合征及气管狭窄　当肺癌、纵隔肿瘤及淋巴结转移压迫上腔静脉，或肺肿瘤、气管支气管周围淋巴结肿大引起气管和支气管狭窄或闭塞时，可选用内支架，置放在上腔静脉或气管、支气管内，以解决上腔静脉血液回流受阻和气管受压，治疗呼吸困难和肺不张。

（2）食管癌所致的狭窄　对于食管癌所致狭窄，或食管癌术后吻合口狭窄，均可置入内支架扩张狭窄部，以改善或消除吞咽困难症状。对于食管癌所致食管气管瘘，可使用带膜的内支架以阻止或延缓肿瘤组织向内支架内长入。

（3）胆管狭窄　凡因胆管癌、胰腺癌引起胆道梗阻而不能立即手术或根本不能手术者，均适合于做经皮肝穿刺胆道引流术。由于内支架横向膨胀作用于胆管壁而不易脱落，数周后即为黏膜覆盖，所以感染机会少。对于恶性梗阻性黄疸病人，使用胆管内支架，一方面提高了病人生活质量，另一方面也为进一步治疗肿瘤创造了条件。

（4）泌尿道狭窄　由肿瘤引起的输尿管狭窄或膀胱颈部前列腺部位的尿道狭窄，均可使用内支架治疗，以使尿路畅通。对于输尿管狭窄，可采用经皮穿刺肾脏，插入导丝通过狭窄部、导丝首端进入膀胱内后，沿导丝送入内支架于狭窄部位释放。对于尿道狭窄，可经尿道外口插入导管、导丝，先行球囊扩张，再置放内支架。

（5）经皮穿刺肾造瘘术　适用于肾后梗阻的减压引流或尿路改道。在X线或B超引导下，穿刺肾下盏或扩大的肾盏肾盂，刺中后拔去针芯，经套管插入导引钢丝，沿导引钢丝插入引流导管，造瘘管通过连接导管与贮尿袋相连。

（6）经皮穿刺胃造瘘术　适用于肿瘤所致的进食困难。穿刺前先行胃内充气，在X线或B超下观察，穿刺针进入胃腔后，插入导引钢丝，拔去穿刺针，沿导丝用扩张器扩张创道，然后沿引导钢丝插入导管，最好使导管端插过幽门。拔去引导钢丝、核实导管位置后，固定导管。

（二）介入治疗的不良反应和并发症

介入治疗的不良反应和并发症主要与穿刺和插管有关。常见并发症及其处理如下：

1. 穿刺点出血或血肿　主要由于反复插管，操作技术不熟练，局部压迫不当或患者有凝血机制障碍、高血压等引发。选择细而有弹性的穿刺针，拔管时在穿刺点近端充分压迫包扎，可以预防出血和血肿的发生。少量出血可自行吸收，对于较大血肿可以采用局部热敷理疗。

2. 脊髓损伤　是肺癌支气管动脉造影和灌注化疗的严重并发症。临床上主要表现为横断性脊髓炎。采用低浓度小剂量的非离子型造影剂，少用对动脉毒性大的抗癌药物可以预防脊髓损伤。一旦发生脊髓损伤，应早期使用脱水剂减轻水肿，使用罂粟碱、烟酸胺等扩张血管改善血液循环，用激素类药物减轻局部炎症，同时应用三磷腺苷、辅酶 A、维生素 B_6、维生素 B_{12}等营养神经药物，一般 2~3 周即可恢复。

二、消融治疗

肿瘤消融疗法（tumor ablation therapy）是指在影像设备的引导下，经皮穿刺肿瘤组织，利用物理或化学的方法，直接使肿瘤坏死，以达到原位灭活癌组织的目的。"ablation"的原意是切除，引入消融的概念其目的是有别于手术切除，因而肿瘤消融疗法是非手术毁损肿瘤组织，以达到"切除"肿瘤效果的新方法。肿瘤消融疗法包括物理方式和化学方式两种。

近年来，随着尖端技术的使用，射频、微波、氩氦刀、超声聚焦刀等先进的消融技术日趋成熟，而新的化学消融剂的开发，亦将使肿瘤消融疗法的适应范围不断扩展，疗效不断提高。

（一）物理消融技术

1. 经皮微波凝固疗法 是在影像设备的引导下，将微波电极插入病变，利用 2450MHz 的微波，使分子摩擦产热，通过热凝固组织而破坏肿瘤的方法。微波凝固一次治疗肿瘤坏死范围为直径 25mm × 15mm 左右的纺锤体形，凝固坏死组织与正常组织界限清楚。由于电极的直径比较细（1.6mm），加上治疗时间比较短（一般在 1~数分钟），而且改良的电极针降低了针体的阻抗，针体产热较低，一般不会造成皮肤的热灼伤，术中并发症较少。该方法一次可治愈直径小于 20mm 的肝癌，对直径大于 30mm 的肿瘤需多次治疗。治疗小肝癌的 1、3、5 年生存率分别为 92.6%、70.6%、28.2%。经皮经肺微波凝固治疗还被用于治疗周围型肺癌，疗效较好，无副作用及并发症。

2. 经皮射频消融 将射频电极插入病变组织，利用 460kHz 频率的射频波，激发离子相互撞击产热，使肿瘤组织坏死。一次治疗的范围一般可以达到 30~50mm。对于直径在 3cm 以下的肿瘤，只需单点治疗，即可取得较好的疗效。目前，射频电极有针状电极和菊花瓣状多极电极两种。该方法还被用于肺癌、肾癌等的治疗。由于电极之间可能形成"盲区"，治疗不彻底会发生较高的复发率。

3. 激光 将极细的光导纤维插入肿瘤组织，把高能量的激光束集中于肿瘤组织，利用激光的汽化作用，凝固肿瘤。由于照射时产生大量的气体等许多问题，因而激光消融尚未广泛应用。

4. 经皮热盐水注射疗法 将生理盐水加热沸腾后，经皮局部注射至肿瘤组织内治疗原发性肝癌。一次向肿瘤内注射热盐水 10ml 可以使肿瘤热坏死直径在 20mm 左右，一般一次可以注射 20~60ml，治疗效果良好，3 年复发率只有 12%。不良反应为注射时局部疼痛，穿刺部位产生热烧伤遗留瘢痕，产生少量胸、腹水等。

5. 冷冻消融 近年出现了将冷冻与加热结合的新技术——氩氦超导手术系统（氩氦刀）。该方法可在 60 秒内将病变组织迅速冷冻到 -140℃，又快速解冻，急剧升温至 45℃。冷冻区域细胞的死亡是细胞内外冰晶形成、细胞脱水破裂、小血管破坏造成缺氧的联合效应。冷冻探头的直径为 2~8mm，冷冻的范围可以用超声监视。氩氦刀治疗肿瘤的应用范围较广，除肝癌外，还可用于肺癌、泌尿道肿瘤、脑瘤等。该疗法治疗时间较长，有一定的并发症，如治疗中患者出现体温过低、急性肌红蛋白血尿、胆瘘、血管瘘，肺部治疗时出现气胸、血胸等。

6. 高强度聚焦超声 超声聚焦刀是在计算机控制下通过特殊的超声发射器，把数百束声波通过超声通道从不同的方向聚向同一部位（肿瘤），使其转化为热能，在0.25秒左右使肿瘤治疗点的温度达到70℃～100℃，从而造成肿瘤细胞的变性坏死。采用累积治疗方式，可杀死较大体积的肿瘤，不损伤组织结构，对脏器功能无影响，治疗肿瘤有一定的优势。治疗后肿瘤组织体积缩小，平均有效率达84.6%。目前只能用于治疗腹腔、盆腔器官的肿瘤，应用范围受到一定的限制。

（二）化学消融技术与化学消融剂

1. 化疗药物 将化疗药物直接注射到肿瘤组织中发挥抗肿瘤作用已有很长的历史。常用的药物有多柔比星、顺铂、羟基树碱、博莱霉素等。但化疗药物很难造成完全坏死，疗效大多较差，没有形成较为成熟的方法。

2. 无水乙醇 在超声波的引导下，经皮穿刺对病变及周围注射无水乙醇，可使癌组织脱水凝固坏死。无水乙醇是第一类肿瘤化学消融剂，目前局部酒精注射疗法（PEI）已成为公认的肝癌局部治疗方法之一。如果能够把无水乙醇全部注射到整个肿瘤组织中，理论上甚至连包膜外浸润的病变也能够完全凝固。但是实际上由于肿瘤内的隔膜以及注射方法等原因，乙醇在肿瘤内的分布不均匀，很难达到预想的凝固范围，会造成肿瘤残留，所以需要一定的操作技巧。

以往PEI的适应证为肿瘤直径小于3cm、肿瘤数目少于3个。但是近年来根据技术及经验的不同，适应证有所扩大。对于肝功能不良、不能手术治疗和不能进行动脉栓塞治疗的病例亦可以考虑PEI治疗。对于多发病变，可与栓塞疗法配合使用。对于肝功能较差的患者，无水乙醇的一次用量受到一定限制，注射过量会造成肝功能受损。

3. 冰醋酸 利用强酸所具备的组织渗透性和蛋白凝固作用，经皮注射15%～50%的冰醋酸治疗肝癌。15%的冰醋酸对组织的凝固坏死效力和无水乙醇相近，一般使用50%的醋酸实施治疗。由于注射到肿瘤组织内的冰醋酸能够透过肿瘤的间隔膜，扩散到相邻的肿瘤结节内，因此疗效优于无水乙醇。

4. 新型化学消融剂 近年来发现由人体消化液中凝固蛋白质的成分制成内源性蛋白凝固剂对肝组织的凝固效力（凝固范围）与浓度和注射量成正比，其效力是无水乙醇的15倍、冰醋酸的5倍，而且凝固范围呈球体，凝固坏死区无论是大体观察还是组织病理切片，均与正常组织界限清楚。治疗肝癌，在影像引导下通过22G穿刺针穿刺肿瘤，一次注射1～5ml，即可使直径3～5cm有包膜的孤立性肿瘤完全凝固坏死。

（三）消融技术在肿瘤局部治疗中的作用

消融术可以根据外科切除肿瘤的原则，在影像设备的引导下，从体外完全破坏体内的肿瘤病灶。消融术具有微创性、功能性、有效性、安全性等优点，无需手术，不损伤靶区以外正常组织，较少影响器官的功能，使用安全有效可行。目前，消融技术主要用于实质脏器肿瘤的治疗，如原发性和转移性肝癌、肺癌、肾癌、乳腺癌等。其适应证为：①不愿手术或年老体弱、器官功能损害不宜手术的肿瘤患者；②肿瘤直径小于 3cm，最大不超过 5cm，数目少于 3 个；③凝血机制无异常。

消融技术也有一定的局限性，如目前还无法用于治疗空腔脏器的肿瘤如胃癌、食管癌、大肠癌等。

三、温热治疗

全身温热治疗是用加热方法将组织加热至能够杀死癌细胞的温度，以治疗肿瘤的方法。近 10 年来，热疗在临床上已展现出良好的前景。热疗分为全身热疗和局部加温热疗，本节重点介绍全身温热疗方法。

（一）热疗的作用机制

1. 高温对肿瘤的选择性破坏作用 根据放射性核素测定，肿瘤内血流大大低于正常组织，约为正常组织的 2%～15%。高温对肿瘤细胞与正常细胞的损伤有明显差异，在41℃～43℃的范围内，癌细胞对热的敏感性远比正常细胞为高，但超过 43℃时，则无明显差异。肿瘤升温后，由于血流不畅，较正常组织散热困难，肿瘤内温度常超出正常组织 5℃～10℃，这种温差可使肿瘤细胞处于杀伤温度时，但正常组织温度仍较低而不受损害。

2. 高温可导致细胞死亡

(1) 高温可破坏细胞核，处于 41℃以上高温时，细胞核和染色质凝成团块，蛋白质凝固、变性，最后导致细胞死亡。

(2) 高热可破坏细胞膜功能，抑制 RNA、DNA 和蛋白质合成，从而导致细胞死亡；促使细胞溶酶体活性升高，从而加速细胞的破坏。

(3) 肿瘤细胞生长较快，营养不足、缺氧状况下使酸性物质堆积，也增强了热的敏感性。

(4) 高温还可增强肿瘤细胞对化疗药物和放疗的敏感性。

3. 肿瘤的内环境增加了肿瘤细胞对高温的敏感性 肿瘤细胞由于无限制增生，在乏氧情况下，糖进行无氧酵解，形成大量乳酸，pH 值下降，并且肿瘤中心常有坏死及营养不良存在，这些内环境增加了肿瘤细胞对高温的敏感性。

（二）全身加温方法

全身加温法是指设法使体温数小时内保持在 41.5℃～41.8℃，有蜡浴、热箱、热电毯、包裹等方法，其共同点是把热能引入体内，并设法减少病人的热消耗，使其尽快达到所需温度。近年来，利用电磁波加温在技术上取得了一定的进展，微波加热显示了良好的前景。通常把频率 300MHz 至 30GHz 的电磁波通称为微波。当生物组织被微波照射后，即吸收微波能量导致该区组织细胞的极性分子（细胞液中的各种盐离子、极性蛋白分子和极性水分子）处于一种激励状态，发生高速振荡与相邻分子频频摩擦而将微波能量转为热能。

（三）肿瘤全身温热疗法的临床应用

1. 单独热疗　其疗效较短、易复发，目前仅用作对照研究或用于良性疾病。

2. 热疗与放疗联合应用　联合应用可起到放疗增效作用、协同作用和相加作用。放疗前热疗可提高肿瘤周边细胞的氧含量，增加放疗敏感性。

3. 热疗和化疗联合应用　可产生协同抗癌作用，提高化疗疗效。目前多采用全身加温与化疗药物联合应用。加温可破坏细胞膜的稳定性，使细胞膜的通透性增加，从而增加细胞对药物的吸收和渗透。加温还可提高细胞内药物的浓度及反应速度，增加药物与DNA的作用或抑制DNA的修复。临床单纯用放疗或化疗无效的病人均可采用热疗+放疗、热疗+化疗或热疗+放疗+化疗等方法增加疗效，因此热疗作为辅助放、化疗的手段，将有广泛的应用前景。

第七节　中医药治疗

一、治则及治法

中医学认为，肿瘤虽然是局部病变，但实为全身性疾病在局部的反应。其发生、发展是内因和外因多种因素综合作用的结果。内因主要是气血阴阳、脏腑功能失调，外因则与六淫外邪及疫疠邪毒等天时、地理、环境、理化因素和饮食因素等密切相关。其病机为正虚邪实，正气虚有脏腑、气血、阴阳亏虚之不同，邪气实有气滞血瘀、痰湿凝聚、邪毒蕴结等不同，概括为虚、气、瘀、痰、毒等几个方面。临床上肿瘤患者亦常有气血双亏、阴阳俱虚、虚实夹杂、寒热错杂或多脏腑兼病等复杂表现。中医治疗肿瘤注重整体治疗，常用的治疗方法包括扶正和祛邪两大方面。结合脏腑、八纲、气血津液等辨证方法，权衡病情轻重缓急，确定先攻后补、先补后攻或攻补兼施。扶正以祛邪，祛邪以安正，灵活运用。

（一）祛邪

1. 理气行滞　中医学认为肿瘤的形成多始于气机不畅，气滞则血瘀，气滞则津液凝聚，皆能积而成块，遂生肿瘤。故肿瘤常有胀满、疼痛、痞闷等症状。在临床上理气行滞法多与活血化瘀、化痰散结等法配合运用。常用理气药有柴胡、木香、陈皮、青皮、枳壳、枳实、厚朴、槟榔、砂仁、川楝子、降香、丁香等。

2. 活血化瘀　中医学认为“癥瘕”、“积聚”等肿瘤形成的机理与瘀血有密切的关系，而临床实践和实验研究证明，肿瘤转移也与血瘀证存在着极为密切的关系。活血化瘀方药有抗多种恶性肿瘤及转移的作用。常用药有三棱、莪术、三七、川芎、当归、丹参、赤芍、红花、延胡索、乳香、没药、穿山甲、土大黄、牡丹皮、五灵脂、降香等。

3. 化痰祛湿　肿瘤的形成与痰有关，主要是指留注在体内脏腑或体表、经络而形成的各种各样的痰证，临床可见咳喘、咳痰，或噎塞不通，或皮肤、皮下肿块，或肢麻，或头闷胀痛等。湿浊内蕴是肿瘤患者的常见证候，表现为肌肤溃烂，或关节肿痛，或黄疸，或胸脘痞闷、不思饮食，或水肿、胸腹水等。常用药有半夏、白芥子、贝母、瓦楞子、石菖蒲、白术、防己、薏苡仁、茯苓、猪苓、车前子、泽泻、大戟等。

4. 软坚散结 肿瘤多为有形之块。《内经》中就有"坚者削之"、"结者散之"的治则。软坚散结能软化甚至消除肿块。现代研究表明，某些化痰软坚药能促进病理产物和炎性渗出的吸收，能使病态的组织崩溃和溶解，并直接杀伤癌细胞，抑制癌细胞的生长。常用药有鳖甲、海藻、昆布、夏枯草、生牡蛎、瓦楞子、黄药子、瓜蒌、土鳖虫、藤梨根、石见穿、莪术等。

5. 祛除邪毒 "毒"的含义很广，有热毒、湿毒、寒毒等。热毒与肿瘤的关系密切，如见发热、肿块增大、灼热、疼痛、口渴、便秘、舌红、苔黄、脉数等，多由热毒所致，治用清热解毒法。而实验研究证实，许多清热解毒方药有清除癌性毒素、直接抑瘤、提高机体免疫功能的功效，并能减轻手术、放疗、化疗的某些副反应。常用药有白花蛇舌草、蒲公英、紫花地丁、败酱草、土茯苓、野菊花、金银花、连翘、青黛、山豆根、苦参、天葵子、七叶一枝花、穿心莲、半枝莲、黄药子、黄芩、黄柏、黄连等。如为湿毒、寒毒，临床宜辨证论治，以化湿解毒或温化寒毒法治疗。

6. 以毒攻毒 癌瘤之成，不论是气滞血瘀、痰湿凝聚、热毒内蕴，还是正气亏虚，病久邪毒与正气相搏，邪毒结于病体是本病根源之一。毒陷邪深，非攻不克，大量实验证明以毒攻毒药物大多对癌细胞有直接的细胞毒作用。临床观察表明这类药物有攻坚蚀疮、破瘀散结、消除肿块的效果，特别是体表肿瘤配合应用外敷效果更好。临床常用药有全蝎、蜈蚣、僵蚕、斑蝥、蟾酥、水蛭、螳螂、蛇毒、雄黄、藤黄、马钱子、乌头等。临床应用时应严格掌握其适应证和用法用量。

（二）扶正

1. 健脾益气 脾胃为后天之本、气血生化之源。肿瘤是一种渐进性消耗性疾病，日久必伤脾胃，脾虚生湿，湿滞则脾失健运，气血生化无源，而见食少、腹胀、神疲、乏力、自汗等症。健脾益气法能补益脾气，祛除湿浊，恢复脾胃功能，提高抗病能力。常用药有人参、党参、黄芪、白术、茯苓、山药、薏苡仁、甘草等。兼其他脏腑气虚者，宜分别脏腑，加减用药。

2. 补肾益精 肾为先天之本，是人体真阴真阳的源泉。肿瘤久之必伤肾，故肿瘤病人多有腰酸膝软、头晕目眩、耳鸣耳聋、发脱齿摇等肾虚之证。偏阴虚者，伴梦寐遗精，五心烦热，盗汗等；偏阳气虚者，伴阳痿，滑精，夜尿频多或二便失禁，浮肿，便溏。现代研究证明，补肾药能提高内分泌调节功能、促进骨髓造血以及改善全身状况，因此补肾具有重要意义。常用补肾阴药有枸杞子、女贞子、旱莲草、山茱萸、何首乌；温补肾阳药有紫河车、肉苁蓉、仙灵脾、巴戟天、锁阳、鹿角胶、杜仲、附子、肉桂等。

3. 滋补阴血 肿瘤病人日久耗伤阴血，尤其在手术后或放、化疗过程中，阴血亏虚表现更加明显，常表现为头晕乏力、心悸气短、失眠、面色萎黄、唇甲苍白等。心血虚者以心悸烦躁为主，脉细或结、代；肝血虚者可见惊惕头晕、易怒为主，兼视物模糊，肢麻，震颤，经少经闭等。现代研究提示，滋补阴血药多有促进红细胞新生、增强骨髓造血功能的作用。常用药有阿胶、何首乌、当归、白芍、龟板胶、枸杞子、熟地黄等。气血相互影响，血虚及气，可致气血两虚，故补血可同时补气，气又能生血；补血亦必先理气，以防滋补敛邪。

4. 养阴生津 肿瘤是一种消耗性疾病，在其发展过程中必耗伤阴津，尤以肺胃、肝肾津液更易受损。阴虚则生内热，出现口干欲饮、低热、颧红、盗汗、手足心热、腰膝酸软、耳鸣等症，尤其晚期病人更为多见，当治以养阴生津法。常用药有生地黄、麦冬、天冬、沙参、玄参、石斛、玉竹、百合、黄精、天花粉、知母等。肝肾阴虚者加女贞子、旱莲草、山茱萸、龟板、鳖甲等。

二、中药的抗肿瘤作用机制

（一）诱导肿瘤细胞凋亡

有学者认为体内肿瘤所产生的自发性凋亡乃是由于浸润于肿瘤组织内部的巨噬细胞释放的 TNF 所致。中药云芝多糖、香菇多糖、虫草多糖均能诱生 TNF，十全大补汤、小柴胡汤等方剂及柴胡、当归、川芎、桂枝、茯苓等中药亦均可诱生 TNF，提高 TNF 活性，从而可能诱导肿瘤细胞发生凋亡。黄芪、当归、枸杞子、党参、五味子、芍药、黄芩、生地黄、甘草、茯苓多糖、猪苓多糖皆可诱生 IL-2 和 IFN，从而介导肿瘤细胞发生凋亡或增强干扰素诱导肿瘤细胞凋亡的能力。有些中药则通过细胞毒作用损伤肿瘤细胞的 DNA 而发挥抗肿瘤作用。如冬凌草甲素、乙素，大黄、茯苓、人参、三七皂苷、藤黄等均具有良好的损伤 DNA 而抗白血病的作用，推测其作用与直接杀伤细胞引起坏死不同，而是使白细胞遵循一定程序发生细胞程序性死亡（PCD）。

（二）免疫调节

近 20 余年的医学研究表明，免疫功能的缺陷有利于肿瘤的发生；另一方面，当肿瘤发生后，病人的免疫功能亦会进一步受到抑制。这种免疫抑制现象在晚期病人和经过长期化疗或放疗的病人中尤为明显，肿瘤病人的免疫功能状况与预后密切相关。因此，提高和增强肿瘤病人的免疫功能可改善病人的生活质量，在一定程度上提高手术、放疗或化疗的效果。

扶正中药对细胞免疫功能有一定的提升作用，可使巨噬细胞吞噬率显著提高；扶正治疗后 IgG、IgA 含量升高，提示对体液免疫亦有一定影响。这类中药对放疗和化疗所致的肾上腺皮质和骨髓功能抑制有一定的保护作用，广泛用于手术、放疗、化疗后病人的辅助治疗。扶正中药的作用主要有：①抑制 Ts（抑制性 T 细胞）的活性；②激活巨噬细胞活性；③促进干扰素的产生；④保护骨髓、肾上腺皮质和肝脏的功能；⑤与 IL-2 有协同作用，促进肿瘤病人淋巴细胞的功能；⑥许多扶正中药含锌、锰等微量元素较高，而微量元素与抗衰老、增强免疫功能及提高生活质量有关。

许多中草药如黄芪、猪苓、老山云芝、人参、北五味子、女贞子、附子、破故纸、枸杞子、肉苁蓉、黄精、锁阳、冬虫夏草、牛膝、山茱萸、茯苓、香菇、银耳、马蔺子、海带、商陆、山药、石韦、灵芝、淫羊藿、刺五加、雷公藤、白芍、甘草、西洋参、绞股蓝、莪术等具有免疫调节作用。兹就有关研究列举几种中药的具体作用机制：

1. 黄芪 能增强T细胞的功能，消除肿瘤病人Ts的活性，从而使T细胞的增殖反应得到恢复。黄芪还能激活巨噬细胞，增强巨噬细胞对肿瘤细胞的杀伤作用；还可以提高病毒诱生的干扰素的含量，影响病人血浆中cAMP和cGMP的含量，调节cAMP与cGMP的比值(cAMP/cGMP)，从而调节体内阴阳失调。大剂量黄芪能增高人体血液中cAMP含量，改变机体应激状态。

2. 人参 可激活人体内的巨噬细胞活性。人参皂苷对机体免疫功能有广泛的促进作用，可促进巨噬细胞的吞噬功能，促进特异性抗体的生成和淋巴细胞的转化，促进某些淋巴因子的分泌，并且对NK－INF－IL-2调节网络起正调节作用。由人参中提取出的30多种人参多糖能增强网状内皮系统的吞噬功能，刺激血液中补体和抗体的生成，增加血液中免疫球蛋白的含量。

3. 女贞子 对体液免疫及细胞免疫均有增强作用，对因Ts活性过高而引起的免疫功能低下具有良好的免疫调节作用。女贞子多糖具有明显的免疫增强作用。

4. 淫羊藿 对免疫功能低下机体的恢复调节作用已被实验及临床研究证实。淫羊藿对特异性免疫系统有调节作用，对体液免疫有促进抗体生成的作用，对非特异性免疫亦有调节作用。

5. 枸杞子 枸杞子水提液对人扁桃体淋巴细胞功能有促进增殖及增强活力的作用。

6. 冬虫夏草 是虫草菌寄生在虫草蝙蝠蛾等幼虫体后菌和虫的复合体，其活性成分为腺苷类、多糖类、生物碱类、环肽类、酶类等，虫草的生药与菌丝都能增强小鼠腹腔巨噬细胞吞噬活力，促进T淋巴细胞和B淋巴细胞的增殖。

7. 黄精 有较好的免疫调节作用，不仅能促进正常小鼠及S180荷瘤小鼠脾细胞产生IL-2，增强小鼠NK细胞活性，还能增强CTL的活性。

8. 灵芝 俗称灵芝草，为珍贵的药用真菌，常见有赤芝、紫芝等，含多种氨基酸、蛋白质、多肽、甾类、三萜类、挥发油、香豆精、生物碱等，还含有钼、锌、锗等多种微量元素。灵芝能提高机体非特异性免疫的能力，赤芝及党参、黄芪均能增强网状内皮系统的吞噬能力，且以赤芝的作用最强。灵芝多糖能诱导脾细胞DNA和蛋白质的合成，同时能促进脾细胞增殖。灵芝多糖不仅能增强正常小鼠的体液免疫和细胞免疫反应，具有免疫增强作用，而且还能拮抗免疫抑制药、抗肿瘤药、应激和衰老所致的免疫功能抑制，使之恢复正常或接近正常水平。其作用原理是对免疫细胞具有广泛作用，如产生IL-2、促进淋巴细胞DNA合成、促进T细胞增殖、诱导细胞内微丝的重新组装与分布等。

此外，有些方剂也具有免疫调节作用，如：

1. 小柴胡汤 由柴胡、人参、黄芩、半夏、甘草、生姜、大枣组成，有抗炎、抗肝损害、抗癌及免疫调节等药理作用。小柴胡汤可以激活巨噬细胞，提高小鼠腹腔巨噬细胞吞噬鸡红细胞的功能，还能提高小鼠脾脏与体重比值，促进小鼠炭粒廓清速率。小柴胡汤在直接作用于巨噬细胞发挥免疫激活作用的同时，还间接作用于枯否细胞，而发挥免疫激活作用。人末梢静脉血单核细胞经小柴胡汤培养后，可使单核细胞活化；小柴胡汤还可增强抗体生成，诱导外周血单核细胞产生 TNF-α，有效预防肝癌的发生。

2. 六味地黄汤(丸) 由地黄、山茱萸、山药、泽泻、牡丹皮、茯苓组成，为滋阴补肾方剂。在临床上用于试治癌前病变食管上皮细胞重度增生，可显著降低其癌变率；用于小细胞肺癌放、化疗患者亦有显著增强疗效的作用。在使用化疗药物期间服六味地黄口服液能够延长患者生存率，保护血红蛋白、血细胞、血小板，防止心、肝、肾功能损害，保护 NK 细胞活性和 T、B 淋巴细胞转化功能。六味地黄汤(丸)除可增高癌细胞 cAMP 含量外，对肿瘤细胞本身几乎无直接细胞毒作用。它可能一方面通过维持荷瘤动物甲状腺功能，降低蛋白质的分解代谢，增强或保护骨髓干细胞；另一方面通过增强荷瘤机体单核巨噬系统的吞噬功能，促进脾淋巴细胞的增殖能力，提高血中的淋巴细胞数量等以增强机体的免疫功能，从这两个方面来调节荷瘤机体的生理生化功能，特别是免疫功能而发挥其抑瘤作用。

（三）促进肿瘤细胞分化

诱导癌细胞分化是肿瘤生物学中一个重要的研究领域。癌细胞在诱导分化因子的作用下，其恶性表型受到控制，甚至可逆转为正常细胞的基因表型，恢复某些正常功能。诱导分化剂在改变肿瘤生物学行为方面的研究已逐渐受到重视，而寻找高效低毒的诱导分化剂已成为肿瘤治疗的重要策略之一。

1. 葛根的促分化作用 葛根含异黄酮类（大豆苷元、葛根素）、葛根苷、三萜类、生物碱类等。葛根的有效成分 S86019 是一种有效的 HL-60 细胞分化诱导剂，另一有效成分大豆苷元则可抑制 c-myc 及 c-myb 表达，促进 c-fos 表达。大豆苷元抑制黑色素 B16 细胞的增殖，它可诱导小鼠黑色素瘤 B16 细胞的分化。

2. 乳香的促分化作用 其主要成分乙酰乳香酸（Bc-4）可明显诱导 HL-60 细胞分化。

3. 人参的促分化作用 人参皂苷有诱导白血病细胞及某些肿瘤细胞分化的作用，可诱导 HL-60 细胞向单核-巨噬细胞系分化，诱导 K562 细胞生成血红蛋白，使 U937（人单核白血病细胞株）向单核-巨噬系分化。

4. 丹参的促分化作用 人宫颈癌 ME180 细胞经丹参酮作用后形态趋向良性分化，丹参酮还对 c-myc、H-ras 癌基因的表达具有明显的抑制作用。c-myc 为核癌基因，其基因产物为 DNA 结合蛋白，可参与细胞增殖的调控；H-ras 基因产物 p21 可介导生长因子及其受体的信号传导，当它们被激活后可使细胞发生恶性转化导致癌变。丹参酮可通过对 c-myc、H-ras 癌基因转录表达的抑制作用，从而抑制细胞的增殖，促进细胞的分化。

此外，三尖杉碱、苦参、熊胆、巴豆、猪胆汁酸等亦对白血病细胞有促分化作用，灵芝、榄香烯对腹水型肝癌细胞亦显示一定的促分化作用。

（四）抗突变

1. 大蒜 大蒜中含硒、锗等微量元素，其生物活性物质有二烯丙基一硫化物、二烯丙基二硫化物和二烯丙基三硫化物，后者称大蒜新素。硒及大蒜新素有抗癌作用，硒可促进瘤细胞分化，大蒜新素能抑制、杀伤胃癌细胞。大蒜中所含硫化物能竞争性地结合亚硝酸盐，阻断致癌物亚硝胺的合成，抑制亚硝胺的合成和吸收。大蒜还可刺激体内干扰素的生成，促进 cAMP 的生成和增强免疫功能，从而起防癌抗癌作用。

2. 山楂、杏仁 其提取液对黄曲霉毒素 B_1 等致突变物质的致突变性有抑制作用。

3. 枸杞子 能提高 DNA 损伤后的修复能力，在突变试验中发现枸杞子有抗突变作用。枸杞子水提液具有拮抗致癌物苯并芘使 DNA 链断裂的作用。

4. 甘草 甘草水提物具有拮抗苯并芘致 DNA 链断裂的作用，甘草有效成分甘草次酸能抑制苯并芘、2－氨基芴、黄曲霉毒素 B_1 等致癌物质的致突变作用。

5. 冬虫夏草 虫草菌丝对2,7－二氨基芴的致突变作用有很强的抑制作用。

另外，绞股蓝、大枣、党参、鹿茸、茯苓、丹参、女贞子、半枝莲、蛇床子、柴胡、大黄、牡丹皮、牡丹草、菊花、黄芪、白术以及六味地黄汤(丸)亦均有报道具有抗突变作用。

三、特色疗法

针灸疗法的镇痛及免疫调节作用，早已被实验及临床研究所证实。除此之外，相信还有其他一些作用使针灸疗法在肿瘤治疗中占有一席之地，不能因此治法简单而忽略之。

内病外治有其理论基础，《理瀹骈文》指出："外治之理即内治之理，外治之药亦即内治之药，所异者法耳。医理药性无二，而法则神奇变幻。"内病外治已应用于癌痛、恶性积液等方面，也有部分直接外敷治疗肿瘤的报道，但应用方法有待扩展（外治法如贴、涂、熨、熏、闻、浴、灌、纳、导、刮等的应用)，基础与临床研究也有待加强。

食疗是中医又一特色疗法，某些食物的药用效果是不容忽视的，仅以补法而言，中医即有"药补不如食补"的古训。食疗与辨证论治相结合，在肿瘤的治疗上会使防治与康复融为一炉。

其他如推拿、气功等对肿瘤的治疗亦会提供有力的帮助。

第八节 中、西医治疗评述

一、西医治疗

随着医学科学的不断发展，应该说西医肿瘤学已经有了一个比较完整的理论体系，临床疗效也在不断提高。以手术、放疗、化疗、生物治疗等为主要内容的综合治疗不断更新，亦促进了肿瘤学的发展。以肿瘤内科为例，近些年来由于作用机制新颖的几种抗癌药，特别是抑制微管蛋白解聚的紫衫类和拓扑异构酶Ⅰ抑制剂喜树碱衍生物的问世，以及多药耐药基因的研究，生物治疗取得的一定的成功和基因治疗的应用等，使得内科治疗更加丰富多彩。人们对影响疗效的内在因素——肿瘤细胞免疫和抑癌基因等的认识也越来越深入，在辅助治疗如造血因子的输注和解决化疗引起的严重呕吐及化疗剂量的掌握、化疗后病人骨髓抑制和内在抗病能力的恢复等方面也积累了一定的经验，使得治疗更为合理。肿瘤的各个领域所取得的成果，如分子生物学研究、单克隆抗体、化学预防、抗肿瘤药的调节、基因治疗以及新药的研究，都必然会涉及和促进临床的进展。

但目前的西医治疗尚存不足，如手术、放疗作为一种局部治疗难以彻底解决肿瘤对人体的整体侵害，而且还存在一些不良反应；作为全身治疗的化疗则存在着选择性抑制作用不强，全身用药毒性较大，生物反应调节剂的研究尚需深入，其作用、给药方法和临床指征都有待进一步确定等问题。

二、中医治疗

中医学中虽然有许多关于肿瘤治疗的内容，但均散在于历代文献中，有待发掘整理，而现代肿瘤学的某种肿瘤，仅仅属于中医学中某种病的范畴，不等同于某种病证，这又给整理和提高带来一定的难度，而且在临床研究方面，科学性、规范性也需进一步加强。因此，中医肿瘤学的基础与临床研究尚有许多工作要做，任重而道远。

（一）中医治疗的长处

1. 整体观念指导下的整体调整　人体是一个密切联系的有机整体。肿瘤的初起可能始于局部，但这些局部疾病的发展进程必然受整体的制约，而且随着疾病的进展也必然影响着整体。中医对肿瘤的治疗着眼于从整体论治，标本兼顾，运用祛邪、扶正两大法则，既注意清除、回避外在致病因素（邪气），更重视调动和提高人体自身的抗癌能力（正气），即调节机体内环境，增强机体免疫作用，其中尤其着重调动积极的心理、情志在防治疾病中的作用，充分体现了人体机能的整体观、人与自然的统一观（天人合一）及形神合一的整体观念。

2. 辨证论治指导下的个体化治疗　由于病人年龄、体质有差异性，因此治疗肿瘤的策略、用药剂量、疗程也不同，同病异治，异病同治，因人、因时、因地制宜，根据患者病种、病情、机体状况开方配药，随证加减，这是中医治疗肿瘤的一个特色——在强调整体的前提下，突出每个病人的特点。

3. 具有特色的免疫调节　免疫功能损伤是导致感染、疾病复发的原因之一。大量的临床与实验资料表明，中药具有很好的免疫调节作用。这种调节又具有双向性的特点，使得其在这一领域可大显身手。当然，中药调节免疫的特异性以及调节幅度尚有待通过基础与临床研究进一步深入探索。

4. 对放、化疗等西医治法的减毒增效　大剂量化疗药物导致脏器损害、骨髓抑制已被医界公认。因此，如何降低化疗药物用量、增加临床疗效、降低毒性反应已成为当前临床探索的热点。有资料证明，许多中药具有明显的增效与减毒作用。例如，清热解毒、活血化瘀中药可增加化疗药物的敏感性；益气养阴、健脾和胃、疏肝解郁等中药可降低化疗的毒副作用。对放、化疗的减毒增效作用，中药也有好的苗头。

5. 特色疗法丰富了治疗手段　中医学有自己独有的和独具特色的一些疗法，目前多称之为“特色疗法”。如针灸疗法、内病外治疗法、食物疗法、推拿疗法、气功疗法等，在肿瘤的治疗中有一定的作用，其进一步的应用及研究将会丰富肿瘤的治疗手段。

6. 对晚期肿瘤的治疗凸显长处　对于不能手术、放疗、化疗的晚期肿瘤患者，西医学的姑息和支持疗法侧重在减少病人痛苦方面。越来越多的资料证明，中医药的治疗不仅可以减轻病人痛苦而且可以使不少病人长期带瘤生存，虽然这方面的临床研究尚待进一步深化，但它的积极治疗作用却是不容忽视的。

7. 康复治疗具有特色 癌症的康复治疗涉及面广，可以说是一个系统工程，康复治疗的效果之一即是防止肿瘤的复发和转移，中医学中康复治疗的内容十分丰富，其与养生学的结合将使康复治疗更加生动活泼。

（二）中医治疗的不足

1. 基础理论研究应深化 目前的理论研究多集中在一些中医治则或中药的作用方面，这显然是不够的。许多基础理论研究亟待加强，如肿瘤治疗中“证”的研究，就是一个值得重视的课题，需要融中医学、西医学及其他自然科学领域（如数学等）等的知识于一体，多学科协同，以丰富“证”的含义，从而提高辨治水平。

2. 抗肿瘤中药的研究应现代化 中医药现代化的首要问题是提高疗效，其中，中药的现代剂型研究是实现中医疗效现代化的一个要素。从中药中提取有效成分，如从青黛中提取靛玉红、从马蔺甲中提取马蔺甲素、从山慈菇中提取秋水仙胺、从喜树中提取喜树碱等，用现代的技术手段探讨中药防治肿瘤的机制，必将为中医药治疗肿瘤开辟广阔的应用前景。但这方面的研究尚应注意两个问题：一是单药的研究应和复方的研究相结合，特别应重视复方方面的研究；二是中药的研究如何与辨证论治相结合，而这方面恰恰是一个难点，也是被忽视的内容。

3. 临床研究应进一步规范化、系统化 目前中医肿瘤临床虽然取得了不少成果，但尚缺乏规范化、系统化和多中心的临床研究，应当加强这方面的工作，以利于成果的确认和推广应用。

三、中西医结合治疗

治疗肿瘤的最佳方案是综合治疗，而综合治疗的最佳选择是中西医结合治疗，要实现高质量的中西医结合，至少要进行以下几方面的工作。

（一）找准中西医结合的切入点

中西医结合的关键是选择好切入点，掌握治疗最佳时机。如化疗前的中医扶正祛邪与西医支持治疗相结合，可以改善临床症状，稳定病情，为实施化疗方案创造有利条件。化疗期间应用中医药治疗可增加化疗药物敏感性，降低不良反应，克服多药耐药，为顺利完成化疗提供支持。化疗后重点应用中医药治疗可全面调整机体免疫功能，提高抗病能力，预防感染，消除残留病灶。总之，中西医结合治疗的最佳切入点和最佳时机要以人为本，体现社会价值，减轻患者与家庭负担，评估经济学指标，为每一位患者提供个体化的综合治疗方法。

（二）宏观与微观相结合

在肿瘤治疗方面，西医强调疾病获得完全缓解，中医则强调整体观念、辨证论治、注重临床症状的改善。中西医结合治疗应尽可能实现宏观与微观相结合。在评估微观指标的基础上，注重宏观症状的改善，特别是在疗效评估方面要高度重视临床证候学指标，建立中西医结合疗效评价体系。未来有可能在提高临床缓解率、改善患者生活质量、延长生存期等方面，中、西医达成更多的共识。

（三）建立新理论体系

由于中、西医理论体系不同，对病因病理、治疗机制等理论认识尚有些不同的表达。但临床实际中，病因病理、治疗机制方面，中、西医之间有许多相似之处，可以相互借鉴和融合。如西医遗传病因与中医先天因素有可能紧密联系起来，西医药物因素与中医饮食不节应结合起来阐述等。但是由于主观或客观原因，这些该结合的地方未能实现很好的结合。中西医结合治疗不仅仅是中医与西医治疗相加，重要的是从西医微观数字变化角度解释中医宏观化现象，从宏观化现象观察微观指标变化，从发展、创新角度建立中西医结合治疗的新理论体系。

当然要实现上述几点并非轻而易举，但是大量的中西医结合实践已经证明也并非高不可攀。以姑息治疗为例。WHO 1990 年将姑息处理定义为："对于不能治愈病人的积极整体照顾，包括疼痛和其他症状的控制，并着重解决病人心理学、社会学和心灵方面的问题。姑息处理的目标是使病人和家属得到最好的生活质量。在疾病的早期姑息处理的很多内容可以和抗癌治疗同时进行。"以后 WHO 又进一步将此定义补充解释为："姑息处理是把生死看作人生的自然过程，既不促进也不需后延，控制疼痛和其他给病人带来痛苦的症状，加入心理和心灵方面的照顾，提供支持，使病人可能生活到死亡来临；在整个过程对病人的家属提供支持使他们能面对现实和与亲人死别。"不难看出姑息治疗包含整体治疗，需多学科的综合处理，而上述的诸多方面都为中西医结合提供了结合点。

再如，西医、中医都重视肿瘤的心理治疗，而作为与心理治疗有密切联系的"七情"，中医的"七情致病"和"七情治病"观，将其看成了对立的统一体，具有中医特色，与西医有关内容相结合，就为心理治疗提供了结合点。

肿瘤治疗中一些难点的解决，为中西医结合提供了研究领域。如肿瘤化疗的多药耐药问题。西医开展了很多的实验与临床研究，但仍有许多问题有待解决。有资料表明，中药在抗多药耐药方面显示了较好苗头，如川芎嗪、汉防己碱、浙贝母碱、补骨脂乙素、三氧化二砷等中药单体成分在体外能够完全或部分逆转白血病多药耐药，其作用机制与降低多药耐药相关基因蛋白表达、增加耐药白血病细胞内抗癌药物浓度等有密切关系。克服多药耐药研究本身就给中西医结合提供了许多结合点。

找准中西医结合的切入点，深入细致地开展研究，就为宏观与微观的结合以及新理论的建立创造了条件。

第五章 肿瘤的综合治疗和规范化治疗

第一节 综合治疗

一、各种治疗方法的优缺点

肿瘤可以分为实体瘤（solid tumors）和血液系统恶性肿瘤（hematological malignancies）两大类，血液系统肿瘤又常被称为全身播散性肿瘤。迄今为止，人类尚未找到治疗肿瘤的特效方法，可以用于肿瘤治疗的方法很多，有手术、化疗、放疗、中医药治疗、免疫治疗、分子靶向治疗、内分泌治疗、基因治疗、激光治疗、光动力学治疗、冷冻治疗、加热治疗、介入治疗、局部酒精注射治疗和放射性核素治疗等。

根据各种治疗方法的作用原理和效果，肿瘤的治疗方法可以分为两大类：一类是全身性治疗方法，如化学治疗、生物治疗和中医药治疗等，这类治疗方法基本上是使用药物治疗的方法，肿瘤治疗药物通过口服或注射途径进入人体后，随血液循环广泛分布于全身器官和组织，对于全身播散性肿瘤和实体瘤的原发灶、转移灶和亚临床转移灶均有治疗作用；另一类是局部性治疗方法，如手术、放疗、激光治疗、射频治疗和冷冻治疗等，这类治疗方法仅对治疗靶区内的肿瘤病灶具有治疗作用。

手术、放疗、化疗、生物治疗和中医药治疗是当今我国治疗肿瘤的主要方法，他们的治疗原理和侧重点有所不同，都有其相应的临床适应证（表5-1），肿瘤的各种综合治疗模式基本上就是由这五种主要治疗方法为主构建起来的。激光治疗、射频治疗、冷冻治疗和介入治疗等也是治疗肿瘤的有效方法，各有其相应的临床适应证，应根据病人的具体情况加以合理选用，在肿瘤的综合治疗中占有一定地位。激光治疗、冷冻治疗和射频治疗等，主要适用于肿瘤局部病灶的消融治疗，可与手术、放疗和化疗等合理配合使用，具有一定的治疗效果。内分泌治疗主要适用于前列腺癌、乳腺癌和子宫内膜癌等与内分泌激素密切相关肿瘤的治疗。分子靶向治疗是近年来抗肿瘤药物研究的热点，其作用原理大多是调节和干扰细胞内的信号转导过程，从而达到抑制肿瘤细胞生长和增殖的作用及效果；目前可供临床使用的分子靶向药物种类尚不多，仅限于少数几种肿瘤的治疗，如利妥昔单抗适用于CD_{20}分子阳性的B细胞性淋巴瘤的治疗，曲妥珠单抗主要适用于HER-2/neu基因过度表达乳腺癌的治疗，伊马替尼（Imatinib，格列卫）主要适用于慢性粒细胞性白血病和胃肠道间质瘤的治疗，吉非替尼（Gifitinib，依丽萨）目前主要试用于非小细胞肺癌的治疗。基因治疗是从基因水平治疗肿瘤的生物治疗新技术，近年来试用于恶性黑色素瘤、肺癌和肾癌等的实验研究和临床试验研究，但由于肿瘤是一类多基因病，人类至今尚未能阐明肿瘤发生发展过程中各种基因变化的规律，加之基因治疗技术的复杂性，许多关键技术问题还有待解决，因此目前基因治疗的临床效果还不理想。

综上所述，由于肿瘤的治疗方法很多，各种治疗方法的作用原理和临床适应证也有很大不同，因此正确理解和掌握肿瘤各种治疗方法的优缺点，合理地选择使用，才能制定出正确的肿瘤综合治疗方案，取得最佳的治疗效果。

表 I-5-1　　手术、放疗、化疗、生物治疗和中医药治疗的优缺点比较

治疗方法	优　　点	缺点或失败原因	适　应　证
手　术	①以手术切除的方式治疗肿瘤，不存在肿瘤细胞的化疗耐药性和放射抗拒等缺点 ②最为有效的局部性治疗手段，对于没有局部扩散和远处转移的早期和中期肿瘤，常能起到治愈的效果	①对于亚临床转移灶无治疗作用，常会在术后出现复发和转移，使治疗失败 ②有些部位的肿瘤手术对机体损伤较大，如胸部肿瘤等；有些部位的肿瘤手术难度大，如鼻咽癌等	①用于肿瘤的诊断性手术 ②癌前疾病和癌前病变的预防性手术切除治疗 ③局限期肿瘤可行根治性手术，局部晚期和晚期肿瘤可行姑息性手术
放　疗	①有效的局部性治疗方法，对于局限的敏感性肿瘤具有较好效果 ②与手术和化疗配合使用，可以弥补各自的不足，起到相互协同和增效的作用，在综合治疗中占有重要地位	①对于亚临床转移灶无效，常会导致治疗失败 ②肿瘤细胞的放射抗拒现象使得治疗无效 ③放疗的剂量限制性毒性和远期毒性，常限制放疗剂量的提高	①局限期敏感肿瘤的根治性放疗 ②局部晚期肿瘤的同时放化疗 ③晚期肿瘤的姑息性放疗和减状放疗
化　疗	①目前最为有效的全身性治疗方法，对于全身播散性肿瘤和实体瘤的原发灶、亚临床灶和转移灶均有治疗作用 ②与手术和放疗合理配合使用，可起到相加或协同增效的效果，从而提高肿瘤的远期治疗效果和治愈率	①肿瘤细胞的原发和继发性耐药，常会导致化疗失败 ②一级动力学杀伤特性，不能消灭全部肿瘤细胞，常会导致复发 ③大多数抗癌药是“细胞毒”的作用原理，药物的选择性差，毒副作用较大	①术前或放疗前的新辅助化疗 ②肿瘤根治术后的辅助治疗 ③晚期肿瘤和复发肿瘤的治疗 ④亚临床转移灶的治疗 ⑤白血病等全身播散性肿瘤的治疗

治疗方法	优　点	缺点或失败原因	适 应 证
生物治疗	①全身性治疗方法，以提高肿瘤病人自身的抗肿瘤免疫能力为基本治疗原理 ②生物学治疗的概念甚广，包括免疫治疗、基因治疗、分子靶向治疗等，毒副作用比化疗小 ③零级动力学杀伤特性，理论上可以杀死最后一个肿瘤细胞	①肿瘤细胞是从机体的正常细胞转变而来的，不属于严格意义上的“异己”细胞，对于机体已经产生免疫耐受的肿瘤，免疫治疗常无效 ②许多肿瘤尚未找到明确而实用的特异性肿瘤抗原，常难以取得明显的疗效，基本上还处于实验研究阶段	①免疫治疗适用于毛细胞性白血病、恶性黑色素瘤、肾癌等与免疫密切相关的肿瘤的治疗 ②分子靶向治疗适用于某些类型的白血病、乳腺癌、淋巴瘤等的治疗
中医药治疗	①侧重于从整体和功能的角度治疗疾病过程中出现的各种病理过程 ②个体化的辨证治疗模式：同病异治、异病同治 ③用于晚期肿瘤的治疗具有优势，可以提高病人的生活质量	①对于肿瘤治疗的靶向性差，主要是整体性的功能调节作用 ②抑制和杀伤肿瘤细胞的作用强度相对较弱，近期疗效较差，治疗后肿瘤体积缩小常不明显	①癌前疾病和癌前病变的阻断性治疗 ②可与各种西医治疗方法配合使用，适用于各期肿瘤的辅助治疗 ③晚期肿瘤的主要治疗方法之一

二、综合治疗的概念

肿瘤的治疗目前已经进入了综合治疗的时代，临床实践证明现阶段采用任何单一的治疗方法都常难以取得最佳的效果。因此，除一些早期肿瘤和个别特殊类型的肿瘤以外，绝大多数肿瘤的治疗原则是综合治疗。综合治疗（multimodality therapy）是指根据病人的机体情况、肿瘤的病理类型、侵犯范围（病期）和发展趋势，有计划地、合理地应用现有的治疗手段，以期较大幅度地提高肿瘤治愈率、延长生存期、提高病人生活质量。

三、综合治疗的模式

肿瘤的综合治疗模式有多种，临床应用时应根据病人的全身情况和病人所患肿瘤的具体情况，合理选用适当的综合治疗模式，以求取得最佳的治疗效果。

（一）可以手术切除的局限期实体瘤

1. 手术 + 辅助治疗的综合治疗模式　这种模式是最为经典、目前仍最常使用的肿瘤综合治疗模式。其基本的治疗策略是临床确诊为早期和中期肿瘤后，首先进行根治性手术切除肿瘤，术后根据手术情况和病理检查结果等合理选用化疗、放疗、生物学治疗和中医药治疗等进行综合治疗，以消灭体内可能存在的亚临床转移灶，巩固手术治疗效果，以最终达到治愈目的。该模式适应于大多数早期和中期实体瘤的综合治疗，一般来说，临床确诊为早期和中期的乳腺癌、胃癌、食管癌、大肠癌、非小细胞肺癌、宫颈癌等都常使用这种综合治疗模式。乳腺癌是这种综合治疗模式一个成功的范例，临床确诊为早期或中期乳腺癌后，首先选用改良根治性手术等手术方式切除乳腺癌的原发灶和腋窝淋巴结等，术后根据手术情况、月经状态、激素受体测定结果和病理检查结果等合理选用内分泌治疗、化疗、放疗、分子靶向治疗和中医药治疗等进行综合治疗，以消灭体内可能存在的亚临床转移灶，最终达到治愈效果。目前的研究表明，乳腺癌术后如果具有腋窝淋巴结转移、肿瘤直径大于1cm、低分化癌、血管癌栓和淋巴管癌栓等其中一项或多项时，就应考虑在术后使用内分泌治疗、化疗、放疗或分子靶向治疗等进行综合治疗，早期和中期乳腺癌采用这种综合治疗模式的5年生存率约为60%～90%。

2. 新辅助化疗和/或放疗 + 手术的综合治疗模式 这种模式的基本治疗策略是临床确诊为肿瘤后，先进行一定时间的化疗和/或放疗后再进行手术，术后根据手术情况和病理检查结果等进一步合理选用化疗、放疗、生物治疗和中医药治疗等综合治疗，以争取达到治愈效果。该模式的适应证主要有两类：第一类是局部接近晚期的肿瘤，这类肿瘤确诊后由于肿瘤的原发灶肿块体积较大，或者已经有区域淋巴结转移等情况，直接进行手术切除难度较大，远期效果不理想，常首先进行2～3周期的化疗和/或一定剂量的放疗，待肿瘤体积缩小、区域淋巴结转移得到有效控制后再进行手术，术后根据病人的具体情况进一步合理选用化疗、放疗、生物治疗和中医药治疗等进行综合治疗。如临床确诊为乳腺癌、非小细胞肺癌、胃癌、食管癌、大肠癌等的病人，存在有肿瘤体积较大、局部侵犯较重或淋巴结转移较明显等其中一项或多项时，都常采用这种综合治疗模式。第二类是一些局部和全身播散倾向较强的肿瘤，如骨肉瘤、小细胞肺癌和卵巢癌等，早期就常有明显的局部扩散和/或远处的亚临床转移灶，确诊后直接进行手术切除的远期效果不好，5年生存率较低，因此常首先进行一定时间的化疗和/或放疗，待肿瘤的原发灶和亚临床转移灶得到有效控制后再进行手术，术后根据病人的具体情况进一步合理选用化疗、放疗、生物治疗和中医药治疗等进行综合治疗。这种综合治疗模式一个较成功的范例是骨肉瘤。骨肉瘤采用这种综合治疗模式的效果比确诊后直接进行手术切除的疗效有所提高，5年生存率约为40%。

（二）不宜手术切除的局部晚期和晚期实体瘤

1. 以化疗和放疗为主的综合治疗模式 这种模式的基本策略是临床确诊为局部晚期肿瘤后，以化疗和/或放疗为主要治疗方法，合理选用射频治疗、激光治疗、冷冻治疗、生物治疗和中医药治疗等进行综合治疗，以争取获得最佳的近期疗效、最长的病人生存时间和最高的病人生活质量。其主要适应证是不能手术切除的局部晚期实体瘤，如局部晚期的小细胞肺癌、非小细胞肺癌、乳腺癌、胃癌和食管癌等。由于这类肿瘤在确诊时已经侵犯大血管和周围重要组织器官，或者有严重的区域淋巴结转移等情况，不能进行手术治疗，故而采用化疗和/或放疗为主的综合治疗模式。如局部晚期食管癌侵犯主动脉、气管、胸椎等重要组织器官时，难以进行手术切除，就常选用以化疗和放疗为主的综合治疗模式。近年来，较多证据表明不能切除的局部晚期非小细胞肺癌、小细胞肺癌、胃癌和乳腺癌等肿瘤采用同时放化疗的效果要优于化疗和放疗分开或交替进行的效果，因此，如果病人可以耐受同时化疗和放疗的毒副反应时，应多考虑使用同时化疗和放疗的治疗策略；如果病人不能耐受同时化疗和放疗时，可以选用化疗、放疗序贯和交替进行的治疗策略，可以采用先化疗后放疗，或者化疗+放疗+化疗的“夹心”治疗策略。如尤文肉瘤是一种恶性程度很高的肿瘤，常早期就有远处器官的转移，手术治疗的远期效果不理想，同时，又由于这种肿瘤对于放疗和化疗非常敏感，因此确诊后常采用同时化疗和放疗的综合治疗模式。另外，对于高龄病人、主要脏器功能受损、不能耐受手术治疗或由于其他原因不愿手术的早期和中期肿瘤也可以采用这种综合治疗模式。

2. 以化疗为主的综合治疗模式 这种综合治疗模式的基本策略是临床确诊为晚期肿瘤后，在使用化疗控制原发灶、转移灶和亚临床转移灶的基础上，根据病人的具体情况，合理选用放疗、生物治疗、中医药治疗、射频治疗、冷冻治疗等进行综合治疗，以最大限度地延长病人生存时间、提高病人生活质量。病人有明显的骨转移疼痛时，可以使用局部放疗和放射性核素治疗以减轻疼痛症状；病人出现食欲减退、明显乏力等症状时，可以使用中医药进行治疗以改善病人身体状况；当病人营养条件差时，可以使用营养支持治疗等。这种综合治疗模式的适应证是全身多处转移和术后复发转移的各种晚期肿瘤。虽然该模式的主要治疗目的是延长病人生存时间、提高病人生活质量，但对于有些肿瘤也可以取得一定的长期生存率，如Ⅳ期乳腺癌采用这种综合治疗模式的5年生存率约为18%，广泛期小细胞肺癌采用该模式的5年生存率约为5%。

3. 以中医药治疗为主的综合治疗模式 该模式是在使用中医药治疗为主的基础上，合理配合使用单药化疗、局部放疗和其他对症支持治疗等进行综合治疗，以抑制肿瘤细胞的生长繁殖，控制肿瘤的发展速度，调节机体的健康功能状态，纠正肿瘤引起的异常病理生理过程等，最终达到延长晚期肿瘤病人生存时间、提高生活质量的目的。其主要适应证主要有两类：第一类是经过使用以化疗为主的西医综合治疗一段时间后，疗效评价为无效，或者由于化疗毒副作用较大，病人难以耐受或拒绝进一步化疗的晚期肿瘤，因为在这种情况下，继续使用化疗等具有较大毒副作用的西医治疗方法，病人不仅难以从治疗中受益，而且过度的化疗还可能会损伤机体的正气，引起机体的阴阳平衡失调和脏腑功能失常，降低病人的生活质量等，权衡利弊，应当选用中医药治疗方法。如晚期非小细胞肺癌的化疗效果较差，近期有效率约为30%，这种事实表明大约有70%的晚期非小细胞肺癌病人难以从化疗中获得明显益处，因此，在临床确诊为晚期非小细胞肺癌后，如果经过2~3周期的化疗后证明是属于化疗不敏感的肿瘤，就不应无选择性盲目进行二线和三线试验性化疗，对于这些非小细胞肺癌病人选用中医药治疗，会取得更好的治疗效果。第二类适应证是因年龄较大、体质差或重要脏器功能受损等原因难以耐受常规剂量的联合化疗、放疗的晚期肿瘤。这种情况时，肿瘤可能会对化疗和放疗等具有一定的敏感性，因此，可以在使用中医药治疗为主的过程中，根据病人的具体情况，合理选用其他治疗方法以达到提高疗效、减轻病人痛苦的效果。如合理配合使用低强度化疗，口服单药化疗药、较低剂量化疗药或选用毒副反应很小的化疗药物等，以增强中医药抑制肿瘤细胞生长繁殖的作用和效果，提高疗效；合理配合使用放疗，以增强中医药治疗的效果或减轻病人的症状等。

（三）血液系统肿瘤

与实体瘤不同，白血病是一种全身播散性肿瘤，其基本临床病理特征是白血病细胞弥漫浸润全身各脏器和组织，从而引起全身性的各种病理变化和临床表现。除白血病以外，多发性骨髓瘤和恶性淋巴瘤等也常具有全身播散性的倾向。这类肿瘤应采用化疗、免疫治疗、分子靶向治疗和中医药治疗等全身性治疗方法。一般来说，手术、放疗等局部治疗方法对这类全身播散性肿瘤的临床实际应用价值较小，如放疗仅用于白血病、多发性骨髓瘤等的局部浸润性病灶的控制和治疗，手术在淋巴瘤中的实际应用价值主要是进行淋巴结活检诊断术和残余病灶的补充性切除治疗等。血液系统肿瘤的综合治疗模式主要有：

1. 以高剂量化疗和骨髓移植治疗为主的综合治疗模式　这种模式是在使用高剂量化疗或全身放疗有效地杀灭肿瘤细胞的基础上，进行骨髓移植或外周造血干细胞移植，重建机体的造血功能，以争取达到治愈肿瘤的效果。该模式目前主要适用于白血病、淋巴瘤等的治疗，可以治愈部分病人。儿童急性淋巴细胞性白血病采用这种治疗模式后的治愈率约为30%，高度恶性淋巴瘤采用这种综合治疗模式的治愈率也有提高。虽然小细胞肺癌、睾丸肿瘤、乳腺癌等实体瘤也有使用这种综合治疗模式的临床试验研究，但近年来的研究结果未能显示出实体瘤采用这种治疗模式的长期生存优势，所以在实体瘤中的临床研究渐少。

2. 以生物治疗为主的综合治疗模式　广义的肿瘤生物学治疗的含义很广，可以包括免疫治疗、分子靶向治疗和内分泌治疗等在内的许多治疗方法。长期以来，生物学治疗大多作为肿瘤的辅助治疗方法，但由于近年来新的肿瘤分子靶向治疗药物的不断问世，以及相关临床治疗经验的积累，目前以生物学治疗为主的综合治疗模式也逐渐引起肿瘤学界的重视。这种综合治疗模式目前仅适用于少数肿瘤的治疗，如甲磺酸伊马替尼主要适用于慢性粒细胞性白血病的治疗，干扰素适用于毛细胞性白血病的治疗等。但随着分子靶向治疗药物的开发和进展，这种综合治疗模式也将逐渐用于实体瘤的临床治疗。

第二节　中西医结合治疗

中西医结合是具有中国特色的肿瘤诊治方法，临床实践表明中西医结合是现阶段诊治肿瘤最为有效的方法，因此，科学理解和正确认识中西医结合诊治肿瘤的学科优势和增效原理，熟练掌握中西医结合诊治肿瘤的基本原则，对于提高肿瘤的临床治疗效果具有十分重要的意义。

一、中西医结合的学科优势和增效原理

中医学偏重于从整体和功能的原理和角度去研究和认识人类的疾病过程，对于人类疾病过程研究和认识的基本单位是证，辨证论治是其诊治疾病的基本模式；西医学则偏重于从微观和结构的原理和角度去研究和认识人类的疾病过程，对于人类疾病过程研究和认识的基本单位是病，辨病治疗是其诊治疾病的基本模式。根据医学模式的唯一性原理和病与证的统一性原理，病与证都是对于人类疾病过程的认识和反映，将中西医的病、证辨治观有机地结合，将具有学科的明显优势。

在现代医学理论与实践中，人类疾病的综合诊断可以分为病因学诊断、病理解剖学诊断

和病理生理学诊断三类。如肺炎双球菌引起的大叶性肺炎并发感染中毒性休克的综合诊断是：肺炎双球菌性肺部感染（病因学诊断）、大叶性肺炎（病理解剖学诊断）和中毒性休克（病理生理学诊断）。与疾病的综合诊断相对应，人类疾病的治疗可以分为病因学治疗、病理解剖学治疗和病理生理学治疗三类。

病因学诊断是人类疾病综合诊断中的重要内容。疾病的病因学诊断是不同疾病间相互区别的基本特征之一，不同的致病因素常可以引起不同种类的疾病。病因学治疗是西医治疗疾病的一类基本方法，可以从病因学的原理和角度消除疾病的发生和发展，如果某种疾病的病因单一而且明确，就可能和比较易于进行病因学治疗，也可能会取得较好的效果，如细菌感染性疾病使用抗生素治疗即是属于特异性的病因学治疗。由于肿瘤的确切病因和发病学机理至今尚不明了，目前认为是多病因综合致病，因此，在现阶段的肿瘤综合诊断中不仅常缺乏病因学诊断的内容，也缺乏行之有效的肿瘤病因学治疗方法。

病理解剖学诊断是当今西医诊断疾病的优势，它是根据疾病过程中出现的器官、组织、细胞的异常细胞形态和组织结构等病理学特征诊断疾病，如炎症、肝硬化、肿瘤等都是属于病理解剖学诊断。病理解剖学治疗是采用手术、物理学和化学等原理直接破坏和消除治疗靶区内组织，针对人类疾病过程中出现的最终病变和明显结果进行靶向治疗的一类治疗方法，如消化性溃疡病使用手术直接切除溃疡病灶，冠心病使用激光消融动脉内的粥样硬化斑块等都是属于病理解剖学治疗的范畴。肿瘤的手术、放疗、化疗、激光治疗和射频治疗等都是以肿瘤细胞为靶点、以杀死杀伤肿瘤细胞为主要目标的一类治疗方法，也属于病理解剖学治疗的范畴。在肿瘤缺乏特异性的病因学治疗和有效的病理生理学治疗方法的情况下，病理解剖学治疗是目前西医治疗肿瘤的一类主要方法。

病理生理学诊断反映的是人类疾病过程中出现的各种病理生理学变化，它侧重表现了疾病过程中机体内环境的自稳态平衡和脏器功能态的变化及其规律。病理生理学治疗是西医治疗疾病的一种基本策略，它是指通过使用某种(些)药物或治疗方法，从不同的靶点和环节干扰和调节疾病过程中出现的各种病理生理学变化，从而达到治疗疾病、缓解病情的作用和效果。病理生理学治疗是当今西医治疗病因不明性疾病和多基因病的一类重要方法，如高血压病的抗高血压药物治疗、休克的抗休克药物治疗、弥漫性血管内凝血的抗凝药物治疗和水肿的利尿药物治疗等。目前西医对于人类疾病过程中出现的许多基本病理过程和综合征已经有了较多认识，这些基本病理过程大多都有某种明显的临床特征和实验室指标改变，如炎症、水电解质平衡紊乱、酸碱平衡失调、休克、心功能衰竭和肾功能衰竭等。但由于西医研究和认识人类疾病过程模式的局限性和阶段性，现阶段对于人类疾病发生发展过程中出现的以机体内环境平衡失调为基本特征的一类慢性病理生理过程尚缺乏足够的认识，所以目前在疾病的综合诊断中不仅常没有病理生理学诊断的内容，也常缺乏有效的病理生理学治疗方法。

日益增多的事实表明中医证的诊断和治疗与西医病理生理学诊断和治疗十分符合，因此，中西医结合诊断和治疗肿瘤不仅可以完善肿瘤的综合诊断，而且可以指导肿瘤的病理生理学治疗。即现阶段中西医结合诊断肿瘤可以在西医病理解剖学诊断的基础上，加上中医证的诊断（病理生理学诊断）；中西医结合治疗肿瘤可以将西医病理解剖学治疗（手术、化疗、放疗和激光治疗等）与中医辨证论治的病理生理学治疗有机结合。中西医结合治疗肿瘤协同增效的基本原理：西医使用手术、放疗、化疗等各种治疗方法消灭肿瘤细胞以祛邪，可以取得治疗肿瘤的近期客观疗效和远期疗效；中医使用辨证论治纠正肿瘤发生发展过程中体内出现的各种异常病理生理过程、恢复机体的阴阳平衡状态，在提高病人的生活质量和远期疗效上具有优势，二者相加，不仅取得了肿瘤治疗的近期疗效，也提高了远期疗效和改善了病人的生活质量。现以肺癌为例说明中西医结合诊断和治疗肿瘤的学科优势。目前肺癌的综合诊断常仅有病理解剖学诊断的内容，如中心型肺癌和周围型肺癌的大体形态诊断、小细胞肺癌和非小细胞肺癌的病理组织学诊断等，而没有病理生理学诊断的内容。但实际上，一个病人患肺癌以后，肺癌细胞在体内的生长繁殖和代谢可以给机体造成多方面的影响：肿瘤直接压迫周围器官和组织可以引起这些器官和组织的功能障碍，从而可以引起一系列的症状和病理学变化；肿瘤细胞的生长需要摄取机体的营养，可以引起蛋白质代谢负平衡的异常状态和体重减轻；肿瘤细胞分泌一些异位内分泌激素、促凝血因子和免疫抑制因子等活性物质，可以在体内引起一系列的病理生理学变化，如血液黏稠度增高、血栓形成、免疫功能降低、内分泌激素功能失常和脏器功能失调等。中西医结合诊断肺癌可以在西医肺癌病理解剖学诊断的基础上，加上中医证的病理生理学诊断，如阴虚证、气虚证、气阴两虚证、气滞血瘀证和痰证等；中西医结合治疗肺癌可以在使用各种西医治疗方法抑制或杀死肺癌细胞的同时，使用中医辨证论治调节和纠正病人体内出现的各种异常病理生理过程，从而起到相互协同和增效的作用，如病人表现为阴虚证时使用滋阴的治则进行治疗，病人表现为气虚证时使用补气的治则进行治疗，病人表现为气阴两虚时使用补气养阴的治则进行治疗等。由此可以看出中西医结合治疗肺癌，不仅更好地抑制和杀伤了肺癌细胞，也改善了病人的生活质量，提高了远期疗效，从而使病人的总体治疗效果提高。长期的临床实践表明，中西医结合治疗肺癌确实可以提高治疗效果。

二、中西医结合在肿瘤治疗中的作用和效果

肿瘤治疗的基本原则是综合治疗，中西医结合治疗实际上是属于综合治疗的范畴，在临床上具有非常广泛的用途。中西医结合治疗可以起到相互补充和协同增效的作用。

（一）中医药与手术配合使用

手术是目前治疗大多数实体瘤最为有效的局部性治疗方法，它以直接切除的方式治疗肿瘤，不存在肿瘤细胞对抗癌药的耐药和放疗的放射抗拒等现象，对于没有扩散的早期肿瘤和中期肿瘤通过手术治疗或以手术为主的综合治疗常可以获得治愈效果。但手术也有一些缺点和不足，如对于远处转移的亚临床转移灶无治疗作用，许多肿瘤根治术后还常会出现复发和转移，从而导致治疗失败；手术对于机体亦有一定的损伤，常会损伤病人的正气和降低免疫功能，导致机体的脏腑功能失常、阴阳平衡失调等。中医药与手术合理配合不仅可以弥补手术治疗的不足，而且还会巩固手术治疗效果，降低肿瘤术后复发率。

中医药与手术配合治疗肿瘤常以扶正培本、调理脾胃和滋补肝肾等为主要治则。根据病人的正气（气、血、阴、阳）亏虚和邪气（痰浊、瘀血、气滞）盛衰情况，进行辨证论治，选用相应的方药进行中西医结合治疗，可以起到以下治疗作用。

1. 改善病人的一般情况 对于身体虚弱、一般情况较差的肿瘤病人，在手术前使用扶正培本和提高免疫功能的中药可以改善病人的一般情况、提高免疫力、增强病人对手术的耐受力，为手术治疗创造有利条件。由于手术常会对机体产生不同程度的损伤，经过手术的肿瘤病人常因手术创伤、术中失血过多等原因引起身体虚弱、纳差、易感冒和免疫功能降低等，因此，在术后据证使用扶正培本、健脾和胃和滋补肝肾等治则的中药，可以调理病人的脾胃功能，增强食欲，提高免疫功能，加快病人的术后恢复过程，为病人进行术后化疗、放疗等创造有利条件。

2. 预防和治疗手术后的并发症 临床实践表明对于肿瘤病人手术后的许多并发症，使用中西医结合治疗方法可以起到单独西医治疗难以取得的治疗作用和效果。如有些肿瘤病人手术后的切口发生慢性感染，长期难以愈合，西医使用抗生素治疗效果不明显，合理使用清热解毒、祛腐生肌等治则的中药有时可以起到很好的效果。有些肿瘤病人术后出现长时间的低热、身体虚弱症状，使用抗生素治疗也无明显效果，合理使用益气养阴、清热解毒等治则的中药常能取得很好效果。腹部肿瘤病人术后合理配合使用健脾理气、活血化瘀等治则的中药，可以加快术后的肠道通气、预防和减轻肠粘连。

3. 巩固手术治疗效果、提高远期疗效 由于恶性肿瘤具有可转移的特性，许多肿瘤病人在进行根治性手术后还会出现复发和转移，成为手术治疗失败的重要原因。研究表明有些肿瘤手术后合理选用扶正祛邪等治则的中药治疗，可以巩固手术治疗效果、提高远期疗效和长期生存率。如胃癌手术后使用健脾益肾等扶正中药可以降低胃癌术后的复发和转移，提高远期疗效。

（二）中医药与化疗配合使用

化疗是一种有效的全身性治疗方法，广泛适用于白血病等血液系统肿瘤的治疗，用于实体瘤的治疗，对于实体瘤的原发灶、亚临床转移灶和转移灶均有治疗作用。化疗与手术、放疗等合理配合使用，可以起到协同增效的作用和效果，在肿瘤的综合治疗中占有重要地位。但是化疗也有其一些明显的缺点和不足，如大多数抗癌药是以“细胞毒”的作用机理治疗肿瘤，药物的选择性较差，毒副作用较大；抗癌药物的Ⅰ级动力学杀伤特性，难以杀灭全部肿瘤细胞，以及肿瘤细胞对于抗癌药的原发性和继发性耐药等都会导致治疗失败。中医药与化疗合理配合不仅可以减轻化疗的毒副反应，而且还可以提高肿瘤的远期疗效。

中医药与化疗配合使用治疗肿瘤的常用治则是补气养血、降逆止呕、健脾和胃、滋补肝肾等。中医药与化疗配合使用可以起到以下治疗作用。

1. 减轻化疗的毒副作用 如化疗前后和化疗过程中配合使用补气养血、健脾益肾等治则的中药，可以在一定程度上防治化疗药物引起的白细胞减少、贫血和血小板减少。恶心、呕吐和腹泻等消化道反应是化疗过程中经常出现的毒副反应，不仅降低了病人的生活质量，也常使病人对化疗产生畏惧心理，化疗前后和化疗过程中使用降逆止呕、调理脾胃等治则的中药可以防治化疗引起的恶心、呕吐和腹泻等胃肠道反应，提高病人的生活质量。化疗过程中合理配合使用解毒泻火、养阴清热等治则的中药也可以较好地防治化疗引起的口腔黏膜炎等。

2. 协同增效、提高肿瘤的远期疗效 化疗是治疗晚期肿瘤的主要方法，但目前大多数晚期肿瘤化疗的远期效果并不理想，中医药与化疗合理配合使用，可以提高一些肿瘤的远期疗效、延长病人的生存时间。如晚期非小细胞肺癌化疗过程中据证使用益气养阴等中药比单用化疗的远期效果好，病人的生存时间延长，生活质量改善；晚期胃癌化疗过程中据证使用健脾益肾等中药可以提高病人的远期效果、延长病人的生存期；晚期肝癌化疗过程中据证使用健脾理气等中药可以提高肝癌病人的生存期；食管癌化疗过程中据证使用健脾和胃、益气养阴和清热解毒等中药也可以提高远期疗效。

3. 其他治疗效果 中医药与化疗合理配合使用还可以产生其他的一些治疗作用，如研究表明有些中药可能具有阻断肿瘤细胞化疗耐药性的作用，有些中药可能具有促进肿瘤细胞凋亡的作用，有些中药可能具有促进肿瘤细胞分化的作用等，因此，中医药与化疗联合使用的治疗作用尚有许多值得深入研究的课题。

（三）中医药与放疗配合使用

放疗是一种局部性治疗方法，对于放疗敏感性肿瘤和区域性肿瘤可以产生很好的治疗效果，在肿瘤的综合治疗中占有重要地位，但放疗也有一些缺点和毒副作用，如对于周围正常组织的放射损伤作用、急性和亚急性放射反应、剂量限制性毒性和远期毒性等。中医药与放疗合理配合使用，不仅可以减轻放疗的毒副反应，而且还可能增加肿瘤的放射敏感性，提高肿瘤的近期和远期疗效。

中医药与放疗配合使用也是根据病人的正气亏虚、邪气盛衰情况，制定相应的治则，常用的治则有清热解毒、生津润燥、补气养血、活血化瘀、健脾和胃、滋补肝肾等。中医药与放疗配合使用可以起到以下治疗作用。

1. 减轻放疗的毒副作用 许多病人在放疗过程中会出现口干、舌燥、低热、五心烦热等伤阴的症状，严重时常会影响放疗的正常进行，在放疗过程中据证使用清热解毒、生津润燥和凉补气血的中药，常能有效地减轻和缓解放疗的这些不良反应，不仅可以保证放疗的正常进行，而且还可改善病人的生活质量。肿瘤放疗还常会引起所在器官的急性和亚急性放射反应，放疗过程中据证选用中医药可以有效地防治这些放射反应。如食管癌放疗过程中常会出现放射性食管炎，配合使用清热解毒、生津润燥等治则的中药，具有防治放射性食管炎的作用；鼻咽癌放疗过程中常会出现放射性口腔炎，配合使用清热解毒、活血化瘀和生津润燥等治则的中药，能有效地防治放射性口腔炎和口腔干燥症状等；肺癌放疗过程中使用清热解毒、活血化瘀等治则的中药，可以预防和治疗放射性肺炎等的发生；放疗过程中据证使用滋补肝肾、补气养血等治则的中药，可以减轻放疗的骨髓抑制副作用。

2. 放射增敏作用 一些中药具有放射增敏的作用，可以提高肿瘤细胞对于放射线的敏感性，因此，在放疗过程中合理配合使用某些中药，可以增强肿瘤对放射线的敏感性，提高近期疗效。如在鼻咽癌放疗过程中配合使用活血化瘀、清热解毒等治则的中药，可以增加鼻咽癌对放射线的敏感性，使鼻咽癌原发灶消失时间缩短，近期疗效有所提高。

3. 提高远期治疗效果 中医药与放疗合理配合使用，可以提高有些肿瘤的远期疗效和中位生存时间。如在鼻咽癌放疗过程中配合使用活血化瘀等治则的中药，可以提高鼻咽癌的远期疗效，使生存时间延长，长期生存率提高；肝癌放疗过程中合理配合使用健脾理气等治则的中药，也可以增加远期疗效，使病人的生存时间延长。

第三节　规范化治疗

虽然肿瘤学至今尚是一个发展中的年轻学科，但是随着肿瘤学基础研究的不断进展和临床肿瘤学诊治经验的积累，目前建立各种常见肿瘤的临床诊断治疗指南（clinical practice guideline）不仅是十分必要的，也具有实际可行性。

一、规范化治疗的必要性和可行性

（一）规范化治疗的必要性

人类至今尚未能明确阐明肿瘤的病因和发病学机理，在短期内也难以找到治疗肿瘤的特效方法，现阶段肿瘤治疗的基本原则是综合治疗。综合治疗的具体实施需要手术、放疗、化疗、辅助治疗等多学科专业科室的人员充分有效地协作，任何一个专业和环节的脱节和失误都最终会影响肿瘤综合治疗的效果。目前肿瘤综合治疗的临床过程中还存在着一些不规范、协作不够的做法，直接或间接地影响了肿瘤的治疗效果，因此，目前我国肿瘤学术界提出，现阶段提高肿瘤治疗效果的切实可行的措施之一是规范肿瘤临床诊治的实践行为，通过合理规范的诊断治疗来提高肿瘤治疗效果。因此，尽快建立各种常见肿瘤的临床诊治指南是进一步提高肿瘤治疗效果的临床实际需要。

（二）规范化治疗的可行性

肿瘤学是当今生命科学领域里基础与临床研究最为活跃的一个学科，受到世界各国的重视。近年来，基础肿瘤学和临床肿瘤学研究都取得了很多进展，人类对于各种常见肿瘤的发生发展规律、生物学行为、诊断和治疗规律、预后等已经有了较多理解和掌握，基于循证医学模式的临床多中心研究每年也都有新的科学结果，这些都为现阶段制定规范的肿瘤诊断和治疗奠定了基础，使得肿瘤规范化治疗成为现实可能。国外肿瘤临床治疗指南取得的经验和实际效果证明了这一点。近年来，美国等国家相继建立了各种肿瘤的临床诊治指南，如美国抗癌联合会（NCCN）和美国临床肿瘤学会（ASCO）都建立有相应的网站，定期修改和公布各种肿瘤的诊断治疗规范，指导临床肿瘤实践，提高了治疗效果。

二、肿瘤诊断和治疗的规范化

肿瘤辅助检查、诊断的规范化与肿瘤治疗的规范化息息相关，只有进行系统而规范化的全面检查，明确肿瘤的部位、组织学类型、分期等，才能进行规范化的治疗。

（一）肿瘤检查的规范化

临床诊断为肿瘤后，需要进行系统而全面的临床检查、实验室检查、影像学检查和病理学检查等，以了解病人的全身情况、重要脏器的功能状态以及肿瘤的体积大小、所在位置及其与周围重要脏器的关系、大体分型、组织学类型、分化程度、TNM 分期等，这是肿瘤临床诊断和治疗的基础，只有全面、准确地掌握以上情况，才能为每一个肿瘤病人选择出适当的治疗方法，制定出正确的综合治疗方案。

在肿瘤的规范化检查中，除了一些常规检查项目，如血常规、尿常规、大便常规、心电图、电解质、肝功能、肾功能和肺功能等检查外，不同种类的肿瘤常有不同的辅助检查要求和肿瘤标志物检查，所以在确诊为肿瘤后，需要根据每一种肿瘤的具体要求，进行系统而全面的规范化检查。特异性肿瘤标志物的检查不仅有助于肿瘤的诊断和鉴别诊断，也为肿瘤治疗效果的评价和随访监测等提供了简便的方法，如原发性肝癌需要进行 AFP 检查，前列腺癌应进行 PSA 检查，大肠癌进行 CEA 检查，卵巢癌需要进行 CA125 检查等。根据肺癌的临床诊治指南，确诊为非小细胞肺癌后，需要进行以下系统而全面的规范化实验室和辅助检查：血常规、尿常规、大便常规、肝肾功能、乳酸脱氢酶（LDH）、肺功能、血气分析、心电图、胸部 X 线检查、胸腹部 CT 检查、病理学检查等，根据病人的具体情况，必要时可以进行磁共振检查、放射性核素扫描和骨髓穿刺等，如果经济条件许可和病情需要的话，还可以考虑进行的选择性检查有正电子发射型计算机断层成像（PET）和纵隔镜检查等。

（二）肿瘤分期的规范化

肿瘤的临床分期和病理分期是选择治疗方法和制定综合治疗方案的重要因素，早期和中期肿瘤常选用以手术为主的综合治疗模式，晚期肿瘤常选用以化疗为主的综合治疗模式，如果一个晚期肿瘤被误诊为早期肿瘤而进行根治性手术治疗，将增加病人不必要的手术痛苦和治疗费用，相反，一个早期肿瘤被误诊为晚期肿瘤进行治疗，则可能会丧失本来有可能治愈的机会。因此，准确判定肿瘤的 TNM 分期是制定出合理的综合治疗方案的基础。目前国际上通用的肿瘤临床病理分期一般采用国际抗癌联盟（UICC）制定的肿瘤 - 淋巴结 - 远处转移（TNM）分期标准，不同肿瘤 T、N、M 的含义不同，其 TNM 分期的标准也不尽相同，应当按照国际上每一种肿瘤的 TNM 分期标准进行分期诊断。

一般来说，根据系统而全面的规范化检查结果综合分析，可以较为准确地判断出肿瘤的临床 TNM 分期。

（三）肿瘤治疗的规范化

肿瘤治疗方法的选择和综合治疗模式的制定取决于许多因素，肿瘤病人的一般情况，肿瘤的大小、部位、类型、分期不同，其治疗方法和治疗策略也不同。如小细胞肺癌和非小细胞肺癌的治疗方案不同，鳞癌与腺癌的治疗方案也有差别，可手术的Ⅰ期和Ⅱ期实体瘤可以考虑采用以手术为主的综合治疗方案，$Ⅲ_A$ 期应考虑使用术前化疗/放疗 + 手术 + 术后辅助治疗的综合治疗方案，Ⅳ期病人应使用以化疗为主的综合治疗方案，术后再根据手术情况和病理检查结果合理选择化疗、放疗、中医药治疗等进行综合治疗；经过初步阶段的综合治疗后，效果明显时可以继续进行原综合治疗，效果不好或毒副反应明显时，应选择中医药为主的综合治疗模式。对于经过治疗后失败的肿瘤病人，应采取挽救性的治疗方案，尽量延长病人生命。肿瘤治疗的规范化不仅能提高疗效，而且亦为进一步的科学研究创造了条件。

目前国外已经建立有各种肿瘤的诊断和治疗指南，可供临床参考使用。因此，在全面而准确地做出肿瘤综合诊断和分期诊断的基础上，就需要根据病人的全身情况和肿瘤的具体特征选择适当的治疗方法，按照各种肿瘤的临床诊治指南进行规范化的治疗和综合治疗。

第六章　肿瘤常见并发症及其处理

第一节　常见急性并发症的治疗

肿瘤急性并发症一般是突然出现的，由于其容易误诊或突然导致死亡，因而较恶性肿瘤本身更需紧急处理。绝大多数恶性肿瘤的直接死亡原因并不是肿瘤本身，而是其并发症，因此及时采取恰当的治疗措施，不仅有助于减轻痛苦，改善生活质量，而且有的可能由于急症的正确处理而获得根治肿瘤的宝贵时机。

一、大出血

（一）咯血

肿瘤引起的咯血是一种肿瘤急症。一般认为，24小时内咯血500ml以上，或出血至呼吸道，对生命造成威胁时叫大咯血。出血对生命造成威胁有时发生在并未咯血的病人中，这种情况是由于出血堵塞了呼吸道发生窒息，而不在于失血量的多少。

1. 西医治疗

（1）药物止血　①垂体后叶素：5～10U加入5%葡萄糖液20～40ml中缓慢静脉注射（10～15分钟）。咯血持续状态或在短期内反复咯血者以本品5～10U加入5%葡萄糖液500ml中静脉点滴，速度宜慢。有高血压、心脏病者宜慎用，孕妇禁用。②纠正凝血障碍药物：适用于有凝血异常者。常用氨甲环酸（止血环酸）250mg加入5%葡萄糖液500ml中静脉点滴，每日1～2次。③巴曲酶（立止血）：常用剂量为每次1～2KU（克氏单位），静脉注射、肌内注射或皮下注射，每日2～4次。重症出血者可一次用1～3KU肌内注射或静脉注射，每6～8小时一次，一天最大用量以不超过8KU为宜。巴曲酶也可在局部给药。其他药物尚有鱼精蛋白、卡巴克洛（安络血）等，有条件者可输血小板或新鲜全血。输血的原则为少量、多次（每次100～200ml），既能补充血容量，又有止血作用。

（2）其他疗法　①支气管内填塞：用8～9号Fogarty静脉导管对出血部位行支气管内填塞。此方法适用于左、右肺下叶的出血，不适用于右上叶，因右主支气管相对较短，充气的球囊有可能向下移至右下叶或向中心移位而阻塞气管。②支气管动脉插管栓塞：选择出血侧支气管动脉插管，用凝胶海绵栓塞，有报道80%以上病人经此方法处理后，止血效果可持续24小时以上，但凝胶海绵吸收、穿通或肿瘤血管网再生后仍可再度出血。因此经凝胶海绵栓塞止血后应尽早争取手术切除。此外手术为治疗大咯血的有效措施，其适应证要根据病变的范围、既往治疗情况和病人的身体状况而定。

(3) 咯血窒息的抢救　首要问题是保持呼吸道通畅和纠正缺氧，应立即采用以下方法：①头偏向一侧，用压舌板、张口器撬开口腔，并用舌钳将舌拉出，清除口腔内血块，同时拍击胸背部，使血块咯出；②经鼻插入导管至咽喉部，用吸痰器吸出血液(块)，并刺激咽喉部使病人发生呕吐反射，借此咯出堵塞于气管内的血块；③在喉镜下做硬质支气管镜直接插管，通过冲洗和吸引，以迅速恢复呼吸道通畅；④以上措施无效者可行气管切开；⑤呼吸道基本通畅后立即给以氧气吸入，视病情需要予以呼吸机行机械通气；⑥窒息解除后给以对症及支持治疗，如纠正酸中毒、处理脑水肿、预防呼吸道感染等。

2. 中医治疗　可用以下方法配合抢救。①穴位封闭：双侧内关、尺泽、孔最及膻中穴，用0.25%普鲁卡因1~2ml做局部穴位封闭。②穴位注射：鱼腥草注射液1~2ml，于双侧孔最穴位注射，每日1~2次，交替注射。或用仙鹤草素2ml，孔最、侠白穴位注射。③穴位敷贴：大蒜泥敷贴涌泉穴，可用于阴虚肺热咯血。取新鲜大蒜，去皮捣泥，称取9g，加硫黄末6g，肉桂末3g，冰片3g，研匀后分敷于双侧涌泉穴，隔日调换一次。④三七粉每次3g，或云南白药每次0.5~1g，加生理盐水100ml，鼻饲管注入，每日3次。待病情稳定后可配合中医辨证论治，常见证候及治法为：

(1) 肺热壅盛证

证候：咯血鲜红，或痰血相间，或痰中带血丝，咳痰黄稠，胸满气急，口渴心烦，便秘溲赤，或伴发热，舌质红，苔黄，脉滑数。

治法：清热泻肺，降逆止血。

方药：泻白散(《小儿药证直诀》) 合泻心汤(《金匮要略》) 加减。

药用桑白皮15g，地骨皮15g，黄连9g，黄芩15g，大黄6g，金银花15g，连翘15g，生石膏(先煎)30g，苇茎15g，杏仁9g，仙鹤草15g，藕节10g，侧柏叶15g，紫珠草9g。兼肝火犯肺者，合黛蛤散(经验方)加减，药用青黛(冲)3g，蛤壳15g，龙胆草6g，栀子9g。

(2) 痰瘀阻肺证

证候：咯血色紫黯或有血块，咳嗽多痰，胸闷气短，唇色紫黯，舌红或有瘀斑，脉涩。

治法：化痰行瘀，降逆止血。

方药：苇茎降草汤（经验方）加减。

药用芦根10g，桃仁10g，薏苡仁15~30g，冬瓜仁10g，降香10g，茜草10g，紫菀10~30g，川贝母10g，紫草10~30g。若毒瘀互结，咳痰黄稠，口渴心烦或发热，舌红苔黄腻，脉滑或滑数，则加鱼腥草10~30g，败酱草10~30g，金银花10~30g。

(3) 阴虚肺热证

证候：咯血鲜红，或痰中带血，常反复发作，咳嗽痰少或干咳无痰，潮热盗汗，五心烦热，两颧发红，口燥咽干，舌红乏津，少苔或无苔，脉细数。

治法：滋阴清热，润肺止血。

方药：百合固金汤(《医方集解》) 加减。

药用百合 15g，知母 10g，贝母 10g，生地黄 15g，熟地黄 15g，玄参 15g，白芍 15g，黄芩 12g，白及 10g，阿胶(烊化)10g，花蕊石(先煎)10g，旱莲草 10g，紫珠草 9g。

(4) 气不摄血证

证候：痰中带血或咯吐纯血，面色无华，神疲乏力，头晕目眩，耳鸣心悸，或肢冷畏寒，舌质淡，脉虚细或芤。

治法：益气温阳摄血。

方法：拯阳理劳汤(《医宗必读》) 加减。

药用人参(另煎兑服)6g，黄芪 10g，白术 10g，当归 10g，陈皮 10g，肉桂 3g，仙鹤草 15g，白及 10g，阿胶(烊化)10g，三七粉(冲)3g，甘草 6g。无寒象者去肉桂。

(二) 呕血

上消化道出血是指屈氏（Treitz）韧带以上的消化道疾病引起的出血，位于这一范围内的食管、胃、十二指肠、胰腺、胆道的恶性肿瘤均可发生这一急症。临床表现为呕血、黑便，以及血容量急骤减少引起的周围循环衰竭。若出血未能得到及时救治可导致死亡。

1. 西医治疗　①酚磺乙胺（止血敏）25 ~ 100mg 加入液体中静脉滴注，每日 2 ~ 3 次；②6 - 氨基己酸每日 6 ~ 12g，静脉点滴；③维生素 K_3 10 ~ 20mg，肌内注射，每日 1 ~ 2 次；④垂体后叶素 10U 加入 5% 葡萄糖液 250ml 中静脉点滴；⑤巴曲酶 1 ~ 2KU，静脉、肌内注射或皮下注射，每日 1 次；⑥胃大出血不易控制者，还应输血补充血容量，同时采用 500ml 冰水加去甲肾上腺素 3 ~ 6mg，分次口服；⑦食管、胃底静脉曲张破裂出血药物控制效果不好者，及时应用三腔二囊管局部压迫止血。

2. 中医治疗　可使用单方验方口服或鼻饲管注入，如三七粉每次 3g，云南白药每次 1g，白及粉或十灰散(《十药神书》) 每次 10g，大黄 30g 浓煎 150ml 鼻饲管注入等。待病情稳定后配合中医辨证论治。

(1) 瘀血内阻证

证候：吐血紫黯有瘀块，胃部刺痛，痛处固定而拒按，面色晦黯，舌紫黯或有瘀斑，脉涩。

治法：理气行瘀，活血止血。

方药：血府逐瘀汤(《医林改错》) 加减。

药用川芎 10g，枳壳 10g，香附 10g，桃仁 10g，蒲黄(包煎)10g，延胡索 10g，白芍 10g，白术 10g，党参 15g，茜草 30g，小蓟 30g，茯苓 30g，炙甘草 5g，三七粉(冲)3g。

(2) 肝胃郁热证

证候：脘腹胀闷，甚则作痛，口苦胁痛，吐血色红或紫黯，口臭，便秘，大便色黑，舌质红，苔黄腻，脉滑数。

治法：泻肝清胃，凉血止血。

方药：龙胆泻肝汤(《兰室秘藏》) 加减。

药用生地黄 10g，黄芩 10g，栀子 10g，大黄炭 10g，龙胆草 10g，茜草 30g，仙鹤草 30g，侧柏炭 30g，地榆 30g，大蓟 30g，小蓟 30g，三七粉(冲)3g。

(3) 气虚血溢证

证候：吐血缠绵不止，时轻时重，血色黯淡，神疲乏力，心悸气短，面色苍白，舌质淡，脉细弱。

治法：健脾益气，统摄止血。

方药：补中益气汤(《脾胃论》) 合黄土汤(《金匮要略》) 加减。

药用黄芪 30g，山药 30g，党参 10g，白术 10g，当归 10g，阿胶(烊化)10g，炮姜炭 10g，黄芩炭 10g，灶心土(煎汤代水)90g，三七粉(冲)3g。

(4) 阴虚火旺证

证候：呕血色红，心烦口干，潮热盗汗，身体消瘦，头晕心悸，舌红苔少，脉细数。

治法：滋阴降火，养血止血。

方药：玉女煎(《景岳全书》) 加减。

药用生地黄 20g，知母 10g，麦冬 10g，怀牛膝 30g，生石膏 30g，藕节炭 10g，白茅根 10g，仙鹤草 10～15g，侧柏叶 10g，荷叶 10g。

(三) 阴道出血

妇科恶性肿瘤引起的急性阴道出血，以子宫颈癌及滋养细胞肿瘤多见，其他恶性肿瘤如子宫内膜癌、卵巢癌等引起的急性阴道出血少见。阴道癌亦能引起急性阴道流血，但临床很少见。

1. 西医治疗

(1) 阴道大出血，危及患者生命时，须紧急进行处理，最简单而又有效的方法是将碘伏纱条填塞在阴道内，局部压迫止血。一般需塞至化疗 5～6 天后才可停止，且可在紧贴出血点的小方纱上撒布无菌止血药物，如云南白药或酚磺乙胺等，以提高止血效果。

(2) 对于局部填塞效果差的患者，或者原来就准备行放射治疗的患者，可以紧急腔内放疗止血，绝大多数病人经过 1 次腔内放疗后，局部出血就会停止，个别病人需要 2 次。在腔内放疗期间，可以同时进行体外照射，为避免原发部位肿瘤及其周围亚临床灶接受放射剂量的不足，还可以加用阴道塞子作为腔内照射的补充，这样效果较好。局部肿瘤在放疗后大多会形成纤维组织，无需进行其他处理。

(3) 针对原发病进行化疗，控制病情，治疗出血。

(4) 手术不是恶性滋养细胞肿瘤的首选治疗，尤其是肿瘤破溃大出血时，常属不得已而为之。如阴道或宫颈转移瘤经纱布压迫无效时，可考虑在输血、输液纠正休克的同时急诊手术。如患者尚未生育或病情不允许做大手术，可先行双侧髂内动脉结扎。如出血不止，可考虑手术切除转移瘤或全子宫（病灶位于宫颈者）。

2. 中医治疗 肿瘤所出现的阴道出血，属于中医“崩漏”范畴，多系冲任损伤，血不归经所致。塞流、澄源、复旧为其治疗大法，而以塞流为要，即急则治其标，以固涩止血为先。可用仙鹤草、血见愁、旱莲草各 30g 水煎服，或以大蓟 15g，小蓟 15g，仙鹤草 10g，血余炭 10g，三七粉 3g 止血固崩，也可艾灸神阙、隐白穴。

大出血病情稳定后，中医辨证论治可起到整体调整、巩固疗效的作用。

(1) 热毒炽盛证

证候：崩或漏血色鲜红，伴口干舌燥，面赤头晕，烦躁不寐，尿黄便干，舌质红，苔黄，脉滑数。

治法：清热解毒，凉血止血。

方药：清热固经汤(《中医妇科学》成都中医学院主编一版教材）加减。

药用黄芩 15g，栀子 15g，阿胶(烊化)10g，生地黄 20g，赤芍 15g，牡丹皮 10g，地榆 12g，藕节 15g，茜根 15g，血余炭 10g，蒲公英 20g，败酱草 20g。

(2) 瘀毒内阻证

证候：阴道出血淋沥或突然下血量多，色深有块，腹痛拒按，瘀块排出后则疼痛减轻，舌质略红或有瘀斑瘀点，脉沉涩或弦。

治法：行气活血，祛瘀止血。

方药：四物汤(《太平惠民和剂局方》）合失笑散(《太平惠民和剂局方》）加减。

药用当归 12g，川芎 12g，熟地黄 30g，白芍 15g，蒲黄(包煎)10g，五灵脂(包煎)10g，三七粉(冲)6g，茜根 15g，阿胶(烊化)15g，仙鹤草 15g。

(3) 脾不统血证

证候：崩或漏色淡质薄，面色㿠白，倦怠乏力，气短懒言，纳呆便溏，舌淡红，苔白，脉虚。

治法：补脾益气，固崩止血。

方药：归脾汤(《济生方》）加减。

药用党参 15g，白术 10g，黄芪 30g，当归 10g，茯苓 30g，炒酸枣仁 10g，炙甘草 10g，龙眼肉 10g，木香 8g，血余炭 15g，芡实 15g。

(4) 肝肾亏虚证

证候：崩漏下血，血色淡红，倦怠乏力，腰膝酸软，气短心悸，头晕少寐，舌红苔少，脉细。

治法：补益肝肾，固崩止血。

方药："不补补之"之方（经验方）加减。

药用熟地黄 30g，熟地炭 30g，白芍 15g，酸枣仁 15g，枸杞子 15g，川黄连 8g，乌贼骨 10g，茜草 10g。出血量多者加仙鹤草 10～20g。

二、急性梗阻

(一) 上腔静脉综合征

上腔静脉综合征（superior vena caval syndrome，SVCS）绝大多数由肿瘤引起，主要是支气管肺癌和上纵隔其他肿瘤（如恶性淋巴瘤）所致上腔静脉、奇静脉受压迫，静脉回流障碍，出现头颈部浮肿、面部青紫瘀血、眼结膜充血、颈部和胸壁静脉怒张、头晕、头痛、视觉障碍、意识改变等。

1. 西医治疗 SVCS呈急性或亚急性肿瘤危象，一般应从速处理。据统计，绝大多数有SVCS的患者为恶性肿瘤，其中以肺癌特别是小细胞肺癌为最多，其次为恶性淋巴瘤，应根据不同的病因选择治疗方法。对SVCS选择联合化疗或与放疗联合治疗，目前认为是最佳的治疗方法。首先应给予足够量的化疗，以控制全身播散，然后对局部病灶行放射治疗，以减少局部复发。对许多病例放疗仍是主要治疗方法。如病变可完全包括在放疗范围内，放疗有可能根治时则宜用大剂量；如病变广泛且有胸外转移，放疗作为姑息疗法则总量宜小。对发生于纵隔非霍奇金淋巴瘤的SVCS最好不先做放疗，因可能引起充血水肿以致呼吸道压迫加重，但经化疗病情缓解后最好加用放疗。另外，手术治疗SVCS具有迅速有效解除上腔静脉梗阻、获得可靠病理学诊断等优点，但术后并发症多，病死率高，故宜审慎选择。对于SVCS内科对症治疗也很有价值。及时吸氧可缓解呼吸困难；利尿剂对缓解颈、面部及上肢水肿有效；限制钠盐及液体摄入，也可改善SVCS的压迫症状。糖皮质激素可以减轻肿瘤周围水肿及放射治疗所致的炎症反应，因而也可以在一定程度上缓解呼吸困难。肠溶阿司匹林40mg，每日1次，对于预防由缺氧所致的高碳酸血症，血流黏滞度增加、流动减慢而形成的血栓有一定预防作用。

2. 中医治疗 目前中医药治疗尚待进一步研究，可参考以下辨证论治。

（1）痰瘀阻肺证

证候：头颈及上肢水肿，咳嗽，喘促，颜面红赤，或有上肢发绀，颈部及胸壁脉络怒张，胸痛，舌质紫黯，脉细涩。

治法：化痰行瘀。

方药：化积丸(《杂病源流犀烛》）加减。

药用三棱10g，莪术10g，五灵脂(包煎)10g，桑白皮12g，葶苈子(包煎)10g，川贝母10g，杏仁10g，丹参20g，半枝莲30g，香附10g，泽泻12g。

（2）水湿泛滥证

证候：全身浮肿，躯干上部更甚，或有胸水、腹水，脉络怒张，喘促气短，咳嗽痰多，小便不利，舌质黯淡，苔白腻，脉濡细。

治法：健脾祛湿。

方药：六君子汤(《校注妇人良方》）加减。

药用党参12g，黄芪30g，白术10g，茯苓15g，陈皮10g，半夏10g，猪苓15g，瓜蒌10g，丹参20g，薏苡仁30g，猫爪草20g，当归10g。

（3）痰湿蒙窍证

证候：头痛，头胀，嗜睡，昏蒙，头颈及上肢水肿，胸脘满闷，咳吐痰涎，舌苔白腻，脉沉。

治法：祛痰开窍。

方药：导痰汤(《济生方》）加减。

药用半夏10g，茯苓20g，陈皮10g，石菖蒲10g，枳实10g，地龙10g，猪苓20g，泽泻12g，车前子(包煎)10g，炙甘草6g。

（二）呼吸道梗阻

气管支气管内肿瘤阻塞或管腔外肿瘤压迫、炎症以及放射治疗后水肿、瘢痕等均可引起呼吸道梗阻。呼吸道梗阻性病变根据解剖部位的不同有鼻、咽部、喉部、气管、支气管、细支气管发生阻塞或狭窄之分，在临床上均可表现为呼吸困难。呼吸道阻塞的治疗原则为尽快疏通呼吸道，改善肺泡通气。

1. 西医治疗 鼻腔肿瘤可在鼻窥镜下或鼻侧切开下切除肿物。合并扁桃体周围脓肿、咽后脓肿、咽旁脓肿等应尽快切开排脓以解除咽部阻塞。喉肿瘤合并感染、呼吸困难Ⅱ度以上者，应给予抗生素、吸氧、短时肾上腺皮质激素治疗。对喉部、气管、支气管肿瘤阻塞性病变尚可在喉镜、支气管镜下选用激光、射频、微波等方式进行灼除，以疏通呼吸道。此外可采用经口气管插管法或经鼻气管插管法以及环甲膜切开术、气管切开术等。在呼吸道肿瘤阻塞或瘢痕性狭窄的病变中，激光治疗已显示出较好的临床疗效。目前较常用的有 CO_2 激光、Nd:YAG 激光及 Ar^+ 激光，其中以 Nd:YAG 止血效果较好，且已能进入光导纤维行呼吸道肿物及瘢痕切除术。

2. 中医治疗 中医中药在该领域的临床研究尚待加强，呼吸道梗阻缓解后可配合中药外用。洋金花 15g，白芥子 24g，生甘遂、细辛各 15g，延胡索 24g，白附子 18g，丹参 30g，公丁香 15g，共研细末，装塑料袋备用。治疗时病人取俯卧位，从上到下按摩心俞、肺俞、膈俞穴及华佗夹脊穴，待背部发热后，将上药用姜汁、白酒调成糊状，贴敷以上穴位，每次贴敷 1.5~2 小时。

（三）消化道梗阻

肿瘤并发胃肠道梗阻可以是完全性的，也可以是不完全性的。梗阻一旦发生，不但可以引起肠管局部解剖和功能改变，而且还可以导致全身性病理生理改变，代谢紊乱。如不及时采取适当的处理，可危及生命。

胃窦癌所致的急性幽门梗阻一般从不完全性梗阻发展为完全性梗阻，病人感觉上腹部发胀、疼痛、恶心、呕吐，吐出大量隔夜食物，内常混有咖啡样血液或酸臭，呕吐物不伴有胆汁，病人可出现脱水和低氯性碱中毒。小肠肿瘤引起的急性肠梗阻，腹痛为最常见症状，多为阵发性绞痛，伴有恶心呕吐。完全性梗阻一般停止排便排气，检查可发现腹胀，有肠型，腹部可扪及肿块，表面光滑，质地偏硬，多可推动，听诊肠鸣音阵发性亢进或有气过水声。结肠癌并发肠梗阻以左半结肠梗阻发病率为高，且容易并发穿孔，症状呈进行性加重。右半结肠梗阻腹痛多位于上腹部；左半结肠梗阻腹痛多位于左下腹，腹痛较剧烈，恶心，呕吐出现较晚，甚至无呕吐，后期可吐出粪样内容物，恶臭味，腹胀明显，尤以两侧腹部突出。

1. 西医治疗 目前对手术治疗持积极态度，尽管肿瘤多属晚期，预后较差，但并不意味着这类病人已失去手术切除的机会。对于无广泛远处转移而局部病灶又能切除的病例，应争取行根治术。对已超出根治性切除范围的病期较晚的患者，只要局部解剖条件允许，仍应力争切除病灶，行姑息性手术。

2. 中医治疗 在消化道梗阻的中西医结合治疗方面，已经进行了大量的临床研究和一些基础研究，但对肿瘤所致的消化道梗阻，关键还在于解除肿瘤这一基本病因。中医药作为辅助治疗常依据“六腑以通为用”的理论，施以攻下通腑，具体应用时特别应注意“虚”、“实”问题，遣方用药可选用下法。

(1) 汤剂口服　通里攻下、行气散结，多以承气汤(《伤寒论》) 加减。

处方 1：川厚朴、炒莱菔子、枳壳、生大黄(后下)、玄明粉(冲)。年老体弱、年幼者，用量宜酌减。

处方 2：炒莱菔子、川厚朴、黑丑、白丑、甘遂末(冲)、生大黄(后下)。适用于肠腔积液较多、体壮里实者。

处方 3：玄参、麦冬、生地黄、生大黄(后下)、玄明粉(冲)、炒莱菔子。适用于阴虚患者。

处方 4：党参(或人参)、当归、桔梗、生大黄(后下)、玄明粉(冲)、川厚朴、枳实、生甘草。适用于气血亏虚患者。

处方 5：川厚朴、炒莱菔子、制香附、台乌药、广木香、青皮、陈皮、番泻叶(后下)、桃仁、郁李仁。适用于一般肠粘连及症状较轻的部分性肠梗阻。

恶心呕吐者，加姜半夏、竹茹；血瘀者，加桃仁、当归、赤芍；食积者，加焦山楂、焦六曲。一般在服药 4 小时后，肠梗阻未能缓解者，可再服同等剂量方药 1 ~ 2 次。

(2) 中药灌肠　适用于低位性肠梗阻，可采用肛门滴入做保留灌肠。将上述处方 1 或处方 2 煎成 200ml，做保留灌肠。为加强通里攻下作用，可在积极的支持疗法基础上，口服与灌肠同时应用。

(3) 中药导管滴入法　有资料报道按中医“痛则不通”原则，以大黄、芒硝、枳壳、八月札、大腹皮为基础方通里攻下。肠胃湿热加龙胆草、红藤；腹痛去芒硝，加川楝子、延胡索。将中药浓煎至 150ml 后放入输液瓶中，40℃保温备用，根据 X 线或其他影像学检查，计算出梗阻部位与口腔或肛门口的长度，用石蜡油将待插导管端润滑后，经鼻、食管或经肛门插入至病灶部位。取输液器将输液瓶与胃、十二指肠引流管连接后，接通输液管，滴速调节至 30 ~ 40 滴/分，滴完后嘱咐尽量少活动以免药物排出。

中医治疗上有些问题尚待进一步研究，如早期绞窄的发现、单纯性肠梗阻可复性的判断等。临床中，仍有些病例由于“屡攻不下”，不得不中转手术，而中转时机不当又将给病人带来危害，因此应合理界定手术与非手术疗法的适应证及中转手术指征，以确保最佳疗效。

三、癌性发热

肿瘤热的表现多种多样，其原因尚未完全明确。有认为系肿瘤坏死组织的吸收所致；有认为肿瘤的某些代谢产物系致热原；有认为肿瘤能释放出前列腺素 E 或其他物质，产生非特异性炎症发热；有认为因患癌器官代谢失常，如肝脏不能代谢、降解或灭活某些正常的代谢产物，而形成致热原；亦有认为与肿瘤中存在的炎症介质有关。但肿瘤热用抗生素大多无效，这一点也常可作为肿瘤热的临床诊断依据。

1. 西医治疗　西药主要用解热镇痛药物，如阿司匹林、氯基比林、保泰松、吲哚美辛(消炎痛)。由于吲哚美辛的效果远较其他药物为优，因此目前临床上多以吲哚美辛为主。吲哚美辛应根据对症治疗的原则，仔细观察热型后，一般在发热前1~2小时应用。口服每次可用25~50mg，一日1~4次，视发热节律而定。吲哚美辛可致胃出血，临床使用需严密观察，除口服外，也可用吲哚美辛的针剂或栓剂。应用吲哚美辛后，常伴大汗出，病人可加服中药，如当归六黄汤(《兰室秘藏》)加生石膏、寒水石、知母，以增加退热的协同作用，治疗多汗，促进体力恢复。

2. 中医治疗　中医对癌性发热的治疗有其特点，并且具有一定的优势。其辨证论治中常见证候及治法为：

(1) 阴虚津亏证

证候：午后或夜间发热，骨蒸潮热，心烦，少寐多梦，颧红，盗汗，口干咽燥，舌质干红或有裂纹，无苔或少苔，脉细数。

治法：滋阴清热。

方药：青蒿鳖甲汤(《温病条辨》)加减。

药用鳖甲12g，知母6g，白薇12g，银柴胡9g，麦冬18g，生地黄12g，天花粉12g，石斛12g，百合20g，山慈菇6g，贝母20g，南沙参15g。另外可服用生藕汁、甘蔗汁、荸荠汁等以润肺生津。

(2) 气虚证

证候：发热劳累后加剧，热势或低或高，头晕乏力，气短懒言，自汗，食少便溏，舌质淡，苔薄白，脉细弱。

治法：甘温除热。

方药：补中益气汤(《脾胃论》)加减。

药用生黄芪15g，党参12g，白术9g，茯苓15g，甘草9g，薏苡仁30g，陈皮12g，柴胡6g，升麻4g，龙眼肉20g，大枣10g，山药30g。

(3) 肝经郁热证

证候：身热心烦，精神抑郁或烦躁易怒，胸胁胀闷，口苦而干，苔黄，脉弦数。

治法：疏肝解郁，清热利胆。

方药：丹栀逍遥散(《医统》)加减。

药用牡丹皮9g，栀子12g，柴胡9g，薄荷6g，川楝子15g，郁金12g，黄芩12g，金钱草30g，茵陈20g，猪苓15g。

(4) 湿热蕴结证

证候：身热不扬，汗出热不解，头晕脘痞，肢体困倦，纳呆呕恶，舌红苔黄腻，脉濡数。

治法：清热利湿。

方药：甘露消毒丹(《温热经纬》)加减。

药用焦三仙各10g，厚朴10g，竹叶10g，茵陈10g，滑石(包煎)10g，黄芩10g，藿香10g，连翘10g，薏苡仁30g，法半夏10g。

(5) 血瘀发热证

证候：午后或夜晚发热，或自觉身体某些局部发热，口干咽燥而不欲饮，身痛不移，甚或肌肤甲错，面色萎黄或黯黑，舌质紫黯或有瘀点瘀斑，脉涩。

治法：活血化瘀，软坚散结。

方药：化积丸(《杂病源流犀烛》）加减。

药用莪术15g，川芎9g，桃仁9g，枳实15g，石见穿12g，鳖甲12g，海藻15g，黄药子10g，牡丹皮9g，半枝莲15g，太子参20g，黄精15g，山药30g。

(6) 毒热互结证

证候：壮热，口渴，大便干结，尿黄，口干口苦，舌质紫黯，舌红苔黄腻，脉弦数。

治法：解毒清热。

方药：五味消毒饮(《医宗金鉴》）加减。

药用金银花20g，蒲公英30g，浙贝母20g，生薏苡仁30g，生山楂15g，蚤休15g，白英20g，半枝莲30g，半边莲15g，生甘草6g。

四、恶性积液

恶性积液多为恶性肿瘤或转移瘤所引起的并发症，有时为恶性肿瘤的首发症状。最初对生活质量影响不大，但最终可导致病情恶化及死亡。

（一）胸腔积液

恶性胸腔积液为常见的肿瘤并发症，46%～64%的胸腔积液为恶性肿瘤所致，约50%的乳腺癌或肺癌患者疾病过程中可出现胸腔积液。临床表现为呼吸困难、气短、不能平卧、咳嗽胸闷，积液部位叩诊浊音。其他还可有恶病质、杵状指、发绀等。

1. 西医治疗

(1) 根据肿瘤及全身情况、既往治疗进行化疗及放疗。

(2) 胸腔穿刺抽液或胸腔闭式引流术：胸腔穿刺抽液是常用的方法。穿刺放液量的多少依病人自觉症状而定。对大量胸腔积液者，一般认为一次放液不应超过1000ml。胸腔穿刺引流只能暂时缓解临床症状，常于1～5日内胸液再次积聚，多次反复穿刺可引起血浆蛋白降低、感染等并发症。

(3) 细胞毒药物或硬化剂治疗：①博莱霉素每次1mg/kg或40mg/m^2，每周1次，骨髓抑制相对低，疗效高。②醋酸甲泼尼龙80～160mg，每周1次，可与其他硬化剂联合应用。③干扰素每次50万～100万IU，每周1～2次。④白细胞介素－2每次100万～200万IU，每周1～2次。⑤多西环素每次500mg，有胸痛者，2%的利多卡因10～15ml经胸穿管注入可缓解。此外，滑石粉疗效佳，但需行全麻和胸腔镜检查。其他药物有多柔比星、塞替派等。这些药物疗效相似，注入药物前要尽可能将胸水引流完全。胸水引流量的速率应小于50～100ml/小时，至少引流24小时。给药方法：细胞毒药物或硬化剂稀释于50～100ml生理盐水中，经引流管注入胸腔，整个过程应避免气体渗漏。引流管夹注后每隔15分钟变换体位，持续2～6小时。胸腔注入药物可重复多次，注入药物后，12小时引流少于40～50ml可拔除引流管，并行胸部X线片检查有无气胸；12小时引流多于100ml，再次注入药物。

2. 中医治疗　根据各种恶性胸腔积液的证候表现，可采用以下治法：

(1) 益气扶正，泻肺逐饮　可用黄芪 12g，党参 15g，生薏苡仁 30g，茯苓 15g，白术 12g，泽泻 10g，龙葵 10g，瓜蒌 10g，白花蛇舌草 30g，胆南星 10g，壁虎 9g 等，泻肺逐饮可用白芥子 10g，十枣丸(《伤寒论》十枣汤为丸)(吞服)3g，甜葶苈子 10g 等。此法主要用于恶性胸水、体质壮实者。

(2) 化痰散结，疏凿蠲饮　此法主要用于恶性胸水虚实夹杂、以实为主者。药用姜半夏 9g，王不留行 9g，全瓜蒌 12g，枳实 10g，椒目 6g，槟榔 9g，商陆 9g，茯苓 9g，泽泻 9g，控涎丹(《三因极一病证方论》)(吞服) 3g。每日 1 剂水煎服。

上述两法适用于恶性胸水体质壮实或虚实夹杂为主者，十枣丸及控涎丹的应用以适度为止。

(3) 益气健脾，利湿化饮　此法主要用于脾胃虚弱者或手术后引起的胸水。药用薏苡仁 30g，党参、茯苓、白术、滑石、法半夏、陈皮各 10g，酌加甘遂、大戟各 3g。

(4) 温化水饮　依《金匮要略》"病痰饮者，当以温药和之"之论，用于恶性胸水非体实者。药用生黄芪 30g，桂枝 10～15g，茯苓 30g，猪苓 15g，泽泻 10g，白术 10～15g，桃仁 10g，薏苡仁 30～40g，水煎服，每日 1 剂，分 2 次服。咳嗽痰多者加清半夏 10g，浙贝母 10g，紫菀 10g；便干者加当归 15g，杏仁 10g；胸痛者加全蝎 8g，地龙 10g，僵蚕 10g；纳差者加山药 30g，鸡内金 10g。

(5) 近年有应用鱼腥草注射液及鸦胆子油乳注入胸膜腔治疗恶性胸腔积液的报道。具体方法：①将 0.5%榄香烯乳 20ml（100mg）的原液按 $200mg/m^2$ 的剂量，在尽量抽尽胸水后注入胸膜腔内，然后嘱病人平卧，变换体位，以便药物与胸膜腔均匀接触。第 7 天患者做胸部 X 线或/和 B 超检查，如胸水增多，抽液后再按上述剂量给药一次。②鱼腥草注射液 60～100ml、地塞米松 10mg 加 2%利多卡因 10ml 溶于 30ml 生理盐水中，依次注入胸腔内。注药后平卧并变换体位 15～20 分钟，每周 1 次，2 周为 1 疗程。③鸦胆子油乳 40～60ml 注入胸膜腔内，嘱患者变换体位，此时患者感觉疼痛，但能忍受，以后每周胸穿注药 1 次，连续 4 次；同时静滴 30～40ml（加于 5%葡萄糖液 500ml 或生理盐水 250ml 内），每日 1 次，连续 4 周为 1 疗程。

(6) 中药外敷治疗胸水，为中医特色疗法。如取生大黄、白芷、枳实、山豆根、石见穿等芳香开窍、破瘀消积中药，按 1∶1∶1∶3∶3 比例研细粉作为基质，再取石菖蒲、甘遂、大戟、芫花、薄荷等为主药按 5∶1∶1∶1∶1 比例煎浓汁为溶剂。应用时取基质药粉 80g，加入溶剂 100ml，混合调匀成膏，做成饼状，厚 1cm、宽 5cm、长 10cm 左右，上撒少许冰片。每日外敷背部肺俞、膏肓俞和胸水病变部位，时间为 2～4 小时，有一定的疗效。

（二）腹腔积液

恶性腹腔积液可见于许多恶性肿瘤，是晚期常见并发症之一。其临床表现为腹胀、足肿、疲乏、呼吸短促、消瘦及腹围增加，叩诊移动性浊音，亦可有腹部包块、腹部压痛及反跳痛。

1. 西医治疗　恶性腹水患者的治疗分为全身治疗（包括支持疗法及利尿剂的应用）、腹腔穿刺抽液、腹腔内化疗、腹腔内免疫疗法、腹腔静脉分流术等。单用顺铂和米托蒽醌或与其他化疗药物联合应用，已成为治疗腹膜转移癌的一线药物。顺铂多用于卵巢癌的腹腔内治疗，以增强腔内局部治疗作用。同时，为了减轻由于顺铂的吸收所致的不良反应，静脉内可使用硫代硫酸盐。其他药物还有顺铂乳酸聚合微体、丝裂霉素C、卡铂、依托铂苷。生物反应调节剂用于腹膜转移癌的治疗，可用TNF或IL-2（或同时加用LAK）过继治疗等。常用的腹腔药物治疗方案：①顺铂80～100mg/m^2，每3周重复。②氟尿嘧啶1000mg/m^2，每2～3周重复。③丝裂霉素10mg/m^2，每3周重复。④IL-2 100万IU/m^2。⑤IFN 100万～200万IU/m^2，每周1～2次。⑥TNF 100万U/m^2，每周1～2次。此外，由于腹水病人腹膜腔面积较大，榄香烯乳20ml（100mg）的原液可按300～400mg/m^2的剂量注入腹腔内，每周1～2次，2周后不再给药。

2. 中医治疗

（1）辨证论治

①水湿壅盛证

证候：腹部胀满，按之如囊裹水，或按之坚满有块，饮食减少，面色萎黄，小便短少，大便溏薄，舌苔白腻，脉濡缓或沉弦。

治法：健脾利水，活血散结。

方药：胃苓汤(《丹溪心法》)加减。

药用苍术10g，陈皮10g，厚朴10g，云苓12g，白术10g，桂枝9g，猪苓10g，车前子(包煎)10g，薏苡仁30g，莪术12g，龙葵10g。

②湿热蕴结证

证候：腹满腹痛，烦热口苦，渴而不欲饮，便秘或溏而不爽，小溲短黄或面目皮肤发黄，舌红苔黄腻，脉滑数或弦数。

治法：清利湿热，攻下逐饮。

方药：茵陈蒿汤(《伤寒论》)加减。

药用茵陈30g，栀子10g，大黄10g，黄柏10g，茯苓30g，薏苡仁30g，猪苓10g，白茅根15g。

③气滞血瘀证

证候：腹大胀满，胁腹刺痛，疼痛拒按，腹壁青筋显露，面色晦黯黧黑，唇色紫黯，舌紫或有瘀斑，脉涩。

治法：理气活血，祛瘀利水。

方药：膈下逐瘀汤(《医林改错》)加减。

药用桃仁10g，牡丹皮10g，赤芍10g，乌药10g，延胡索10g，茯苓30g，猪苓10g，当归10g，川芎10g，五灵脂(包煎)10g，香附10g，枳实10g，白术10g，地龙10g。

④脾肾阳虚证

证候：腹大胀满不舒，入暮尤甚，面色苍黄，脘闷纳呆，神疲懒动，肢冷或下肢浮肿，小便短少不利，大便溏薄，舌质黯淡或紫、胖大，脉沉细无力。

治法：温补脾肾，化气行水。

方药：济生肾气丸(《济生方》) 加减。

药用附子 10g，生黄芪 10g，白术 10g，淮山药 30g，砂仁 10g，泽泻 10g，牡丹皮 10g，云苓 10g，熟地黄 10g，山茱萸 10g，生山楂 10g，车前子(包煎)10g，龙葵 15g。

⑤肝肾阴亏证

证候：腹大胀满，形体消瘦，心烦口干，小便短少，大便干结，舌质红绛少津，脉沉弦或细数等。

治法：滋养肝肾，利水散结。

方药：一贯煎(《柳州医话》) 加减。

药用生地黄 25g，沙参 10g，枸杞子 10g，麦冬 10g，当归 10g，川楝子 10g，山药 30g，鸡内金 10g，泽兰 10g，猪苓 10g，莪术 10g。

(2) 外治法

①生黄芪 40g，薏苡仁 30g，莪术 40g，桃仁 50g，红花 50g，桂枝 40g，猪苓 40g 等，常规水煎，浓缩呈稠膏状，约 150ml，加入适量赋形剂及透皮剂制成软膏状。洗净腹壁，将药膏敷于腹部，上至肋弓下缘，下至脐下 3 寸处，两侧至腋中线，稍干，上盖敷料纸，再外覆纱布，胶布固定，每日换药 1 次。

②甘遂、砂仁各 9g，共研细末，大蒜 1 头捣烂，和药末，水调成糊，将药糊敷于脐上，每日 2 次。

③可试用大蒜、蓖麻籽各等份，共捣烂拌匀，摊于纸上，取药膏纸敷于两足心，外用布包扎，每日 1 次，久敷若局部起疱，停药后涂蜂蜜可消失。

(3) 逐水法的应用　逐水法一般仅适用于实胀。如《内经》所言“中满者，泻之于内”，“下之则胀已”，均指实胀而言。晚期肿瘤病人大多虚实夹杂，因此临床应做全面分析，权衡利弊，急则治其标，缓则治其本，灵活应用攻补两法。

参考方剂有舟车丸(《丹溪心法》)、控涎丹、十枣汤，或用甘遂粉 1g、黑白丑粉各 1.5g、大黄粉 1.5g、沉香粉 1g、琥珀粉 0.6g，为一日量，分装胶囊，1 次或 2 次吞服，用红枣汤送下。一般 2～3 天为 1 疗程，必要时停 3～5 天后再用。使用逐水剂的原则是“衰其大半而止”，决不可过用，以防损伤脾胃，虚败元气。使用过程中，必须严密观察病情，注意药后反应，加强调护，一旦发现有严重呕吐、腹泻腹痛者，应立即停药。有出血倾向，或并发过上消化道出血，有溃疡病、严重心脏病者，均不宜使用攻逐法。

(三) 心包积液

晚期癌症患者心脏或心包受累并不少见，许多心包积液的患者可以无症状。症状的出现与积液的速度有关，主要有呼吸困难、胸闷、胸痛甚至端坐呼吸、心悸咳喘、疲乏无力、头晕及心包压塞体征等。

1. 西医治疗　心包腔引流及注入化疗药物或硬化剂是治疗恶性心包积液最常用的方法。氮芥、塞替派等均可用于心包腔内注入，但可引起严重疼痛并具有骨髓抑制毒性。四环素常需多次注入以保证疗效，不良反应有轻度发热、心律不齐和疼痛。氟尿嘧啶、博莱霉素、顺铂也用于局部滴注。心包穿刺留置管可成功留置数日至数周，持续引流的导管堵塞现象明显高于间断滴注者。目前常用的心包腔引流、注入化疗药物或硬化剂的剂量是：氟尿嘧啶，500~1000mg；噻替派，25mg；博莱霉素，每次60mg。此外，对化疗敏感的恶性肿瘤，如恶性淋巴瘤、白血病等需结合全身标准化疗方案化疗。由恶性淋巴瘤所致的心包积液可根据情况使用放射疗法。对放疗或心包内治疗无效、积液增长迅速、反复穿刺引流积液不能控制、心包压塞症状严重、重症缩窄性心包炎，并且预计可能长期生存者，可行心包开窗引流术或心包腹腔分流术。

2. 中医治疗

（1）心阳不足证

证候：自觉心中空虚，惕惕而动，喘促气短，胸闷胸痛，面色苍白，形寒肢冷，舌质淡白，脉虚弱或沉细数。

治法：温通血脉，益气强心。

方药：生脉散(《内外伤辨惑论》)合参附汤(《妇人良方》)加减。

药用人参15g，麦冬10g，五味子10g，炙甘草10g，制附子10g，黄芪30g，当归10g。失眠者可加龙骨15g，牡蛎30g；病情严重，汗出肢冷，喘不得卧，面青唇紫，可先服黑锡丹(《太平惠民和剂局方》)以回阳救逆。

（2）阳虚水泛证

证候：心悸喘咳，不能平卧，胸部痞满，形寒肢冷，肢体浮肿，小便不利，渴不欲饮，舌苔白滑，脉沉细无力。

治法：温通肾阳，化气利水。

方药：真武汤(《伤寒论》)加减。

药用制附子12g，白术15g，茯苓15g，白芍10g，生姜10g，桂枝9g，炙甘草6g，丹参15g。若浮肿甚加猪苓12g；阳虚甚者加巴戟天10g，锁阳10g。

（3）心脉瘀阻证

证候：心悸不安，胸闷不舒，心痛时作，喘促气短，或唇甲青紫，舌质紫黯或有瘀斑，脉涩或结、代。

治法：活血化瘀，理气通络。

方药：红花桃仁煎(《素庵医要》)加减。

药用桃仁10g，红花10g，丹参20g，赤芍10g，桂枝9g，甘草6g，青皮10g，生地黄10g，川芎9g。若胸痛甚加郁金、延胡索各10g；喘促气短者加煅牡蛎30g，人参10g。

恶性积液的中西医结合治疗可标本兼顾，提高治疗效果。

五、代谢急症

（一）急性肿瘤溶解综合征

急性肿瘤溶解综合征（acute tumor lysis syndrome，ATLS）是一种致命的并发症。它是因肿瘤细胞溶解破坏后的产物迅速释放入血引起的，以高钾血症、高尿酸血症、高磷酸盐血症、低钙血症及急性肾功能衰竭为本病的特征。ATLS易发生于诱导治疗后的数天内，个别病例甚至发生在48小时内。轻症者可无明显不适感，临床症状与代谢异常程度有关。

1. 西医治疗　对肿瘤增殖率高、体积大、既往肾功能不全及治疗前血磷及尿酸水平增高的患者，因极易发生肿瘤溶解综合征，应予以预防性治疗。化疗期间给予别嘌醇每日200mg/m^2，如血清肌酐＜177mmol/L（2mg/dl），别嘌醇宜减量至每日100mg/m^2，当高尿酸血症纠正之后仍应适当减量，维持治疗1～2周，以降低血尿酸；每日给予糖盐2000～2500ml/m^2水化治疗，使每日尿量保持在3000～4000ml；化疗前一天即给予碳酸氢钠，每日3～8g或给予100mmol/m^2静脉注射或碱性合剂20～30ml，每天3次，以碱化尿液，尿酸正常时应停用。

此外，纠正高血钾可使用离子交换树脂口服或灌肠，每日40～50mg；5%碳酸氢钠60～100ml静脉注射，必要时15～30分钟后可重复一次；静脉注射25%葡萄糖液100～200ml；有心律不齐或有明显心电图异常（如QRS波增宽）时，应给予10%葡萄糖酸钙10～20ml加入等量的25%～50%葡萄糖液中缓慢静脉注射。当使用上述措施无效，而有如下指征者可考虑给予血液透析：血钾≥6mmol/L；血尿酸＞0.6mmol/L（10mg/dl）；血磷酸迅速升高或≥2.02mmol/L（10mg/dl）；液体容量负荷过度；有明显症状的低钙血症者。

2. 中医治疗　中医治疗方面尚有待深入进行临床研究。可试用如下疗法：于化疗第一天起，服中药五味消毒饮（《医宗金鉴》）合八正散（《太平惠民和剂局方》）加减，以清热解毒，化瘀利水。药用金银花10g，蒲公英10g，紫花地丁10g，菊花10g，炙大黄9g，薏苡仁30g，车前子10g，云苓15g，泽泻10g，滑石10g，瞿麦10g，扁蓄10g，炮穿山甲9g，川芎10g，牛膝10g，甘草6g。如化疗后患者出现发热等热毒证，酌加黄芩10g，连翘10g，白花蛇舌草15g，败酱草15g；血瘀重者，加赤芍10g，莪术10g，制乳香9g，制没药9g；尿量少者，加石韦12g，金钱草15g，猪苓10g。水煎，早晚各服200ml，直至度过危险期。有关研究提示，清热解毒中药可减轻肿瘤细胞崩解产生的毒素对机体的毒害作用；活血化瘀、渗湿利水中药一方面能增加尿量，防止尿酸结晶堵塞远端肾小管，另一方面对化疗药物可有增敏作用。

（二）高尿酸血症

高尿酸血症常见于肿瘤广泛转移、化疗或放疗过程中。恶性肿瘤引起的高尿酸血症大部分是单纯血尿酸增高，据报道仅5%～10%可出现肾脏病变。肿瘤患者在化、放疗过程中突然尿量减少（＜500ml/24小时），应考虑此并发症可能。血尿酸＞416μmol/L（7mg/dl）或尿中发现尿酸盐结晶者可诊断为本病。

1. 西医治疗　本病的损害主要在肾脏，应着重于预防。化疗前应充分了解肾功能，避免使用对肾功能有损害的药物；使用顺铂应充分水化，以防止肾功能受损；注意低蛋白、低嘌呤饮食；静脉输液维持每日尿量3000ml以上，同时或先后使用呋塞米（速尿），每次20～40mg，肌内或静脉注射，每日1～2次，20%甘露醇250ml静脉滴注，每日1次，以排泄过剩的尿酸，充分水化；同时口服碳酸氢钠，每次1.0～2.0g，每日3～4次，5%碳酸氢钠250ml静脉滴注，每日1次，以碱化尿液。

降低尿酸药物中抑制尿酸合成物主要为口服别嘌醇，每次100～300mg，每日3～4次，对急性尿酸性肾病增加至每日1～3g，大多数病人每日300mg即对高尿酸血症奏效。促进尿酸排泄物主要有丙磺舒（羧苯磺胺）、磺吡酮（苯磺唑酮）、苯溴马隆（苯溴香豆素）。丙磺舒，每次250mg，每日2次，用药1周可增加至每次500mg，每日2～3次；磺吡酮，每日100～200mg，1周后逐渐增加至200～400mg，均需定期复查血尿酸以调整药物剂量。对已发生急性肾功能衰竭或血尿酸在25～30mg/dl的患者应马上给予血液透析，若发现尿酸结晶沉淀于肾脏而引起损害者，可行逆行尿路插管冲洗肾盂及输尿管，以排出肾内沉积物。若伴有尿路结石，必要时手术取石。

2. 中医治疗 从本病中后期的有关症状来看可分别归属于中医“热痹”、“着痹”、“尿浊”、“历节”等病的范畴，其病机为肝肾阴虚，筋脉失养，运化失职，滋生湿浊，内蕴化热，煎津成痰，久则入络为瘀，气滞血瘀而发病。因此治疗上当泄浊祛邪，化湿清热，活血化瘀，并注意补益肝肾。

（1）调肝益肾 可用党参15g，黄芪15g，山茱萸10g，杜仲20g，狗脊30g，芡实15g，川续断15g，茯苓15g，白术12g，法半夏10g，夏枯草10g，海藻15g，海螵蛸30g，牡蛎30g，白茅根30g，白花蛇舌草15g。有皮下结节者加金银花15g，莪术10g，生地黄12g；有结石者加石韦12g，海金沙(包煎)15g，金钱草30g等。方中海藻、海螵蛸、牡蛎等有资料提示能抑制内源性尿酸的生成，与别嘌醇配合，效力更强且可减少别嘌醇的用量，降低其副作用；再用利尿药增加尿酸盐的排泄，配以食疗、多饮水等综合治疗，中西结合，标本并治，可获良效。

（2）泄浊祛邪 可用泄浊除痹汤，药用土茯苓15g，萆薢12g，威灵仙15g，木瓜10g，泽兰9g，王不留行10g，牛膝12g，生蒲黄(包煎)15g，生薏苡仁30g，泽泻10g，车前草10g，山慈菇8g。

（3）湿热下注 可用四妙散(《成方便读》)加减，药用苍术10g，黄柏10g，怀牛膝15g，薏苡仁30g，汉防己10g，忍冬藤15～20g，地龙10g，桃仁10g，红花10g，赤芍10g。

（4）渗利通络 有报道应用苍术6g，泽泻20g，车前子(包煎)10g，怀牛膝20g，赤芍20g，玉米须30g，丝瓜络30g，疗效明显。

现代研究认为土茯苓、萆薢、车前子、金钱草、茵陈等有增加尿酸排泄、降低血尿酸的作用；黄柏、泽泻、云苓能增强肾血流量而促进血尿酸排泄；较大剂量防己、忍冬藤、木瓜清热利湿，有利于尿酸的排泄。可在辨证论治的基础上选择使用上述药物。从目前来看，依据中医理论，辨证治疗高尿酸血症有较好的苗头，在中西医结合治疗中有一定的优点，但尚需加强基础理论及实验研究。

第二节　治疗手段所致常见并发症的治疗

一、化学治疗引起的并发症及其治疗

（一）骨髓抑制

骨髓抑制最先表现为白细胞下降，血小板下降出现较晚较轻，红细胞下降通常不明显。白细胞低于 $1.0\times10^9/L$，特别是粒细胞低于 $0.5\times10^9/L$，持续5天以上，患者发生严重感染者可达90%以上，且病情危重；血小板低于 $50.0\times10^9/L$，特别是低于 $20.0\times10^9/L$，则处于出血危象。其处理包括视情况停用或调整化疗剂量，应用抗生素，有出血危象者予以输注血小板，应用较大剂量酚磺乙胺及泼尼松等。

1. 西医治疗

（1）升白细胞药物　一般的升白细胞药物有：①利血生，每次20mg，每日3次口服。②鲨肝醇，每次50～150mg，每日3次口服。③小檗胺（升白安），每次56mg，每日3次口服。④基因重组人粒细胞集落刺激因子（rhG-CSF）制剂有非格司亭（惠尔血）、吉粒芬、瑞白、瑞血新、赛强、促粒素。白细胞在 $2.0\times10^9/L$ 以上时，G-CSF剂量可为50μg/日；白细胞在 $1.0\times10^9/L\sim2.0\times10^9/L$ 之间时，剂量可为75～100μg/日；白细胞在 $1.0\times10^9/L$ 以下时，剂量为150μg/日；白细胞在 $0.5\times10^9/L$ 以下又伴有感染等其他情况时，剂量可提高到250～300μg/日。使用时应注意，一是视病人具体情况选择给药量，二是要在一个周期的化疗药物用药结束的48小时以后应用。

激素类升白细胞药物有：①美雄酮（去氢甲基睾丸素），每次10mg，每日3次，2～4周为1疗程，不宜用于不适合使用男性激素的恶性肿瘤病人。②雌三醇和雌二醇具有与炔雌醇相似的作用。雌三醇，每次10mg，肌内注射，每周2～3次，2周为1疗程。雌二醇，每次2mg，每周2～3次，2周为1疗程。此二药升白细胞作用快，但维持时间短，且不宜用于不适合使用女性激素的恶性肿瘤病人。

（2）升红细胞药物　基因重组人红细胞生成素（rHuEPO），接受化疗的癌症病人贫血的初始剂量为每次150IU/kg，皮下注射，每周3次。如用药8周无改善，可增量至300IU/kg，每周3次。如血细胞比容超过0.40应停药，直至血细胞比容下降到0.36。注意对原有高血压或心血管病者应密切观察其血压变化。

（3）升血小板药物　①巨核细胞生长发育因子（MGDF），国外推荐剂量为每日皮下注射0.03μg/kg至5μg/kg。不良反应有深静脉血栓、肺栓塞、表浅性血栓性静脉炎等。②IL-11，可单独应用治疗血小板减少症，同时有白细胞减少症的病人可合并使用粒细胞集落刺激因子。国内患者用量以25μg/kg为宜；如所用化疗药物的剂量较低，估计造成的骨髓抑制不太严重者，也可考虑用12.5μg/kg，皮下注射；大剂量化疗后，IL-11量可适当加大。可在化疗药物给药结束后24～48小时使用，每日1次，一般7～14日为1疗程。③利血生，每次

20mg，每日3次口服。④氨肽素，每次1.0g，每日3次口服。

2. 中医治疗 本病根据临床表现类似中医的“虚劳”、“血虚”证。中医认为，肾藏精，在体合骨，主骨生髓，为先天之本；脾为气血生化之源，能滋养先天之精，为后天之本，故基本治则为补脾益肾，益气养血。

(1) 心脾两虚证

证候：心悸，气短，身倦乏力，头晕，食少，面色不华，寐差，舌质淡，有齿痕，苔薄白，脉细弱。

治法：补益心脾，养血安神。

方药：归脾汤(《济生方》)或八珍汤(《正体类要》)加减。

药用太子参10g，茯苓10g，白术10g，熟地黄10g，当归10g，生地黄10g，麦冬10g，天冬10g，黄芪10g，炙甘草9g，阿胶(烊化)10g。

(2) 肝肾阴虚证

证候：头晕，耳鸣，腰膝酸软，手足心热，失眠，多梦，舌质偏红，少苔，脉细数。

治法：滋补肝肾。

方药：知柏地黄丸(《医宗金鉴》)加减。

药用当归10g，生地黄10g，山茱萸10g，山药10g，茯苓10g，泽泻10g，牡丹皮10g，知母10g，黄柏10g，枸杞子10g，龙眼肉10g。

(3) 脾肾阳虚证

证候：神疲乏力，面色苍白，畏寒肢冷，纳差，便溏，腰膝酸软，舌淡胖，苔薄白，脉沉细或沉迟。

治法：温补脾肾，益气填精。

方药：右归饮(《景岳全书》)加减。

药用炮附子10g，杜仲10g，山茱萸10g，熟地黄10g，菟丝子10g，鹿角胶(烊化)10g，当归10g，枸杞子10g，山药15g，肉桂6g。

(二) 消化道反应

在肿瘤的化学治疗中，消化道反应是最常见的副作用，也是限制化疗用药剂量及影响化疗完成的主要原因之一。消化道反应一般较骨髓抑制出现早，除由于化疗药直接刺激局部胃肠道可引起呕吐外，血液中的药物亦可刺激第四脑室基底的化学感受器触发带而引起恶心、呕吐。

1. 西医治疗 常规止吐药有甲氧氯普胺（胃复安)，每次20mg口服，每日3次，或1~2mg/kg肌内或静脉注射，2~4小时一次；地塞米松10mg，口服，每日3次，肌内或静脉注射10~20mg，每4~6小时一次。以应用顺铂化疗时为例：①顺铂用药前30分钟给以甲氧氯普胺50~60mg+地塞米松10mg静脉注射+地西泮10mg肌内注射；②顺铂用药后2小时给以甲氧氯普胺50~60mg静脉滴注+苯海拉明40mg肌内注射+氟哌利多（氟哌啶）2.5~5mg肌内注射；③顺铂用药后4小时给以甲氧氯普胺50~60mg静脉滴注+苯海拉明40mg肌内注射。

5-HT_3拮抗剂，一般优于常规止吐药。①昂丹司琼（枢复宁）：标准给药方案分两步（静脉注射+口服维持）。第一步每次8mg，于用顺铂前30分钟缓慢静脉注射1次，药后4小时、8小时各给1次，即用顺铂当日静注3次；第二步，顺铂用完后再每次口服8mg，每日2次，连服5日。孕妇和哺乳期妇女慎用。昂丹司琼一日用药剂量不要超过24mg。(2)格雷司琼：每次3mg，加入生理盐水或5%葡萄糖液20～50ml中缓慢静脉注射，每日1次，最大剂量为9mg/24小时；口服每次1mg，每日2次，或每次2mg，每日1次。其副作用小，且无锥体外系副作用。(3)托烷司琼：第1天或顺铂用药当天，5mg加入生理盐水或5%葡萄糖液100ml中静脉点滴或缓慢静脉注射1次，其后再改为口服托烷司琼2天（如无呕吐即可停用），于饭前1小时口服5mg，每日1次。该药副作用小，少数病人有头痛、便秘、眩晕、疲劳、腹痛和腹泻等，无锥体外系副作用。对本药过敏者禁用，孕妇、哺乳期妇女及高血压病人慎用。

2. 中医治疗

(1) 痰饮内停证

证候：呕吐清水痰涎，伴脘闷不食，头眩心悸，舌苔白腻，脉滑。

治法：温化痰饮，和胃降逆。

方药：小半夏汤(《金匮要略》)合苓桂术甘汤(《金匮要略》)加减。

药用半夏10g，生姜10g，茯苓15g，白术12g，甘草6g，桂枝9g，陈皮10g，泽泻10g，猪苓10g。

(2) 肝气犯胃证

证候：呕吐吞酸，嗳气频繁，胸胁满痛，舌边红，苔薄腻，脉弦。

治法：舒肝和胃降逆。

方药：半夏厚朴汤(《金匮要略》)合左金丸(《丹溪心法》)加减。

药用厚朴10g，紫苏10g，半夏10g，生姜10g，茯苓10g，黄连2g，吴茱萸6g，竹茹12g，柴胡10g，枳壳10g。

(3) 脾胃虚寒证

证候：饮食稍有不慎即易呕吐，或劳倦之后疲乏无力，眩晕作呕，口干不欲饮，喜暖畏寒，面色无华，四肢不温，大便溏薄，舌质淡，脉濡或弱。

治法：温中健脾，和胃降逆。

方药：理中丸(《伤寒论》)加减。

药用党参10g，白术10g，干姜9g，甘草6g，砂仁(后下)6g，半夏10g，陈皮10g。

(4) 胃阴不足证

证候：呕吐反复发作，或时作干呕，口燥咽干，似饥而不欲食，舌红苔少，脉细或细数。

治法：滋养胃阴，降逆止呕。

药物：麦门冬汤(《金匮要略》)加减。

药用党参10g，麦冬10g，粳米10g，甘草6g，石斛12g，天花粉10g，清半夏9g，竹茹10g，浓煎频服。

有些西药应用中有不良反应，有些西药价格昂贵，而中药在这方面具有长处，且可减少西药止吐药的用量，并与西药有协同增效作用。

二、放射治疗引起的并发症及其治疗

放疗是治疗恶性肿瘤的最常用方法之一，但可导致全身和局部的毒副反应。放疗配合中医中药治疗不仅可使全身和局部的毒副反应减少或使反应程度减轻，而且可增强放疗的疗效，利于放疗后的身体恢复，从而提高治愈率及远期生存率。

（一）放射性口腔干燥症

1. 西医治疗 至今无特殊治疗方法，多采取对症处理，如用人工唾液（甘油4份，单糖浆1份，柠檬酊10ml加水至2 L）和口服舒雅乐片刺激腺体分泌，以减轻口干症状。近年来临床上试用氨磷汀防治放疗副反应有一定作用。用法：氨磷汀每次剂量为200～300mg/m^2，溶于生理盐水500ml中，于放疗前30分钟静脉滴注，15分钟滴完。在用氨磷汀前给予地塞米松5～10mg，静脉注射，并给5-HT_3受体拮抗剂，如昂丹司琼8mg，缓慢静脉注射，以预防氨磷汀的呕吐反应。另外，还可口服毛果芸香碱，每次5～7.5mg，每日3～4次，该药属神经节后拟胆碱药，直接兴奋M胆碱受体，可显著地促进唾液腺和汗腺的分泌。

2. 中医治疗

（1）肺燥津伤证

证候：口渴咽干，鼻干唇燥，干咳无痰，肌肤干燥，大便干结，舌红苔黄而干，脉弦或涩或数。

治法：润肺生津，兼以清胃。

方药：清咽白虎汤(《温病条辨》) 加减。

药用沙参15g，玄参15g，马勃10g，麦门冬20g，生石膏(先煎)15g，知母15g，生地黄10g，水牛角(先煎)30g，甘草6g，粳米15g。

（2）热入营血证

证候：身热心烦，午后热甚，口干不欲饮，或饮而不多，纳呆，舌质红绛光剥无苔，脉细数。

治法：清营凉血。

方药：清营汤(《温病条辨》) 加减。

药用水牛角(先煎)60g，生地黄9g，黄连3g，竹叶心3g，赤芍10g，牡丹皮10g，天冬10g，麦冬10g，沙参15g。

（3）阳明炽热证

证候：口渴饮冷，高热汗出，面红耳赤，烦躁，大便秘结，小便黄赤，苔黄燥或黑、干而少苔，脉滑数。

治法：清胃益阴。

方药：白虎承气汤(《温病条辨》) 加减。

药用生石膏(先煎)30g，生大黄(后下)10g，生甘草15g，知母15g，玄明粉(冲)6g，麦冬

15g，射干 10g，天花粉 15g，玄参 10g，生地黄 15g。

此外，临床可用胖大海 50g，麦冬 50g，金银花 30g，沙参 30g，石斛 30g，生甘草 15g，每日适量开水冲泡，长期代茶而

（二）放射性食道炎

放射性食道炎主要表现为进食时伴胸骨后疼痛，吞咽不适，烧灼感，特别是进食刺激性食物时，吞咽不适感更为严重，患者因此惧怕进食，常会导致营养不良。

1. 西医治疗　当放射性食道炎严重影响进食，造成营养不良时，应暂停放疗。若发生食道穿孔，引起食道瘘，应立即禁食、禁水，给予静脉营养支持治疗，并应用抗生素预防炎症的发生。若有出血，应加用止血药物。

2. 中医治疗

（1）热毒炽盛证

证候：口咽干燥，喉咽部及胸骨后灼热疼痛，食之难下，大便秘结，舌红苔黄或腻，脉滑。

治法：清热解毒，消肿利咽。

方药：白虎汤（《伤寒论》）加减。

药用生石膏 15g，知母 12g，金银花 10g，连翘 10g，玄参 10g，麦冬 12g，山豆根 12g，赤芍 10g，栀子 10g。

（2）痰气交阻证

证候：胸部阻塞，胸痹痛，恶心，呕吐痰涎，舌苔白厚腻，脉弦。

治法：理气化痰。

方药：旋覆代赭汤（《伤寒论》）合半夏厚朴汤（《金匮要略》）加减。

药用旋覆花（包煎）10g，代赭石（先煎）30g，厚朴 10g，半夏 10g，陈皮 10g，苏梗 10g，刀豆子 30g，柿蒂 10g，沉香曲 6g。

（3）胃阴不足证

证候：口咽干燥，饥不欲食，喉咽部及胸骨后隐隐作痛，大便干结，舌红而裂，少苔或无苔，脉细。

治法：养阴益胃，解毒利咽。

方药：六味地黄丸（《小儿药证直诀》）合益胃汤（《温病条辨》）加减。

药用生地黄 12g，山茱萸 12g，牡丹皮 10g，茯苓 15g，麦冬 10g，玄参 15g，天花粉 10g，金银花 15g，野菊花 10g，石斛 30g。疼痛较剧者可加延胡索、徐长卿；兼有出血者加白及、参三七；日久气阴两伤、精神不振者加人参或西洋参。

（4）参考验方　①复方甘草片 2 片压碎撒入 20ml 蜂蜜中，搅匀，餐后服用，缓慢咽下后禁饮食 1 小时，睡前加服一次，连续用药至症状消失或放疗结束。②决明子 30g，沙参 15g，生甘草 10g，热开水泡代茶饮，少量频服。③杭白菊 5g，麦冬 5g，金银花 5g，胖大海 1～2个，生甘草 5g，热开水泡代茶饮，少量频服。

（三）放射性肺炎

放射性肺损伤是胸部恶性肿瘤放疗期间及放疗后常见并发症之一，主要为急性放射性肺炎和慢性肺纤维化，急性者常发生于放疗后1个月内，慢性者多数在放疗结束后半年至1年发生。主要表现为刺激性咳嗽，若并发感染，可有咳痰、发热，或伴胸闷、胸痛、心慌、气短、呼吸困难。放射性肺损害晚期，表现为剧烈干咳和肺功能减退、胸闷、呼吸困难，若并发感染，则胸闷、呼吸困难加重，可发展为肺心病。

1. 西医治疗 常用泼尼松60～100mg/日，口服，或给予氢化可的松100～200mg/日，静脉点滴，连用7～10天。与此同时，给予二联抗生素，如氨苄西林（氨苄青霉素）加庆大霉素，头孢类加喹诺酮类等，常规用量7～10天。吲哚美辛、阿司匹林等药物可有效地降低放射性引起的血管内皮细胞损伤，使血管渗透性表面区域产物的产生减少，阻断放射性肺炎的发生。D青霉胺是一种螯合剂，在体内能阻止盐溶性胶原向不溶性胶原的成熟过程，与肺组织有显著亲和作用，对放疗后的肺纤维化患者的主观症状、X线改变和肺功能均有改善作用。抗凝治疗旨在减轻血管的阻塞和纤维化；抗组胺药物可以降低放疗后肺血管通透性，皆可选用。

2. 中医治疗

（1）气阴两虚证

证候：干咳痰少，气短乏力，咽干口燥，午后潮热或五心烦热，自汗、盗汗，纳差，舌红苔少，脉细弱。

治法：益气养阴，润肺止咳。

方药：生脉散(《备急千金要方》）合六味地黄丸(《小儿药证直诀》）加减。

药用党参15g，黄芪20g，茯苓12g，沙参18g，麦冬12g，五味子12g，枇杷叶9g，熟地黄9g，山茱萸12g，菟丝子20g，炙甘草6g，川贝母10g，桃仁10g。

（2）阴虚内热证

证候：咳吐浊唾涎沫，其质黏稠，咳声不扬，气急喘促，咽燥口渴，舌红少津，苔黄或少苔，脉虚数。

治法：滋阴清热，润肺化痰。

方药：麦门冬汤(《金匮要略》）加减；甚者用清燥救肺汤(《医门法律》）加减。

药用沙参15～20g，生地黄20～30g，麦冬10～15g，石斛10～15g，玉竹10～15g，天花粉20～30g。清热解毒常用金银花15～30g，鱼腥草20～30g，生石膏20～40g，野菊花10～20g。津伤者重用沙参12g，玉竹10g；潮热者可加银柴胡10g，地骨皮10g；音哑、咽喉不利者可酌加紫菀10g，天冬15g；胸脘痞闷者，去生地黄、麦冬之类，酌加橘红10g，瓜蒌12g；泄泻者酌加山药30g，茯苓15g，薏苡仁30g，白扁豆30g；盗汗者可考虑用白芍12g，五味子9g，糯稻根10g，浮小麦30g；有血瘀表现者酌加丹参10g，牡丹皮10g。

（3）痰热壅肺证

证候：发热，咳嗽，吐脓痰，胸痛，呼吸困难，乏力，口苦，舌红，苔黄或黄腻，脉滑数。

治法：清热解毒，宣肺化痰。

方药：麻杏甘石汤(《伤寒论》)加减。

药用生石膏 30g，麻黄 10g，杏仁 12g，瓜蒌 12g，鱼腥草 15g，黄芩 12g，金银花 18g，浙贝母 15g，生甘草 6g。

(4) 气虚血瘀证

证候：面色晦黯或口唇发绀，干咳少痰，胸闷、胸痛，偶咳血丝痰，呼吸困难，倦怠无力，舌黯有瘀点或瘀斑，苔薄，脉细或涩。

治法：益气活血。

方药：补阳还五汤(《医林改错》)加减。

药用黄芪 20g，当归 12g，赤芍 12g，川芎 10g，桃仁 9g，香附 10g，茯苓 15g，桔梗 9g，菟丝子 20g，山茱萸 12g，地龙 10g，炙甘草 6g。

(5) 中成药　可用养阴清肺膏、鲜竹沥水及橘红丸或止咳橘红丸等。

(四) 放射性肠炎

盆腔肿瘤的放疗会直接造成结肠及直肠的损伤，其中又以后者为主。其主要临床表现为腹泻水样便，黏液便，便血，肛门坠痛，里急后重等，甚至可发生功能性或机械性肠梗阻。

1. 西医治疗　腹泻严重时应首先停止放疗，应用肠黏膜保护剂小六角蒙脱石（思密达），每次 3g，每日 3 次。腹痛、黏液便及里急后重时，可用小檗碱（黄连素）0.3g，每日 3 次；诺氟沙星（氟哌酸）0.2g，每日 3 次。另外，保留灌肠可以改善症状，用庆大霉素 16 万 U，颠茄酊 0.5ml，地塞米松 1.5mg，加米汤至 30ml，做保留灌肠，每日 2 次。骶前封闭可以减轻肛门区疼痛，用 8cm 长的 7 号针，取链霉素 0.5g，维生素 B_6 100mg，维生素 B_{12} 200μg，0.5%普鲁卡因 40ml，于尾骨肛门做浸润注射，5～7天封闭一次。

2. 中医治疗

(1) 热毒蕴肠证

证候：腹泻便中带血，肛门灼痛，胸闷烦渴，恶心纳呆，舌质红绛，苔薄黄，脉滑或滑数。

治法：清热解毒。

方药：白头翁汤(《伤寒论》)加减。

药用白头翁 10g，黄柏 12g，黄连 12g，秦皮 12g，苦参 10g，槐花 15g，炒地榆 15g，生薏苡仁 20g，马齿苋 30g，广木香 10g。

(2) 下焦湿热证

证候：腹泻而便溏不爽，便血带黏液，腹胀后重，舌红苔白腻，脉濡或濡数。

治法：清利湿热。

方药：甘露消毒丹(《温热经纬》)加减。

药用茵陈 10g，黄芩 10g，藿香 10g，薏苡仁 30g，滑石(包煎)10g，石菖蒲 10g，紫草 10g，陈皮 10g，侧柏叶 15g。

(3) 气滞血瘀证

证候：便血色黯，腹痛腹胀，排便不爽，里急后重，舌黯红，苔白，脉涩。

治法：理气活血。

方药：四逆散(《伤寒论》) 合活络效灵丹(《医学衷中参西录》) 加减。

药用柴胡 10g，赤芍 10g，枳实 15g，丹参 10g，三七粉(冲)0.5~1g，茜草 10g，当归 10g，生甘草 10g。

(4) 脾胃虚弱证

证候：便血色淡，大便溏薄，面色萎黄，气短乏力，里急后重，肛门坠胀或脱肛，舌淡红，苔白或薄腻，脉缓或弱。

治法：补益脾胃。

方药：补中益气汤(《脾胃论》) 合参苓白术散(《太平惠民和剂局方》) 加减。

药用黄芪 30g，人参(另煎)6g，柴胡 10g，白扁豆 15g，茯苓 15g，莲子肉 15g，砂仁(后下)3g，白术 15g，薏苡仁 20g，山药 15g，升麻 6g，陈皮 10g。

(5) 气血亏虚证

证候：便血色淡，面色㿠白，心悸气短，乏力腰酸，舌淡，苔白，脉弱。

治法：益气养血。

方药：人参养荣汤(《太平惠民和剂局方》) 加减。

药用党参 10g，生黄芪 10g，白术 10g，茯苓 10g，当归 10g，白芍 10g，熟地黄 20g，炙甘草 10g，五味子 10g，秦皮 10g。

(6) 外治方 ①坐浴：苦参 30g，五倍子 50g，枯矾 20g，败酱草 50g，水煎取汁趁热坐浴。②中药灌肠法：大黄 10g，石榴皮 30g，黄连 12g，黄柏 12g，白及 10g，甘草 6g。每剂中药煎 2 次，取药液 150~200ml，每晚 1 剂保留灌肠，1 个月为 1 疗程，可加锡类散或维生素 B_{12}，腹泻较频药液难以保留者可酌加普鲁卡因或针刺足三里穴（补法）。

（五）放射性膀胱炎

放射性膀胱炎多发生于盆腔肿瘤（如前列腺癌、子宫颈癌）、睾丸肿瘤及直肠肿瘤的放射治疗过程中或治疗后，其发生时间多在放疗后 1~4 年之间。临床表现为，较轻者可有尿频、尿急、尿痛；稍重者可伴有血尿反复发作；严重者可导致膀胱阴道瘘。

1. 西医治疗 主要为抗炎止血。失血过多者给以新鲜血液输注，以改善全身状况。若膀胱壁硬化，尿路狭窄，可有肾盂积水，严重者导致肾功能衰竭以至尿毒症，应考虑手术或透析治疗。除应用吡哌酸、环丙沙星、卡巴克洛、巴曲酶等外，亦可服用小苏打以碱化尿液。另外，用药物冲洗膀胱其作用不可忽视，可用苯佐卡因 0.3g，颠茄酊 0.5g，地塞米松 1.5g，庆大霉素 16 万 U，加生理盐水至 30ml，膀胱灌注，每日 2 次。若为出血性膀胱炎，可经导管注入 20%苯佐卡因 50ml，保留 5 分钟放出，注入 40%甲醛液 150~200ml，保留 15 分钟后放出，随后注入 5%酒精 200ml，冲洗 2 次。

2. 中医治疗

(1) 湿毒下注证

证候：小便频急，灼热刺痛，尿黄赤，口干喜饮，大便秘结，舌质红，苔黄或黄腻，脉弦数或滑数。

治法：清热利湿，解毒活血。

方药：八正散(《太平惠民和剂局方》) 加减。

药用生地黄 15g，萹蓄 15g，生甘草 6g，车前子(包煎)10g，生大黄 6g，灯心草 3g，炒栀子 9g，川牛膝 10g，陈皮 9g，滑石(包煎)10g，丹参 15g，当归 15g。

(2) 肝肾亏损证

证候：尿频、尿急、尿痛，尿淡红，口干喜饮，五心烦热，或伴腰膝酸软，午后潮热，舌红苔少，脉细数。

治法：补益肝肾，养阴清热。

方药：知柏地黄汤(《医宗金鉴》) 加减。

药用山茱萸 20g，赤芍 15g，白芍 15g，山药 30g，泽泻 20g，牡丹皮 9g，茯苓 15g，知母 15g，黄柏 9g，生地黄 20g，地骨皮 20g，银柴胡 9g，鳖甲 15g。

第七章 癌症疼痛

癌症疼痛（以下简称癌痛）是肿瘤病人常见症状。据 WHO 统计，在接受治疗的癌症病人中 50%有不同程度的疼痛，70%的晚期癌症病人认为癌痛是主要症状，30%的癌症病人有难以忍受的剧烈疼痛。近年我国调查报告显示，伴有不同程度疼痛的癌症病人占 51%～61.6%。因此，有效的镇痛治疗对提高癌症病人的生活质量十分重要。然而由于整个社会甚至医务人员的观念和管理方面的原因，全球范围内约有 300 万～400 万癌症病人承受着疼痛的折磨，无法得到及时治疗。所以，如何进行规范化的疼痛治疗应引起人们的高度重视。

一、癌痛概述

（一）癌痛定义

国际疼痛研究协会对于疼痛所下的定义可作为研究癌痛的依据：疼痛是一种令人不快的感觉和情绪上的感受，伴随有现存的或潜在的组织损伤。疼痛经常是主观的，每个人在生命的早期就通过损伤的经历学会了表达疼痛的确切词汇。无疑这是身体局部或整体的感觉，而且也总是令人不快的一种情绪上的感受。

（二）癌痛原因与机制

癌症患者疼痛的原因常涉及到多个方面，大致分为以下几种：

1. 肿瘤生长、压迫、浸润引起的疼痛　原发肿瘤及转移癌压迫及侵犯神经可出现广泛的疼痛，患者常自感有持续烧灼样疼痛或感觉异常。血管的闭塞和缺血、包膜的牵张、浆膜的浸润、空腔器官及实性器官中管道的梗阻、骨或软组织受侵如椎体破坏，均可导致疼痛。

2. 肿瘤诊疗引起的疼痛　一些诊断性检查如采血、穿刺、造影等可引起疼痛；各种治疗亦是疼痛发生的重要原因，如手术后组织损伤可并发疼痛，化疗可引起口腔炎、外周神经炎、股骨头无菌性坏死、栓塞性静脉炎，放疗可引起周围神经损伤、组织纤维化、放射性脊髓病、局部损伤等。

3. 精神与心理因素　患病后病人的抑郁、焦虑、悲伤及烦躁都是致痛因素之一。在这些情况下，一些轻微的不适刺激就可引起疼痛，或使原来的疼痛加重。

4. 与肿瘤间接有关的疼痛　这类疼痛与肿瘤的存在有关，但并非由肿瘤直接引起。如副癌综合征的骨关节痛，是由于衰弱、生活能力丧失而引起的疼痛。肿瘤本身产生的一些激素样化学物质、肿瘤的代谢物、坏死组织分解产物可激活及致敏化学感受器和压力感受器，发生疼痛。

5. 与肿瘤无关的疼痛 如肿瘤病人疱疹后神经痛、骨质疏松、骨关节退行性变、糖尿病性末梢神经痛、肌筋膜痛等。

多数癌痛的原因往往是上述一种或多种因素综合作用的结果。关于癌痛机理，有多种学说，较具代表性的是特异学说、模式学说和闸门控制学说。以下是疼痛机理模式图：

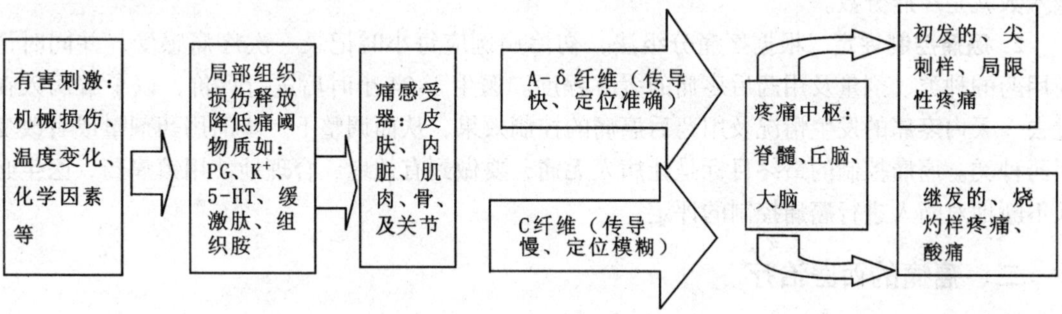

图Ⅰ-7-1 疼痛机理模式图

（三）癌痛性质

癌痛常表现为刺痛、灼痛、钝痛等。一般躯体伤害感受性疼痛能精确定位，主诉为针刺样、持久、跳动性或紧压性疼痛，系躯体神经被累及的现象。内脏伤害感受性疼痛一般为弥漫性，中空脏器梗阻时呈痉挛性或口咬样疼痛，侵及器官被膜或肠系膜时则疼痛性质变为尖锐、持久或跳动性。周围神经或其末梢受累所形成的神经病变性疼痛呈烧灼性、针刺样，向一定方向放射或类似电击。

（四）癌痛分级与控制评定

1. 癌痛分级 由于疼痛是一种主观感受，他人不能预测，所以对于疼痛程度的描述，主要是病人自己表达的。医生应相信患者的主诉和主观感觉，耐心听取患者的陈述，进行仔细详尽的体格检查，准确地收集相关的病史资料和各种实验室、影像学检查结果，分辨和识别不同的客观和主观因素，客观正确地评估患者疼痛的性质和程度。

目前评估患者疼痛程度常用以下几种疼痛分级法：

（1）主诉疼痛程度分级法（VRS）

表Ⅰ-7-1　　主诉疼痛程度分级法（VRS）

程度	疼痛感觉	忍受程度	睡眠影响
0级	无		
Ⅰ级	轻微	疼痛，但仍可忍受	睡眠不受干扰
Ⅱ级	较重	疼痛明显，需要镇痛药物	睡眠受干扰，需要药物才能入睡
Ⅲ级	剧烈	不能忍受	睡眠严重受干扰

（2）数字分级法（NRS） 将一条10cm长的直线划为十等份，从左到右依次标有0、

1、2、3、4、5、6、7、8、9、10，其中0代表无痛，10代表患者能想象的最剧烈疼痛，然后让患者根据自己的疼痛体验在此直线上标记。为便于对比研究，一般将NRS中的0、1～3、4～6、7～10级分别对应于VRS中的0、Ⅰ、Ⅱ、Ⅲ级。

（3）目测模拟法（VAS、画线法、视觉模拟疼痛计分法） 在一条100mm长的直线两端标有文字说明，让患者根据自己的疼痛体验在直线上标记，测量从左端到记号的距离，所得毫米数就是疼痛分数。

2. 癌痛控制评定 根据疼痛分级法，初治病例应每小时记录一次疼痛感受，并同时记录用药的种类、剂量及用药后疼痛的缓解程度。医生于24小时后进行评价，以了解病人在过去一天内疼痛的发生情况及用药后癌痛的控制效果，从而调整下一步的用药剂量或者改变用药种类。癌痛控制的最终目标是让病人无痛，要做到有效地、合理地使用镇痛药，医生必须不断地对病人进行癌痛控制的评定。

二、癌痛的西医治疗

（一）癌痛药物控制的基本原则

应用镇痛药物治疗癌痛，WHO提出了下述原则：

1. 三阶梯用药 根据疼痛的轻、中、重度的不同，实施三阶梯用药治疗。

2. 口服给药 口服给药常常不需要别人帮助，便于病人自我实施治疗。

3. 按时给药 注重药物的持续作用时间，根据疼痛的可能发生而“按需用药（在一定的时间间隔重复给药）”，从而避免疼痛出现。

4. 个体化原则 镇痛药的剂量应因人而异。

5. 注重实效 应注重个体出现的实际疗效。

6. 其他 重视止痛辅助用药。如积极治疗失眠，及时治疗药物导致的不良反应，抗焦虑等。

（二）三阶梯用药

癌痛的治疗必须建立在确切的诊断基础上。在正确估价疼痛的程度和性质后，WHO首选三阶梯方案止痛。

1. 第一阶梯 适用于轻度癌痛，所用药物为非阿片类止痛药，主要为非甾体类抗炎药（NSAIDs）。该类药物作用于末梢，具有解热镇痛抗炎效果，能抑制下丘脑前列腺素合成酶，减少前列腺素E的合成与释放，对前列腺素含量高的骨转移癌疼痛较为有效。代表药为阿司匹林、对乙酰氨基酚（扑热息痛）。推荐剂量为阿司匹林初始每次250～500mg，最大剂量每次1000mg，每4～6小时重复用药一次。应当注意NSAIDs有封顶效应，不能无限增加剂量，当一种药物不能缓解疼痛时，应试用其他NSAIDs。

2. 第二阶梯 适用于中度癌痛，所用药物为弱阿片类止痛药。当NSAIDs不能满意止痛时，应逐步向第二阶梯过渡，即在给予NSAIDs的同时，辅助以弱效阿片类镇痛药。代表药为可待因，60～120mg，3～4小时重复用药一次。替代药物有右旋丙氧酚、布桂嗪（强痛

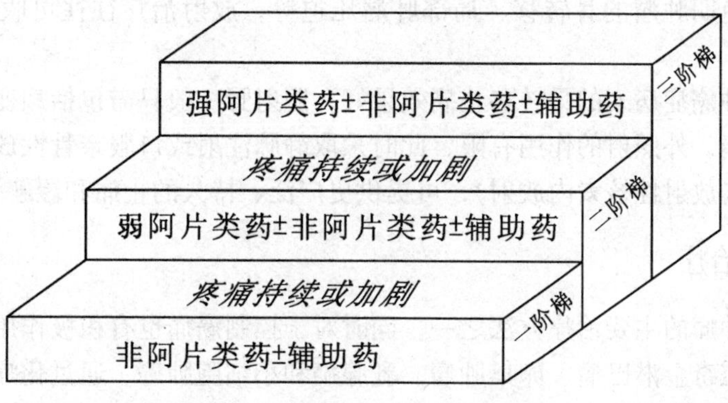

图Ⅰ-7-2　三阶梯止痛用药阶梯图

定）等。

目前临床将二阶梯药物加一阶梯药组成了一些复方制剂，如路盖克（双氢可待因加对乙酰氨基酚）、达宁（右丙氧芬加对乙酰氨基酚）等，既加强了止痛效果，又方便了病人的应用。

3. 第三阶梯　适用于重度癌痛，为强阿片类止痛药。当二阶梯用药不能获得满意止痛作用时，则应选择本类药物。代表药为吗啡，临床制剂有吗啡缓释片、短效剂型及注射液。替代药物有羟考酮、美沙酮等。吗啡给药宜从小剂量开始，短效制剂成人起始剂量为每 4 小时 10mg，每 24 小时进行调整；其缓释片则初始剂量为每 12 小时 30mg，如药后仍疼痛则每 24 小时按 30mg 递增。如使用第一剂量后出现嗜睡而疼痛消失，第二次给药量应减少 50%。肝、肾功能不全或营养不良者，起始剂量要减少。当剂量调整期间出现突发性疼痛时，应用速效吗啡处理，其剂量是所用吗啡剂量的 1/4～1/3。重度持续的癌痛，口服给药难以有效止痛或肌内注射过于频繁时，可采用微量注药泵通过外周静脉持续给药。

另外，现在亦有通过皮肤吸收的控释制剂，如芬太尼透皮贴剂一次敷贴，药效可持续长达 72 小时。

该类药物不良反应为便秘、恶心呕吐、呼吸抑制及药物依赖、耐受。

4. 辅助药物　由于引起疼痛的原因不同，可选择不同的辅助药物以增强止痛效果。病人出现情绪障碍，如抑郁症、焦虑症可加用抗抑郁剂（阿米替林、多虑平等）或抗焦虑药物（地西泮等），既可改善病人情绪，又能增强阿片类药物疗效。其他如由于脊髓或神经压迫引起的疼痛以及淋巴水肿、颅内压升高引起的慢性疼痛，选择类固醇激素可减轻水肿和渗出，从而有助于缓解疼痛；对于因肿瘤浸润发生的特殊神经痛，如针刺样疼痛，则可配合抗癫痫药如卡马西平治疗。值得注意的是以上辅助用药一般不作常规应用，而是根据病人的病情需要，配合前述三类药物使用。

（三）放射疗法

由于肿瘤的生长占据了正常组织的空间，使得组织向外膨胀，间接或直接压迫周围神经组织。在此种情况下应用放射治疗，一方面可使肿瘤缩小，另外也可作用于周围神经从而缓解疼痛。尤其是晚期肿瘤的骨转移、局部肿瘤压迫等，放射治疗往往可收到满意的临床疗效。

外照射对各种癌症病人的骨转移止痛效果好，照射野一般只需包括病变部位；而对于多发性骨转移的疼痛，外照射的作用有限，此时采取静脉注射或口服亲骨性放射性药物，给予全身内照射治疗（放射性核素内放射），可提供更广泛、持久的止痛和缓解病情的效果。

（四）化学治疗

化疗是恶性肿瘤的主要治疗方法之一，同时对于控制癌痛也有积极作用。尤其是对化疗敏感的肿瘤如非霍奇金淋巴瘤、卵巢肿瘤、乳腺癌和小细胞肺癌，通过化疗，可使肿瘤引起的癌痛得到有效缓解。对于局部姑息性放疗无法缓解的多部位疼痛，亦可考虑化疗。

（五）激素治疗

皮质激素对于颅内高压、急性脊髓压迫、骨转移、肝包膜扩张等所致的疼痛和肿瘤侵犯所致神经损害的疼痛均有作用，对放射引起的组织器官炎性水肿有快速消炎止痛作用；内分泌治疗对于激素依赖性肿瘤如乳腺癌、前列腺癌、子宫内膜癌等则可通过控制或者消灭肿瘤组织而产生良好止痛效果。

（六）神经阻滞疗法

经常规内科或者放射治疗，癌痛仍难缓解或达不到止痛要求者，则可通过阻滞、破坏传导神经，以获镇痛疗效。神经阻滞适用于明确的区域性疼痛，其缓解疼痛作用快，药物直接阻滞或破坏局部神经而达到镇痛目的。临床常用方法有手术直接切断神经传导，无水乙醇或酚甘油经导向神经丛注射，使神经纤维变性脱髓鞘以丧失正常传导功能等。

（七）手术治疗

晚期癌痛病人通过手术以缓解疼痛，主要在于解除压迫或者梗阻症状、固定病理性骨折等。因为系姑息性治疗，故临床应根据病人的情况，在充分评价其生存期长短及受益多少后再做出决定。

其他如心理治疗可以提高患者应付疼痛的能力，缓解紧张情绪，改善痛觉；再如肿瘤病人常常会伴有感染，炎症的存在会使癌痛加剧，所以有效地控制感染也有助于缓解疼痛。

三、中医对癌痛的认识与治疗

（一）病因病机

疼痛作为肿瘤的一个症状，其病因直接与肿瘤相关。“六淫”、痰饮、瘀血、内伤七情、食积等，都是肿瘤产生疼痛的重要因素。上述一种或数种病邪相合，交争体内或结聚于某一脏腑经络，直接或间接地影响机体的生理功能，致使气机的升降出入紊乱，最终“病久入深，营卫之行涩”，血运不畅，经络痹阻，瘀血凝滞，邪毒壅塞，留于局部而蕴块作痛。这种因邪实而致的疼痛，通常谓之“实痛”，其病机为“不通则痛”。另外，肿瘤日久，邪气客居较深，正气损伤，气血虚弱，无以荣养经络、脏腑，亦可出现疼痛。《素问·举痛论篇》云“脉泣则血虚，血虚则痛”即是此理，这种疼痛称之为“虚痛”，其病机属“不荣则痛”的范畴。实痛、虚痛往往见于肿瘤发展过程中的不同阶段，一般早期、中期以实痛为主，晚期则以虚痛为主，或虚实并见。

由于癌痛的病因不一，病机有异，故虽同为癌痛，其性质又表现为多种多样，如胀痛、刺痛、绞痛、酸痛、热痛、冷痛、隐痛等。

（二）辨证论治

1. 热毒内蕴证

证候：痛势较剧，呈热痛，得冷稍减，或见局部红肿，常有发热，热势或高或低，口干口渴，便秘尿赤，口气热臭，病人情绪不宁，烦躁易怒，或影响睡眠，舌质红绛，苔黄燥少津或无苔，脉数。

治法：清热泻火，解毒止痛。

方药：清瘟败毒饮(《疫疹一得》) 加减。

药用生石膏 20g，生地黄 10g，川黄连 5g，栀子 5g，芦根 10g，黄芩 5g，半枝莲 15g，知母 10g，赤芍 10g，牡丹皮 10g，玄参 15g，连翘 15g，生甘草 5g，竹叶 10g。

方中以生石膏、川黄连为君药，清热泻火，以直折里热之壅盛；辅以黄芩、栀子、半枝莲、知母、连翘以增加主药解毒泻火之功，又用赤芍、牡丹皮、生地黄清里热并能凉血止痛，以防热迫血行；佐以芦根、玄参、竹叶清热生津，以防阴津耗伤；使以甘草调和诸药。全方配合，共奏清热泻火、解毒凉血、生津止痛之效。需要注意的是本类药物其性多寒，易伤胃气，体质虚弱者勿忘同时调护脾胃。

加减：癌痛因于虚火者，疼痛时重时轻、绵绵不止，伴午后低热、汗出热退、虚烦不宁、盗汗、舌质红、舌苔剥落或无苔、脉细数，不宜苦寒直折，应以甘寒之品清退虚火，如生地黄、玄参、白芍、赤芍、知母、牡丹皮、青蒿、银柴胡、地骨皮、麦冬等。

2. 寒凝阳虚证

证候：疼痛或急或缓，常有冷感，痛有定处，得温痛减，或喜按，遇冷加剧，面色苍白，形寒肢冷，大便溏薄，小便清长，舌质青紫，舌体胖大或有齿痕，舌苔薄白而润，脉沉细、弦。

治法：散寒助阳，温经止痛。

方药：桂枝附子汤(《金匮要略》) 加减。

药用桂枝 10g，附子 5g，黄芪 20g，人参 3g，白术 10g，当归 10g，细辛 3g，白芷 5g，川楝子 5g，延胡索 10g，干姜 5g，大枣 3 枚，甘草 5g。

本方以桂枝、附子为君药，借其辛热之性以祛阴寒，散凝滞，温阳化气；辅以黄芪、人参、白术益气健中，温阳散寒，脾气旺则阳自充；复用细辛、白芷、干姜以助桂附温阳于内，逐寒外达；佐以当归、川楝子、延胡索调气和血，通经止痛；以甘草、大枣为使，既可培补中焦之气，又能调和诸药之性，从而共奏温阳逐寒、温经止痛之功。

加减：由于寒为阴邪，其性收敛，易致气机凝滞，加剧疼痛，故组方应在散寒的基础上，适当注意理气，从而舒展气机以达到止痛目的。除了上方中川楝子、延胡索之外，还可根据病情的需要酌加木香、小茴香、乌药、厚朴等。如果阳气大伤、以阳虚为主者，可酌加仙茅、淫羊藿、巴戟天、鹿茸等。

3. 湿浊困阻证

证候：外湿者，肢体困重酸痛，痛势缠绵，或肢节重着不仁，或兼头痛头重，精神萎靡，或有低热，汗出热不解；内湿者，多呈脘腹胀痛、闷痛，持续不解，绵绵不休，或兼食欲不振，面色晦黄无华，口腻不渴，呕吐恶心，脘腹痞满，便溏泄泻等。舌质淡或有齿痕，苔白腻，脉濡。

治法：祛湿通阳，化气止痛。

方药：因于外湿者宜羌活胜湿汤(《内外伤辨惑论》)加减；因于内湿者宜二陈汤(《太平惠民和剂局方》)加减。

外湿者药用羌活5g，独活5g，川芎5g，蔓荆子10g，甘草5g，防风10g，藁本10g，赤芍10g，桂枝5g，细辛3g；内湿者药用制半夏5g，橘红10g，白茯苓15g，厚朴10g，苍术10g，白术10g，黄芪15g，炙甘草3g，薏苡仁15g。

羌活胜湿汤加减方以羌活、独活为君药，辛温发散，祛风湿，利关节，止疼痛；以防风、藁本、细辛、桂枝、蔓荆子为臣药，透邪驱湿外达；佐以川芎、赤芍活血通经，行痹止痛；使以甘草调和诸药。

二陈汤加减方以半夏为君药，功能燥湿化痰，降逆和胃；辅以橘红、厚朴、苍术、白术、茯苓、薏苡仁健脾运湿，理气行滞，俾气行则湿化；佐以黄芪益气温阳；使以甘草调和诸药。以上两方，前者功偏透达，以祛外湿为主；后者则通过健脾行气以化湿阻于内。

加减：若内湿留恋日久，寒化或热化而出现寒湿、湿热症状者，则非单纯祛湿药所能解决，应在祛湿的基础上，酌加相应的散寒、清热之品，以使湿与其他之邪分消而解。

4. 气机郁滞证

证候：脘腹疼痛而胀，走窜不定。病者往往精神抑郁，或易激动，躁急不安，常伴脘腹满闷，嗳气，食少纳呆，或善太息，呕恶欲吐，舌苔薄白或黄，脉弦。

治法：理气疏肝，宽中止痛。

方药：柴胡疏肝散(《景岳全书》)加减。

药用柴胡10g，陈皮10g，枳壳10g，白芍15g，炙甘草5g，香附5g，川芎5g，延胡索15g，川楝子5g，郁金10g，白术10g，佛手10g。

本方以柴胡为君药，疏肝理气，解郁安神；辅以香附、郁金、佛手、延胡索、川楝子既可疏解肝郁，又能行气止痛；佐以白芍敛肝缓急，白术、枳壳健脾和胃，川芎活血行气；以甘草为使调和诸药，并可配合白芍达到酸甘化阴、缓急止痛的目的。

加减：若属肝郁气滞、躁烦不宁、睡眠不安者加合欢皮、薄荷、珍珠母；属脾胃气滞、中焦气机不运者，加木香、八月札、炒莱菔子。

5. 瘀血阻络证

证候：疼痛剧烈，如针刺刀绞，痛有定处，拒按，持续时间长。患者常面色晦黯，形体消瘦，皮肤甲错或有瘀斑、瘀点，或伴吐血、衄血、便血，舌质青紫，舌下脉络迂曲，脉细涩。

治法：活血化瘀，通经止痛。

方药：血府逐瘀汤(《医林改错》) 加减。

药用桃仁 10g，红花 10g，当归 10g，川芎 5g，赤芍 5g，郁金 10g，牛膝 10g，桔梗 5g，柴胡 10g，枳壳 5g，甘草 5g，延胡索 10g，桂枝 5g。

本方以桃仁、红花为君药，活血化瘀，通经络，散结止痛；辅以当归、川芎、赤芍、牛膝、郁金养血活血，以使瘀血去、新血生；佐以柴胡、桔梗、枳壳、延胡索、桂枝行气机，解郁结，所谓“气为血帅”，“气行则血行”；使以甘草调和诸药，共奏活血、消积、止痛之功。

加减：肿块坚硬而痛者加三棱、莪术、土鳖虫、穿山甲，以加强活血散结止痛之力；疼痛不解兼有气滞者加乳香、没药、佛手以增强行气止痛作用；疼痛而兼血虚者加熟地、丹参、鸡血藤以活血养血止痛。

6. 痰浊留滞证

证候：疼痛呈钝痛、隐痛、胀痛、木痛，可因病变部位不同而表现为多种形式。往往兼有痰浊内阻的症状如痰涎壅盛，胸膈痞闷，咽喉不利，呕恶吐涎，面黄虚浮，便清或泻下不爽，或局部结块、质硬，舌苔白厚腻，脉滑。

治法：化痰散结，利气止痛。

方药：海藻玉壶汤(《外科正宗》) 加减。

药用海藻 20g，海带 30g，昆布 20g，陈皮 10g，青皮 10g，厚朴 10g，制半夏 5g，浙贝母 15g，黄药子 10g，当归 10g，川芎 5g，独活 5g。

本方以海藻、昆布、海带为君，其咸可软坚，从而可祛顽痰之凝结；以制半夏、黄药子、浙贝母祛湿化痰，利气散结为臣；陈皮、青皮、厚朴调畅气机，健脾化湿以杜生痰之源；当归、川芎活血化瘀，散结止痛；独活透邪发散，借其辛窜之性以利消积，以上共为佐使。全方配合，以达开痰结、利气机、散结块、止疼痛的目的。

加减：若病人痰阻而见四肢疼痛或麻木不仁者，可用指迷茯苓丸(《指迷方》) 加减治疗，药物有制半夏、茯苓、枳壳、风化朴硝等。

7. 气血双亏证

证候：痛势隐隐，绵绵不休，疲劳后尤剧，伴形体瘦弱，面色无华，身倦无力或卧床不起，神疲懒言，语音低微，舌淡，脉细。

治法：双补气血，燮理阴阳。

方药：十全大补丸(《太平惠民和剂局方》) 加减。

药用人参 10g，白术 10g，茯苓 15g，当归 10g，白芍 15g，川芎 5g，熟地黄 15g，黄芪 20g，肉桂 5g，甘草 5g，延胡索 10g，枳壳 5g，木香 5g，生姜 5g，大枣 3 枚。

十全大补丸乃由四君子汤合四物汤复加黄芪、肉桂组成。方中药物可以分成三大部分，一为四君子汤配黄芪、肉桂，功在补气温阳，健脾益肺；一为四物汤，取其养血调血，益阴填精；另为延胡索、枳壳、木香，取其行气止痛，并使补而不滞。诸药相互配合，补气生血，阴阳共济，从而可复正气不足、气血阴阳失调之候。

加减：阴伤明显而口渴、舌红或者舌质瘦小、无苔、脉细数者，加龟板、鳖甲、女贞子；阳虚明显，畏寒肢冷、小便清长、舌体胖嫩、脉沉细弦者，加鹿茸、菟丝子、淫羊藿、肉苁蓉；虚实夹杂者，则应注意扶正、祛邪结合起来，避免单执一端、蛮补妄攻而贻误病机。

（三）专病专方

1. 中成药 在前述辨证论治的基础上，根据患者疼痛和病机特点，亦可选择一些传统中成药治疗。

(1) 新癀片 由三七、牛黄、九节茶、珍珠层粉等组成。本方具有清热解毒、活血化瘀、消肿止痛的功效，临床可试用于各种癌痛，尤其对轻、中度疼痛有较好止痛效果。药理研究提示，该药可提高大鼠和小鼠受温热和化学刺激的痛阈值，对化学刺激（醋酸扭体反应）的镇痛作用与 10mg/kg 吲哚美辛的作用相似，对小鼠水浴甩尾的镇痛作用显示出一定的量效关系和时效关系。

(2) 元胡止痛片 由延胡索(醋制)、白芷组成，功能理气、活血、止痛。较适用于消化系统肿瘤及妇科肿瘤引起的轻度疼痛的治疗。

(3) 小金丹 由白胶香、草乌、五灵脂、地龙、木鳖子、乳香、没药、当归、麝香、香墨组成，功能活血止痛，解毒消肿。临床可试用于各种癌痛的治疗，对肿瘤本身亦有积极的治疗作用。

2. 中药注射剂

(1) 野木瓜注射液 由野木瓜加工制成，功能祛风止痛，舒筋活络。临床可用于各种轻、中度癌痛及神经痛、风湿骨痛。

(2) 高乌甲素注射液 主要成分为氢溴酸高乌甲素，主要适用于恶性肿瘤疼痛、其他顽固性疼痛及中度以上的各种疼痛。肌内注射，每次 4mg，每日 1～2 次，亦可静脉滴注，无明显不良反应。

(3) 复方苦参注射液 主要由苦参和土茯苓组成，功能清热利湿，活血解毒，散结止痛。主要用于癌痛、癌症出血，对肿瘤亦有治疗作用。可以肌内注射，亦可静脉给药。

3. 验方

(1) 复方马钱子胶囊 由马钱子、甘草以 1:1 比例配制而成，功能通经络、消结肿、止疼痛，对各种癌痛均有一定疗效。

(2) 桂参止痛合剂 由肉桂、人参、细辛、生地黄、酸枣仁、柏子仁、麦冬、丹参、黄连等组成，功能温肾补脾、散寒止痛，适用于脾肾阳虚或兼气虚血瘀癌痛的治疗。

(3) 平痛宁片 主要药物为枳壳、仙鹤草、郁金、五灵脂，功能活血化瘀、止痛散结、清热解毒、扶正祛邪，对肺癌、胃癌、食道癌等癌痛具有一定的缓解作用。口服，每日 3 次，每次 4～8 片，可与手术治疗或放疗、化疗同时应用。

4. 单味药选用参考

(1) 马钱子 味苦，性寒，有大毒，入肝、脾经。功能解毒散结、通络止痛，近年来试用于治疗癌症疼痛据观察有一定疗效。《医学衷中参西录》谓其"开通经络、透达关节之功远胜于它药"。本品主要含生物碱，包括番木鳖碱、马钱子碱，动物实验观察后者有一定的中枢镇痛效果。马钱子碱不仅能明显增加吗啡镇痛作用，还能延长其镇痛时间。研究发现马钱子镇痛机制与中枢M胆碱能神经受体有关，可能增加了脑部单胺类神经递质与脑啡肽含量。本品应炮制后用，研末吞服，每日0.3～0.6g，入煎剂不超过1g。该药毒性反应较大，用药应严格掌握剂量。

(2) 雷公藤 性微寒，味苦，有小毒，归肝经。功能清热解毒、止痛消肿，可用于癌痛的治疗。药理研究表明雷公藤所含甲素、乙素有明显的抗肿瘤效应，可抑制人鼻咽癌细胞体外的生长；其甲素成分还能抑制乳癌和胃癌细胞系集落的形成。该药有一定的毒性，可引起血液系统损害、肝功能损害，对生殖系统亦有一定的影响。临床应正确掌握剂量，一般5～10g，水煎服。

(3) 川乌 性热，味辛、苦，有大毒，归心、肝、肾、脾经。功能祛风除湿、温经止痛。《本草纲目》谓其"主大风顽痹"。川乌止痛成分主要为乌头碱，从中精提出高乌甲素(拉巴乌头碱)，对癌症疼痛有较强的镇痛作用，可适用于中度以上癌痛的治疗。川乌内服需经炮制，并严格控制用量。一般入汤剂每日1.5～3g，先煎，如果无明显不良反应，可适当增加剂量。

(4) 延胡索 味辛、苦，性温，归肝、脾经。功能活血、利气、止痛，主要用于气血瘀滞诸痛证。本品辛散温通，《本草纲目》谓之"能行血中气滞、气中血滞，故专治一身上下诸痛"。其止痛作用优良，无论何种痛证，均可配伍应用。醋制后可使其有效成分的溶解度大大提高而加强止痛药效。对于延胡索镇痛作用的药理研究，从上世纪五六十年代即已展开。首先发现延胡索粉给小鼠灌胃出现明显镇痛作用，其效价约为阿片的1/10。而后确定其有效成分为生物碱，总碱、甲素、乙素、丑素均有镇痛作用，其中以乙素最强。临床用双盲法对延胡索乙素硫酸盐和复方阿司匹林的镇痛作用进行比较，证明无论对痉挛性或非痉挛性疼痛患者，乙素的镇痛疗效均较复方阿司匹林为优，对钝痛的效果优于锐痛。延胡索及其有效成分四氢帕马丁（THP）在镇痛的同时具有镇静、安定作用。近年来对THP的中枢作用机理进行了深入研究，发现它主要作用于脑内多巴胺（DA）受体，其左旋体和右旋体作用不同，L-THP可阻滞DA受体，是一个新型的DA受体阻滞剂；D-THP是脑内DA排空剂，可促使突触囊泡内的DA排空到胞浆内，在胞浆内被单胺氧化酶破坏。THP的镇痛和安定作用均与此有关。临床常用剂量为10～15g，水煎服。

（四）其他疗法

1. 外治法 中药外治法多采用可以经皮肤吸收的药物，局部使用，通过体表直接给药，以避免口服带来的某些不良反应。对于晚期癌症疼痛病人，中药外治具有一定的优势。

(1) 敷贴法 此为传统的用药方法，一般是将药物制成黑膏药、熬成浸膏、制成水煎液或将药物研成细粉，加适量的基质，用米酒、醋、松节油、鸡蛋清、蜂蜜、猪胆汁或水调和成膏或糊外敷。药物组方多以活血化瘀、温经散寒、行气止痛类中药为主，并辅以芳香开窍、辛温走窜的引经药制成，其中虫类药、毒剧药、鲜活动物药占有一定的比例。药物如阿魏化痞膏（阿魏、木鳖子、穿山甲、蜣螂、莪术、三棱、血竭、乳香、没药、川乌、草乌、樟脑、官桂、雄黄、芦荟、胡黄连、大黄、厚朴、香附）、蟾酥镇痛膏（蟾酥、生马钱子、生川乌、生天南星、雄黄、白芷、姜黄、冰片、樟脑、半边莲、薄荷脑）等。

(2) 外擦法　主要是制成酊剂，外擦于疼痛的体表部位或者反应点或者穴位上。通过药物的直接作用或者借助经络的传导和放大，以发挥止痛效应。

(3) 中药离子导入　中药离子导入是将药物中的主要有效成分提取出来制成液体状，并确定药物中主要有效成分所带电荷的属性，然后将药物液体置于低压电源的相应电板，使其离子直接导入患部，以达到治疗各种疼痛的目的。临床应用可根据不同部位癌痛的特点选择药物，一般临床常用的有红花、当归、茜草、生川乌、生草乌、独活、威灵仙、艾叶、透骨草、细辛、伸筋草等。

2. 针灸治疗　强调辨证取穴，首先应明确癌痛部位发生于哪一经、哪一脏腑，病机的寒热虚实，然后选取相应的穴位，确定当补、当泻或补泻兼施。具体取穴方法有取郄穴法、首尾取穴法（在经脉的起端穴和止端穴取穴，如肺癌胸痛伴有锁骨上下窝向前臂等放射属于肺经病者，取中府和少商穴）、俞募取穴法（背俞穴是脏腑经气输注于背腰部的腧穴，而募穴是脏腑经气结聚于胸腹部的腧穴。俞募取穴主要用于脏腑癌痛日久、机体虚弱者。如肺癌取肺俞和中府，肝癌取肝俞和期门，大肠癌取大肠俞和天枢，膀胱癌取膀胱俞和中极，小肠癌取小肠俞和关元，胃癌取胃俞和中脘）、取八会穴法（八会穴是指脏、腑、气、血、筋、脉、骨、髓等精气所会聚的腧穴。临床依癌痛所属脏腑气血筋骨等选用相应的八会穴，如病发于五脏之癌取章门、病发于六腑之癌取中脘、骨癌取大杼）等。针灸治疗癌痛，相信一定会在今后的研究中有所创新和突破。

3. 气功治疗　科学合理的气功治疗可使气血畅通，从而有助于消除或减轻癌症疼痛。气功配合点穴、推拿治疗，可起到更佳疗效。同时，通过气功的心理暗示，对缓解癌痛也有裨益。

（五）中医药治疗癌痛的作用特点

1. 作用广泛，疗效温和。中药治疗是一种多靶点的作用方式，它的止痛形式主要是通过针对病因病机的调节，促进机体的恢复，而非单纯意义上的镇痛，所以其最终结果可能对肿瘤本身也起到一定的治疗作用。

2. 不良反应轻，基本不存在阿片类药物所导致的便秘、恶心呕吐、过度镇静、头晕等，也不存在耐药性和依赖性的问题。

3. 针刺止痛、气功止痛则是一种非药物疗法，创伤小或无创伤，简、便、验，病人容易接受。

四、癌痛的中西医结合治疗

中西医结合治疗癌痛，可以优势互补，提高疗效。

中药作为止痛辅助药配合三阶梯止痛疗法，可以减轻三阶梯用药的剂量，从而减缓阿片类药物耐药的发生。中药的多靶点作用，在癌痛止痛中可与三阶梯治疗产生协同或者相加作用。中药的活血、宁心安神、消炎、镇静、抗疲劳等效应，亦是癌痛治疗辅助用药不可或缺的一部分。另外，中药还能减轻三阶梯用药的不良反应，如非甾体类抗炎药作为癌痛一阶梯用药，常常会出现消化道刺激症状，病人表现为上腹痛、恶心、呕吐、吞酸等，此时可用香砂六君子汤以健中和胃、理气止痛，药用砂仁 10g、香附 15g、白术 10g、党参 15g、茯苓 10g、生甘草 5g、陈皮 10g、姜半夏 10g、枳壳 10g、延胡索 15g、白芍 10g 等；对于阿片类药物所致的恶心、呕吐反应，亦可以选用中药调理，如以旋覆代赭石汤加减，药用旋覆花 10g、代赭石 10g、陈皮 10、木香 10g、白术 10g、黄连 5g、生甘草 5g、竹茹 10g，水煎服，具有和胃降逆、下气止吐的作用。

阿片类药长期应用时，便秘常常是比较严重的症状，患者大便数日一行，甚至干结不下，中医可根据病人体质的强弱，选用泻下通便或润肠缓泻的治法。泻下通便，常用番泻叶 15~20g 泡水服，每日数次，可使大便保持通畅。需要注意的是，番泻叶初服时，病人对剂量的反应有较大差异，应嘱病人从较小的剂量如 10g 开始，慢慢总结出适合自己的用量。亦可选用成药如三黄片、牛黄解毒片等。润肠缓泻适用于体质较为虚弱的病人，可参考增液承气汤(《温病条辨》) 组方，常用玄参 15g、火麻仁 30g、白芍 15g、麦冬 15g、厚朴 10g、枳壳 10g。

五、存在问题与展望

（一）存在的问题

WHO 曾经提出在 2000 年实现全世界范围内“癌症病人无痛”的目标，目前我国实际工作中还存在一些问题。

1. 由于历史的原因，人们对麻醉药品的应用还有顾虑，“成瘾恐惧症”影响了癌痛治疗的水平，病人及其家属的担心也产生了一定的负面影响。据有关报道，长期癌痛治疗的患者中，疑有成瘾的比例不到 0.2%。因此，应按临床疼痛治疗的需要，合理使用麻醉性镇痛药，同时还要通过各种形式加强宣传力度，消除不必要的顾虑。

2. 不同地区治疗水平存在参差不齐的现象，不规范的药物治疗现象还较为普遍，癌痛病人用药难的现象亦常常发生。

3. WHO 倡导的三阶梯给药控制疼痛的原则尚需进一步落实，与癌症有关的继续教育尚需加强。对癌症疼痛的治疗，不少医生尤其是非肿瘤专业医生，仍习惯以注射哌替啶为主，但哌替啶作用时间短，血药浓度的峰谷现象明显，注射部位局部刺激性强，其代谢产物体内半衰期长，重复用药对中枢神经系统有激惹毒性，可致精神异常、震颤和惊厥，故不应乱用。WHO 大力提倡使用长效口服制剂，吗啡控释片是较理想的品种，应积极普及相关知识并保障药物供应。

4. 中医药治疗癌痛存在的问题：

（1）中药止痛作用不完全，对中、重度癌痛很难达到完全止痛；再者，起效慢，药物口感差，难以掌握做到有效止痛的服药时间间隔，特别是汤剂也不方便病人自我实施治疗。

（2）临床研究欠规范，有些研究不遵循统一的观察和治疗标准，而更多地采用自拟标准，所得结论无法进行比较总结，可信性较低、科学性差，也不利于被别人借鉴和推广应用。

(3) 用药复杂，制剂、给药途径多样化，不利于深入、系统、大规模地研究。

(4) 不少报道仍限于小样本资料，且多为自身对照，难以科学、客观地评判其疗效和实用价值。

(5) 对中药作用机理的基础实验研究尚需进一步开展。

(6) 剂型陈旧影响了药物疗效的发挥，也增加了用药的困难。

(二) 展望

1. 积极开展镇痛新药的临床科研工作，努力倡导癌痛的规范化治疗。通过临床多中心协作进行大样本的研究，以积累更多、更准确的应用经验是今后的一项重要工作。

2. 目前中医药在癌痛的治疗，特别是中、重度疼痛的治疗中仍居于辅助地位。充分利用中药不良反应低、止痛的同时且能抗癌、改善生活质量等优势，把对生活质量的评价引入到中医药止痛治疗的评价系统中来，则不仅能更好地体现出中药治疗的价值，而且能促进癌痛的临床研究。

第八章　肿瘤的预防

第一节　预　　防

癌症是威胁人类健康的三大疾病之一，但癌症是可以预防的。美国癌症顾问委员会1981年指出："1/3的癌症可以预防；1/3的癌症如能早期诊断可以治愈；1/3的癌症通过治疗可以减轻痛苦，延长生命。"可见对付癌症的最好办法就是积极预防。癌症预防分为三级，一级预防是病因预防，开展一级预防，不论从社会及经济哪个方面来衡量，得益都是最大而花费却是最小的。但开展一级预防的前提是对癌症的危险因素和防护因素有较明确的认识，以及有可行有效的预防措施。二级预防是早期发现、早期诊断和早期治疗，以期消灭癌症于萌芽之中，二级预防在现阶段癌症控制工作中更直接、更可行、更易见到效果。三级预防是康复预防。由于各国政府的重视和广大科研工作者的努力及人们对癌症的关注，癌症的预防研究成果非常显著。病因方面，已确认吸烟、酗酒、放射线照射、EB病毒感染、胃幽门螺杆菌感染、亚硝胺、黄曲霉毒素等的致癌性。在一些国家如美国，由于注意环境治理和保健，特别是戒烟，自1992年以来，已使那里的癌症发病率呈下降趋势。二级预防方面，通过大规模防癌普查和先进诊疗技术设备的问世，使得早期癌检出率大大提高，进而使患者获得及早治疗，显著提高了癌症治愈率。2000年，美国3个权威性的学术单位提出，到2015年肿瘤发病率将下降25%，死亡率降低50%。但我国肿瘤总的发病率和死亡率还在上升。发病率上升的有肺癌、大肠癌、前列腺癌、乳腺癌；发病率降低的有胃癌、宫颈癌、阴茎癌、食管癌。

目前，我国癌症防治任务较大者依次为肺癌、肝癌、胃癌、食管癌、结直肠癌、乳腺癌、宫颈癌、鼻咽癌，其中肺癌为重中之重。

一、癌的一级预防

病因预防是指消除或避免危险因素、干预致癌物质的代谢或抑制致癌物质与细胞DNA结合，以及通过治疗癌前病变而抑制癌的发生。癌的发生是外界环境中的化学、物理、生物和营养等病因因素与个体、内在因素相互作用的结果，宿主的易感性是癌症发生的基础。据有关资料，80%～90%的癌症可由外界因素诱发，大约2%的癌症有遗传倾向。因此，鉴别、消除危险因素和病因，防患于未然，是最彻底和最理想的防癌途径。由于肿瘤是各种致癌因素综合作用的结果，因此还很难提出针对某种癌的一级病因学方案，目前主要还是针对已知的可能病因和高危因素进行预防。

（一）癌症的危险因素

常见癌症的危险因素及其相关癌症：吸烟——肺癌、喉癌、口腔癌、咽癌、食管癌及膀胱癌、宫颈癌；大气污染——肺癌；黄曲霉毒素——肝癌；咸鱼——鼻咽癌；酸菜——食管癌；脂肪——乳腺癌；食盐——食管癌、胃癌；砷、氡子气、氯甲甲醚——肺癌；日本血吸虫——直肠癌；EB病毒——鼻咽癌；乙型肝炎病毒——肝癌；人乳头状瘤病毒（HPV-16、HPV-18、HPV-53）——宫颈癌；幽门螺杆菌——胃癌。

（二）预防措施

1. 保护环境 事实证明，癌症发病率不断上升与大气污染、水污染、臭氧层破坏关系密切。大气飘尘中有多种化合物，在其有害物质中，公认的重要致癌物是3,4－苯并芘，主要与呼吸系统肿瘤有关，食道癌、胃癌与水质、土壤等有直接关系。因此，加强环境保护和监测，特别是限制废气、废烟、废水的排放，禁止剧毒农药的使用和控制农药残留量，可大大减少环境致癌物质的浓度，从而降低癌症发病率。从某种意义上说，呼吸新鲜空气、饮用洁净水、食用无污染食物是人类减少癌症发病的可靠途径。

2. 戒烟 烟草中的致癌物（多环芳香烃和亚硝胺等）和促癌物（酚类）主要存在于烟雾的烟焦油中。约1/3癌症的发生与吸烟有关，而以肺癌最为突出。

吸烟的危害程度与吸烟量的大小、开始吸烟年龄、吸烟时间长短成正相关。吸烟者一旦停止吸烟，患癌症的危险性就开始下降，直到15年后可恢复至正常。间接吸烟也引起人们的关注，研究表明，非吸烟者由于被动吸烟增加了患肺癌的危险性。中国是世界上最大的烟草生产国和消费国，中国现有吸烟者约2.5亿，直接间接受害者约7亿。由于吸烟的延迟效应，以肺癌为主与吸烟有关的癌症将在今后30年内大幅增加，社会将为此付出沉重的代价。因此，大力戒烟是我国的迫切任务。WHO提出的戒烟方针是宣传、教育、方法、干预、限制和低毒（限制每支卷烟中焦油含量低于15mg）。

3. 改善饮食和有关生活方式 许多致癌、促癌和抑癌因素来自饮食，因此饮食因素与肿瘤的发生有着密切关系。食物致癌因素包括食物本身和食物中外来的致癌、促癌物质。研究表明，约1/3的癌症与不合理的饮食有关。如动物脂肪过量与结肠癌、乳腺癌、前列腺癌的发生关系密切；营养不平衡、缺乏蛋白质及某些营养素与食管癌有关；摄取盐分过高可促使胃癌发病增加；食物添加剂中含有的亚硝酸盐经过一些因素的作用可形成亚硝基胺，亚硝基胺具有致癌性，但某些蔬菜如菠菜、甜菜、莴苣等虽然硝酸盐类含量较多，由于其含有大量维生素C可抑制亚硝基胺的生成，所以食后并不生成亚硝基胺类；黄曲霉毒素、杂色曲霉毒素、灰黄霉毒素主要诱发肝癌、肾癌以及皮肤癌、淋巴肉瘤等，其中黄曲霉毒素是致癌性极强的一类化合物，有10多种，尤其是黄曲霉毒素B_1，黄曲霉毒素主要存在于污染的粮油食品中，特别是花生、玉米、花生油等均含有高量的黄曲霉毒素B_1（可达1～8$\mu g/kg$）。因此，注意饮食和生活方式有重要意义。

关于饮食和生活方式，世界癌症研究基金会和美国癌症研究所组织专家评估论证后的建议可作为参考。

(1) 选择各种蔬菜和水果、豆类以及粗加工的含淀粉的植物性食物；

(2) 避免体重过低和超重；

(3) 如果职业性活动量较低或中等，每天快步走路或进行类似的运动1小时，并且每周至少参加1小时剧烈活动；

(4) 每天吃不同品种的蔬菜和水果400～800g；

(5) 每天吃多种谷物、豆、根茎、块茎类600～800g，最好是粗加工的，限制摄入精制的糖；

(6) 建议不要饮酒，如果饮酒，则男性一天在2杯以下，女性在1杯以下（1杯酒相当于啤酒250ml、果酒10ml、烈性酒25ml）；

(7) 如果吃肉，红肉（牛、猪、羊肉）摄入量限制在每天80g以下，最好选用鱼、禽或非家养动物的肉替代红肉；

(8) 限制含脂肪多的食物，尤其是动物脂肪较多的食物，选择适宜的植物油；

(9) 限制食用盐腌的食品和烹调时及餐桌上的用盐量；

(10) 不要食用容易被霉菌毒素污染而长期在室温储藏的食物；

(11) 易腐败食物应该冷藏和用其他适当的方法保存；

(12) 使食物中的食品添加剂、农药和其他残留物的水平在安全限量以下，并有适当的监督管理；

(13) 不要吃烧焦的食物，吃肉和鱼时应避免肉汁烧焦，在火焰上直接炙烤的肉和鱼以及熏制的肉只能偶尔食用；

(14) 一般不需要服用营养补充剂；

(15) 不吸烟。

4. 防治感染 生物性致癌因素包括病毒和细菌。常见的有乙型肝炎病毒、EB病毒、疱疹Ⅱ型病毒、人乳头状瘤病毒、胃幽门螺杆菌等，日本血吸虫也可能具有致癌性。接种乙肝疫苗预防乙肝可降低肝癌的发病率，清除胃幽门螺杆菌可降低胃癌发生的危险，改善性卫生和洁身自好可降低宫颈癌发生率。

5. 避免职业危害 由于职业关系而与某些致癌、促癌物密切接触，可使某类职业人群某种癌症的发病率显著增高。通过加强劳动保护，改善生产条件，改进生产工艺，尽量避免或减少与致癌物接触，可避免或减少职业危害，从而防止某些职业性癌的发生。

二、癌的二级预防

一级预防的不完善性和效应缓慢，使得在总体上降低癌症的发病率和死亡率受到影响，许多国家的一些癌发病率还在上升。于是人们自然地想到通过将癌消灭于萌芽状态，从而达到更好的治疗效果甚至治愈，同样可以降低癌症死亡率，因而形成了癌症二级预防的概念，即预防癌的临床发作。我国学者将其归纳为早期发现、早期诊断、早期治疗。

目前世界公认的癌症的二级预防项目有宫颈癌和乳腺癌。始于20世纪50年代的宫颈脱落细胞涂片检查法进行宫颈癌早期发现的工作，成就卓著，在北欧地区如荷兰等国，如今已使宫颈癌的死亡率下降80%，他们的经验同样为我国学者所证实。最近，瑞典的一个有随机对照的临床试验表明，长期接受乳腺癌筛查的40~49岁的妇女，乳腺癌的死亡率下降29%。此外，胃癌的二级预防工作在日本开展得较为普遍，亦为日本学者所推崇。我国肿瘤防治研究办公室在20世纪70年代初将河南林县、江苏启东县、广西扶绥县、广东中山县、江西靖安县等地区确定为食管癌、肝癌、鼻咽癌、宫颈癌的研究现场，除了进行大量的流行病学调查外，还同时进行了大规模的二级预防工作，成就显著，其中食管癌、肝癌二级预防的成果受到国际肿瘤学界高度重视。

（一）早期发现、早期诊断是关键

癌症的治愈率总体上在不断提高，而取得这种成效的关键因素是早期发现、早期确诊，即在普通人群或特定人群中将事实上已经患某种癌的人检查出来，从而获得最大的根治机会。早期发现主要有两种途径：组织筛查和自我检查。由于资源有限，事实上不可能对每个人都做所有的筛选检查。因此，制定一个合适的筛查方案尤其重要。制定筛查方案要考虑如下因素：癌种、危险人群、可靠的筛查技术及其安全性、可治愈性、资金、社会效益等。如妇女多发子宫颈癌，且病程进展很慢，在原位癌阶段可停留达数年之久，帕氏涂片细胞学检查能够早发现、早确诊，而早期治疗能达到99%以上的治愈率，因此这是一种非常值得筛查的疾病。美国癌症协会推荐进行筛查的癌症有宫颈癌、乳腺癌、大肠癌、前列腺癌。由于经济的发展和防癌意识的普遍提高，个体自我检查发现早期癌的情况也很常见，这是近年癌症治愈率提高的原因之一，应提倡防癌自查，对检查出的阳性结果，要尽早进一步确定诊断。就实体瘤而言，癌症的诊断应包括定性诊断和定位诊断两个方面，病理组织学诊断是定性诊断的关键。

肿瘤标志物检查是定性诊断癌症的非侵入性检查，目前临床上广泛应用的有尿本-周蛋白、CEA、AFP、PSA等，其中AFP、PSA在肝癌及前列腺癌早期即呈阳性，特异性较高，检测方便，所以被推荐用于肝癌和前列腺癌的筛查。许多实验表明，在癌前病变向癌的发展演进过程中存在着许多基因的异常，并呈渐进积累转化的过程，因此基因诊断有可能更精确地划定某种肿瘤的高危对象，并较现行筛查方法更早地发现肿瘤。定位诊断得益于近年内镜技术、医学影像技术的发展，使早期较小肿瘤被检出率显著提高。

筛查是早期发现、早期诊断肿瘤的重要方法，开展筛查的条件有：

1. 发病率高且预后严重，如危害严重的高发区或发病率大于40/10万的常见癌；
2. 应有能普查检出该肿瘤播散前的临床前期；
3. 具有灵敏特异的检测方法，且适于推广；
4. 具备对初筛可疑对象做出进一步明确诊断的方法；
5. 早期治疗有获得根治的希望，或显著延长患者生存期；
6. 对提高癌治愈率、降低死亡率确实有效。

在过去防癌宣传中有“癌症早期警号”的提法。事实上，“早期警号”仅仅说明癌症存在的可能性，因为癌症出现临床症状虽然可能是早期但也可能不是早期了，但在临床工作中对这些表现仍应提高警惕，深入检查，以防误诊而延误治疗时机。1972年，WHO提出“八大警号”，我国肿瘤防治办公室根据我国特点提出了肿瘤“十大警告信号”：

1. 乳腺、皮肤、舌或身体其他部位有可触及的或不消的肿块；

2. 疣（赘瘤）或黑痣明显变化（如颜色加深、迅速增大、瘙痒、脱毛、渗液、溃烂、出血）；

3. 持续性消化不良；

4. 吞咽食物时哽噎感、疼痛、胸骨后闷胀不适、食管内异物感或上腹部疼痛；

5. 耳鸣、听力减退、鼻塞、鼻衄、抽吸咳出的鼻咽分泌物带血、头痛、颈部肿块；

6. 月经期不正常的大出血、月经期外或绝经后不规则的阴道出血、接触性出血；

7. 持续性嘶哑、干咳、痰中带血；

8. 原因不明的大便带血及黏液或腹泻、便秘交替，原因不明的血尿；

9. 久治不愈的伤口、溃疡；

10. 原因不明的较长时间体重减轻。

重视上述“警号”，及时进行有关检查和追踪观察，对早期发现、早期诊断有重要意义。

（二）早期治疗提高治愈率是目的

早期发现和早期诊断的目的是希望获得治愈。手术切除是实体瘤主要的带有根治希望的治疗方法，要尽量为之。早期癌术后被根治的机会较多，但并非绝对，因此术后放疗、化疗、中医药治疗等应酌情考虑。有些癌症放射治疗（如鼻咽癌、宫颈癌等）、内镜下摘除（如局限于黏膜层的微小胃癌）也可以治愈。国内外大量资料证明，早期癌的治疗效果明显优于非早期癌，因此，对早期癌应尽可能采用根治措施和综合治疗，以尽量提高治愈率。

三、癌的三级预防

三级预防也称康复预防，包括以下方面。

（一）心理治疗

癌症预后不良是众所周知的事，所以一旦确诊为癌症，对病人心理上必定构成巨大压力，在这种压力下绝大多数病人会有不同程度的异常心理变化。经过治疗后，多数病人会有所减轻。家属和医生应该给予心理上的疏导，必要时可辅以药物治疗。

（二）饮食治疗

康复期的癌症病人应注意合理的饮食调配，原则上宜多进食优质蛋白丰富的食品和新鲜蔬菜及水果，并保证足够热量的摄入；注意中医辨证施食和适当忌口。如鼻咽癌患者放疗后伤阴，应饮食清润，忌食辛辣之品；肝癌患者应忌食辛辣油炸硬食，以免引起食道、胃底静脉曲张破裂。但也应注意，不当的忌口可以引起营养不良，影响康复。

（三）药物治疗

肿瘤病人手术后酌情辅用一定的放射治疗或化学治疗是为了消除可能残存的微小病灶，减少复发转移的机会，但并不提倡术后无目的地长期应用小剂量化学治疗，因为长期应用化学治疗将抑制病人的免疫功能，产生弊端；术后长期应用生物制剂以提高病人免疫力的做法理论上可取，实际效果尚待评价；术后据证服用中药对减少复发转移有益。

（四）功能康复

癌症治疗时大多能考虑到术后或放疗、化疗后器官功能的保全。早期癌症的治疗措施对器官功能的影响一般不大。但有些治疗则可能对器官功能带来不同程度影响，因而要重视功能康复问题。如乳腺癌根治术后病人同侧上臂的运动功能需要适当锻炼；胃癌根治术后病人需预防倾倒综合征；鼻咽癌放射治疗后唾液腺分泌功能可被抑制，需适当处理等。

（五）回归社会

癌症患者治疗的目的是恢复健康，而恢复健康的目的则是回归社会。因此康复期病人要理解自己的癌症已经初步治愈或控制，需要积极面对生活，亲属、同事也应该给予鼓励，促其回归生活、回归社会。

第二节　常见癌前疾病和癌前病变的防治

癌前疾病是指一些可能转变为癌症的疾病或情况，而癌前病变是指各种组织的上皮出现不典型增生或称异型增生，是可能癌变的病理情况。前者是一个临床概念，后者是一个病理学概念。癌前疾病易发展成癌的实质是其容易出现组织病理学上的癌前病变。癌前疾病常合并癌前病变，如慢性萎缩性胃炎是癌前疾病，其常常伴发的胃黏膜上皮不典型增生则是癌前病变。有些癌前疾病本身就是癌前病变，如胃的腺瘤性息肉，其上皮往往呈现有不同程度的异型增生，故这种胃息肉本身就是癌前病变。

目前被公认为癌前疾病的有着色性干皮病、家族性大肠腺瘤病、大肠绒毛状腺瘤、鼻腔内翻性乳头状瘤、黏膜白斑病、阴茎乳头状瘤、慢性萎缩性胃炎、鼻息肉症、慢性胃溃疡、胃大部切除后的残胃、胃巨皱襞症、慢性溃疡性结肠炎、皮肤慢性溃疡、血吸虫病性慢性结肠炎、乙型肝炎和丙型肝炎病毒感染引起的结节性肝硬化及慢性宫颈炎（伴重度不典型增生）等。癌前疾病大多是临床常见病，又有可能演变为癌，有的癌变率很高，因此应积极地进行防治。常见癌前疾病和癌前病变的防治例述如下。

一、慢性萎缩性胃炎

（一）概述

慢性萎缩性胃炎癌变率约为2.5%，在胃癌高发区为6.6%，有资料显示，经10~20年随访，平均胃癌发生率约为10%。胃炎演变为胃癌的过程是：浅表性胃炎→萎缩性胃炎→肠化生和不典型增生→胃癌。肠化生和不典型增生是癌前病变。本病定期胃镜随访很重要，尤其对伴有息肉、不典型增生或有局灶性凹陷或隆起者，要加强随访，并在胃镜下做多点活检以期及时发现早期胃癌。上海市9家医院自1985年起，对1000例重度萎缩性胃炎或中度以上不典型增生或重度肠化生者进行3年多定期胃镜复查，结果胃癌发生率为1.87%，不做胃镜随访的对照组为1.25%，但其中早期胃癌的比例在随访组达70.6%，对照组仅11.1%，对治疗效果产生重大影响。因此，建议中、重度萎缩性胃炎宜6~12个月行胃镜随访，不典型增生轻度者6个月，中度者3~6个月，重度者短期内复查，直至明确诊断。

（二）治疗

慢性萎缩性胃炎伴有肠化生和不典型增生的治疗尚无特效药物，要把握病因治疗、对症治疗、发挥中医药优势三原则。

应去除各种可能的致病因素，戒烟忌酒，调节饮食，避免对胃有刺激性的食品和药物。胃黏膜活检发现幽门螺杆菌者，可用抗生素如氨苄西林、庆大霉素以及呋喃唑酮（痢特灵）。对有上腹饱胀症状者，可用甲氧氯普胺或多潘立酮等；上腹痛用解痉剂；慢性萎缩性胃炎伴重度不典型增生时，应近期密切观察，如不能除外癌变者，要考虑手术治疗。

中医认为本病主要病位在胃，与脾、肝、胆关系密切，常虚实寒热互见，气滞血瘀、痰凝湿阻夹杂。因此，治疗上多补虚扶正与泻实通降配伍应用。辨证论治如下：

1. 脾胃虚弱证 胃脘痞满，休息或得温则减，神疲乏力，纳少便溏，面色萎黄或㿠白，舌质淡红，舌体胖大边有齿痕，苔白，脉虚缓。治以甘温益气，健脾和胃。方药如四君子汤加减。

2. 胃络瘀阻证 胃脘隐痛或刺痛，痛处固定，舌质紫黯或有瘀点，脉涩。治以活血通络。方药如丹参饮加减。

3. 痰湿内阻证 脘闷纳呆，恶心欲吐，头目眩晕，身困倦怠，舌苔厚腻，脉滑。治以祛痰化湿，理气宽中。方药如平胃散合二陈汤加减。

4. 肝胃郁热证 胃脘胀满或伴灼痛，口干口苦，两胁胀痛，心烦易怒，大便干结或臭秽，舌质红，苔黄，脉弦数。治以清肝泄热，和胃通降。方药如化肝煎加减。

5. 胃气壅滞证 胃脘饱胀，胸闷不适，嗳气则舒，食少纳呆，大便不畅，舌苔薄腻，脉弦。治以理气开郁，和胃通降。方药如加味香苏饮加减。

6. 气阴两虚证 胃脘痞满不舒，食后加重，食少纳呆，形体消瘦，神疲乏力，舌淡红，苔花剥或少苔，脉细缓。治以益气养阴。方药如沙参麦冬汤合参麦饮加减。

7. 脾胃虚寒证 脘部痞满或冷痛，得温则减，时吐清水，纳少，喜热食，神疲，手足欠温，舌质淡胖，苔白，脉沉细。治以温中补虚。方药如黄芪建中汤加减。

中成药可据证选用香砂六君丸、气滞胃痛冲剂、补中益气丸、保和丸、香砂养胃丸、舒肝理气丸。

二、慢性胃溃疡

（一）概述

慢性胃溃疡癌变易发于巨大溃疡，癌变率在3%～10%，胼胝性溃疡癌变可达15%。慢性胃溃疡演变成胃癌的确切机理尚不清楚。一般认为，溃疡的周边黏膜在溃疡活动时发生糜烂，在反复破坏和再生的慢性刺激下发生不典型增生和肠化生，进而发生癌变。幽门螺杆菌感染在胃癌的发生中占有重要位置。胃溃疡经积极内科治疗无效并有下列情况之一者，应考虑癌变可能：①无并发症而疼痛节律丧失，治疗失效或减效，营养状态下降；②X线钡餐检查提示有胃癌可能；③胃镜检查发现可疑癌性溃疡；④便隐血试验阳性经治疗久不转阴；⑤1个月严格内科治疗而症状不好，甚至恶化。上述情况须经胃镜取病理检查，若仍不能做出结论者，应考虑剖腹探查。

（二）治疗

胃溃疡的治疗应把握四个原则：缓解症状，促进溃疡愈合，预防复发，防止并发症包括癌变。20世纪80年代强效抑制胃酸分泌药物应用以后，缓解临床症状及促进溃疡愈合已能达到很理想的程度，胃酸抑制剂如雷尼替丁，经8周治疗约85%胃溃疡可以痊愈，而近年应用的质子泵抑制剂奥美拉唑（洛赛克）可使90%的胃溃疡在8周内痊愈；由于胃黏膜抵抗力降低在胃溃疡形成中占有比胃酸损害更重要的地位，因此加强胃黏膜屏障的药物显得更为重要，也是未来努力的发展方向；幽门螺杆菌的存在与胃溃疡的发生和复发密切相关，清除幽门螺杆菌不但能加速溃疡愈合，也能明显降低复发率。然而，彻底防止溃疡复发仍然是一个尚待解决的问题。如有下列情况者宜考虑手术治疗：①胃大出血而保守治疗无效者；②急性穿孔者；③器质性幽门狭窄者；④疑有癌变，或其他方法不能鉴别是良性或恶性者；⑤胃溃疡经积极治疗无效而症状又较严重者。

中医药治疗本病有较好疗效。中医认为，胃溃疡病因以饮食不节和情志失调为主，病机上以虚、寒、热、瘀、气滞为特点，其证候可独见，亦常错杂出现。在辨证治疗基础上酌加清热解毒、祛腐、敛疮制酸之药，更可提高疗效。辨证论治如下：

1. 肝郁气滞证 胃脘胀痛，情志不遂则加重，嗳气或转矢气则舒，易怒或善太息，胸闷食少，泛吐酸水，舌苔白薄，脉弦。治以疏肝理气。方药如柴胡疏肝散加减。

2. 肝胃郁热证 胃脘痛势急迫，有灼热感，进食后疼痛无好转或食入则痛，口干苦，喜冷饮，吞酸，嘈杂，烦躁易怒，舌红苔黄，脉弦或数。治以疏肝泄热。方药如化肝煎加减。

3. 脾胃阴虚证 胃脘隐痛，空腹时加重，似饥而不欲食，口干不欲饮，纳呆，便结，手足心热，舌红少津，有裂纹，少苔或花剥苔，脉细数。治以养阴和胃。方药如一贯煎合芍药甘草汤加减。

4. 脾胃虚寒证 胃痛隐隐，喜暖喜按，遇冷易发或加重，空腹痛重，得食痛减，食后腹胀，口泛清涎，大便溏薄，舌淡边有齿痕，苔薄白，脉沉细或迟。治以温中健脾。方药如黄芪建中汤加减。

5. 血络瘀阻证 胃痛如刺，痛处不移，甚则痛彻胸背，或有呕血、黑便，舌质紫黯或有瘀斑，脉弦、紧。治以活血化瘀。方药如失笑散合丹参饮加减。

三、慢性溃疡性结肠炎

（一）概述

溃疡性结肠炎在欧美较多见，但近20年来我国的发病也趋增加。在成年病人中发生癌变者不足5%，但起病于15岁以前者约40%将患大肠癌。Rosen等认为患本病7年以上者属高危人群，应每年进行一次全结肠镜检查。本病癌前病变即黏膜上皮细胞的不典型增生。癌变者的病史特点有：①发病年龄轻，20岁以前发病者多；②病史持续时间长，多超过10年；③病变累及范围广，呈全结肠。

（二）治疗

目前本病疗效尚不够理想，但控制症状、维持缓解的方法日臻完善。西医认为饮食治疗对控制腹泻及改善营养十分必要；充分休息，减轻工作压力，避免精神过度紧张也至关重要。本病常用药大致分为抑制炎症反应药物（如皮质类固醇、水杨酸偶氮磺胺吡啶）及调节反应药物（如硫唑嘌呤）。多数轻型病人的病变局限于直肠和乙状结肠，经休息、饮食控制和药物等内科治疗可以得到控制。但对一些有严重症状、病变范围广泛和出现某些严重并发症及癌变可能的病人主张行外科手术治疗。

本病属中医“泄泻”范畴，中医治疗“泄泻”历代积累了丰富的经验，如李士材《医宗必读》提出治泻九法有重要临床参考价值。中医药对本病的治疗具有一定优越性，常显示独特的疗效，口服给药加中药保留灌肠可收到良好效果。众多研究资料表明，本病活动期以湿热侵袭为主，治疗上重用清热解毒化湿之剂，缓解期多属脾胃虚弱，治宜健脾益气。近年来也有人认为活血化瘀、理气行滞是治疗本病的重要治则。

1. 辨证论治

（1）湿热内蕴证 腹痛腹泻，泻后痛减，黏液便或夹脓血，里急后重，肛门灼热，口苦口臭，食欲不振或伴身热，小便黄赤，舌红苔黄腻，脉滑或滑数。治以清热除湿，调理气血。方药如芍药汤加减。

（2）脾虚湿盛证 泻利日久，腹痛隐隐，大便稀溏，或稀黏赤白，腹部胀满，口淡乏味，纳差，身倦乏力，气短，神疲，舌体胖有齿痕，苔薄白，脉濡缓。治以健脾化湿。方药如参苓白术散加减。

（3）寒热错杂证 久利不愈，时轻时重，腹痛里急，下利黏液或脓血，形寒畏冷，身体消瘦，时有身热，口干口苦，舌质黯红，苔薄白或薄黄，脉弦、细。治以辛开苦降，散寒除热。方药如乌梅丸加减。

(4) 气滞血瘀证　腹痛拒按，痛有定处，泻下不爽，腹胀肠鸣，嗳气少食，面色晦黯，肌肤甲错，舌紫或有瘀斑瘀点，脉弦或涩。治以活血化瘀，行气止痛。方药如少腹逐瘀汤加减。

(5) 脾肾阳虚证　久泻不愈，腹痛隐隐，喜暖喜按，大便稀溏或水样，或仅下白冻黏液，遇冷易泻，常于晨间作泻，伴身倦乏力，腰膝酸软，舌质淡苔薄白，脉沉细。治以温补脾肾，涩肠止泻。方药如真人养脏汤加减。

2. 其他疗法

(1) 中药灌肠剂　活动期可用芍药汤，非活动期可用血府逐瘀汤。

(2) 中成药　如参苓白术丸、四神丸、血府逐瘀丸、治痢丸，可据证使用。

四、肝硬化

(一) 概述

各种肝硬化均可继发肝癌，约60%～90%的肝癌发生在肝硬化基础之上。肝硬化并发肝癌的报道不一，美国和西欧有3%～10%的男性肝硬化发展成肝癌，在非洲和亚洲有15%的肝硬化发展成肝癌。肝硬化病人均有肝细胞的代偿性增生，在肝细胞再生过程中可能发生恶变，即肝组织破坏－增生－间变而致癌变。

(二) 治疗

本病尚无特效治疗方法。代偿期针对病因治疗和加强一般治疗，可使病变缓解和延长其代偿期；对失代偿期患者主要是对症治疗，改善肝功能和抢救并发症，阻止病程进展，延长生命。

中医学采取攻补兼施的治则，以行气、化瘀、消水治其标，以调补肝脾肾治其本，能取得一定疗效。据现代药理研究，中药有促肝细胞再生、防止肝细胞坏死、改善微循环、促进肝组织修复、抗肝纤维化、改善肝功能等作用。采用中西医结合治疗，能优势互补，提高疗效。中医辨证论治如下：

1. 气滞湿阻证　胁下胀满或疼痛，甚则腹大胀满，按之不坚，纳食减少，食后胀甚，大便不爽，小便短少，舌质淡，苔白腻，脉弦。治以疏肝理气，化湿消满。方药如柴胡疏肝散合平胃散加减。

2. 湿热蕴结证　两胁胀痛，甚则腹大坚满，拒按，大便秘结或溏垢，小便短赤，心烦口苦，黄疸，或发热，舌边尖红，苔黄腻，脉滑或滑数。治以清热利湿，攻下逐水。方药如中满分消饮合茵陈蒿汤加减。

3. 气虚血瘀证　胁肋刺痛或胀痛难忍，胁下积块，甚则腹大，青筋显露，面色黯黑，神倦乏力，纳少便溏或黑便，舌紫黯或瘀斑，脉细涩。治以补气活血，行气利水。方药如四君子汤合膈下逐瘀汤加减。

4. 肝肾阴虚证　胁肋隐痛，甚则腹大胀满，青筋暴露，形体消瘦，面色晦黯，心烦口干，鼻衄齿衄，小便短少，舌质红绛少津，脉弦、细数。治以滋养肝肾，育阴利水。方药如滋水清肝饮加减。

5. 脾肾阳虚证　腹部胀满，入暮尤甚，面色萎黄或㿠白，纳呆神倦，怯寒，肢冷或下肢浮肿，小便短少，舌淡胖有齿痕，脉沉细无力。治以健脾温肾，化气行水。方药如附子理中汤合五苓散加减。

五、外阴白色病变

（一）概述

外阴白色病变伴有不典型增生时才有可能癌变，通过对不典型增生的患者进行 20 ~ 30 年以上随诊，发现癌变率为 2%。但有报道在外阴癌中由本病转变而来的高达 50%，应引起重视。

（二）治疗

对于外阴白色病变要进行积极治疗，因为药物治疗可以控制本病的发展，并有可能使异常细胞逆转为正常细胞。增生型者可用 1% 氢化可的松软膏，每日外涂 3 ~ 4 次。硬化苔藓型者可用 2% 丙酸睾酮鱼肝油软膏，每日涂擦 3 ~ 4 次，直至皮肤软化、粘连松解和瘙痒解除为止。在治疗过程中，要注意病情的变化，如出现重度不典型增生或局部出现溃疡、结节等，应考虑手术治疗。中医药治疗本病有较大优势，中药内服、外用可达到整体调整与局部治疗相结合的作用。

1. 辨证论治

（1）肝肾不足证　外阴干燥瘙痒、烧灼疼痛，头晕目眩，双目干涩，腰酸膝软，耳鸣乏力，舌红苔薄，脉细。治以补益肝肾，养血润燥。方药如左归丸合二至丸加减。

（2）肝郁气滞证　外阴瘙痒干燥、灼热疼痛，性情抑郁，经前乳房胀痛，胸闷嗳气，两胁胀痛，舌淡红苔薄，脉弦。治以疏肝解郁，养血祛风。方药如逍遥散加减。

（3）气血两虚证　外阴干燥瘙痒，头晕心悸，面色萎黄，气短乏力，舌淡胖苔薄白，脉弱。治以益气养血，润燥止痒。方药如归脾汤加减。

（4）脾肾阳虚证　外阴瘙痒，腰脊酸楚，尿频，四肢欠温，面浮肢肿，纳差便溏，舌淡胖苔薄白，脉沉细无力。治以温补脾肾，祛风止痒。方药如右归丸加减。

（5）湿热下注证　外阴瘙痒、烧灼疼痛，或破损溃疡、渗流黄水，带下增多，色黄气秽，胸闷烦躁，口干口苦，小便短赤，大便秘结，舌红苔黄腻，脉弦数。治以清肝利湿，消斑止痒。方药如龙胆泻肝汤加减。

2. 外治法

（1）地肤子、苦参、蛇床子、蒲公英、紫草、黄柏各 30g，水煎外洗，每日 1 ~ 2 次。

（2）中药膏剂常用药如血竭、紫草、麝香、白芷、冰片、雄黄、钟乳石、蛇床子、乳香、没药、樟丹、硇砂。可研末和凡士林制成药膏外涂患处，每日 1 ~ 2 次。

六、慢性宫颈炎

（一）概述

慢性宫颈炎为妇科常见病，当宫颈炎症伴有宫颈上皮不典型增生时，才有可能发生癌变。宫颈上皮不典型增生的转癌率是随着病情严重程度而递增的，据有关资料约有25%～48%转变为癌。发生癌变的演变过程为：轻度不典型增生→中度不典型增生→重度不典型增生→原位癌→浸润癌。

（二）治疗

积极防治慢性宫颈炎可以取得极好效果，目前主要以局部治疗为主。西医治疗方法有药物治疗、物理疗法和手术治疗。如宫颈糜烂面积较小和炎症浸润较浅，用10%～20%硝酸银涂于子宫颈的糜烂面及子宫颈口，涂后即用蘸有生理盐水的棉签涂抹，使多余的硝酸银成为无腐蚀性的氯化银，以免灼伤阴道黏膜，每周1次，2～4次为1疗程，也可用铬酸腐蚀。对于糜烂面积较大和炎症浸润较深的病例，可用电熨、冷冻、激光治疗，对宫颈肥大、糜烂面较深广、且涉及宫颈管者可考虑做子宫颈锥行切除术。中医中药在治疗本病过程中也发挥着重要作用，临床上取得了较好的疗效。但中药治疗疗效缓慢，疗程较长，故多采用中西医结合治疗，疗效显著。临床上对有轻、中度不典型增生的患者，可用这些方法进行治疗，对重度不典型增生时应行宫颈环切术治疗。早期发现宫颈癌癌前期阶段和早期宫颈癌（0期和Ⅰa期）是阻断癌前疾病和癌前病变向癌转化、争取获得治愈的关键。

中医认为，本病主要是湿热、湿毒侵袭人体，流注下焦，损伤任、带二脉，故清热、化湿、解毒为基本治法，同时注意调肝。

1. 辨证论治

（1）湿热下注证　带下量多，色黄或黄白，质黏腻，有臭味，阴部痒痛，胸闷口腻，纳差，小腹痛，舌苔黄腻，脉濡数。治以清热利湿，方药如止带方加减。若伴烦躁易怒，口苦胸闷，舌红苔黄腻，脉弦数者，乃肝经湿热内蕴，治以清肝利湿，方药如龙胆泻肝汤加减。

（2）湿毒蕴结证　带下量多，色黄如脓或赤白相兼，质黏稠，秽臭，阴部热痛或痒痛，小腹胀痛或身热，小便短赤，心烦口渴，舌红苔黄，脉滑数。治以清热解毒除湿。方药如五味消毒饮加减。

2. 其他治法

（1）中成药　如妇科千金片、妇科止带片、四妙丸，可据证选用。

（2）外治法

①洗方：苍术、黄柏、牛膝、苦参、鱼腥草，煎水熏洗。

②双料喉风散：先以2/1000苯扎溴铵（新洁尔灭）液冲洗局部创面后，喷涂适量双料喉风散，每日1次，连续用1周。

七、大肠息肉

（一）概述

大肠息肉分为肿瘤性和非肿瘤性，其中肿瘤性息肉与大肠癌发生关系密切。据报道，大肠腺瘤的发生率在人群中约占5%～10%。大肠腺瘤属癌前期病变，多数研究认为，80%以上的大肠癌系由腺瘤癌变形成，大肠腺瘤病人其大肠癌的发生率可比一般人群高3～5倍，多发性腺瘤可高出10倍以上。在大肠息肉中，除了增生性息肉外，其他息肉中80%为腺瘤。

目前多数学者主张在发现腺瘤后应用结肠镜全面检查结肠一次，以排除多发性腺瘤的可能；腺瘤摘除后1年，应做结肠镜或气钡造影检查一次，发现息肉及时处理，如检查阴性，改为每3年检查一次，连续检查2次可以结束追访；对于高危组病人，术后应每半年检查一次，1年后每年检查一次，连续2次阴性后改为每3年检查一次，再连续2次阴性才可结束随诊。

（二）治疗

西医对大肠息肉除依据临床表现予以对症处理外，一般均采取外科手术治疗。在内镜下电烙摘除是现今的主要治疗手段，目的在于消除症状，预防大肠癌的发生。电烙摘除治疗的适应证：①大肠有蒂息肉；②大肠无蒂息肉，直径小于2cm；③大肠息肉病，包括Peutz-Jepher综合征、幼年性息肉病、炎症性息肉病、化生性息肉病和多发性腺瘤，而息肉在大肠内散在分布，数目较少。其禁忌证为：①有结肠镜检查禁忌证者；②腺瘤在结肠镜下所见有明显恶变者；③腺瘤无蒂，直径大于2cm，因该形态多数是绒毛状腺瘤，恶变率明显增高，操作复杂，容易引起出血及穿孔并发症；④结肠腺瘤病，息肉数目多，分布密集。以上皆以手术切除为佳。

本病的中医治疗，目前尚缺乏系统的资料论述和治疗经验，在治疗上仍然以辨证论治为主要方法。病程早期患者无明显症状，须以祛邪为主，后期病症相继出现，则需随证论治。大肠湿热者予以清热祛湿、解毒散结，气滞血瘀者予以清热解毒、化瘀散结，病久脾胃虚寒甚或气血亏虚者，当分别给以温中散寒、健脾益气和补益气血之法。总之，湿热仍是本病的主要病因，病变后期往往虚实夹杂，当以祛邪扶正为主，但清热解毒兼以散结之法可以贯穿治疗的始终。

八、乳腺增生病

（一）概述

现已明确乳腺增生病与乳癌的发生有一定关系。主要依据是：①因乳癌切除的乳腺中有乳腺增生病的背景；②在以后发展成癌的乳腺活检标本的回顾性研究中发现，已经存在有上皮增生和不典型增生的病变；③乳腺增生病患者行保守治疗长期随诊后发现，乳癌发病率是对照组的2～4倍。进一步的研究发现，并不是所有乳腺增生病都有癌变的危险，只是上皮增生和不典型增生与癌有关。一般认为，轻度增生者，无明显癌变危险；中至高度增生者，癌变的危险性增加1.5~2倍；不典型增生者，癌变的危险性可达5倍。因此，乳腺增生病癌变方面，上皮增生和不典型增生具有临床意义。

（二）治疗

乳腺增生病中，因一些患者在发病后数月至1~2年后可能自行缓解，故对症状较轻者，可予以临床观察。但对于病情或病变程度重者，应积极进行治疗。由于西药疗效尚不太理想，故西医多行手术治疗。在药物治疗方面，如甲睾酮（甲基睾丸素），每次5mg，每日3次，或口服黄体酮5~10mg/日，共7~8日；他莫昔芬每日口服20mg，持续2~3月。由于上述药物治疗有一定的副作用，故一般不作为常规应用。

本病的中医治疗，辨证论治如下：

1. 肝郁气滞证 情绪郁闷，心烦易怒，乳房胀痛可随情志波动而波动，胀痛常涉及胸胁或肩背部，月经前期加重，经后期症状稍缓解，胸闷嗳气，失眠多梦，苔薄白，脉弦、细。治宜疏肝理气，化痰散结。方药如逍遥散加减。

2. 肝郁化火证 形体消瘦，精神不振，虚烦不寐，多梦或有头晕，易于激怒，口干，午后潮热，月经周期紊乱，乳房肿块胀痛并觉灼热，舌边尖红，苔少或薄黄，脉弦数。治宜理气清肝，化痰软坚。方药如丹栀逍遥散加减。

3. 冲任不调证 月经不调，量少色淡，乳房胀痛，经期尤重或绝经后胀痛，面色少华，心烦易怒，腰酸乏力，精神怠倦，失眠多梦，舌淡苔白，脉细或弦。治宜调摄冲任，疏肝解郁。方药如二仙汤合逍遥散加减。

若肿块质地较硬者，加莪术、三棱、海藻以软坚散结；有乳头溢液者，可酌加牡丹皮、栀子、旱莲草等。

第九章　肿瘤的康复治疗与护理

第一节　康复治疗

康复医学是一门新的综合性学科，它不同于预防医学和治疗医学，被称之为“第三医学”。顾名思义，“康复”即健康的恢复，它包括心理的康复和身体的康复。康复医学的目的在于，侧重应用医学科学技术和康复工程等手段，并且和社会康复、职业康复相配合，改善因伤病致残者的心理和生理的整体功能，以达到全面康复，为重返社会创造条件。

现代康复医学始于20世纪初，在第二次世界大战后得到迅速发展。H·A·Rusk是现代康复医学的集大成者，他从理论到实践为康复医学奠定了基础。

癌症康复治疗是新近发展起来的康复医学与肿瘤学相结合的一个分支，鉴于癌症的严重性，其康复也更为复杂，涉及到医学心理学、伦理学、社会学等诸多方面。随着现代医学科学技术的发展，许多癌症患者经过治疗脱离了死亡，他们因癌症本身或在治疗中、治疗后所造成的心理障碍、身体残疾和功能的恢复，职业的适应，经济的支持等都需要在康复医学的范畴内来解决。目前，国内多将癌症的康复集中在癌症治愈后的恢复性治疗方面。

康复医学的内容，在我国古代早有论及，中医古籍也不乏有关描述。我国早在商周时代即有“康复”的概念。据《尔雅》“康，安也”，“复，返也”之言，康复即为恢复平安或健康之意。从治疗上看，《内经》关于“大积大聚，其可犯也，衰其大半而止”，既包含有毒药去疾勿使过之之意，也有“衰其大半”之后一些情况下的康复治疗问题。张仲景《伤寒论》中大病瘥后一些症状的治疗及“病人脉已解，而日暮微烦，以病新瘥，人强与谷，脾胃气尚弱，不能消谷，故令微烦，损谷则愈”的描述，温热病愈后“食肉则复，多食则遗”及历代医家多次强调的大病之后戒酒、节欲、解忧、免劳等均涉及康复治疗问题。可以说中医学中康复医学的内容是十分丰富的，但均散见于历代著作中，没有形成系统，因此有待发掘整理，使之与现代医学科学有关内容结合，中西贯通，融古汇今，从而形成有中国特色的康复医学。

一、心理康复

心理因素对肿瘤的发生和疾病的过程有重要影响，因而在癌症病人的康复过程中，心理康复就具有主导的和关键的作用。

中医学认为，七情所伤是一切疾病的重要致病因素。七情的产生是以脏腑功能活动为基础的，脏腑功能失调可以引起异常的情志活动，而七情过激或长期的不正常情志活动也会损伤脏腑功能，并突出地引起气机紊乱。通过七情间的互相制约，恰当地进行情志调整则可使紊乱之气机复常。七情所伤可以"致病"，情志调整可以"治病"，在心理康复中有重要参考价值。

（一）高度重视心理因素对肿瘤的影响

从肿瘤的发病看，心理因素扮演着重要角色。现代许多研究表明，恶性肿瘤的发生与心理因素密切相关。如内向不稳定型的个性，长期的悲观、忧郁等消极心理，可能导致恶性肿瘤的发生。现代医学心理学家的许多调查研究也证实了心理因素与恶性肿瘤的密切关系。莱森等人指出，影响癌症发生的重大生活事件一般先于癌症起病前6~8个月，而忧郁、失望、悲哀可能是癌症的先兆；格林的研究发现，死亡和离别的悲伤、忧郁和焦虑多发生在癌症发病前的1年左右。动物实验也表明，将动物置于紧张环境中，肿瘤发展速度较正常环境下的动物快得多。从临床上看，癌症患者往往具有一定的性格缺陷，若长期处于精神压抑或精神应激状态，不仅削弱了免疫功能，而且会增加对致癌因素的敏感性。

中医历代文献也不乏有关论述。以噎膈（包括食管癌、贲门癌等）而言，《内经》指出："隔塞闭绝，上下不通，则暴忧之病也"；巢元方亦有"此由忧恚所致，忧恚则气结，气结则（津液）不宣流，使噎"之说。以乳岩而言，《医学正传》说："此疾多生于忧郁积忿中年妇人"；《冯氏锦囊秘录》说："妇人有忧怒抑郁，朝夕积累，脾气消阻，肝气横逆，气血亏损，筋失荣养，郁滞与痰结成隐核……名曰乳岩"；《外科证治全生集》亦指出，乳岩"是阴寒结痰，此因哀哭忧愁，患难惊恐所致"。以茧唇（包含唇癌）而言，《外科正宗》指出系"因过食煎炒炙煿，又兼思虑暴急，痰随火行，留注于唇"而患病。以失荣而言（包含恶性淋巴瘤等），《医宗金鉴》指出："忧思、恚怒，气郁、血逆与火凝结而成。"可见历代医家均强调了情志因素在肿瘤发病中的重要性。重视情志对肿瘤的影响，应该说是心理康复的理论基础。

（二）心理调整要恰到好处

要使心理调整恰到好处，就要注意肿瘤病人的心理反应，并研究一些社会学。有学者指出癌症病人的心理反应大致有：

1. 恐惧与焦虑 是最常见的一种情绪反应，可以在整个病程中反复出现，其产生原因是复杂的。首先是社会上普遍存在的"恐癌心理"的影响，其次是人的个性对焦虑和恐惧的耐受力的影响，再次是病人种种烦恼的干扰，这种不良的心理状态必然会加速癌症的发展。

2. 怀疑和接受 是病人初期常见的心理反应之一。在病人完成这一心理转变的过程中，有些性格内向者易产生孤独、悲伤、忧郁等情绪。

3. 孤独和抑郁 其产生与疾病的长期折磨和生活环境的改变有关，是一种消极情绪，有害于治疗和康复。

4. 愤怒与仇视 一部分癌症病人具有个性外向的特点，有攻击性或病后孤独和失助感强烈可引发此种情绪，需耐心解释，善于使病人发泄自己的情感以逐步消除愤怒与仇视。

5. 希望与乐观　这是一种积极的情绪。乐观积极的心理状态不仅会提高治疗效果，有时甚至会在被认为无可救药时奇迹般地战胜癌症。

6. 信念与拼搏　这是癌症病人一种最佳的积极心理状态，具有这种心理状态会顽强地同病魔作斗争，完成心理上的升华。

分析了解癌症病人的心理状态，对康复治疗是有益的。因为即使进入康复期，病人在患病期间的心理状态也难于一时改变，应始终如一地对恐惧与焦虑者进行安慰，对怀疑者进行解释，对孤独与抑郁者进行疏导，对愤怒与仇视者进行劝解，促进其保持良好的心理状态，才能使心理调整恰到好处。

（三）心理康复要注意个性化

心理康复要因人而异，注意个性化及人格特征与行为方式。人的个性是在遗传、环境、学习等多因素相互作用下逐渐形成的，具有一定的不变性。所谓病态个性是指某种心理特征对外界刺激产生异乎寻常的、强烈而持久的反应，甚至危害自身健康。

近年来国内外有关“癌症易感个性”的研究认为，个性特征与癌症之间存在一定的关系。“癌症易感个性”有两个方面的特征：一是内向性格，二是气质不稳定性。这种个性的人不仅易患癌症，而且影响病情的发展与预后。对于这种个性的患者，在心理调整中更需要注意灵活性、多样性、科学性。

（四）要充分调动患者的积极性

1. 癌症患者应树立强烈的癌症不等于死亡的观念，使自己从癌症的恐惧中解脱出来。事实上，近年来越来越多的癌症患者战胜了病魔，恢复了健康。WHO 明确指出：在全部癌症中，应用现代医学知识和医疗技术，有 1/3 可以预防，1/3 可以早期诊断而治愈，还有 1/3 可以减轻痛苦，延长生命。树立癌症可防可治的新观念，是癌症患者心理治疗的基础。

2. 癌症患者更应该充分认识调整情志的重要性，在生活中择其乐而从之，迂其忧而弃之，真正做到“恬惔虚无”，使自己安静、朴素、虚怀若谷，无妄求、无杂念，心胸开阔、淡泊而乐观，这实际上也是一个思想修养问题。

3. 患了癌症要学会“泰然处之”，使自己有良好的“应付能力”、积极的心理防卫能力和自尊能力。有研究指出，得了癌症以后，是相信自己一定能战胜癌症，保持积极乐观的态度，还是悲观失望，等待死亡，这两种不同的反应方式，对生存期有极大的影响。另外，不要担心别人会对自己另眼看待，也不要因某些治疗对外貌“形象”的影响而羞于见人，要有自尊能力，把健康以外的一切看得平淡如水，使自己不脱离“常人”状态。

4. 癌症患者要培养自我调节情绪的能力，做情绪的主人，而不做情绪的俘虏，用理智的力量控制自己的情绪。一要注意“适度”，勿使情志活动过激，如“喜”是好的，可以使人“气和而志达”，但大喜则“神惮散而不收”；二要避免情志活动大起大落。

5. 癌症患者应积极主动地参与治疗。由消极被动地接受治疗，到积极主动地参与治疗，是康复治疗中根本性的重要内容。应克服消极情绪，以坚强的意志克服治疗中出现的一些毒副反应带来的不适，在医生指导下坚持不懈地参加各种体能锻炼。有一种“想象疗法”，可以在医生指导下自我进行。这是一种自我暗示疗法，即病人把某一种观念暗示给自己，如想象自己如何战胜了癌症，已经战胜了癌症等，这样就可以使体内的免疫机能得到改善，使自己真正成为胜利者。

6. 癌症患者也应积极主动地参与多种多样的社会活动，保持乐观的心态、稳定的情绪、良好的人际关系和社会交往，以利于心理康复和临床疗效的巩固。要使患者做到上述几点，以充分调动其心理康复的积极性，就需要医生做大量艰苦的、细微的工作。要宣传教育，要疏导、引导，要科学合理地进行指导，也要理解体贴患者，这是个既具有科学性又具有艺术性的工作。所谓“医者，意也”，“医者，艺也”，医生的积极工作是充分调动患者积极性的保证。

（五）进行积极的心理预防、治疗和护理

这其实适用于癌症治疗的全过程。

1. 心理预防 心理预防包括培养良好的个性，克服不良的行为方式；正确处理生活中的恶性刺激，学会心理的自我调节；建立良好的家庭关系和人际关系，避免外界环境对心理的恶性刺激等。

2. 心理治疗

（1）心理治疗的形式和内容是十分丰富的，其最基本的是心理支持疗法，通过劝导、解释、鼓励、安慰、暗示等，促使病人增强承受精神压力的能力，这实际上是一种艺术；再有是行为疗法，英国心理学家艾森克提出一种新理论，即把种种心理病态和躯体症状均视为异常行为，人们通过学习自我调控异常行为的措施，可以建立新的健康行为以代替异常行为。这里既需要患者积极主动的配合，又需要采取恰当的行为治疗技术，并使病人自己掌握治疗方法，根据病情变化不断调整。

（2）进行积极治疗，还应注意“习惯性心理”这一基本的心理活动特性。所谓习惯性心理，是指人的心理活动并不都能迅速适应客观环境的变化，中间需要有一个过渡阶段。癌症患者得病之初有时固执己见，甚至认为自己未得癌症而不服从医嘱，这是由于习惯性心理造成的，因为他还没有从健康人的心理中转变过来，不能马上接受患癌这个事实；同样，一旦病愈，又总觉得“这儿也不舒服，那儿也不舒服”，在康复期间总显得要求过高，这也是“习惯性心理”造成的，因为他还没有从患病的心理活动中转变过来。注意“习惯性心理”，不仅有利于处理好医患关系，而且有利于恰当地进行心理康复治疗。

（3）心理康复疗法

①集体心理治疗：这是针对具有共同问题的特殊人群同时进行的心理治疗方法，包括集体训练、集体教育、成立各种问题小组等。美国一项研究表明，通过集体治疗而得到感情方面和社会支持的癌患者，继续生存时间要比接受单独治疗者长2倍。我国也有很多成功的例子，如北京、上海等地，通过集体治疗，增强了抗癌信心，患者间互助、互勉，变消极被动的治疗为积极主动地参与治疗，提高了生活质量。

②暗示疗法：是一种古老而确有一定效果的常用心理治疗方法，可以直接进行，也可以

与其他治疗综合进行。暗示疗法分为他暗示，即“通过他人实施的暗示”和自我暗示，即病人把某一种观念暗示给自己的暗示。国外实行的想象疗法，即属“自我暗示”。暗示疗法可使患者增强战胜疾病的信心、减轻精神压力，对癌症患者康复是有益的，但应在医生指导下进行，避免乱用。

③生物反馈疗法：是一种安全有效的疗法，可以主动有效地防止社会及心理压力给身心健康带来的影响，是一项值得研究和逐步推广的新的行为心理疗法。

心理康复中，还可以根据情况适当给予一些药物，如解郁、安神等药物，但勿使过之，且应防止单纯依赖药物的倾向。

3. 心理护理　癌症患者康复治疗中，护理工作是十分重要的。其实，心理预防和治疗的各个方面都离不开护理的参与，癌症治疗后的连续护理更不容忽视。

（六）心理康复要有社会的参与

要树立关心、体贴、爱护癌症患者的社会公德，营造和谐美好的气氛，使患者乐在其中。医、患、亲、朋都进入角色，这里除医生之外，患者亲属的角色也十分重要。厌烦、丧失信心，甚至遗弃患者的属极少数，应该受到全社会的谴责，但过分“体贴”、悲哀、畏惧，生怕患者“出问题”的为数很多，有时也会影响患者的心理和行为，应尽量使患者处于“常人”状态，使他们保持“我的病已经治愈了”这样一种精神状态要比担心疾病复发好得多。

二、身体康复

（一）饮食调理

饮食调理不仅对营养支持和功能恢复有重要意义，而且对癌症的预防也有一定作用。WHO 曾提出通过合理的生活饮食习惯预防癌的五点建议，即避免动物脂肪、增加粗纤维、减少肉食、增加新鲜水果和蔬菜、避免肥胖。在饮食调理上，中医学有其特点，值得注意和研究。

1. 饮食对人的作用是辩证的　一方面，饮食得当是健康的重要因素，所谓“得谷者昌，失谷者亡”；另一方面，饮食不当又是重要的致病原因，所谓“阴之五宫，伤在五味”。饮食所伤，主要表现为饮食不洁、饮食不节、饮食偏嗜。饮食不洁可以致病是人们的共识，而对于后两者，人们往往在不知不觉中忽视了。不会科学地“吃”，几乎是常有的事。饮食不节、饥饱失调足以伤人，一方面，“谷不入半日则气衰，一日则气少矣”，而更应注意的是“饮食自倍，肠胃乃伤”。癌症患者出于增强体质的良好愿望，有时强迫自己多吃，试图“一口吃个胖子”，实际上是饮食不节，有弊而无益，应该引起重视。癌症病人出现饮食偏嗜，偏食某些食物，不注意多样化的情形也是常有的。中医学认为，酸、苦、甘、辛、咸五味可以养人，但偏嗜也可以伤人。通俗地讲，“杂吃”比“挑剔地吃”好得多。不少癌症患者经常问医生吃什么食物好，其实“多吃”与“少吃”都是有度的。从一定意义上讲，不要强迫自己多吃些什么或少吃些什么，而应该是五谷杂粮多样搭配，蔬菜水果注意摄取，素食荤食适度调整而注意素食的选择，使饮食“活泼多样”。

2. 要注意研究"食疗学" 很多食物具有药用作用，将食疗与上述第一点结合起来，就会"吃"得更科学。有些食药两用之品，在康复治疗中可适当参考食用。

如山药，中医认为有健脾补肺、益精固肾之功，《神农本草经》称其"主伤中，补虚，补中益力，长肌肉，久服耳目聪明"；《日华子本草》称其"助五脏，强筋骨，长志安神"；近代中医学家张锡纯推崇其"能滋润血脉，固摄气化，宁嗽定喘，强志育神，性平可以长服、多服，宜用生煮，煮汁饮之"。薏苡仁，有健脾补肺之功，《名医别录》言其"令人能食"；《本草纲目》言其"健脾益胃，补肺清热"。芡实，有补脾祛湿、益肾固精之功效，《本草纲目》言其"补中除暴疾，益精气，强志，令人耳目聪明"；《本草经百种录》言其"得土之正味，乃脾肾之药也……凡脾肾之药，往往相反，而此则相成，故尤足贵也"。再有芦笋、芋头、香菇、无花果、莴苣、枇杷等，亦均可选择食之。

应用食物疗法，要注意"辨证择食"，即因病、因地、因人、因时、因治疗经过而异，避免无所适从；要注意食药两用之品的性味、功能，恰当选用；更要注意脾胃功能的调理，以助受纳运化。

3. 关于"忌口"问题 中医学有某些疾病忌食某些食物的说法，即所谓"忌口"，有一定的意义。由于中医有"高粱之变，足生大丁"的说法，因此有些资料提出癌症的忌口问题，甚至强调忌口。对此不宜机械化，亦不宜搞得太神秘，有些问题尚需进行深入的临床和实验研究。癌症病人在某些情况下，适当注意勿过食油腻肥厚炙煿烹炸之物是应该的，但亦不必绝对化，要根据自身的具体情况灵活对待，以不偏嗜为要，过分地盲目强调忌口，会使患者谨小慎微，甚至无所适从，不利于营养支持。

（二）起居调理和功能锻炼

癌症患者康复治疗中尤其应注意"起居有常，不妄作劳"，要慎起居，适气候，避邪气，合理地进行功能锻炼。一要注意"动""静"结合，"劳逸适度"。"动"要多样，包括体育锻炼、气功、太极拳、舞蹈等，"静"要"调神"；既要注意过劳则气耗，又要警惕过逸则气壅。二要注意循序渐进，不宜操之过急，要注意欲速则不达。三要注意持之以恒，特别值得一提的是，当身体出现某些不适或病情有反复迹象时，更不要灰心，坚持下去必有好处。四要注意活泼多样，比如把医疗体育与文艺娱乐、文化活动等结合起来，使患者"乐在其中"。五要注意与情志调整相结合，把"练身"和"练心"有机地结合起来。

（三）药物调理

身体康复中症状的康复，包括肿瘤治疗中难以避免的对身体的某些损伤的恢复，还主要依赖药物调理。

1. 原则 康复治疗的目的，主要在于防止并发症，减少身体和心理疼痛并帮助病人再适应社会；要根据病人具体情况"辨证论治"，其中康复治疗前及疾病过程中行之有效的利于康复的一些治疗措施还可延续应用，并应重视各肿瘤的共性，区别其个性，针对患者身体状况科学施治。

2. 西医治疗 对接受手术治疗的病人，重点在于控制并发症，并尽量改善和恢复器官功能，如肺癌术后增进肺功能，消化道肿瘤术后恢复消化道功能等；对放疗特别是大剂量放疗的病人应积极处理并发症（如放射性食管炎、肺炎、肠炎等）；长期化疗可导致病人一般状况下降，应仔细监测血常规情况和器官功能，并给予支持疗法保护重要器官。

3. 中医治疗　应用中医药进行肿瘤的康复治疗，是一个有乐观前景的领域。需要注意几个问题：

（1）充分发挥中医药对肿瘤手术、放疗、化疗不良反应及毒副作用治疗上的优势，整体调整促进康复。

（2）关于“补”的问题：肿瘤患者康复治疗中，常常涉及“补”的问题。这一方面是因为不少患者确实不同程度地存在着“虚”，另一方面，不少补药有免疫调节作用，通过扶正可以抑癌，因此使补法的运用比较广泛。但要注意几点：

①补法作为中医八法之一，针对的是“精气夺则虚”。癌症康复中，“虚”者诚然不少，而“虚证”不明显的也有，尤其随着疾病的不断康复，没有“虚证”者也不少，中药要通过药物之“偏”去纠正人体之“偏”，因而有“无虚而补，人参亦如鸩毒”之说。所以应注意，不能补法一贯制，否则也会出现滥补。这里有一个准确运用补法的问题。

②虚则补之，但应注意何者之虚，虚在何处。虚证有气血阴阳之虚的不同，脏腑之虚各异，其中的调补不容混淆，不容错乱。这里有一个科学施补的问题。

③中药有寒热温凉平药性之不同、升降浮沉之异，人体之虚有阳虚则寒、阴虚则热的不同，选择补药应针对患者的阴阳盛衰情况恰当用药，不明药性的滥补是无益的。再者，运用补药应注意“补”（补益）、“运”（运化）结合，防止“呆补”。这里有一个正确使用补药的问题。

④虚则用补，但亦应注意，中医有“药补不如食补，食补不如神补”的说法，一味依赖药物去补，忽视综合调理，未必能达到理想效果。这里有一个综合施补的问题。

⑤癌症康复治疗中，调补脾胃十分重要。脾胃为后天之本、气血生化之源，癌症治疗过程中常常有损伤脾胃的情况，因此康复治疗中脾胃调理的重要性就显得更为突出。调理脾胃宜选甘淡药物为主，“避壅补，远滋腻”，并应注意缓调，假以时日。这里有一个重点施补的问题。

癌症康复治疗中，准确地、正确地、综合地、重点地使用补药，是医患双方都应注意的问题。

（3）关于“解毒”抗癌问题：近些年来，中药的实验研究有了很大的发展，筛选出一些具有“解毒”、“抗癌”、“免疫调节”作用的中草药，成果是喜人的，作为中西医结合综合治疗的一个方面，应用于临床大大提高了治疗肿瘤的水平。但也应注意几点：其一，要根据药性，结合中医理论，对筛选出的中药进行选择，针对不同情况，使药物实验研究资料与中医理论相结合，达到更准确地用药；其二，不少情况下，药物的体外实验结果与体内实际运用效果存在着差距，这需要在坚持辨证论治的基础上合理组方，使运用更加巧妙；其三，要注意对中医某些理论的全面理解。比如“毒”的问题，中医文献论述颇多，仅从其“性”而言，就有热毒、寒毒、湿毒、疫毒等的不同，不能谈“毒”就“清”。临床常见到不顾病人体质，大量长期应用“清热解毒”类药物的情况，治疗效果不仅不理想，还有损伤脾胃、劫夺正气之弊。

在康复治疗中注意上述几点，不仅可以提高疗效，而且可以防止出现不应有的不良后果。

(4) 在肿瘤康复治疗中，还要注意勿“乱”用，勿“过”用，并应参考西医学中有关内容，有机地、科学地结合，以提高药物调理的准确性、科学性。

肿瘤康复治疗中可参考选用的经验方（在辨证论治基础上分析选用）：

(1) 戊己方　主要药物有沙参、丹参、麦冬、生山药、鸡内金、浙贝母、郁金、茯苓、清半夏、生甘草、浮小麦，酌情加砂仁（脘腹痛者）、山慈菇、全蝎等，可用于食管癌、贲门癌、胃癌的康复治疗。

(2) 乳岩康　主要药物有柴胡、当归、白芍、天花粉、薏苡仁、茯苓、生甘草、僵蚕、浙贝母、生牡蛎，酌情加夏枯草、山慈菇、牛蒡子，可用于乳腺癌、卵巢癌的康复治疗。

(3) 百花煎　主要药物有百合、百部、天花粉、款冬花、生山药、鸡内金、浙贝母、知母、薏苡仁、茯苓、地龙、生甘草，酌情加夏枯草、山慈菇、茜草、三七等，可用于肺癌的康复治疗。

(4) 加味六味地黄汤　主要药物有生地黄、山茱萸、山药、茯苓、猪苓、地骨皮、泽泻、砂仁、黄柏、生甘草、僵蚕、牡丹皮，酌情加白花蛇舌草、紫草等，可用于肾癌、膀胱癌、白血病的康复治疗。

(5) 肠宁方　主要药物有柴胡、白芍、枳实、薏苡仁、扁豆、生山药、鸡内金、延胡索、生甘草、茯苓，酌情加三棱、莪术、败酱草等，可用于肠癌的康复治疗。

(6) 加味消瘰方　主要药物有玄参、浙贝母、生牡蛎、当归、赤芍、地龙、僵蚕、蒲公英、天花粉、桔梗、生甘草，酌情加桃仁、皂角刺、夏枯草、山慈菇等，可用于霍奇金病、非霍奇金淋巴瘤的康复治疗。

4. 展望　中西医结合的药物康复治疗，在进一步提高病人的生活质量、防止癌症复发、充分衡量治疗带来的效果和负担以及可能致命的并发症之间的平衡等方面，尚有许多问题有待进一步研究解决。

第二节　肿瘤病人的护理

随着肿瘤诊断技术和治疗方案的不断更新，肿瘤专科护理在护理学中已成为一门独立的学科，成为肿瘤防治的重要组成部分。各种精深的多模型治疗方案要求医护人员良好的合作，使病人和家属采取积极的态度，主动配合治疗。

肿瘤护理的目的不仅在于配合治疗，争取早日康复或痊愈以及减少或消除患者的痛苦，还应具备一些特殊的有针对性的护理措施，针对肿瘤患者特殊的生理、心理和社会需求，实施心理护理、疼痛控制、营养支持等优质护理，从而提高患者的生活质量，控制症状，解除痛苦。

肿瘤护理的重点在各种治疗中都是相同的。即向病人及其家属提供有关疾病治疗及护理的知识；提供情感支持；最大限度地减少治疗带来的负面影响；提高生活质量；在整个治疗过程中护理和照顾病人；配合治疗方案的实施。

对肿瘤患者施行有效护理包括三个方面：一般护理；肿瘤症状和治疗中不良反应的护理；临终关怀。

一、一般护理

（一）宣传和教育

向病人及其家属提供相关知识的宣传和教育，是肿瘤治疗不可分割的一部分，也是肿瘤护理实践中不可忽视的一部分。宣传和教育的目的是保证病人及其家属对肿瘤的发展过程及治疗方案有足够的了解，以便患者实行自我调节并参与治疗。

1. 诊断已经明确，患者的心理准备不足时，应给与充分的心理缓冲时间，避免出现强烈的心理刺激。对患者隐瞒癌症诊断或告知假诊断其实并不妥当，事实上反而会引起患者的猜疑，增加患者的心理负担，患者获悉病情时，会受到突如其来的精神打击，并对医护人员和家属产生不信任感。通过宣传教育，使患者摆脱对癌症未知的恐惧，帮助患者从困境中解脱出来，同时注意患者可能出现的抑郁、焦虑、绝望等心理异常表现，耐心做好解释工作，教会患者监测自己的负性情绪；通过宣传教育，使患者认识到癌症不等于死亡，从而树立一种斗争精神。

2. 无论选择何种治疗，护理人员都应经常向病人及其家属介绍治疗方法以保证病人理解并接受这些信息。治疗方案确定后，应向病人提供关于治疗效果以及如何减少或避免不良反应的特殊信息，通过这些方式提高患者的自我控制能力，并取得其家属的紧密配合，使患者以积极的心态接受治疗。

3. 通过宣传教育，使患者树立长期与癌症作斗争的信心，对疾病做到“既来之，则安之”，既防止悲观又防止盲目乐观，正确对待治疗中出现的波折。

4. 恶性肿瘤的复发和转移常使患者失去治愈的信心，这种情感反应较确诊时更为强烈。护理人员除安慰与疏导外，还应帮助病人消除绝望的情绪，并保护病人，防止发生意外。

（二）心理护理

癌症病人不仅要承受疾病和治疗带来的不适或痛苦，还要承受不同程度的心理和社会压力。许多研究结果表明，心理因素可直接或间接影响肿瘤的发生和发展，而心理护理能够改变肿瘤患者的免疫和内分泌功能，从而改善其生活质量和延长生存期。护理人员应熟悉患者的心理活动规律，通过交流和疏导，转变患者的消极情绪，使之配合治疗。

中医早在《内经》中就提出了情志与疾病相互影响的心身相关理论，在诊治上更强调要“不失人情”，劝诫患者要“少思”、“勿怒”、“勿大悲伤”等，并确立了一些具体的心理治疗法则，包括视内法、移精变气法、说理开导法、情志相胜法及暗示法等，说明古代医家早就注意到了在心身相关疾病中心理疗法的重要性。

心理护理是一门科学，也是一门艺术。只有医、患、家属融为一体，因人制宜，才能使心理护理恰到好处。有以下心理护理的方法可供选择：

1. 情志相胜和以情治情法 情志相胜又称情志制约法，是以中医五行相克为理论依据，用一种情志纠正另一种情志所致疾病的方法，即怒胜思、思胜恐、恐胜喜、喜胜悲、悲胜怒。以情治情法就是有意识地采用一种情志去战胜另一种相关情志刺激引起的疾病。如《丹溪心法》云："怒伤……以忧胜之，以恐解之；喜伤……以恐胜之，以怒解之；恐伤……以思胜之，以忧解之；惊伤……以忧胜之，以恐解之；悲伤……以喜胜之，以怒解之。"运用该法，应注意艺术性，防止过于机械。

2. 移情法 又称移精变气法或移情易性法，是让患者把精神注意力从疾病转移到其他方面去。肿瘤患者的注意力往往在疾病上，如果整天胡思乱想，就会陷入痛苦忧愁之中不能自拔。这就要求医护人员对患者善于疏导，使之忘却病痛，克服紧张、烦闷之感，保持愉悦欢欣的积极情绪。《理瀹骈文》中指出："七情之病也，看花解闷，听曲消愁，有胜于服药者矣！"

3. 暗示法 包括心理暗示和治疗暗示。心理暗示是指医护人员运用语言、行为、情绪等给患者以暗示，从而使患者解除精神负担，坚信疾病可以治愈，增强战胜疾病的信心。部分患者对疾病失去治疗的信心，形成十分顽固的偏见，正面说理开导及心理暗示不易使其接收时，可施以治疗暗示，通过某种场合某种情景施予一些治疗，暗示其病因已解除，从而达到治疗的目的。

4. 释疑法 就是解除疑惑，使患者消除因为对疾病或治疗的误解而产生的疑心迷惑。心存疑惑会使性格抑郁，沉默寡言，疾病表现更突出。对此类患者应阐明真理、剖析病因、消除误解，才能使其破疑释惑，放下思想包袱，从苦闷中解脱出来。

5. 发泄解郁法 古人云："神者，伸也，人神好伸而恶郁。郁则伤神，危害非浅。"发泄可使压抑和抑郁得以疏伸，情释开怀，身心得舒。发泄解郁，要求患者自我调节。患者如能将病情或郁闷情绪向医护人员及亲友诉说，不仅对分析病情大有好处，本身也是一种"心理疏泄"，可使心情得以舒畅，为治疗创造条件。

（三）饮食护理

癌症患者饮食护理的主要目的是增强机体的抗病能力，减少治疗中出现的不良反应，以利于疾病的治疗。癌症患者多有新陈代谢异常，表现为合成代谢减少，分解代谢增强，新陈代谢率和消耗明显增加，对营养物质的消化、吸收、利用率降低。病人常有味觉和嗅觉的变化，而放疗和化疗又会使这些改变加重，致使病人食欲减退、厌食。有鉴于此，医护人员应做到早期注意病人饮食，维持病人的食欲。适当的营养支持，可改善病人的免疫功能，提高其对手术、放疗、化疗的耐受性，减轻不良反应，减少术后感染，保证治疗计划的顺利完成。

众多古典中医著作中均将饮食调护放在重要位置。汉代名医张仲景所著《伤寒杂病论》中的猪肤汤、当归生姜羊肉汤等也可看作是临床食疗方。孙思邈在《备急千金要方》中有"食治"卷，专论食疗的作用，其论"夫为医者，当须先洞晓病源，知其所犯，以食治之，食疗不愈，然后命药"，更是将饮食疗法作为治疗护理病人的首选方法。

1. 应鼓励癌症病人自愿地摄入足量食物。根据病情、营养要求及胃肠功能情况，以摄入高蛋白、高热量、多种维生素、低脂肪、易消化饮食为原则。饮食一般分两类：一类为提供高蛋白、高热量的饮食，如鱼、虾、鸡、瘦肉等；另一类为富含维生素的饮食，如新鲜水果、蔬菜、果汁、菜汤等。两类饮食恰当配合，可达到各类营养物质的均衡摄入，维持病人良好的营养状态；要注意食物品种的多样化，避免单调饮食。在食品的调配上，注意色、香、味的搭配，避免饮食偏嗜；也可适当选择刺激食欲的食物，以增进食欲。

2. 饮食调理既可以满足生理需要，又可起到辅助治疗的作用。某些食物除本身的食用价值外，还具备一定的药理作用。据有关资料提示，银杏、甜瓜、无花果、糯米等对胃癌有一定的治疗作用；枇杷、莴苣、银耳等对肝癌有一定的治疗作用；泥鳅、乌梅、乌贼、芋头等对乳腺癌有一定的治疗作用。此外，不少食物还具有广谱抗癌作用，如香菇、薏苡仁、甲鱼、海带、猕猴桃等。利用这一特性，可将日常饮食与疾病治疗结合起来。

3. 饮食调理同样需要辨证施护，对食疗的具体实施方法应因人制宜。如《金匮要略》所言："所食之味，有与病相宜，有与身为害；若得宜则益体，害则成疾，以此致危，例皆难疗。"饮食五味入胃，分别滋养、调理不同脏腑之气。如果简单地药、食相加，不注意药与药之间、食与食之间及药与食之间可能存在的搭配不宜，轻者将导致食而无味，甚者适得其反。因此，对病人进行合理饮食调护的指导，同样是医护人员工作的重要内容。

（四）服药护理

护理人员应熟悉、掌握药物性能及毒副反应，明确给药方法，掌握给药时间，观察服药后反应及效果。

一些药物应注意给药时间，给药时间不同，其疗效或不良反应也不同，因此护理人员应遵医嘱，按时间给药。在服用方法上，也应注意按规定服用。如汤剂一般宜温服，但解表发汗药宜热服以助汗出，清热剂、凉血止血剂宜偏凉服（但对"真热假寒"用寒性药应温服，对"真寒假热"用温性药应寒服，以防拒药）；丸剂可直接用温开水吞服或开水溶化后服，膏剂应用开水冲后温服；呕吐病人可将药汁适当浓缩，少量多次频服或服前先服少量姜汁以减少呕吐。中西药合用者，应告知中西药服用方法和间隔时间。

某些情况下也应注意饮食宜忌。食性与药性相顺应者，食物能增强药物作用，反之则会降低药物的作用，所以有些药物在某些情况下有一定的"忌口"，应按医嘱向病人说明。另外，在服药中应注意取效为度、中病即止。在护理中观察药物效果及反应，尤其是服用峻烈或毒性药物，更须严密观察及记录，对不良反应及时处理，做到安全用药，祛邪而不伤正。

（五）静脉给药护理

由于肿瘤患者用药时间长，因此选择血管时要注意从远端开始，左右上下肢交替；必须掌握熟练的操作技术，防止药物渗漏至血管外导致局部组织坏死。许多抗肿瘤药物均有较强的局部刺激，如不慎注入皮下，应局部注射生理盐水稀释，并同时用相应的解毒剂或拮抗剂；局部可涂以中药如意金黄散，或用50%硫酸镁湿敷6～12小时，或涂氢化可的松，或冰敷24小时处理。

（六）指导功能锻炼

在疾病过程中，依据病情和病人状况积极指导患者进行功能锻炼是十分必要的。一要注意调动肿瘤病人功能锻炼的积极性（特别是重病患者），明确“户枢不蠹，流水不腐”的道理；二要注意多样性，如体操、太极拳、气功等，择其宜而用之；三要注意动静结合，劳逸适度；四要注意功能锻炼与心理护理相结合，功能锻炼配以适当的文化娱乐活动；五要掌握循序渐进和持之以恒；六要注意因人而异，如对卧床患者，可做一些轻微的肢体运动。这些多需要护理人员以饱满的热情耐心细致地对病人进行指导。

（七）重视辨证施护

辨证施护是以辨证为基础，因人、因时、因地制定护理原则。确定护则时，首先要全面衡量病人的病情、病势、禀赋强弱；其次要分清主症、次症、兼症及其之间的关系；同时要注意四时气候变化；还要把握具体护理法的适应范围，做到常法和变法的有机结合，特殊和一般的有机结合，即在标准化护理的基础上，强调护理的个体化。

辨证施护要求应用四诊及各种方法全面收集病人的临床资料，找出通过护理手段和方法能解决的问题，结合现代护理学的各种理论，全面评估病人资料，确定护理诊断，制定护理计划，并视病情变化、病人身心状态的改变，及时修订计划，实施整体护理。

二、肿瘤一些症状和治疗不良反应的护理

（一）疼痛的护理

1. 准确评估 在控制癌痛过程中，疼痛的评估是第一重要环节。护士不仅要客观地判断疼痛是否存在，还要确定疼痛的部位、程度、持续的时间、伴有的其他症状等。在用药前采取相应措施，以有效地减轻病人的痛苦。

2. 心理护理 帮助病人树立信心，稳定情绪，解除焦虑，减轻心理压力。心理压力可加重疼痛程度，疼痛的加剧又会影响情绪而形成恶性循环。因此，减轻心理压力十分重要。应注意分散病人注意力，任何活动只要病人喜欢并可以吸引病人的注意力，都可选用，使患者以坚强的毅力和耐受性对待疼痛。同时，鼓励病人多接受心理治疗，尽量减少药物的用量，避免或尽早避免药物的依赖性。

3. 专业指导 护士要采取多种方式为患者提供专业指导，帮助病人了解癌痛知识，正确选择治疗。

4. 保持舒适良好的环境 一般应将疼痛病人安置在较安静清洁舒适的病房，有利于其休息和睡眠。建立“舒适家庭病房”，舒适可使心理生理异常减轻到最低程度。按时协助患者更换体位，按摩、热敷、中药外用等，均可提高患者对疼痛的耐受。

5. 准确及时给药 应用麻醉性镇痛剂作用显著，但有一定的副作用。在应用中，医护人员应密切观察病情，把握好用药时机，要注意病人精神药理效应，掌握给药时间规律，制定有病人参与的给药方案，辅助病人正确用药，评估止痛效果。

6. 争取家属配合　癌症病人家属往往焦虑不安，要对其进行劝导。要使家属增强信心，共同关怀和体贴病人，增强病人战胜疾病的信心，缓解疼痛。

虽然中药的毒副作用较轻，但用于治疗癌性疼痛的中药如斑蝥、蟾酥、川乌、马钱子、生半夏、黄药子、生南星等均有一定的毒性。因此，癌痛护理过程中应慎重用药，严格依照用法、用量使用，并密切观察患者用药后的反应。

（二）恶心、呕吐的护理

化疗是治疗恶性肿瘤的重要手段之一，但可产生一些不良反应，其中恶心、呕吐是常见的反应，可使患者精神紧张，增加心理负担和痛苦，此时的护理工作十分重要。

1. 心理护理　首先向病人说明化疗的必要性，解释恶心、呕吐是化疗药物常见的不良反应，使病人确认其原因，并说明停药后症状会逐渐消失，以增强病人对治疗的信心和决心。其次向病人说明精神因素与发生呕吐的关系，教育病人在化疗期间保持乐观情绪及良好心态，以消除不良的心理障碍，加强自我控制能力。

2. 饮食护理　指导患者正确饮食。早餐应提前，在治疗前应少食，给患者足够的就餐时间；恶心时不要勉强进食；应少量多餐，尽量吃一些干的食物，避免食用香浓、辛辣、油腻食物，肉类食品宜冷食以减轻气味。

3. 有效的健康教育　分散病人的注意力，减少不良刺激，使患者情绪稳定，在舒适体位下接受化疗。教给患者放松、分散注意力的技巧，如让患者看电视、听音乐等，可根据具体情况适量运动。

4. 合适的化疗时间　宜在饭后进行，这样可减轻化疗药物引起的胃肠道反应，同时可避免影响进食。

5. 发作时的护理　恶心、呕吐发生时，应指导病人进行缓慢深呼吸，可有效地减轻或控制呕吐，减少不适感，还应侧卧以防误吸。同时密切观察病人呕吐时间、次数、量、性状，详细记录，观察有无脱水及电解质紊乱的表现。

6. 及时准确给予止吐剂　按医嘱使用镇静止吐药，合理安排给药时间，一般宜在化疗前30分钟使用。对于频繁呕吐者，可在化疗前后各用一次止吐药。

7. 中医护理　可针刺或指按足三里、合谷、内关等穴，对减轻胃肠道反应有一定效果。

（三）骨髓抑制的护理

1. 为患者创造一个空气清新、整洁的环境，严防交叉感染，严格无菌操作。控制家属探视，家属进入病房前应洗净双手，穿陪护衣、戴口罩。嘱病人减少户外活动，以避免交叉感染。

2. 观察病人有无出血倾向，如牙龈、鼻子出血，皮肤瘀斑，血尿及便血等。尽量减少一些侵入性操作。各项护理操作应按严格无菌消毒原则，动作宜轻柔，穿刺应准确无误，以防止反复穿刺造成皮下瘀斑或血肿。按医嘱及时检查血常规、出凝血时间及大便隐血试验等。

3. 密切监测病人体温，高热时可给予物理降温，必要时做血培养加药敏，谨慎使用退热药，及时将体温变化反映给医生，并按高热护理。

4. 注意口腔卫生，要坚持在饭后用0.03%呋喃西林和3%碳酸氢钠溶液交替漱口。为预防上呼吸道感染可指导患者进行咳嗽、深呼吸练习。由于大多数化疗药物的代谢产物对泌尿系统有一定的损伤，要嘱咐患者多饮水，注意观察患者尿液颜色的变化。

5. 肿瘤患者在接受强烈化疗后免疫功能处于极度抑制状态，当出现严重粒细胞减少时，容易伴发皮肤感染，要经常注意一些皮肤皱褶处如腋窝、腹股沟、乳房下部等部位的干净卫生，保持床单及衣物平整、清洁、干燥。

（四）放射性肺炎的护理

1. 放疗前护理 让病人思想放松，介绍一些放疗常识，以消除对疾病和放疗的恐惧感；同时多做有氧运动，戒烟酒，多食高蛋白、高维生素食物，注意个人卫生。

2. 放疗中护理 继续做有氧运动，多呼吸新鲜空气，加强营养，注意保暖，尤其对合并肺心病者更要注意保暖，防止受凉。

3. 咳嗽的护理 咳嗽是放射性肺炎患者的常见症状，对刺激性干咳可给予镇咳剂，及时饮一些热开水，以减轻其咽喉部的刺激而使咳嗽缓解。痰中带血时，观察带血量、颜色，如出现大量出血，应置患者于平卧位，使头偏向一侧，及时清理呼吸道分泌物，以保持呼吸道通畅，防止窒息。排痰困难时，叩拍患者背部，嘱其深吸气后咳痰，同时按医嘱及时给予消炎、止咳、祛痰药物，进行雾化吸入等治疗，正确留取痰液标本做痰培养及药物敏感试验。

4. 呼吸困难的护理 将患者置于半坐卧位休息，指导患者练习放松、深呼吸，以减轻因呼吸困难造成的痛苦和焦虑；观察患者呼吸频率、节律、深浅度变化，进行血氧饱和度监测，给予氧气吸入，保持呼吸道通畅，缓解胸闷、气短等症状。

5. 发热护理 定时观察患者体温变化；高热卧床患者给予口腔护理；指导患者多饮水，鼓励患者进食高热量、高蛋白、高维生素的清淡饮食，忌食辛辣等刺激性食物。进食少者给予静脉补液，严格执行操作规程。应用退热药物及抗生素时，密切观察药物疗效及不良反应。

6. 健康教育 向患者宣讲健康教育方面的有关知识，劝告患者戒烟，指导患者进行呼吸锻炼，以改善通气，锻炼肺功能。放疗后的病人应注意保暖，避免受凉，预防感冒，保持心情愉快，继续有氧运动，加强营养并定期复查。

（五）感染的护理

1. 病室内要严格执行消毒隔离制度，除每日做好日常清洁工作外，要定期进行病室大扫除，彻底清除室内卫生死角，保持病室适宜的温度、湿度、清洁度和空气新鲜度。

2. 探视人员的流动量大，极易造成感染扩散，应建立必要的探视制度，严格控制探视人员和陪护人员的数量。

3. 肿瘤患者机体反应性降低，医护人员对其病情的观察不仅要注意体温、呼吸、血常规检查及X线胸片所见，而且要严密观察病人的整体情况，如心身状态、神志、饮食、尿量等，发现问题及时记录，以尽早进行有效的防护。

4. 口腔护理是预防和控制感染的基本操作之一，通过有效的健康宣教和护理指导，以加强患者口腔保健意识和掌握口腔自洁的正确方法；保持皮肤清洁、干爽，定时翻身、按摩，防止破溃。

5. 对高热者建立有效的静脉补液通道，保证补液给药的实施。多饮水，汗多者可饮适量淡盐水，并采用物理降温措施。

6. 对极度衰弱的患者应鼓励行深呼吸，并按时协助病人翻身，预防肺部并发症。

7. 加强营养，增强体质，提高免疫力。

三、临终关怀

临终关怀是为生命即将结束的病人及其家属提供全面的身心照顾，其目的是尽可能减轻临终病人生理、心理上的负担，增加病人舒适程度，提高病人的生活质量，使他们安详地、舒适地、尊严而无遗憾地度过人生最后旅程。虽然病危患者有些症状可以应用药物来缓解，但细致的临床护理也是减轻病人各种不适和痛苦的重要措施。

临终关怀首要的是尊重病人的意愿，病人可保留自己的生活方式，参与医疗计划的制定。其次是采取积极的姑息性治疗和支持疗法，缓解症状，消除痛苦，提高生活质量。再者，应给病人以最大的关怀和支持，帮助病人理解生命的价值和意义，摆脱对死亡的恐惧和不安，平静走完人生最后旅程。

第十章 生活质量与疗效标准

第一节 生活质量

恶性肿瘤的治疗效果通常采用肿瘤缓解率、缓解期、总生存期(率)、无病生存期(率)等指标进行评价。自从生活质量的概念被提出并引入医学研究领域，特别是肿瘤治疗学领域后，肿瘤及其治疗对患者生理、心理、社会功能的影响日益受到重视，疗效评价更加重视人的自然性与社会性、疾病的生理性与社会心理性，肿瘤疗效评价的重点也从单纯追求局部缓解率转移到采用何种措施以使患者获得最大益处。

一、定义

生活质量（quality of life，QOL）又译作生存质量、生命质量，它是在 WHO 提倡的健康新概念“人们在躯体上、精神上及社会生活中处于一种完好的状态，而不仅仅是没有患病和衰弱（a state of complete physical，mental and social well-being and not merely the absence of disease or infirmity）”基础上构建的，是医学模式由单纯生物医学模式向生物－心理－社会综合医学模式转变的体现。关于生活质量的定义目前尚无定论，从医学角度来看，它是一个以健康概念为基础，但范围更广泛，包含生物医学和社会、心理等内容的集合概念，能够更全面地反映健康状况。Aaronson 和 Meyerrowitz 综合生活质量发展概况时指出生活质量有两个中心内容。其一，生活质量是一个多维度的概念，包括身体机能状态、心理与社会满意度、健康感觉以及与疾病相应的自觉症状等广泛的领域。其二，生活质量测量必须包括主观指标，且资料应由被测试者提供。化疗学家 Schipper 认为，肿瘤患者的生活质量一般应包括躯体功能、情绪或心理机能、社会职能、疾病本身及其治疗引起的症状和体征。其他尚有经济状况及疾病对经济状况的影响等。因此，肿瘤领域生活质量的定义似可归纳为：关于综合评价肿瘤患者生活中身体功能的、心理的、社会的、经济的以及情绪等多方面因素质与量的一个健康概念。

二、测定目的和方法

（一）测定目的

肿瘤领域生活质量测定的目的可以概括为三方面内容：一是作为评价肿瘤患者康复的需

要。二是作为评价治疗结果的终点（end point）。生活质量可以作为评价选择临床试验的不同治疗方案时成本/效果分析的一个重要方面，有助于抗癌药物、止吐药物等的筛选及评价和治疗方法/方案的选择。三是作为对治疗后反应及预后的预测，有助于了解肿瘤患者治疗后的远期生存状态。尽管目前条件下尚难以应用生活质量来准确地预测预后，但毋庸置疑的是，生活质量作为肿瘤疗效判定标准的一项重要内容，理应得到足够重视。

（二）测定方法

生活质量测定及其广泛应用在国外已有数十年历史。常见的测定方法有量表法、数量估计法、配对比较法与目测或图示类比分级法四种。常用有效工具即生活质量问卷（量表）。肿瘤患者生活质量评价通常包括：①身体状态评价，包括卡氏评分（KPS）、WHO 行为状态评分。②生活质量各要素的单独评价，如 EORTC 个人功能量表、简明心境状态量表（POMS）。③生活质量的综合评价，如肿瘤患者生活功能指标（FLIC）、线性模拟自我评估（LASA）、生活质量索引（QLI）。④与治疗相关症状的评价，如 WHO 毒副作用分级标准、鹿特丹症状检查表（RSCL）及乳癌化疗问卷（BCQ）等。目前认为，一个好的量表应当经过严格的效度（validity）、信度（reliability）和反应度（responsiveness）分析，其可行性（feasibility）即适用性和可接受性也非常重要。

肿瘤临床中对生活质量的研究应当注意以下方面：

1. 量表应具有肿瘤特异性、有效性、灵敏性、可行性及可重复性。

2. 量表指标应具有功能方向性，应避免选择上的偏差。

3. 生活质量呈多维性且随时间而变化，因此应注意避免资料的丢失，应确定资料收集时间，以便与整个治疗过程平行。

4. 生活质量评价用患者作自身对照，因此首次资料收集作为基准值十分重要。

5. 多数临床试验倾向于提前报告结果，而失去了有关疾病及治疗的远期资料，所以应把生活质量评价作为肿瘤评估中的“最后共同途径”。

6. 生活质量评价不应受社会意愿和应答倾向性的影响，当量表用于不同文化背景的人群时应注意跨文化问题。

三、中医辨证与生活质量的关系

（一）证和辨证概念

证候是疾病演变过程中各阶段本质的反映。中医辨证应用望、闻、问、切等诊察方法，获得患者的主要和次要症状、精神与心理状态、声息、气味、局部肿块、全身形态、舌象、脉象改变等。在中医学整体观念指导下，采用八纲、六经及脏腑等辨证方法进行分析归纳、综合判断，从中把握病因、病位、病性、邪正对比、病变所处阶段的特点及其疾病发展趋势等。疾病发生与发展过程中不同阶段的证候具有动态变化性，但也可以表现出一定规律性。因此，中医辨证是一个动态认识疾病的过程。

（二）辨证与生活质量的关系

肿瘤领域的生活质量内涵主要包括躯体功能、患者的主观感受、疾病本身及其治疗引起的症状和体征等。而中医在诊疗疾病过程中，特别注重患者的主观感觉，强调形神合一。中医“证”的概念包含了患者心理状态、疾病及其治疗所致的症状（侧重于患者的自觉症状）和体征。将中医的证与生活质量内涵进行比较，不难发现两者具有许多共同之处。因此，从某种意义上来说，证是从中医角度对生活质量的一种独特认识与判断。中医辨证是一个（观察和判断的）动态过程，而辨证论治则是在动态监测生活质量变化基础上，随时予以调整的过程。但是，不容忽视的是中医证候所反映的患者生活质量内容尚有不少欠缺之处，如有关情绪或心理状态描述欠充分，缺少对患者社会性及其相关因素的反映，最重要的是缺乏可操作性强的标准化测量工具，因而在一定程度上限制了中医治疗肿瘤疗效评价的客观性和标准化等。

第二节　疗效评定标准

恶性肿瘤临床疗效评价是一个复杂的问题。虽然在评价实体瘤临床疗效方面，一直采用WHO制定的疗效标准，但近些年来随着肿瘤临床治疗理念和治疗模式的转变，肿瘤疗效评价重点也从单纯追求局部缓解率转变到采用多种措施让患者从中获得最大益处，即在满意的生活质量（QOL）和较长的生存时间（overall subsist，OS）的基础上，获得最高的肿瘤缓解率（response rate，RR）。其中，疾病进展的时间（time to progression，TTP）、费用效果分析（cost effectiveness analysis）等概念已进入肿瘤疗效评价体系中并逐渐成为近来研究的热点。

一、实体瘤疗效标准

（一）可测量的病变

1．完全缓解（complete response，CR）　可见的肿瘤病变完全消失，维持4周以上。

2．部分缓解（partial response，PR）　肿块缩小50%以上，时间不少于4周，测量可采用双径测量或单径测量。

（1）双径测量　单个病变的肿瘤面积（指肿块两个最大垂直径的乘积）缩小50%以上；多个肿块时选最大肿瘤的两个最大垂直径乘积之和减少50%以上。

（2）单径测量　线状肿块测得数值减少50%以上。

3．无变化（no change，NC）　肿块病灶的两径乘积缩小不及50%或增大不超过25%，无新病灶出现，维持4周以上。

4．进展（progressive disease，PD）　肿块病灶的两径乘积增大25%以上或出现新病变。

（二）不可测量的病变

1. 完全缓解（CR）　所有症状、体征完全消失至少4周。

2. 部分缓解（PR）　肿瘤大小估计减少50%至少4周。

3. 无变化（NC）　病情无明显变化至少4周，估计肿瘤大小减少不足50%，增大不到25%。

4. 进展（PD）　有新病灶，或原有病灶估计增大25%或超过25%。

（三）骨转移

1. 完全缓解（CR）　X线或核素扫描等检查，原有病变完全消失，持续4周以上。

2. 部分缓解（PR）　溶骨性病灶部分缩小、钙化或成骨病变密度减低，持续4周以上。

3. 无变化（NC）　病变无明显变化，由于骨病往往变化缓慢，判定NC至少应在开始治疗的第8周后。

4. 进展（PD）　原有病灶扩大及/或出现新病灶。

（四）其他疗效判定指标

1. 生存期　指开始治疗至死亡或末次随访的时间（注明是否仍存活）。常用中位数表示。

2. 无病生存期　CR患者从开始治疗至复发或死亡的时间（未取得CR者无此项指标）。

3. 缓解期　指自出现疗效至复发的时间。常用中位数表示。

4. 疾病进展的时间　从开始治疗到疾病进一步发展的时间。常用于非小细胞肺癌临床疗效评定。

5. 一般状态（performance status）分级标准　以卡氏评分和WHO行为状态评分标准最为常用，见下表。

表Ⅰ-10-1　**病人一般状态的计分标准**

卡氏评分 Karnofsky（KPS）		WHO行为状态评分 Zubrod-ECOG-WHO（ZPS）	
正常，无症状及体征	100分	正常活动	0分
能进行正常活动，有轻微症状及体征	90分	有症状，但几乎完全可自由活动	1分
勉强可进行正常活动，有一些症状或体征	80分		
生活可自理，但不能维持正常活动或工作	70分	有时卧床，但白天卧床时间不超过50%	2分
有时需人扶助，但大多数时间可自理	60分		
常需人照顾	50分	需要卧床，卧床时间白天超过50%	3分
生活不能自理，需特别照顾	40分		
生活严重不能自理	30分	卧床不起	4分
病重，需住院积极支持治疗	20分		
病危，临近死亡	10分		
死亡	0分	死亡	5分

二、建立中西医结合临床疗效标准的思考

近些年来，中西医结合治疗肿瘤有了长足进步，取得了可喜成效，而如何科学、准确、客观地判定中医、中西医结合治疗肿瘤的疗效，成为一个重要课题。客观地评价中医或中西医结合治疗肿瘤的疗效，就需要制定一个符合中医或中西医结合疗效特点的标准或方案，这并不是要降低现有疗效标准，而是现有标准的进一步完善。其原因在于：①WHO 实体瘤疗效标准有忽视患者整体状况和精神心理以及社会经济影响等因素的弊端，因而无法全面客观地反映中医或中西医结合治疗肿瘤的效果。②现行的中医肿瘤疗效评价过分趋向西医化，多在 WHO 实体瘤疗效标准或其基础上进行一些简单修订，而忽视了中医或中西医结合的特色和优势。③中医治疗肿瘤不仅重视肿瘤局部缓解率、生存期等生物学指标，更重视症状和生活质量的改善，特别是注重带瘤长期生存，无症带瘤生存期亦应作为重要的疗效判定内容。④目前，中医、中西医结合治疗肿瘤和临床疗效判定尚不够规范。

研究制定恶性肿瘤的中医疗效标准是一个复杂的系统工程，其意义重大，难度也相当大，需要中医、西医和中西医结合临床工作者以及医学心理学、医学社会学及统计学等专业人员共同参与。

（一）探讨中医疗效标准构成

中医十分强调整体观念，肿瘤的临床治疗与疗效评价也注重整体，而不能单纯以局部瘤体变化程度作为判定依据。因此，恶性肿瘤疗效评价应当包括三个要素：生活质量、生存时间和肿瘤缓解率。其疗效评价可以应用如下公式：理想疗效 = 满意的生活质量 + 较长的生存时间 + 最高的肿瘤缓解率。应当指出，最高的肿瘤缓解率应当以前两者为基础。以牺牲患者生存时间，特别是以降低患者生活质量为代价，片面追求肿瘤缩小或消失，无论从伦理学还是临床实际的角度分析，这样的“疗效”都值得置疑。

（二）建立中医生活质量量表的必要性

国内外医学界和 WHO 已将生活质量列为新一代的健康指标，美国 FDA 要求抗癌新药评价既要有延长生存时间又要有改善生活质量的资料，而生活质量量表（QLQ）是测量评估生活质量变化的基本工具。因此，采用一个合适的量表来反映中医药治疗肿瘤的临床疗效十分必要。但究竟是采取“拿来主义”，选择现有量表直接运用或稍加改动，还是创建中医或中西医结合疗法自身的 QLQ 值得思考。鉴于目前国内外正在使用的西医量表并不完全适用于中医临床治疗评价，可以尝试创建一个或一系列具有中医特色的生活质量量表。曾有人提出根据中医理论体系特点，结合 WHO 生活质量量表研制指导原则，制定适合中医特点的量表；有学者也曾构建了中国肿瘤患者化学生物治疗生活质量量表（QLQ-CCC），但目前尚未形成共识及推广，尚需进一步的评估论证。真实客观地评价中医及中西医结合治疗肿瘤的疗效，制定全面的科学评价指标，已成为当前的重要课题。

下　篇

各　论

第一章　脑　瘤

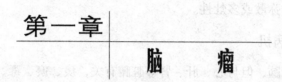

脑瘤（intracranial tumors）是指生长在颅内的各种组织的肿瘤，包括发生于脑组织、脑膜、脑神经、垂体、血管及残余胚胎组织等的原发肿瘤和继发于身体其他部位的恶性肿瘤转移或侵入颅内形成的肿瘤。据有关资料，脑瘤总年发病率在我国为4～9/10万，占全身恶性肿瘤的第11位。本病好发年龄在30～50岁，男性略多于女性。

中医古医籍中无"脑瘤"病名，据其临床表现，属中医"真头痛"、"头风"等病范畴。如《灵枢·厥病》云："真头痛，头痛甚，脑尽痛，手足寒至节，死不治"；《中藏经》亦云："头目久痛，卒视不明者死"。

【病因病理】

（一）西医病因病理

1. 病因　目前尚未明确，只是在个别的肿瘤中，其病因有一定的线索，如血管网状细胞瘤有家族多发现象，推测与遗传因素有关。此外，有人认为外伤、放射线辐射、病毒感染、某些化学药物等也有可能诱发脑瘤。

2. 病理　WHO的组织学分类有：神经上皮组织的肿瘤，神经鞘膜细胞瘤，脑膜及有关组织的肿瘤，颅内原发的恶性淋巴瘤，血管组织的肿瘤，胚胎细胞瘤，先天性肿瘤，脑下垂体前叶的肿瘤，邻近组织的肿瘤，转移瘤及未能分类的肿瘤。主要包括脑星形细胞瘤、少枝胶质细胞瘤、室管膜瘤、松果体细胞瘤、神经鞘瘤、脑膜瘤、生殖细胞瘤、颅咽管瘤和转移性肿瘤等。

（1）分类　原发性脑肿瘤中，以胶质瘤最常见，约占50%，其次为脑膜瘤，占20%左右，而垂体腺瘤居第三位，约5%～15%，其他肿瘤较少见。脑瘤的分类较为繁杂，按1993年WHO的建议将脑瘤分为：神经上皮组织肿瘤、脑神经及脊神经肿瘤、脑膜肿瘤、淋巴瘤和造血性肿瘤、生殖细胞肿瘤、囊肿和肿瘤样病变、蝶鞍区肿瘤、区域性肿瘤的局限性延伸、转移性肿瘤以及未分类肿瘤。

(2) 部位　不同脑瘤各有其好发部位，如胶质瘤好发于大脑半球皮质下，髓母细胞瘤好发于小脑蚓部，室管膜瘤好发于脑室壁，血管网状细胞瘤好发于小脑半球内，神经鞘瘤好发于桥小脑角，脊索瘤好发于鞍上区等。临床上可以根据病变的部位推测肿瘤的性质。脑瘤还具有一定的年龄特征，如颅咽管瘤、髓母细胞瘤、小脑星型细胞瘤、未分化胶质瘤等多见于儿童；垂体瘤多见于青年；脑膜瘤、听神经瘤多见于中年人；转移瘤多见于老年人；多形性胶质母细胞瘤、少枝胶质细胞瘤、大脑星型细胞瘤等多见于成人。

(3) 生长特点　脑膜瘤及生长较快的胶质瘤多为膨胀性生长；胶质瘤以浸润性生长为主；转移性脑瘤表现为弥散或多灶性。

(二) 中医病因病机

脑瘤的病位虽然在脑，但与心、肝、肾等脏腑有关，痰、瘀、毒、虚为其主要的病理因素。感受毒邪、饮食失调是外源因素；精神情志失调，久病耗伤、气血虚弱，或先天不足、肾元本亏，或后天失养、正气虚弱是脑瘤发病的内伤病因。

1. 病因

(1) 正气虚弱　由于先天不足、房劳、惊恐伤肾致肾脏亏虚，脑失所养，诸邪乘虚而入，脑部清阳之气失用，津液输布不利，加之瘀血与顽痰互结酿毒，积于脑部，发为肿瘤。明代张景岳说："凡脾肾不足及虚弱失调之人，多有积聚之病。"脾主运化，脾虚湿聚可成痰。朱丹溪说："凡人身上、中、下有块物者，多是痰"；"痰之为物，随气升降，无处不到"，可导致脑瘤。脑瘤的发病与肾的关系更为密切，《灵枢·海论》指出："脑为髓之海，其输上在于其盖，下在风府……髓海有余，则轻劲多力，自过其度；髓海不足，则脑转耳鸣，胫痠眩冒，目无所见，懈怠安卧。"

(2) 外感六淫　外邪中之邪毒蓄于体内，郁热伤津，气机不利，脉络不通，毒邪与痰瘀互结，可使脑瘤发生。清阳之气不得升，浊阴之气不得降，以致气血郁结，格于脑内而发病。《灵枢·百病始生》指出："积之所生，得寒乃生，厥乃成积也。"《灵枢·九针论》指出："四时八风客于经络之中，为瘤病者也。"

(3) 饮食不节　损伤脾胃，痰浊内阻，气机不利，蕴毒体内，毒邪痰瘀互结，亦发为瘤。

(4) 情志所伤　气机运行失畅，可致瘀血阻滞；或因气滞津停，聚湿成痰，或气郁日久化火，灼津成痰，痰瘀交阻，积于清窍，而成脑瘤。《灵枢·百病始生》说："凝血蕴里而不散，津液涩渗，著而不去，而积皆成矣。"

2. 病机

(1) 痰毒凝聚　痰之为害，可以影响脏腑气机升降和气血的运行，导致气血凝滞与停聚。当病情演变到一定的程度，或与邪毒相结，痰毒凝聚，上泛于脑，即可形成脑病。

(2) 肝风内动　肝主疏泄，性喜条达，若七情不畅，情志郁结，郁久化火，耗伤肝阴；或久病体虚，气血两亏；或劳欲过度，精血两伤；或先天不足，肝肾阴虚，阴不制阳，水不涵木所致。

（3）气血郁结 脑为元神之府，赖气血的正常运行方以维持其主宰神明之功能。机体若因寒热温凉失调，情志抑郁不舒，或受痰饮、湿浊、瘀毒之干扰而“气塞不通，血壅不畅”时，则气血凝滞不散，久则瘀积成块。

（4）正虚邪恋 正气虚弱，不能抵御外邪的侵袭，癌瘤由此而生，肿瘤的进一步播散扩展亦均以正气虚弱为基础。此外，脑瘤病至晚期，因虚致病，又因病致虚，形成恶性循环。经手术、放射或化学药物治疗者，均有气阴大伤、正气不支的临床表现，所以在脑瘤的预后中占有重要地位，值得临床注意。

【临床表现】

脑瘤的主要表现有两大方面：颅内高压症状和局灶性症状，以缓慢进行的神经功能障碍形式为主，如视力的进行性障碍、各种运动的障碍等，亦可有突发的抽搐或进行性颅高压症状。

1. 颅内压增高症状 头痛、呕吐、视神经乳头水肿是颅内压增高的典型征象，称为颅压增高的“三联征”，是诊断脑瘤的重要依据。头痛是脑瘤的主要症状，初为间歇性，以早晨清醒时及晚间较多且较重，多以额部或两颞部的搏动性钝痛或胀痛为主，颅后窝肿瘤常以枕颈部头痛起病，并放射至眼眶部。呕吐为主要症状之一，常见于剧烈头痛时，多伴有恶心，呕吐常呈喷射性，严重者不能进食，食后即吐。视神经乳头水肿是颅内压增高最重要的客观体征。视神经乳头水肿早期并不影响视力，病情发展后，视力减退，视野呈向心性缩小，这是视神经萎缩的表现。

2. 局灶定位症状

（1）中央区肿瘤 表现为对侧的中枢性面瘫、单瘫、偏瘫或感觉障碍，优势侧半球受累可出现运动性失语。

（2）额叶肿瘤 主要表现为精神症状，如淡漠、不关心周围事物、情绪欣快、无主动性，记忆力、注意力、理解力和推断力衰退，智力减退，不注意自身整洁，大小便失禁。

（3）顶叶肿瘤 以感觉障碍为主，以定位感觉及辨别感觉障碍为特征，可能有感觉性共济失调征。优势侧病变可有计算不能，失读、失写，自体失认及方向位置等的定向能力丧失。

（4）颞叶肿瘤 可有对侧同向性偏盲。优势侧病变有感觉性失语，癫痫发作以精神运动性发作为特征。有幻嗅、幻听、幻视、似曾相识感及梦境状态等先兆。

（5）枕叶肿瘤 亦有幻视，常以简单的形象、闪光或颜色为主。有对侧同向性偏盲，但中心视野常保留。

（6）脑干肿瘤 特点是出现交叉性麻痹，即病侧的脑神经麻痹和对侧的偏瘫。

（7）小脑肿瘤 主要以肢体运动、协调动作障碍为主。

（8）基底节肿瘤 主要症状为主观上的感觉障碍，早期可有轻偏瘫、肌张力增高、震颤、舞动、手足徐动等。共济失调及眼球震颤亦常见。癫痫的发生以失神性小发作为常见。精神症状有痴呆、记忆力减退等。

【实验室检查】

1. 脑脊液检查 脑脊液压力增高、细胞数正常而蛋白含量增高（超过0.45g/L）则较符合脑室内或脑表面肿瘤及神经鞘瘤。脑脊液糖含量在颅压高时可超过4.4mmol/L；蛋白电泳测定γ球蛋白明显增多；免疫球蛋白定量测定IgA增加。

2. 生物化学测定

（1）脑脊液中24-脱氢胆固醇的浓度具有诊断意义，在胶质母细胞瘤及少枝胶质细胞瘤中其含量增多。

（2）脑脊液中测定谷草转氨酶（GOT）、乳酸脱氢酶（LDH）均有诊断上的意义。

（3）儿茶酚胺的代谢产物如高香草酸（HVA）及香草杏仁酸（VMA），对诊断神经母细胞瘤有帮助。

（4）磷酸二酯酶活力增高见于中胚层脑瘤。

3. 内分泌检查 鞍区肿瘤如垂体瘤、颅咽管瘤及某些先天性肿瘤如松果体瘤，存在内分泌功能变化，内分泌检查有助于早期诊断。

【其他检查】

1. 电生理检查 通常脑电图对大脑半球凸面的肿瘤有提示病变部位的价值，但脑电图无异常也不能排除肿瘤的存在。脑电地形图与脑电图有相似之处，但定位更明确些。

2. X线检查 慢性颅内压增高的X线征为颅骨分离或增宽，以儿童颅高压最为常见，脑回压迹增多与增深，蝶鞍增大，前后床突、鞍背和鞍底脱钙、稀松或破坏。

3. CT检查 由于CT能够分辨颅内不同组织对X线吸收值的细微差别，可使颅内的软组织结构如脑室和脑池系统，灰质、白质结构及病变组织清晰显示，对颅内肿瘤的定位诊断准确率可达98%。CT能直接显示病灶的部位、大小，有无坏死、囊性变、出血、钙化等。经静脉注射造影剂，根据增强的高密度瘤组织与低密度的瘤周组织比较，有助于脑瘤的定性诊断。CT对肿瘤的定性诊断率幕上达80%以上，幕下除桥小脑角外也达60%左右。对于直径3mm以上的垂体微腺瘤，采用垂体薄层增强轴面扫描，并行矢状、冠状重建，能了解肿瘤在鞍内的立体定位。

4. 磁共振检查 磁共振检查对肿瘤立体定位定性更加准确，在一定程度上它的重要性已超过CT。MRI不仅显示图像清晰，而且还能够进行血流测定，在诊断颅内和椎管病变方面优于CT。MRI能显示脑血管分布及肿瘤血管改变，尤其是选择性血管成像，对动脉瘤、动静脉畸形等诊断有较大价值。近年来采用顺磁性物质（Gd-DTPA）做静脉注射，可增强图像分辨力，有助于提高诊断效果。

【诊断与鉴别诊断】

（一）诊断要点

有颅内高压症状和局灶性症状，眼底检查发现有视神经乳头水肿，即应考虑有脑瘤的可能。上述实验室检查及其他检查可明确诊断。

（二）四诊合参

四诊合参在脑瘤诊断中有一定参考价值，是辨证论治的主要依据。

1. 望诊（含视诊）　包括望局部和望全身。早期患者可无症状，随着病情发展，可见形体消瘦、面色无华，出现定位体征可见口眼㖞斜。舌质黯红或有瘀斑为气滞血瘀；舌红少苔属于肝肾阴虚。

2. 闻诊　闻声音，早期声音如常，晚期因气血亏伤而语音低微，少气无力。

3. 问诊　询问患者的主观症状，如头痛头晕、耳鸣目眩等。

4. 切诊　实热证脉多滑数，肝风内动脉多弦数；脉沉细为虚证，脉沉细数多为阴虚内热。

5. 触诊　检查患者的局部病变和全身表现。

（三）临床分期（WHO，1987）

1. 分期

（1）天幕上肿瘤

T_1：天幕上肿瘤一侧直径≤5cm。

T_2：天幕上肿瘤一侧直径＞5cm。

T_3：天幕上肿瘤累及到脑室。

T_4：天幕上肿瘤浸润到对侧或小脑幕下。

（2）天幕下肿瘤

T_1：天幕下肿瘤一侧直径≤3cm。

T_2：天幕下肿瘤一侧直径＞3cm。

T_3：天幕下肿瘤累及到脑室。

（3）肿瘤恶性程度

G_1：高分化型。

G_2：中分化型。

G_3：低分化型。

G_4：未分化型。

2. 临床分期

$Ⅰ_A$ 期：$G_1\ T_1\ M_0$

$Ⅰ_B$ 期：$G_1\ T_{2\sim3}\ M_0$

$Ⅱ_A$ 期：$G_2\ T_1\ M_0$

$Ⅱ_B$ 期：$G_2\ T_{2\sim3}\ M_0$

$Ⅲ_A$ 期：$G_3\ T_1\ M_0$

Ⅲ$_B$期：G_3 $T_{2\sim3}$ M_0

Ⅳ期：$G_{1\sim3}$ T_4 M_0，G_4 任何 T M_0，任何 G 任何 T M_1

注：髓母细胞瘤定为 G_4，与肿瘤大小无关，属于Ⅳ期；anaplastic 星形细胞瘤定为 G_3。

（四）鉴别诊断

1. 视神经乳头炎 可误认为视神经乳头水肿而需予以区别。视神经乳头炎充血比视神经乳头水肿明显，乳头的隆起一般不超过 3 个屈光度，较早就有视力障碍，可与视神经乳头水肿区别。

2. 脑蛛网膜炎 可因颅内压增高、脑局灶性症状及视力减退而与脑瘤混淆。但脑蛛网膜炎的病程长，可多年保持不变。如病程中有感染及中毒等病史则区别不难，无明显病史者可做影像学检查来鉴别。

3. 癫痫 为脑瘤的常见症状之一，故需与特发性癫痫相鉴别。后者起病较早，很少于 20 岁以后发病，没有颅内压增高症状及局灶性体征。脑电图中可见痫样放电，但对不典型病例应做影像学检查来鉴别。

4. 脑积水 小儿脑瘤常引起继发性脑积水，应与小儿先天性脑积水区别。先天性脑积水起病早，绝大多数在 2 岁以前，而脑瘤 2 岁以下发病者少见。先天性脑积水病儿病程长，智力发育障碍明显，而一般营养状况良好。

5. 内耳性眩晕 需与桥小脑角及小脑的肿瘤相鉴别。内耳性眩晕没有其他脑神经如面神经、三叉神经等症状，颅骨 X 线片中内耳孔不扩大，脑脊液中蛋白质含量不增高，因而鉴别不难。

6. 假性脑瘤 假性脑瘤特点是有颅内高压的症状和体征，但没有定位症状和体征，脑电图检查正常，影像学检查无占位性病变征象。

7. 慢性硬脑膜下血肿 慢性硬脑膜下血肿有颅内高压的症状、进行性意识障碍及偏瘫，与脑瘤相似，但有外伤史、症状发展慢是其特点，常需影像学检查以明确诊断。

8. 脑脓肿 脑脓肿特点是伴有原发性感染灶，病初多伴有发热、畏寒、头痛、呕吐、脑脊液白细胞增多和脑膜刺激征，CT 表现为薄而光滑的环状强化、中心低密度及周围有明显的脑水肿。

9. 脑卒中 卒中型脑瘤常有偏瘫、失语，易与脑出血混淆。脑卒中患者年龄偏大，有高血压病史，发病急，常无前驱症状，稳定后可有不同程度的恢复。而老年人患脑瘤，因颅内空间较大，症状时好时坏，类似一过性脑缺血。如发作次数明显增加，应做 CT 扫描以免漏诊。

10. 脑寄生虫病 包括脑血吸虫病、脑囊虫病、脑包虫病及脑肺吸虫病。患者均有颅压增高症状，并有抽搐发作。凡来自疫区与感染源有接触史者均应考虑之。大便检查、虫卵孵化、痰液检查，如能发现有寄生虫卵，当有助于区别。有上下结节者应做活检以澄清诊断。血清及脑脊液的特殊补体结合试验、皮肤反应试验在囊虫及肺吸虫病中常可呈阳性反应。CT 检查有助于诊断。

【治疗】

(一) 治疗原则

目前脑瘤的主要治疗策略是以手术为主的综合治疗，最大限度地手术切除肿瘤，术后配合放疗、化疗、生物治疗以及中西医结合治疗。放疗常规局部野照射总剂量为50～60Gy；部分敏感性肿瘤如间变性星形细胞瘤、多型性胶质母细胞瘤、非生殖细胞瘤、中枢神经系统淋巴瘤等提倡进行术后化疗。治疗前应根据患者的一般状况和临床资料制定一个合理的治疗方案。

(二) 西医治疗

1. 降颅压治疗 颅内压增高是产生临床症状并危及患者生命的直接原因，降低颅内压最根本的办法是彻底摘除肿瘤。有的肿瘤因无法手术根治而给予化学药物治疗或放射治疗，在此治疗过程中乃至手术过程中，为了缓解颅内压增高的症状，赢得治疗时机，可采取一些降低颅内压的措施。

(1) 脱水治疗 ①体位：应将床头抬高15°～30°，以避免颈部扭曲及胸部受挤压，利于静水回流。②限制液体摄入量：不能进食者每天输液量应限制在1500～2000ml之间。③保持呼吸道通畅。④应用脱水药物：常用脱水药物按其药理作用可分为两类，即渗透性脱水药物和利尿性脱水药物。前者利用高浓度药物溶液或药物的大分子，增高血液渗透压，从而使水分由脑组织向血管内转移，达到组织脱水的目的；后者则是通过促进水分由体内向体外排泄，使血液浓度增高，因而增加从组织间隙吸收水分的能力。脱水药物的作用时间有一定限度，一般不超过6小时，以后颅压还可能回升，甚至超过用药前的水平，这种现象称作“反跳”。一般脱水作用越强的药物，“反跳”作用也越强，因此必须反复使用。持续用药的时间间隔和剂量，随选用药物和需要脱水程度的不同而异。⑤冬眠降温。⑥应用皮质类固醇激素。

(2) 脑脊液外引流 对于因梗阻性脑积水引起的颅内压增高，脑室穿刺排放脑脊液能够收到迅速降低颅内压的作用，此外脑脊液持续外引流还可以起到监测颅内压的作用，故常用于脑疝急救及开颅手术前后监护期。常用的是侧脑室穿刺和脑脊液持续外引流。

2. 手术治疗 手术在当今仍然是脑瘤最常采用也是最为有效的治疗方法，对良性肿瘤尤其如此，即便恶性肿瘤，通过手术治疗也至少可以收到延长寿命的效果。

(1) 手术指征 ①颅内压增高；②局部脑（神经）受压。对于大多数颅内肿瘤来说，如果起不到减压（包括局部减压和降低颅内压）的作用，手术就没有达到目的，也就没有意义。

(2) 手术方法

①肿瘤切除手术：按手术切除的范围又可分为肿瘤全切除或根治手术和肿瘤部分切除或姑息手术。根治手术切除的范围除肿瘤外，还应包括周围一切可能受侵犯的组织，但后者有时很难达到。

②内减压手术：当肿瘤不能全切除时，可将肿瘤周围脑组织中的非功能区进行大块切除，以达到降低颅内压的目的。有时在手术过程中为暴露深部肿瘤，也需要首先切除大块脑组织。

③外减压手术：即切除颅骨并剪开硬脑膜，使颅腔容积扩大，以达到降低颅内压的目的。大块切除颅盖部骨骼，不仅严重影响病人的容貌，且因头皮与表浅肿瘤相接触有可能因血运增加而促进肿瘤的生长、恶化或发生转移。

④脑脊液分流术：为解除脑脊液梗阻而设计的一组手术。常用侧脑室－枕大池分流术、终板造口及第三脑室底部造口、侧脑室－心房或腹腔分流术。

3. 放射治疗 对于手术不能彻底切除的肿瘤，术后辅以放射治疗可推迟肿瘤复发，延长病人寿命。另外，放射治疗可作为首选治疗方法用于对放射线敏感的肿瘤，特别是肿瘤部位深在不宜手术，或肿瘤浸润重要功能区手术会带来严重的神经系统功能损伤，或因病人全身状况不允许手术者。对放射治疗高度敏感的肿瘤，如髓母细胞瘤、生殖细胞瘤可完全依赖放射治疗。

正常脑组织对放射线的反应主要表现为血管扩张、充血、脑水肿及脑实质的急性炎性反应，因而能够加重颅内压增高症状，如剧烈头痛、频繁喷射性呕吐，严重时可有体温升高、烦躁不安和神志昏迷，甚至可形成脑疝而死亡。大面积大剂量照射反应可在24小时内出现，少数延迟到7天方出现症状，故放射治疗早期应特别注意观察。为防止放射治疗加速颅内压增高，治疗期间可辅以脱水药物；对颅内压很高又不能切除的肿瘤，最好在放射治疗前施行减压或脑脊液分流术。

(1) 脑瘤的放射敏感性

①高度敏感性肿瘤：生殖细胞肿瘤一经诊断应首选放疗为主的综合治疗。髓母细胞瘤、原发于脑的霍奇金病或非霍奇金淋巴瘤等均有治愈可能。

②中度敏感性肿瘤：室管膜瘤、颅咽管瘤、胶质母细胞瘤、垂体嗜酸细胞腺瘤和垂体嗜碱细胞腺瘤等，经放疗后有治愈的可能。

③低度敏感性肿瘤：星形细胞瘤、少枝胶质细胞瘤、视神经胶质瘤、各种肉瘤、垂体嫌色细胞瘤等。但脑瘤常以多种细胞成分同时存在，呈混合细胞性肿瘤，故其放射敏感性亦不一致。对因肿瘤所处部位无法手术的，如脑干肿瘤、三脑室肿瘤，行单纯放疗亦可起到缓解症状、延长生命的作用。

(2) 放射源的选择 脑瘤就其生长的深度，以中线而言，也只有6～7cm左右。因此，应选用^{60}Co或6～10MV的高能X线，以行体外放射为主要放疗手段。另外，对直径2.0～4.0cm的肿瘤亦可分别采用X刀或γ刀治疗。

(3) 照射野的确定 根据术后病理诊断所反映出来的肿瘤生物学特性，即肿瘤生长与种植的特点，可分别采用如下照射野：

①全中枢神经系统放射：用于髓母细胞瘤、室管膜瘤、转移癌等易沿蛛网膜下腔在中枢神经内播散者。

②大中野放射：用于胶质细胞瘤等以浸润性生长为主的肿瘤，射野应依据CT或MRI片所显示的肿瘤累及范围向四周各扩大2～3cm，照射总量的2/3剂量后，再缩小射野对瘤床

区追加放射。

③小野放射：用于局限性小的肿瘤，可采用多野多方向放射或立体定向技术行 X 刀或 γ 刀照射。

(4) 照射剂量和分割　为了提高脑瘤的治疗效果，原则上一开始就应拟定出总剂量及分次剂量，并按计划放射。放射治疗总剂量一般为 40～60Gy，持续放射 4～6 周。

(5) X 刀治疗　X 刀治疗通过三维空间使线束集中在病变部位，达到高剂量分布，对肿瘤呈较强的破坏性作用，起到不开颅也能收到如同外科切除的效果，而周围正常组织和重要器官只受到较小剂量的放射，从而得到很好的保护作用。X 刀是一种特殊的放疗技术，主要适用于直径小于 4.5～5.0cm 的颅内良、恶性肿瘤的治疗。直径小于 3cm 时效果尤好，主要优点是部分肿瘤疗效类似于手术，并且没有手术的麻醉意外、术后出血及感染等并发症。

4. 化学治疗　血－脑脊液屏障的存在限制了化学治疗在脑瘤患者中的应用。目前常用于临床的少数几种药物有：①亚硝脲类药物：BCNU、CCNU、Me-CCNU；②鬼臼毒类药物：VM-26；③PCB。临床多采用几种药物联合化疗，以期收到较好的效果。

表Ⅱ－1－1　脑瘤常用联合化疗方案

方案	药物	用　法
PCV	PCB	60mg/m², 口服，第 8～21 天
	CCNU	110mg/m², 口服，第 1 天
	VCR	1.4mg/m², 静脉注射，第 8 天和第 29 天
		6～8 周为 1 周期
VP	VM-26	60mg/m², 静脉滴注，第 1～5 天
	DDP	30mg/m², 静脉滴注，第 1～3 天
		3 周为 1 周期
CAV	CCNU	100mg/m², 口服，第 1 天
	ADM	30mg/m², 静脉注射，第 1、31 天
	VM-26	60mg/m², 静脉滴注，第 1～5、31～35 天
		6 周为 1 周期

（三）中医治疗

1. 辨证论治

(1) 痰湿内阻证

证候：头痛昏蒙，恶心呕吐，痰涎壅盛，或喉中痰鸣，身重肢倦，或纳呆食少，舌淡胖，苔白腻，脉滑或弦。

治法：软坚散结，涤痰利湿。

方药：夏枯草膏(《六科准绳》) 合涤痰汤(《济生方》) 加减。

药用夏枯草 30g，昆布 30g，海藻 30g，胆南星 10g，浙贝母 12g，陈皮 10g，茯苓 30g，制半夏 10g，淡竹茹 10g，生熟薏苡仁各 30g，石菖蒲 15g，壁虎 4 条。

本方以夏枯草、昆布、壁虎、海藻、浙贝母软坚散结为君；以胆南星、石菖蒲、半夏、竹茹祛痰为臣；陈皮、生熟薏苡仁、茯苓健脾利湿为佐使。

加减：兼血瘀者（舌底脉络增粗，舌质有瘀斑）加赤芍、川芎各15g，水红花子30g。口苦干渴有热象者加黄芩10g，焦栀子10g；呕吐者以生姜擦舌后送服中药；头痛明显者加全蝎3g研末冲服。

（2）血瘀气滞证

证候：头痛剧烈呈持续性或阵发性加剧，痛有定处，固定不移，面色晦黯，肢体偏瘫，大便干燥，舌质紫黯或有瘀点、瘀斑，舌底脉络色紫增粗或迂曲，苔薄白，脉细涩而沉。

治法：活血消肿，祛瘀化积。

方药：三棱煎丸(《三因极一病证方论》）加减。

药用三棱30g，莪术30g，川芎15g，赤芍30g，水红花子30g，生熟薏苡仁各30g，白花蛇舌草30g，壁虎4条，全蝎(后下)5g，蜈蚣5条，六味地黄丸(包煎)12g。

本方以三棱、莪术、赤芍、水红花子活血祛瘀为君；白花蛇舌草、生熟薏苡仁、壁虎解毒散结为臣；全蝎、蜈蚣息风通络止痛为佐；川芎为“血中之气药”，且为本方的引经药为使；配六味地黄丸滋阴补肾以养脑，使攻邪不忘扶正，避免消瘀化积之品耗阴伤正。

加减：呕吐者加旋覆花(包煎)10g，代赭石30g；视物不清加决明子30g；夜寐不安者加夜交藤30g，茯神10g。

（3）肝热风动证

证候：头痛头胀，如锥如刺，烦躁易怒，呕吐频作，或呈喷射状，面红耳赤，口渴尿黄，大便干结，舌红，苔黄或白而干，脉弦数。

治法：泻火解毒，清肝散结。

方药：龙胆泻肝汤(《医方集解》）加减。

药用龙胆草9g，黄芩9g，栀子9g，炒柴胡5g，生地黄12g，车前子30g，生大黄(后下)9g，白花蛇舌草30g，半边莲30g，莪术30g，壁虎4条，薏苡仁30g，生甘草6g。

本方以龙胆草清肝胆实火，泻肝胆湿热为君；黄芩、栀子、白花蛇舌草、半边莲、莪术、壁虎泻火解毒，并助龙胆草清实火之力，大黄泻下攻积，引火下泄，车前子、薏苡仁泻火利水，导火下行共为臣药；生地黄养阴，使祛邪不伤正，柴胡疏畅肝胆，又引诸药归于肝经，甘草调和诸药而共为佐使。

加减：呕吐加旋覆花(包煎)10g，代赭石30g，姜竹茹12g，另吞羚羊角粉，一日3次，每次3g。

（4）肝肾阴虚证

证候：头痛隐隐，时作时止，耳鸣眩晕，视物不清，肢体麻木，大便干燥，小便短赤，舌质红，少苔，脉细数或虚细。

治法：滋补肝肾，祛风通窍。

方药：杞菊地黄丸(《医级》）加减。

药用枸杞子10g，菊花10g，熟地黄25g，山茱萸10g，山药12g，牡丹皮10g，茯苓15g，泽泻10g，川芎10g，龟板15g，僵蚕10g。

方中以熟地黄、龟板滋阴补肾，填精益髓，壮水制火为君；枸杞子、菊花、山茱萸补益肝肾，山药补益脾阴为臣；泽泻利湿防熟地黄滋阴恋邪，牡丹皮清泻相火，茯苓淡渗利湿并助山药之健运为佐；川芎活血消积，引诸药直达脑部病所，僵蚕祛风通络，解毒散结为使。

加减：头痛甚者加全蝎 5g，视物不清或复视者另服石斛夜光丸，一日 3 次，每次 2g；大便干结者加生大黄(后下)6g。若偏瘫失语、口眼㖞斜属肝风内动者，可用镇肝熄风汤(《医学衷中参西录》)加减。

(5) 气阴两虚证

证候：体倦乏力，气短自汗，口干舌燥，饮食减少，大便干结，或有盗汗，面色无华，舌淡苔薄，或舌红苔剥，脉细弱或虚数。

治法：益气养阴，健脾和胃。

方药：四君子汤(《太平惠民和剂局方》)合益胃汤(《温病条辨》)加减。

药用黄芪 15g，白术 12g，党参 15g，茯苓 12g，甘草 3g，扁豆 15g，沙参 24g，麦冬 12g，生地黄 12g，玉竹 10g。

本方以党参、黄芪、白术、甘草益气健脾为君；沙参、麦冬、生地黄、玉竹滋阴养胃为臣；茯苓、扁豆健脾除湿为佐；麦芽消导和胃为使。

加减：神疲倦怠、口干舌燥者以人参 15g，西洋参 15g，枫斗 15g 煎汤代茶；自汗、盗汗者加糯稻根 30g，龙骨、牡蛎(先煎)各 30g；纳呆者加砂仁(后下)3g，佛手 10g；大便干者加蜂蜜，以润肠通便。

2. 专病专方 脑瘤的分型较为复杂，根据中药的抗肿瘤药理作用及临床辨证应用的效果，可供选用的中草药有蛇六谷、三棱、夏枯草、赤芍、川芎、壁虎等。单方验方可参考选用：

(1) 安宫牛黄丸 有豁痰开窍的功效，成人病重体实者每次 1～2 粒，凉开水送服，不效者可酌情再服，每日 2～3 次，小儿 1.5g（半粒），昏迷不能服用时，可将本品化开，鼻饲给药。适用于窍闭神昏、颈项强直者。

(2) 六味地黄丸 由地黄、山茱萸、山药、茯苓、牡丹皮、泽泻组成，有滋补肝肾的功效，成人每次 3g，每日 3 次，用于癌症的中后期及术后、放化疗后体虚及肾阴不足者。

(3) 犀黄丸 由犀黄、麝香、乳香、没药组成，具有清热化痰、化瘀通窍、散结止痛之效，每次服 3g，每日 2 次，用于脑瘤头痛、烦躁发热、呕恶、神昏脉数者。

(4) 消栓再造丸 有活血止痛开窍之功。每丸重 9g，每次服 1～3 丸，每日 2 次，1 个月为 1 疗程，适用于瘀血内阻者。

3. 针灸治疗 目前在脑瘤治疗中多用于疼痛的治疗。

(1) 点刺法 点刺太阳穴出血，对颅内高压引起的头痛有较好疗效。取两侧太阳穴，消毒后，以三棱针对准太阳穴迅速刺入半分或一分，然后迅速退出，以出血为度。出血后不要按闭针孔，待片刻后，用干棉球擦净轻按针孔即可。

(2) 体针法 取太阳、风池、百会、上星、合谷，每次选 2～3 个穴，中等刺激，留针 15 分钟，有止痛之功效。

4. 外治法

(1) 金剪刀草 120g，洗净加食盐少许捣烂，敷于肿瘤相应的部位，厚度 0.5～1.0cm，24～36 小时后换药一次，用于各种脑瘤。

（2）蚯蚓30条，冰片1g，麝香0.5g，上药共为小丸，每次用1丸纳鼻中，每日1～2次，适用于脑恶性胶质瘤头痛较甚者。

（3）生天南星10g，生白附子10g，生乌头10g，共为细末，用葱白连根须7茎，生姜15g，切碎捣如泥，入药末拌匀，用白布包好笼上蒸透，然后用手拍成薄饼状，制成三生饼，敷贴在痛处。

（4）防风10g，黎芦10g，瓜蒂10g，麝香1.5g，上药共研细末，制成圣麝散，然后水调糊状，贴于脑瘤部位，3天更换一次，用于小儿脑瘤或脑瘤术后头痛。

（5）细辛10g，高良姜10g，川芎10g，白芷20g，共研细粉，制成姜辛散，贮瓶中备用。左侧头痛用手指蘸少许药放在右鼻孔中，右侧头痛则放在左鼻孔中，全头痛则两鼻孔均放入少许药粉。此法可反复使用。

5. 食疗药膳

（1）芝麻枸杞饮　黑芝麻、枸杞子、何首乌各12g，杭菊花10g，水煎内服，每日1剂，有补虚扶正之功效。

（2）山楂荷叶茶　山楂10g，荷叶10g，生姜3片，白糖适量。将荷叶洗净切碎，生姜切片，与山楂一并放入砂锅中，加清水适量炖煮，先用武火烧沸，再用文火煎熬约15分钟，去渣取汁，以白糖调味饮服，每日1剂，分3次饮完。有平肝潜阳、清热明目、化瘀散结之功效，用于脑瘤之肝阳上亢证。

（3）银耳杜仲羹　银耳15g，炙杜仲15g，冰糖10g。将银耳用温水浸软、洗净、撕成片状备用；炙杜仲放入砂锅中，加清水适量煎熬；将银耳片和适量清水倒入药液中，置武火上烧沸，再用文火烧熬1小时，使银耳熟烂，再加入冰糖熬煮一二沸，至冰糖溶化后即可食用。每日1剂，可于早、晚随量服食。有滋补肝肾、养阴清热、壮腰健肾之功效，用于脑瘤之肝肾阴虚证。

6. 急症和兼症的治疗

（1）癫痫发作　突然出现昏仆，不省人事，肢体抽搐或颤动，喉中痰鸣或口吐涎沫，发作间期如同常人，多有头痛头晕、胸闷、善伸欠等先兆。若发作时面色潮红、紫红继而青紫或苍白，牙关紧闭，手足抽搐，喉中痰鸣或吐涎沫重，舌质红，苔黄腻或白腻，脉弦数或滑者为阳痫，宜清热化痰，息风定痫，用清热镇惊散，亦可服用定痫丸；若发作时面色晦黯萎黄，手足清冷，蜷卧拘急或颤动、抽搐时发，口吐涎沫，或仅表现为呆木无知，不闻不见，不动不语，舌质淡，苔白厚腻，脉沉细或沉迟者为阴痫，治宜温阳除痰，顺气定痫，方用五生丸，以二陈汤送服。临床上多配合息风止痫通络之全蝎、蜈蚣、僵蚕等以加强疗效。

（2）偏瘫　症见肢体不能自主活动，肌力下降，有的偏身麻木，甚则感觉完全丧失。若伴有胸闷纳呆、体重身倦、头痛头晕为风湿阻络证，可选半夏白术天麻汤加减；因阴虚阳亢，风痰上扰，经脉失养者，平时多见眩晕，耳鸣目眩，少眠多梦，腰酸腿软，走路时自觉头重脚轻，多伴有口眼㖞斜，言语不利，治疗宜滋养肝肾，息风通络，可选清肝散风饮；因瘀血阻络者可见头痛如针刺，舌质紫黯或有瘀斑，舌底脉络增粗，可选补阳还五汤加减。

（3）昏迷　神志模糊，不省人事，临床多配合西药治疗。因痰浊蒙蔽清窍者，可见喘促痰鸣，痰涎壅盛，神志呆滞，时昏时醒，苔腻而厚，脉濡数或滑数，用菖蒲郁金汤或涤痰汤豁痰开窍，重者加服玉枢丹，每日 2~3 次，灌服或鼻饲；因阴津枯竭者可见患者形体羸瘦，口干，舌红苔光，脉细数，可用生脉饮或独参汤灌服；因肝阳上亢者，多表现为肢体偏瘫，鼾声时作，苔黄少津，脉弦、滑而数，可用羚角钩藤汤加减，热象重者加用至宝丹。

（四）康复治疗

1. 益肾填髓　《灵枢·海论》中说："脑为髓之海。"清代王清任《医林改错》中也说："精汁之清者，化而为髓，由脊骨上行于脑，名曰脑髓，盛脑筋者，名曰髓海。"而肾者主骨、生髓，所以治疗髓海之症，当以益肾填髓，一般可选六味地黄丸、左归丸等方，使用时宜据患者的具体情况，或加以温阳或活血、祛湿之品。实验证明，地黄、黄精、旱莲草、菟丝子、山药、灵芝等能增加 T 淋巴细胞的比值，桑寄生、何首乌、枸杞子、女贞子、生地黄、仙灵脾等有促进淋巴细胞转化的功能。

2. 养生调摄　肿瘤患者体质多较为虚弱，易于感邪，故应随气温的变化及时增减衣物，居室要注意通风，生活要有规律性。

3. 畅情志，坚信念　七情的变化虽然对各脏的损伤有所侧重，但对心皆有影响，而心与脑又有着密切的联系，所以任何不良情绪都不利于脑瘤的康复。《素问·上古天真论篇》云"恬惔虚无……精神内守"，就是指要保持精神愉快、乐观，充满信念，克服悲观失望或急躁焦虑的心理，坚定战胜疾病的信心。

4. 调饮食，富营养　因肿瘤病人的体质多较差，脾胃运化能力减弱，所以饮食不宜过多、过饱和多食不易消化的油腻厚味之品，要注意摄入富含蛋白质、氨基酸、维生素类之食物，也可以选择一些有利于解毒的食物，如绿豆、赤小豆、冬瓜、西瓜、洋白菜、菜花、甘蓝的球茎等。

5. 强身体，增正气　患者应该根据自己的病情、体质和耐受情况选择合适的锻炼方式，如气功、太极拳、保健体操、散步、慢跑、八段锦、易筋操、五禽戏等。这样不仅能在功能上而且能在精神上起到很好的调理作用，可以增强体质、调理气血、平衡阴阳和脏腑的功能，从而达到扶正的目的。

【中西医治疗进展及展望】

脑瘤的治疗目前虽然以手术切除为主，但手术难于根治。有的治愈率低、复发率高，手术和非手术疗法效果均不十分理想。还有一些特殊部位的肿瘤无法手术，而放、化疗的效果又欠佳，中医、中西医结合治疗可以在这一领域发挥出它的特长。

在中医治疗方面，有人采用祛瘀、消肿、散结法，以蛇六谷、壁虎、水蛭、白芍、三棱、莪术、昆布、夏枯草等组方治疗脑瘤，取得较好疗效，且治疗后免疫功能有明显提高。

在中西医结合治疗方面，采用联合常规疗法（化疗、放疗）与中医辨证论治相结合治疗胶质细胞瘤，疗效明显提高。日本学者对接受放射线治疗的脑肿瘤患者（放射线量 40~60Gy）给予十全大补汤，对延长生存时间有效。中药介入治疗脑瘤也在不断的探索中，如经动脉穿刺注入罂粟碱开放血脑屏障后注入 BCUN 治疗恶性胶质瘤，与甘露醇开放血脑屏障相比副作用明显减少，且在不增加脑内药物浓度的同时，增加了瘤内的药物浓度，被认为是一种简单、安全、有效的治疗方法。有人采用经颅穿刺多点注射中药莪术的提取物榄香烯，局部给予囊内注药，也显示了良好的治疗前景。

中药治疗脑瘤的机制研究方面也取得了一定的进展。如对榄香烯的研究证实，该药不仅作为一种细胞毒类药物对肿瘤细胞有直接的杀伤作用，而且在抗肿瘤过程中尚具有免疫调节的作用，能直接杀伤胶质瘤细胞使其坏死并提高机体内 IL-2、TNF 的水平，增强机体 T 细胞免疫功能以达到抗肿瘤的作用，其抑瘤的机制主要是阻滞肿瘤细胞从 S 期进入 G_2 ~ M 期，抑制其增殖并迅速导致其凋亡。有人用人参皂苷与 IL-协同诱导人外周血单个核细胞制成 GS-LAK 细胞，并与 LAK 细胞相比较，结果发现效应细胞 GS-LAK 在增殖数量和杀伤恶性脑胶质瘤细胞活性等方面均优于 LAK 细胞，且 IL-2 的用量减少。

【预防与调护】

（一）预防

脑瘤的预防强调消除致癌因素，防止颅脑外伤，注意劳逸结合，合理调配饮食，提高身体素质，增强机体抗癌能力，做到早期发现、早期诊断、早期治疗。

（二）调护

在脑瘤的护理方面应该注意：

1. 调整体位，无休克时可抬高床头 15°~30°，勿使颈部扭曲或胸部受压，以利颅内静脉回流。

2. 保持呼吸道通畅，及时清除呼吸道内分泌物，定时给氧，有条件者可用高压氧舱给氧，每日 2~3 次，每次 45 分钟。

3. 尽量避免咳嗽、喷嚏、干呕，及时治疗便秘，保持大便通畅。

4. 限制液体摄入量，对有颅内压增高脑水肿症状的脑瘤患者，应供给机体最低限度的液体，并经常检查电解质，以防止水钠潴留加重脑水肿。

第二章 鼻咽癌

鼻咽癌（nasopharyngeal carcinoma，NPC）系指发生于鼻咽和侧壁的恶性肿瘤，位置十分隐蔽，不易早期发现，常侵犯邻近的腔窦、颅底和颅内，是我国常见十大恶性肿瘤之一。世界大部分地区发病率低，在我国鼻咽癌是高发区，年发病率为 10~25/10 万，占全国恶性肿瘤死亡的 2.8%，居第八位。据估计，世界上 80%的鼻咽癌发生在我国，鼻咽癌发病占我国头颈肿瘤的首位。据有关资料，本病以 30~50 岁多见，男性发病为女性的 2~3 倍，发病率由南到北逐渐降低，在南方如广东、广西、湖南、福建、江西等地，年发病率可高达 30~50/10 万，在广东中部珠江三角洲及香港地区有鼻咽癌高发家族的报告。临床以血涕、鼻塞、耳鸣、头痛、颈部淋巴结肿大等为特征。

本病就其临床表现，类似于中医古籍中的“鼻渊”，亦可散见于“控脑痧”、“鼻䶊”、“上石疽”、“失荣”等病的描述中。

【病因病理】

（一）西医病因病理

1. 病因 鼻咽癌发病的真正原因和发病机制还不十分肯定。一般认为可能与遗传、环境和饮食习惯以及 EB 病毒感染等因素有关。

（1）遗传易感因素 鼻咽癌的流行病学特点之一是部分人群的易感性、家庭聚集性和发病率的相对稳定性。持广东方言的居民是鼻咽癌的高发病人群，即使生活在低发地区的种族易感人群仍保持其高发倾向。家族中兄弟姊妹或几代人先后或同时发病的也不少见。遗传因素在南方高发区的鼻咽癌发病上起着重要的作用。

（2）环境和饮食因素 我国鼻咽癌发病及死亡率的地域差异很大，南方地区的发病率是北方地区的 5~10 倍，因此认为鼻咽癌的发病可能与居住环境有关。南方人喜欢吃腌制食物，如咸鱼、梅菜、陈皮梅等，与鼻咽癌的发病都有关联。研究人员在鼻咽癌高发地区的调查中发现，病人头发中微量元素镍含量较高，而这些地区的粮食、水中的镍含量也高，其关系成正比。镍已被证明可促进亚硝胺诱发鼻咽癌。研究人员还发现，鼻咽癌病人的唾液或尿液中，亚硝酸盐的含量高于健康人。

（3）EB 病毒感染 很早就有人研究证明 EB 病毒感染在鼻咽癌的发生发展中起着重要的作用，但是确切的作用机制仍未彻底阐明。一些研究结果认为 EB 病毒与鼻咽癌的发病有密切的相关性。其一，鼻咽癌病人的血清中 VCA（抗 EB 病毒壳抗原的免疫球蛋白）/IgA 和

EA（抗 EB 病毒表面抗原的免疫球蛋白）/IgA 的效价明显高于患有其他肿瘤的病人或正常人。其二，采用聚合酶链反应（PCR）方法做扩增检测，可发现鼻咽癌的细胞内有 EB 病毒的 DNA 片段存在，但在正常鼻咽黏膜上皮细胞内未能找到。

2. 病理 鼻咽癌绝大多数起源于被覆上皮，少数来源于腺体上皮，95%以上是鳞状细胞癌，按分化程度分为高、中、低，其中低分化癌占 85%以上，未分化癌约占 5%，尚有少数是腺癌、囊腺癌、黏液表皮样癌或恶性混合瘤等。

鼻咽癌的形态一般分为四种类型：①结节型：肿瘤呈结节状或肿块状，是最常见的类型。②菜花型：肿瘤呈菜花状，血管丰富而易出血。③溃疡型：肿瘤边缘隆起，中央常坏死。④黏膜下浸润型：肿瘤向腔内突起，但表面常有正常的黏膜组织覆盖。

（二）中医病因病机

中医认为本病可能与过食、久食辛热之品及饮酒吸烟有关，或由胆热上移于脑窍所致。

1. 肺热内盛 肺开窍于鼻，肺气利则鼻气通。若肺经有热或热邪犯肺，上焦积热，肺气失宣，鼻窍不通，津聚为痰，气血郁滞，痰热瘀血蕴结，则可发为鼻咽肿块。

2. 肝胆毒热 情志不畅，肝气郁滞，久郁化火，又肝胆互为表里，肝胆毒热内生，循经上逆，移毒于脑，灼津为痰，阻滞经络，气滞血瘀，痰瘀积聚，结而成瘤。

3. 阴津亏虚 先天禀赋不足，或后天脾胃失调，以致肝肾不足，肺胃阴虚，阴虚火旺，煎熬津液为痰，痰毒凝滞，结于鼻部，发为本病。

本病病位在鼻，但与肺（开窍于鼻）、肝、胆（经络行于两侧颈部）密切相关。本病的病性是本虚标实，虚以阴津亏虚、正气不足为主，实以热毒痰瘀为多见。早期以实邪为主，晚期邪气未除，正气已虚，呈本虚标实。病变早期往往表现为热毒蕴肺、肝郁痰凝、血瘀阻络或痰凝血瘀等证。随着病情变化，正虚愈渐突出，可出现气阴两虚或气血两虚，或由于放射治疗，热毒进一步伤阴，还可出现肺胃阴虚或肝肾阴虚之证。

【临床表现】

鼻咽癌发生部位隐蔽，又与眼、耳、鼻、咽喉、颅底骨和脑神经等相邻，易于向邻近器官直接浸润或经淋巴结转移，所以症状多变或不明显，常被病人或医生忽略。

1. 涕血 鼻咽癌早期有鼻衄或血涕，多为早晨回吸涕带血或经口咯血或从鼻孔流出。

2. 鼻塞 开始多为单侧鼻塞，肿瘤增大浸润对侧时可出现双侧鼻塞，且日渐加重。

3. 耳鸣、耳聋 为鼻咽癌的常见症状，多因耳咽管被压迫或受侵感染，引起耳咽管口阻塞，使中耳腔气压平衡失调而导致传导性耳聋。单侧性耳鸣或听力减退、耳内闭塞感是早期鼻咽癌症状之一。

4. 头痛 早期头痛较轻，多为间断性；晚期较重，常呈持续性，多固定在颞、顶、枕部，此乃神经血管反射或脑神经受压迫或颅底破坏所致。

5. 颈部肿块 鼻咽癌患者约有 40%以颈部肿块为首发症状，多属晚期淋巴结转移，颈部淋巴结转移率占 80%～90%。

6. 脑神经压迫症状 临床上约有 30%～50%的病人出现神经压迫症状，多由颅内扩散或咽后淋巴结转移引起，可出现面麻、复视、眼睑下垂、眼球固定、视力减退或失明、伸舌困难、声嘶和吞咽困难等。

7. 远处转移 鼻咽癌远处转移率较高，以骨、肺、肝为多。

(1) 骨转移 转移部位可出现酸痛，脊椎、盆腔转移者常有白细胞减少、贫血、血清碱性磷酸酶升高等，亦有低热、消瘦而无酸痛感者。X线检查呈溶骨性、成骨性或混合性骨像改变。放射性核素骨扫描能更早诊断，常能在转移症状出现前3~6个月发现骨转移灶。

(2) 肺转移 常因干咳、发热做胸部X线检查时发现，症状以咳嗽、血丝痰、胸部不适多见。

(3) 肝转移 表现为肝区不适、发热、疲倦，应用超声波、放射性核素扫描、CT扫描不难做出诊断。

归纳起来鼻咽癌的临床表现为七大症状和三大体征。七大症状是指涕血、鼻塞、耳鸣、耳聋、头痛、面麻、复视，三大体征即是鼻咽部有新生物、颈部淋巴结肿大以及脑神经出现一支或多支的麻痹。

【实验室检查】

1. 组织病理检查 鼻咽癌的确诊主要是病理检查，有时需要反复多次进行鼻咽部活检。有时鼻咽部原发病灶不明显，或是黏膜下型的肿瘤活组织钳取困难，可考虑做颈淋巴结切除活检，但是一般仍以取鼻咽原发灶的标本为主。

2. 脱落细胞检查 有直接涂抹法和负压吸引法等，简便易行。用棉签擦拭、刮匙及尼龙刷采集细胞的阳性率分别为88%、92%及92.4%，可补充活检的不足，特别是对病灶小、采取组织较困难者更宜应用。

3. EB病毒血清学检查 目前普遍应用的是以免疫酶法检测VCA/IgA和EA/IgA。前者敏感性高，特异性较低，而后者恰与之相反，故对疑似鼻咽癌者宜同时进行两种检测，对早期诊断有重要的辅助作用，也可用于临床病情的监测。

【其他检查】

1. 鼻咽镜检查 鼻咽腔的位置隐蔽，不借助检查工具是无法看到的。间接鼻咽镜检查是鼻咽癌的主要检查方法，该方法简单易行，除可观察肿瘤生长部位、瘤体大小及形态外，尚可在镜下咬取肿瘤组织做病理检查。直接鼻咽镜即电鼻咽镜和光导纤维镜检查能更清楚和满意地观察鼻咽各壁的改变，以及后鼻孔或口咽部受侵与否。对鼻咽部微小病灶的检查与取材，光导纤维鼻咽镜有其独到的长处，可发现直径5mm的新生物。

2. 影像学检查 CT或MRI扫描是诊断鼻咽癌的重要手段。它可以发现临床隐匿性病灶或早期病灶，正确划定病变范围，特别是咽旁病变、颅底骨或颅内侵犯显露清晰，为局部肿瘤的分期提供治疗依据，并提供计算机放射治疗计划的照射野设计，还能评估治疗效果，以及作为治疗后随诊观察手段。颈部彩色B超检查可以发现和判断颈淋巴结转移。

3. 咽荧光素染色检查 利用鼻咽癌吸收荧光素比正常组织多的特点，口服10%荧光素10ml，服药后1~3小时，或静脉注射10%荧光素钠，注入5~10分钟后，将紫外线照射鼻咽部，在暗室内进行检查。正常黏膜呈紫蓝色，癌肿则呈深黄色或淡黄色。

【诊断与鉴别诊断】

（一）诊断要点

1. 临床症状有回吸性涕血、鼻塞、耳鸣、耳聋、头痛、面麻及复视。
2. 查体可发现鼻咽部肿物、颈部肿块和脑神经麻痹。
3. 脱落细胞学检查或鼻咽部活检阳性有助确诊。
4. 鼻咽镜检查、CT 和 MRI 影像学检查可以了解肿瘤的位置、大小等情况。
5. EB 病毒血清学检查可作为一种辅助诊断方法。

（二）临床分期（UICC，2002）

1. TNM 分期

（1）原发肿瘤（T）

T_x：原发肿瘤不能确定。

T_0：未见原发肿瘤。

T_{is}：原位癌。

T_1：肿瘤局限在鼻咽腔。

T_2：肿瘤侵及口咽和/或鼻腔软组织。

T_{2a}：无咽旁间隙受侵。

T_{2b}：有咽旁间隙受侵。

T_3：肿瘤侵及骨性结构和/或鼻旁窦。

T_4：肿瘤侵及颅内和/或颅神经受累。

（2）区域淋巴结（N）

N_0：无颈淋巴结转移。

N_1：同侧颈淋巴结单个或多个转移，最大直径≤6cm，无锁骨上淋巴结转移。

N_2：双侧颈部淋巴结单个或多个转移，直径≤6cm，但无锁骨上淋巴结转移。

N_3：锁骨上淋巴结转移，或颈淋巴结转移，最大直径＞6cm。

（3）远处转移（M）

M_0：无远处转移。

M_1：有远处转移。

2. 临床分期

0 期：T_{is} N_0 M_0

Ⅰ期：T_1 N_0 M_0

$Ⅱ_A$ 期：T_{2a} N_0 M_0

$Ⅱ_B$期：$T_{2b}N_0M_0$，$T_{1\sim2}N_1M_0$

Ⅲ期：$T_3N_{0\sim1}M_0$，$T_{1\sim3}N_2M_0$

$Ⅳ_A$期：$T_4N_{0\sim2}M_0$

$Ⅳ_B$期：任何T N_3M_0

$Ⅳ_C$期：任何T任何N M_1

（三）临床分型

1. 脑神经型（亦称上行型）　以脑神经受损的体征或颅底骨质破坏引起的头痛作为临床表现，但未发现淋巴结转移。

2. 淋巴结转移型（亦称下行型）　以颈部出现肿大的转移性淋巴结为临床表现，无脑神经损伤征，亦无颅底骨质破坏征。

3. 混合型（亦称上下行型）　同时存在脑神经型和淋巴结转移型的症状和体征。

临床分型与预后有关，出现颈淋巴结转移者，其预后较脑神经型差。

（四）鉴别诊断

1. 鼻咽增生性结节　鼻咽顶前壁孤立性结节，亦可为多个结节。结节直径一般为0.5~1cm，表面覆盖一层淡红色黏膜组织，与周围的黏膜色泽相似，好发年龄为20~40岁，往往与癌变很难区别。活检病理常提示鼻咽淋巴组织增生，有时可发生癌变。

2. 鼻咽恶性淋巴瘤　好发于20~50岁，鼻咽部肿瘤巨大，可侵及口咽或有颈淋巴结转移，与鼻咽癌难以区别，必须做鼻咽活检才能鉴别。

3. 颈淋巴结结核　好发于青壮年，常有营养不良、低热、盗汗等症状。颈淋巴结结核时肿大淋巴结直径约1~2cm大小，与周围组织有粘连或互相融合。鼻咽癌病人淋巴结直径常为3~5cm，或者双侧颈淋巴结同时肿大，鼻咽检查、VCA/IgA检测、淋巴结穿刺有助于鉴别。

【治疗】

（一）治疗原则

鼻咽癌由于部位隐蔽且腔道狭小，四周结构复杂，故不宜首选外科手术。又由于鼻咽癌90%以上属低分化鳞癌和未分化癌，对放疗和化疗均较敏感，故治疗宜选择放疗和化疗，目前公认放疗是鼻咽癌的首选治疗方法。鼻咽癌采用单纯放射治疗其总的5年生存率已达到50%左右，早期鼻咽癌则疗效更好，5年生存率可达80%~90%。即便是晚期病人，通过积极治疗，仍有1/3以上病人可获得5年以上的生存。但放疗仅属局部治疗，不能预防远处转移，而低分化鳞癌和未分化癌恶性度高、生长快，易出现淋巴结或血行转移，鼻咽癌确诊时约75%的病人已属Ⅲ期或Ⅳ期，故远处转移的机会较多，常需在放疗后给予化疗，使肿瘤进一步缩小或消灭微小病灶。手术仅适合于某些特殊情况时选用。放疗时和放疗后必然热毒伤阴，化疗后常易造成骨髓抑制，免疫力下降，均需同时给予中医药综合治疗。中医药有增敏减毒的作用，尚可改善症状，提高生活质量或延长生存期，进一步提高疗效。鼻咽癌总的治疗原则是：Ⅰ、Ⅱ期以放疗为主，配合中医治疗；Ⅲ期以放疗和/或化疗，配合中医治疗，有时结合手术治疗；Ⅳ期采用多种疗法综合治疗，以中医治疗为主。

（二）西医治疗

1. 放射治疗 一般可分为根治性放射治疗和姑息性放射治疗。前者适用于病变比较局限、颈淋巴结转移灶直径小于6cm的患者，后者适用于止痛、止血或解除梗阻等减轻症状放疗。有单个远处转移或颈淋巴结转移灶直径大于6cm者亦可行姑息性放疗。

（1）体外常规放疗 鼻咽癌的放射治疗采用高能射线为主，常用的射线是^{60}Co治疗机产生的γ线与医用直线加速器产生的高能X线，颈部有时需要选用穿透性较低的电子线补充照射。照射野的设计应视鼻咽原发灶及外侵范围、颈部转移淋巴结的位置和病理类型等因素而定。放疗第一阶段一般先采用“面颈联合野”和“下颈切线野”照射，这样的照射野可以很好地覆盖鼻咽原发灶及外侵的范围，以及全颈和锁骨上淋巴引流区。一般常规放疗每日1次，每周5天，每次放疗剂量为1.8～2Gy，原发灶的总剂量为65～75Gy，可触及淋巴结的照射总剂量多为65Gy，其他颈部淋巴结照射总剂量为50Gy。肿瘤的体积和照射剂量是放疗效果的关键因素。如放疗剂量适宜，技术准确，肿瘤局控率可达70%～90%。对于原发灶抗拒的病变，可采用超分割治疗，每日放疗2次，每次剂量为1.2～1.3Gy，或用加速超分割治疗，每日放疗2次，每次剂量为1.6Gy。超分割治疗一方面有望增加局部剂量，缩短治疗时间，从而提高疗效，同时又不增加晚期放射损伤。对于颈部大的淋巴结，可同时合并化疗或局部加热以提高放射敏感性，也可以适当增加局部的单次放疗剂量。

（2）腔内后装放疗 根据原发灶肿瘤大小、外侵范围，在以外照射为主的原则下，配合应用一些新的技术和方法作为一种放疗补充手段，以提高疗效，同时减轻放射损伤。鼻咽腔内后装治疗具有治疗距离短和周边剂量迅速跌落的特点，对于原发灶外侵不明显，或根治性外照射后鼻咽腔有较局限的残存，或较局限的复发肿瘤，在外照射放疗一定剂量后加后装治疗，可以提高肿瘤照射量，同时保护正常组织及邻近的重要器官。鼻咽腔内近距离后装治疗对肿瘤局部控制是有利的，同时减少了听力减退、张口困难与脑神经放射性损伤等晚期放射后遗症的发生率，提高了病人的生活质量。

此外还有近年来发展较迅速的立体定向放射治疗（X刀）和调强适形放射治疗等新的放疗技术。它们可以更精确定位，这样可以增加受照射肿瘤的总剂量，但不增加周围正常组织的剂量，从而进一步提高肿瘤的控制率和患者的生存率，改善病人的生活质量。特别是调强适形放疗被视为20世纪末到21世纪初放射治疗史上的重大革新。

（3）放疗并发症和后遗症的防治

1）并发症的防治

①全身放射反应：疲乏、食欲减退、头晕、恶心、呕吐、失眠或嗜睡，少数人可发生血象改变，尤其是白细胞减少。前者可服用甲氧氯普胺、多潘立酮（吗丁啉）及复合维生素B、维生素C、艾司唑仑（舒乐安定）等。如白细胞数下降可用肌苷、鲨肝醇、利血生、碳

酸锂、茜草双酯、升白宝、复方氨基酸等。白细胞总数低于 3.0×10^9/L时应暂停放疗，积极升血治疗，待血象恢复后再继续放疗。

②局部放射反应：包括黏膜、唾液腺及皮肤放射反应。

黏膜放射反应 加强口腔卫生，每日用多贝氏液、甲硝唑或蒸馏水稀释的康新滴剂（3:1)、1%甘草水含漱，或用双料喉风散喷喉，或内服清热解毒养阴中草药。鼻腔干燥可用清鱼肝油或复方薄荷油滴鼻，以保护鼻腔黏膜。近年来临床上试用新药氨磷汀 200~300mg/m^2 加入生理盐水 50ml 中，每次放疗前 30 分钟静脉滴注，15 分钟滴完（在给氨磷汀前给予地塞米松 5~10mg 和昂丹司琼 8mg 静脉冲入，以预防氨磷汀引起的呕吐反应)，可较好地减轻口腔黏膜炎和咽炎，是一种新的有效的放射保护剂。

唾液腺放射反应 唾液腺受到照射后引起腺体肿胀、疼痛，可给予适量泼尼松加口服抗生素以减轻肿痛。

皮肤放射反应 反应部位避免各种物理（如阳光、粗糙衣领）或化学（如红汞、碘油等）刺激，禁用含金属成分作基质的粉剂或软膏。干性皮炎用0.1%冰片（或薄荷）滑石粉，湿性皮炎用羊毛脂作基质的消炎软膏。一旦皮肤破溃，应用生理盐水清洗局部后涂抹或湿敷维斯克、上皮表面集落刺激因子等。

2）后遗症的防治

①头颈部软组织纤维化：掌握适当的放射剂量，尽量减轻组织纤维化的程度，在放疗同时用活血化瘀和软坚散结的中药有一定疗效，可进行预防。

②放射性龋齿：放疗前做好口腔护理（包括拔除龋齿和残根)，拔牙 7~14 天后，待伤口愈合才能放疗；放疗后 1 年以上在抗生素治疗下才能拔牙。

③张口困难：可因放射剂量过高，或局部复发进行再次放疗，或头颈部感染，使颞颌关节及咬肌纤维化所致。放疗后要经常进行张口活动练习及防止头颈部感染。

④放射性脑脊髓病：多发生在放射治疗后 2~3 年内。放射性脑病主要包括大脑和脑干两型。大脑型主要表现为精神症状和颅内压增高症状；脑干型表现为复视、头晕、讲话不清、步态不稳、吞咽困难、眼球外展障碍、眼球震颤、舌肌萎缩、咽反射消失、肢体共济失调等。放射性脊髓病早期出现低头触电感征，大多数可逆或稳定不发展，晚期出现脊髓横贯性损害，如肢体感觉与运动障碍、腹胀、大小便失禁等。尽早大量使用皮质激素有可能减轻早期的损害。一般采用地塞米松 10~20mg/日或氢化可的松 100~200mg/日静脉滴注，连用 5~10 天后，改用口服皮质激素泼尼松 10mg 每日 3 次维持，并逐步减量。各种神经系统细胞营养药物如胞磷胆碱、脑活素、维生素 B_1、维生素 B_{12}等以及血管扩张剂如地巴唑、烟酸等，对病情都有一定帮助。

2. 化学治疗 90%的鼻咽癌属低分化鳞癌和未分化癌，远处转移发生率高，在死亡病例中半数以上有骨、肝、肺等处转移。从理论上讲化疗预防和治疗远处转移应该是进一步提高鼻咽癌疗效的重要手段，但是对鼻咽癌的化疗一直存在有争议。有些学者认为鼻咽癌放疗同时加化疗，虽然肿瘤消退较早，但是由于病人的局部和全身治疗反应较单纯放疗者明显加重，以致影响放射治疗的顺利进行，且总的生存率并未明显提高，故不主张放、化疗同时进行。近年来一些肿瘤研究机构报道的放疗与化疗综合治疗的疗效很令人鼓舞。有报道综合治疗较单纯放疗可提高局部控制，降低远处转移机会，延迟远处转移的发生，增加无瘤生存的机会，且不增加放疗的急性反应。多数研究单位主张放疗前的诱导化疗和放疗后的辅助化疗对患者是有益处的。化疗适应证为：①病理学报告为低分化鳞癌或未分化癌；②颈淋巴结转移较大（直径大于6cm）和有颅底转移；③临床分期属Ⅲ期以上；④中青年人（因病情发展较快）；⑤经大剂量放疗后病灶未能完全控制；⑥放疗后又出现局部复发和远处转移；⑦已有骨、肺、肝等远处转移。

目前用化疗手段治疗未分化或低分化鼻咽癌已是临床上的常规治疗方法，单药有效的有DDP、CBP、BLM、PYM、5-FU、ADM、EPI及CTX等。多种化疗药物联合使用疗效优于单一药物，近期有效率可达30%～90%。目前临床上多采用含DDP的联合化疗，比较常用的化疗方案见下表。

表Ⅱ-2-1　　鼻咽癌常用联合化疗方案

方案	药物	用法
PF	DDP	100mg/m^2，静脉滴注，第1天，需水化利尿
		或40mg/m^2，静脉滴注，第1～3天，需水化利尿
		或CBP 60～80mg/m^2，静脉滴注，第1～5天
	5-FU	1000mg/m^2，静脉滴注，第1～5天
		3～4周为1周期
PFB	DDP	20mg/m^2，静脉滴注，第1～5天，无需水化利尿
	5-FU	500mg/m^2，静脉滴注，第1～5天
	BLM	15mg，静脉滴注或肌内注射，第1、5天
		或PYM 8～12mg，静脉滴注或肌内注射，第1、5天
		3周为1周期
CFP	CBP	200～400mg/m^2，静脉滴注，第1天
		或60～80mg/m^2，静脉滴注，第1～5天
	5-FU	500mg/m^2，静脉滴注，第1～5天
	PYM	8～12mg，静脉滴注或肌内注射，第1、5天
		3周为1周期
CBF	CTX	0.6～1.0g，静脉滴注，第1、4天
	BLM	15mg，静脉滴注或肌内注射，第1、5天
	5-FU	500mg/m^2，静脉滴注，第2、5天
		3周为1周期

3. 手术治疗　一般不首先采用手术，但是鼻咽癌根治性放射治疗后原发肿瘤和/或颈转移淋巴结未控或复发时，外科手术作为一种安全、有效的挽救性治疗措施已被得到肯定。手术治疗包括原发灶切除术和颈淋巴结清除术。其适应证是：①原发部位病灶限于颅底下、口咽上的鼻咽水平范围内，鼻咽部肿瘤无严重坏死；②无颅底骨破坏、颅内受侵，无咽旁间隙内血管、神经被肿瘤包绕；③颈转移淋巴结能推移，或淋巴结虽有部分固定但颈部大血管未受累。资料显示鼻咽部未控或复发手术后3年生存率为41.5%。

（三）中医治疗

1. 辨证论治

(1) 热毒蕴肺证

证候：涕血或回吸性血丝痰，鼻涕黄稠，口苦咽干，鼻塞，耳闭或颈部肿块，尿黄便秘，舌质红苔薄黄干，脉滑或数。

治法：清热解毒，软坚散结。

方药：五味消毒饮(《医宗金鉴》）加减。

药用蒲公英30g，白花蛇舌草30g，仙鹤草30g，金银花15g，野菊花15g，紫花地丁15g，夏枯草15g，山豆根15g，辛夷花10g，紫背天葵10g，山慈菇6g，法半夏10g，苍耳子10g，石菖蒲10g，生甘草5g。

方中蒲公英、白花蛇舌草、金银花、野菊花、山豆根、紫背天葵、紫花地丁清肺热解热毒为君；山慈菇、法半夏、夏枯草化痰散结，石菖蒲、辛夷花、苍耳子宣肺开窍为臣；仙鹤草凉血止血为佐；生甘草调和诸药为使。

(2) 肝郁痰凝证

证候：精神抑郁，胁肋胀满，颈部肿块，耳闭鼻塞或有涕血，舌黯红苔薄白，脉滑或弦。

治法：疏肝解郁，化痰散结。

方药：疏肝散结汤（经验方）加减。

药用柴胡10g，枳壳10g，瓜蒌仁12g，茜草根12g，玄参15g，浙贝母15g，夏枯草15g，白茅根15g，生牡蛎30g，白花蛇舌草30g，桔梗6g。

本方柴胡、枳壳疏肝，玄参、生牡蛎化痰散结为君；夏枯草、浙贝母、瓜蒌仁、白花蛇舌草清热散结为臣；白茅根、茜草根凉血止血为佐；桔梗为引药为使。

(3) 血瘀阻络证

证候：头痛头晕，痛有定处，视物模糊或复视，面麻舌㖞，或有涕血，鼻塞，耳闭，舌质黯红或有瘀斑瘀点，苔薄黄或薄白，脉沉弦或沉涩。

治法：活血祛瘀，通络止痛。

方药：活血散结汤（经验方）加减。

药用赤芍10g，丹参10g，全蝎10g，钩藤(后下)12g，蜈蚣3条，川芎5g，玄参15g，浙贝母15g，夏枯草15g，白花蛇舌草30g，生牡蛎(先煎)30g。

本方丹参、赤芍、蜈蚣、全蝎、钩藤活血化瘀，止痛通络为君；生牡蛎、浙贝母、玄参化痰散结为臣；夏枯草、白花蛇舌草清热解毒为佐；川芎为引药为使。

(4) 痰凝血瘀证

证候：可同时见到上述肝郁痰凝和血瘀阻络的证候。

治法：化痰散结，活血化瘀。

方药：消瘰丸(《医学心悟》）合失笑散(《太平惠民和剂局方》）加减。

药用生牡蛎(先煎)30g，夏枯草30g，玄参15g，土贝母15g，莪术15g，三棱15g，僵蚕

10g，柴胡 10g，蒲黄 10g，五灵脂 10g，土鳖虫 10g，蚤休 20g，白花蛇舌草 30g。

方中牡蛎、夏枯草、玄参、土贝母、僵蚕化痰散结为君；三棱、莪术、蒲黄、五灵脂、土鳖虫活血化瘀为臣；蚤休、白花蛇舌草清热解毒为佐；柴胡疏肝理气为使。

(5) 气阴两虚证

证候：口干咽燥，咽喉不适，间有涕血，耳鸣耳聋，气短乏力，口渴喜饮，或目干涩，午后潮热，五心发热，舌质红或绛红或有裂纹，苔少或无苔，脉细或细数。

治法：益气养阴。

方药：生脉散(《脾胃论》) 合增液汤(《温病条辨》) 加减。

药用生晒参和西洋参(另炖) 3～5g，玄参 15g，麦冬 15g，生地黄 15g，女贞子 15g，石斛 20g，天花粉 20g，白花蛇舌草 30g，半枝莲 30g，甘草 5g。

本方生晒参益气，西洋参益气养阴为君；玄参、麦冬、生地黄、女贞子滋阴，石斛、天花粉滋阴解渴为臣；白花蛇舌草、半枝莲清热解毒为佐；甘草调和诸药为使。

(6) 气血两虚证

证候：面色萎黄，头晕气短，形体消瘦，或有头痛面麻，涕血，舌质淡，脉沉细。

治法：益气养血，健脾补肾。

方药：八珍汤(《正体类要》) 合左归丸(《景岳全书》) 加减。

药用生晒参(另炖)3～5g，黄芪 30g，熟地黄 20g，茯苓 20g，山药 20g，山茱萸 15g，菟丝子 15g，补骨脂 15g，枸杞子 15g，当归 15g，白芍 15g，陈皮 12g，龟板胶(烊化)10g，鹿角胶(烊化)5g，炙甘草 5g，川芎 8g，夏枯草 15g，女贞子 15g，旱莲草 20g，甘草5g。

方中黄芪、茯苓、山药、生晒参健脾补气，熟地黄、当归、白芍、枸杞子、山茱萸养阴生血为君；菟丝子、补骨脂平补肾阳，二胶为血肉有情之品滋阴生血，女贞子、旱莲草滋补肾阴为臣；陈皮理气以防壅滞，夏枯草软坚散结，川芎活血化瘀为佐；甘草调和诸药为使。

加减：鼻塞加苍耳子 10g，辛夷花 10g；涕血加仙鹤草 15g，侧柏叶 15g；头痛加白芷 10g，羌活 10g；面麻、舌㖞、复视加蜈蚣 3～5 条，僵蚕 6g，钩藤 15g；颈淋巴结肿大较严重者加生牡蛎 30g，生天南星 30g，生半夏 30g（生天南星、生半夏为化痰散结之品，但有一定毒性，故宜久煎 2 小时以上，并宜在餐后服）；咽喉肿痛加射干 10g，牛蒡子 10g，山豆根 10g，胖大海 5 枚；咳嗽无痰加北沙参 30g，百合 20g，川贝母(另包研末，冲服）10g，桔梗 10g；舌质红绛或青紫、舌边尖瘀点或瘀斑加丹参 10g，赤芍 10g，红花 6g。

2. 专病专方

(1) 鼻咽灵　含山豆根、麦冬、半枝莲、石上柏、白花蛇舌草、天花粉等。该方具有清热解毒、消肿散结、养阴益气之功效，适用于鼻咽癌放疗或放疗后患者。每天口服 4 次，每次 4 片，15 天为 1 疗程。

(2) 苍耳散(《济生方》)　苍耳子 7.5g，辛夷花 15g，薄荷叶 15g，白芷 30g，共研为末，每服 6g，餐后葱汤或清茶送服。

3. 其他法

(1) 外治法

①硇砂散：硇砂 3g，轻粉 1g，雄黄 1g，冰片 0.15g，共研为细末，用毛笔蘸药粉，勤点

鼻内肿块，每日5~6次。

②鼻咽癌滴鼻剂：将硇砂与醋制成15%~20%硇砂滴鼻剂，每日滴鼻3~4次，每疗程为2~3个月，有清热解毒散结之效，适用于鼻咽癌放疗后。

(2) 饮食疗法 鼻咽癌放疗后常以气阴两虚及阴虚内热证多见，饮食宜禁食辛辣刺激之品，如牛羊狗肉、鸡鸽海鲜、鱼虾、葱姜大蒜、辛温水果（如柑橘、柚子、荔枝、桂圆等）及芳香蔬菜（如辣椒、洋葱、韭菜、茼蒿等）等；宜多食有养阴清热解毒作用的食品，如梨、苹果、香蕉、西瓜、甘蔗等水果和番茄、白菜、萝卜、地瓜等蔬菜。

(四) 中西医结合治疗

鼻咽癌的中西医结合治疗具有增敏增效、减轻毒副反应、提高生活质量和生存期的作用。

据临床观察，鼻咽癌在放疗或化疗前大多属于实证，系上焦有热所致；但治疗后，肿瘤缩小或消退，患者可出现阴虚或气虚及气阴两虚。经1987年湖南郴州鼻咽癌会议讨论将鼻咽癌分为六个证型。治疗前可分为：①肺热型：亦称痰浊凝聚，症状不多，较早期；②气郁型：亦称气血凝结，以颈淋巴结肿大为主，相当于下行型或上下行型；③血热型：亦称火热内困，以脑神经损害症状为主，相当于上行型或上下行型。治疗后可分为：①阴血亏损型：表现为气血两亏，苍白无力，手足麻痹；②脾胃失调型：表现为伤及脾阳，胃纳差；③津液耗伤型：表现为虚火上扰，阴津两伤，胃阴枯涸，口干咽痛。经过多年实践，按治疗前的三个证型对病人单纯用中药辨证论治时，部分患者可获得短时间（数周或数月）的症状改善，病情稳定，但未能获得体征上的明显改善或肿块消退；治疗（特别是放疗）后的病人，按以上分型辨证论治，可使治疗中和治疗后的主观症状获得不同程度的改善。有资料报道，以养阴生津和健脾益气为主的方剂配合放射治疗鼻咽癌可明显提高5年生存率。

1. 放疗与中医结合治疗 放疗为鼻咽癌目前最主要的治疗方法，放疗后多出现热毒伤阴，阴虚内热，或消化道反应，或骨髓受抑。因此，在放疗时或放疗后应给予中药滋阴清热解毒或健脾补肾和胃，使放疗的毒副反应降到最低限度，才能使放疗顺利进行。放疗同时还应适当给予活血化瘀、软坚散结中药，可提高放射敏感性，减少放射剂量及消退肿大的淋巴结，对放疗起到增敏增效减毒作用。

(1) 放疗前应用活血化瘀药 有资料报道，应用川红注射液5ml加入10%葡萄糖液500ml中静脉滴注半小时后再放疗，而对照组仅单纯放疗，两组在性别、年龄、临床分期、病理类型等方面有可比性，每组40例。结果鼻咽癌原发灶消失所需放射剂量，川红组比对照组要少，两组有显著性差异（$P<0.05$），说明川红液有增敏作用。有学者应用活血化瘀中药合并放射治疗，实验组放疗开始即服用中药，基本方为黄芪、赤芍、川芎、当归、桃仁、红花、鸡血藤、葛根、陈皮、丹参等，每日1剂，分早晚服，直至放疗结束。188例前瞻性研究结果，实验组5年生存率与对照组比较，统计学上有显著性差异（$P<0.05$）。同时，两组的5年鼻咽癌复发率亦有差异，实验组小于对照组，但两组的远处转移率无明显差异，特别在Ⅲ、Ⅳ期病例放疗时配合中药治疗效果较好，反映出活血化瘀的中药并没有促进远处转移的副作用。另有资料报道田三七具有增加组织内血流量的作用，并可增强电离辐射的灭癌效应。69例鼻咽癌原发灶和颈转移灶的全消率在田三七加放疗组为93.9%和57.5%，

而单纯放疗组为70%和46.5%，提示中药在配合放疗或化疗方面收到一定的辅助治疗效果，值得深入探讨。

(2) 放疗后常见中医证候及治疗

①肺胃阴虚证

证候：口干咽燥，喜饮，干咳，痰少或无痰，大便干结，舌红，苔薄黄干或苔少，脉细数。

治法：养阴生津，清热解毒。

方药：增液汤(《温病条辨》) 合麦门冬汤(《金匮要略》) 加减。

药用北沙参20g，太子参30g，天花粉20g，白花蛇舌草30g，七叶一枝花30g，生地黄15g，麦冬15g，天冬15g，玄参15g，石斛15g，桑叶15g。

②肝肾阴虚证

证候：腰膝酸软，头晕眼花，口干目涩，或午后或夜间低热，手足心热，舌红苔少，脉细数或沉细。

治法：滋补肝肾，养阴清热。

方药：一贯煎(《柳州医话》) 合杞菊地黄丸(《医级》) 加减。

药用玉竹30g，北沙参30g，熟地黄20g，黄精15g，女贞子15g，菟丝子15g，旱莲草15g，桂圆肉15g，枸杞子15g，麦冬10g，杭菊花10g，阿胶(烊化)15g，蕨蕤仁12g，冬虫夏草(另炖)1g。

③气血两虚、瘀毒内结证

证候：面色无华，头晕头痛，口苦恶臭，有时臭浊涕或腐肉从口或鼻排出，舌淡，苔白厚或黄腻，脉细弱或弦、细。

治法：益气补血，解毒祛腐。

方药：归脾汤(《济生方》) 加减。

药用黄芪30g，党参12g，白术10g，茯苓20g，酸枣仁15g，桂圆肉10g，木香10g，当归10g，远志10g，金银花10g，夏枯草15g，野菊花12g，白花蛇舌草30g，七叶一枝花30g。

2. 化疗与中医结合治疗 化疗中及化疗后常见中医证候及治疗为：

(1) 脾胃受损证

证候：恶心，呕吐，纳差，便溏，舌淡红苔薄白，脉细。

治法：健脾和胃。

方药：陈夏六君丸(《校注妇人良方》) 加减。

药用陈皮10g，法半夏10g，党参15g，白术15g，紫苏15g，砂仁(后下)5g，木香(后下)5g，茯苓20g，扁豆30g。

(2) 气血两虚证

证候：面色无华，唇甲淡白，少气乏力，畏风自汗，头晕目眩，手指发麻，舌淡苔薄白，脉细弱。

治法：益气补血。

方药：八珍汤(《正体类要》) 加减。

药用黄芪30g，党参15g，大枣10枚，淮山药30g，当归12g，白术12g，熟地黄15g，枸杞子15g，桂圆肉15g，升麻5g。

(3) 阴阳两虚证

证候：面色苍白，畏寒肢冷，腰膝酸软，夜尿多，口干，盗汗，五心发热，舌淡红苔薄白，脉沉细。

治法：调补阴阳。

方药：左归丸(《景岳全书》) 合肾气丸(《金匮要略》) 加减。

药用熟地黄20g，枸杞子15g，山茱萸15g，补骨脂15g，怀牛膝15g，菟丝子15g，龟板胶(烊化)10g，制附片10g，巴戟天10g，锁阳10g。

【中西医治疗进展及展望】

鼻咽癌是我国的高发肿瘤，西医首选放疗辅以化疗。近几年来，随着放疗设备不断更新换代，放疗技术逐步提高，特别是调强适形放射治疗引入到鼻咽癌的治疗中，肿瘤局部控制率、生活质量和疗效都在不断提高，但仍存在一些不足，放疗不良反应仍然较大，特别是热毒伤阴，常使放疗难以顺利完成，目前西医尚无很好的解决办法，而中医在益气养阴解毒扶正方面有其独特优势。近年来，我国在中西医结合治疗鼻咽癌方面已取得较大的成绩和进展，形成了我国鼻咽癌治疗研究的特色。以清热解毒、养阴生津之剂减轻放疗的不良反应；以养阴清热、生津利咽之剂防治口腔和鼻咽黏膜的放疗反应；以祛瘀通络、滋肾育阴之剂治疗放射性脑脊髓病；以活血化瘀之剂增敏增效，改善局部微循环，治疗放射性颞颌关节炎、咬肌萎缩纤维化；以健脾补肾益气养血之剂保护骨髓，防止放、化疗后的骨髓受抑和免疫功能下降等，均是中医中药行之有效的治疗方法。根据患者的个体情况辨证论治，内服与外治相结合，药物治疗与食疗兼顾等，极大地减轻了放、化疗引起的不良反应，改善了机体内环境，提高了放、化疗的完成率，提高了生活质量，预防了肿瘤的复发与转移。中西医结合治疗鼻咽癌使患者的5年生存率有了较大提高，充分显示了中医及中西医结合治疗鼻咽癌的优势和我国特色。

【预防与调护】

(一) 预防

1. 对于我国南方高发区的高发人群进行多项指标的检查、追踪，培养基层医务人员开展血清学、细胞学及临床普查工作，争取早期发现、早期诊断、早期治疗。

2. 减少与危险因素的接触，少食或不食腌制或霉变的食物如咸鱼、咸菜、腌肉等，不吸烟。

3. 对于不明原因的鼻塞、涕血、头痛、听力减退、颈部肿物等，要引起高度重视，做到早发现、早诊断、早治疗。

（二）调护

鼻咽癌患者应加强心理和饮食调护，保证营养供给充分，适当进行体育锻炼。放疗患者要特别注意放疗调护，放疗前宜清洗鼻腔，积极处理放疗中的局部反应和全身反应，如以薄荷油、鱼肝油滴鼻，盐水或多贝氏液漱口等；还应注意充分摄入水分及维生素B族，禁食辛辣油炸刺激之品，进食宜软，戒掉烟酒。

第三章 甲状腺癌

甲状腺癌（thyroid carcinoma）是发生于甲状腺滤泡上皮、滤泡细胞及甲状腺间质的恶性肿瘤的总称，占恶性肿瘤的1%～2%，以女性多见，女性为男性的2～3倍。

甲状腺癌的发病率因国家和地区的不同而有所差异。根据16个国家的统计资料，哥伦比亚、夏威夷和冰岛的发病率最高，为3.5/10万，丹麦最低，为0.9/10万，日本、芬兰、瑞典等国居中。我国的发病率一般较低，大约占全部恶性肿瘤的1%，但发病率呈逐年增加的趋势。甲状腺癌的患病年龄不同于一般癌肿，从儿童到老年人都可发病，据有关资料，儿童期发病约占全部甲状腺癌的3.67%，从20岁以后明显上升，30～45岁的青壮年期达高峰，50岁以后则明显下降，平均年龄不足40岁。

甲状腺癌属于中医学“瘿瘤”的范畴，与石瘿相似。古人已发现该病的发生与地区环境密切相关，并提出石瘿、气瘿、劳瘿、土瘿、忧瘿的五瘿分类。

【病因病理】

（一）西医病因病理

1. 病因 甲状腺癌的病因，从流行病学及实验研究发现主要与以下因素有关。

（1）缺碘与高碘 早在20世纪初，即已有缺碘可致甲状腺肿瘤的观点。1935年Heilwig饲鼠以低碘食物，成功地诱发了甲状腺恶性及良性肿瘤。在芬兰地方性甲状腺肿流行区，甲状腺癌的发病率为2.8/10万，而非流行区为1.9/10万。一些流行病学资料提示，甲状腺癌不仅在地方性甲状腺肿地区较多发（与患者血清中TSH水平升高有关），即使沿海高碘地区亦较常发生。值得注意的是，地方性甲状腺肿流行区发生的多为滤泡癌或部分为间变癌，而高碘地区则多为乳头状癌。如我国甲状腺肿流行的山区发生的甲状腺癌主要是滤泡癌和未分化癌，沿海地区多为乳头状癌，在甲状腺肿流行区加碘后，乳头状癌的发病率又相对上升。

（2）放射线损伤 Duffy与Fitzgerald 1950年首先报道接受X线放射治疗的28例胸腺肥大的小儿及青少年中，10例在放射后若干年发生了甲状腺癌。此后国外有人观察562例儿童甲状腺癌，其中80%在婴儿期曾接受头颈部放疗，而成年人颈部放疗后很少发生甲状腺癌。现在一般认为，放射线致癌几乎均产生于X线外照射之后，致癌量约在0.065～12Gy之内，大于20Gy时，因甲状腺组织大量破坏，发生癌的机会反而减少。小儿愈年幼发生几率愈高，女性较男性为高。

（3）内分泌紊乱 甲状腺癌发病与内分泌关系极为密切，主要为下丘脑－垂体－甲状腺轴系统失调和雌激素水平升高，最终导致甲状腺癌的发生率升高。现已证实，在甲状腺及其肿瘤组织中，均可查见 TSH 受体的存在。雌激素亦是通过促使垂体释放 TSH 作用于甲状腺而导致甲状腺癌的发生。

(4) 遗传因素　据报道，甲状腺髓样癌患者中约 5%～10%，甲状腺乳头状癌患者中约 3.6%～6.2%具有阳性家族史。近代研究表明，甲状腺癌的发生受不同的癌基因和多种生长因子的影响，主要有 H-ras、K-ras、N-ras、c-myc、c-fos 及 c-erb-B_2 等癌基因。

(5) 其他　一些甲状腺增生性疾病，如腺瘤样甲状腺肿和功能亢进性甲状腺肿分别约有 5%及 2%合并甲状腺癌，多年生长的甲状腺瘤偶可发生癌变。

2. 病理　甲状腺癌的临床病理分型较多，有乳头状癌、滤泡癌、髓样癌、未分化癌、恶性淋巴瘤、其他原发肿瘤以及转移癌等。这里只介绍前四种常见类型。

(1) 乳头状癌　是一种分化好的甲状腺癌，是甲状腺癌中最多见的一种，约占甲状腺癌的 3/4。其特点是生长缓慢，属低度恶性，转移多在颈部淋巴结，是起源于甲状腺实质的分化性恶性肿瘤。镜下肿瘤组织多为乳头状结构组成，乳头大小不等，长短不一，常见三级以上分支。乳头中心为纤维血管束，覆以紧密排列的单层或复层立方或低柱状上皮细胞，细胞大小均匀，胞浆丰富，嗜中性或嗜酸，呈细颗粒状，有的含小空泡，核小，分裂相少见，肿瘤间质可有纤维化、透明变性、出血及坏死等改变。

(2) 滤泡癌　较乳头状癌少见，约占甲状腺癌的 10%～15%，是以滤泡结构为主要组织学特性的分化型甲状腺癌。此型一般发展较迅速，属中度恶性，主要转移途径是经血液到达肺和骨。显微镜下滤泡状癌组织结构和正常的甲状腺组织相似，呈滤泡状或腺管状，有时也呈片块状，常可看到透明细胞、嗜酸粒细胞和砂粒体，细胞有轻度异型，核分裂少见，常见包膜淋巴管和血管受侵。

(3) 髓样癌　是发生于甲状腺滤泡旁细胞（C 细胞）的恶性肿瘤，有人称之为滤泡旁细胞癌或 C 细胞癌，临床较少见，占甲状腺癌的 3%～10%。恶性程度中等，生长缓慢，较易出现区域性淋巴结转移，也可血行远处转移。显微镜下显示细胞呈卵圆形、多边形或梭形，核分裂少至中等，细胞排列呈巢状、腺腔状或束状，无乳头或滤泡结构，其间质内有淀粉样沉着。

(4) 未分化癌　临床上包括巨细胞癌和小细胞癌及其他类型恶性度较高的癌（鳞状细胞癌、腺样囊性癌、黏液腺癌，以及分化不良的乳头状癌和滤泡癌），较分化良好的甲状腺癌为少见，约占甲状腺癌的 5%～14%。其发展迅速，高度恶性，发病早期即可发生局部淋巴结转移，或侵犯喉返神经、气管或食管，并常经血流转移至肺、骨等处。显微镜下可见癌组织由分化不良的上皮细胞组成，细胞呈多形性，核分裂常见。巨细胞癌在未分化癌中最为常见，细胞大或巨大，常呈多形性，有的呈梭形，似纤维肉瘤，或呈带状，似横纹肌肉瘤，或混合存在，常见多核细胞，核分裂相多见而不典型。

（二）中医病因病机

甲状腺癌属祖国医学“瘿瘤”的范畴。早在《尔雅》中就有“瘿”的提法。《说文解字》明确提出：“瘿，颈瘤也。”可见古人所称的“瘿”包括西医学的甲状腺肿瘤。中医学根据不同的病因、病机及临床表现，分为各种不同的瘿瘤，多有“五瘿”之分。《圣济总录》中论曰：“石瘿、泥瘿、劳瘿、忧瘿、气瘿，是为五瘿。”其他医籍中五瘿大多为“石瘿、肉瘿、筋瘿、血瘿、气瘿”，还有“喝水瘿”、“土瘿”等提法。宋代陈无择著《三因极一病证方论》中提到：“坚硬不可移者，名曰石瘿；皮色不变，即名肉瘿；筋脉露结者，名筋瘿；赤脉交络者，名血瘿；随忧愁消长者，名气瘿。”其中，坚硬不可移的石瘿更是与西医学所说的甲状腺癌相近。对于瘿病的治疗，历代也积累了比较丰富的经验，如金代张从正在《儒门事亲》中提出用海带、海藻、昆布防治瘿病，李时珍在《本草纲目》中载有用黄药子酒治疗瘿病，至今这几味中药仍是治疗甲状腺肿瘤的要药。

1. 居住环境 包括了外邪及饮食因素。《圣济总录》中提出：“石(瘿)与泥(瘿)则因山水饮食而得之。”《养生方》载：“诸山水黑土中出泉流者不可久居，常食令人作瘿病，动气增患。”《吕氏春秋》云：“轻水所，多秃与瘿人。”《诸病源候论》则明确指出“瘿者，亦曰饮沙水”，“常食令人作瘿病”，主要是指水中、土壤中缺碘或含碘量过高，在此环境中生活，造成脾虚痰聚而成块，蕴久变毒，发为石瘿。

2. 情志抑郁 中医学认为精神因素是导致本病发生的主要因素，认为忧患等情志内伤致肝脾气逆，脏腑失和，痰浊内生，进而气郁痰浊积久瘀滞而成毒，故气滞、痰浊、瘀毒等痼结于颈而成本病。正如《诸病源候论·瘿候论》曰：“瘿者，由忧恚气结所生。”《圣济总录》又云：“（瘿病）妇女多有之，缘忧恚有甚于男子也。”

总之，患者或因长期忿郁恼怒或忧思郁虑，致肝气郁结，气滞血瘀，肝旺侮土，脾失健运，湿痰内生，气滞血瘀与湿痰互结于颈部而成石瘿；或因饮食失调，或居住高原山区，水土失宜，致脾失健运，水湿不化，聚而生痰，痰阻气机，痰气郁结，或感山岚水气，不能濡养筋脉，致气血郁滞，津液内停，凝聚成痰，气血痰饮郁结，形成瘿肿，年深日久，遂生恶变。因气滞、痰凝、血瘀是石瘿形成的基本病机，且部分病人还表现为痰气郁结、郁而化火的病机变化，故本病早期以实证居多，但病久则耗伤气血，阴精受损，病常由实转虚，其中尤以气阴两虚为多见，晚期则耗伤气血而表现为气血亏虚，以致成为虚中有实、实中有虚之虚实夹杂证。其预后，《外台秘要》中曾有“石瘿不可治疗”的记载，说明“石瘿”之病预后多不佳。综上所述，本病病位在甲状腺，但与脾、肝、肾关系密切。病属虚实夹杂，早、中期皆以局部邪实表现为主，病久可由实转虚，晚期以全身虚损为主。

【临床表现】

（一）症状和体征

甲状腺癌发病初期多无明显症状，只是在临床上发现或触及甲状腺有质硬而高低不平的肿块，且逐渐增大，吞咽时肿块上下移动度减低。肿块产生压迫症状，如声嘶、呼吸困难或吞咽困难，特别是在甲状腺肿大伴有单侧声带麻痹时，为甲状腺癌的特征之一。

有些甲状腺肿块并不明显，而以颈、肋、骨骼的转移癌为突出症状，因此当颈部出现硬而固定的淋巴结或肺和骨骼有原发灶不明的转移癌时，应仔细检查甲状腺。

甲状腺癌的临床表现各种类型又有所不同，其临床特点如下。

1. 乳头状癌 多见于40岁以下的女性，临床上因患者多无明显不适，且肿瘤生长缓慢，属低度恶性，故一般就诊较晚，易误诊为良性。肿瘤多单发，少数为多发或双侧发病，质地呈软胶性硬度或较硬，不规则，边界不清，无包膜感，活动度一般尚可，有的较差。瘤体较大者常伴有囊性改变，穿刺可吸出浅棕黄色液体或陈旧血水，每易误诊为囊肿。50%~70%的患者出现同侧颈淋巴结转移，且发生较早，血行转移较少。晚期可累及气管软骨或周围软组织而使肿瘤固定，或出现声音嘶哑、呼吸困难、吞咽不适等症状。

2. 滤泡癌 可发生于任何年龄，但多发于中、老年人，女性多于男性。一般病程较长，生长缓慢，属中度恶性。肿块直径一般为数厘米或更大，多为单发，少数为双侧或多发，实性，硬韧，边界不清，很少有明显的局部恶性表现，易误诊为腺瘤，较少发生淋巴结转移，而多随血行转移至肺和骨骼，转移灶的癌组织也可分化良好。

3. 髓样癌 发病率低，多见于30~40岁，男女发病无明显差异，有家族倾向性。颈前肿物多数发展缓慢，病程较长，恶性程度中等，肿块质地较硬，可有轻度压痛，多为单发，偶见多发，家族性者常为双侧。本病有顽固性腹泻，有转移者更多呈水泻，每日数次至10余次，可伴有面部潮红，颇似类癌综合征，便前可伴有腹痛和急迫感，但无脓血或脂痢便，多饭后和夜晚加重，腹泻可持续数年，但可无明显营养障碍，仅有水和电解质的丢失，癌灶切除后，腹泻即消失，复发或转移时，腹泻又出现。颈淋巴结转移多见，且转移较早，也可血行远处转移至肺、肝和骨骼。

4. 未分化癌 较少见，男性发病略高，常见于中年以上，老年者尤多，高度恶性。发病前常有甲状腺肿或甲状腺结节多年，在巨细胞癌患者此种表现尤为明显。肿块可于短期内突然增大，发展迅速，1~2个月内形成双侧弥漫性甲状腺巨大肿块，坚硬固定，广泛侵犯邻近组织，常累及周围器官出现吞咽困难、呼吸不畅、声音嘶哑、颈耳区疼痛、双侧淋巴结肿大，患者多因呼吸困难急诊。易发生血行转移，具有转移快、死亡率高的特点。

（二）兼症或危重症

1. 颈部淋巴结肿大 晚期甲状腺癌可出现颈部淋巴结肿大，伴有耳、枕及肩部疼痛。部分甲状腺癌以颈部淋巴结肿大为首诊症状。

2. 压迫症状 压迫气管可引起呼吸困难，咳嗽；压迫或侵犯食管可致吞咽困难；压迫声带或喉返神经可引起声音嘶哑。这些都是比较危险的症状，须引起重视。

【实验室检查】

1. 放射免疫测定 T_3、T_4、TSH及Tg的检测可以鉴别结节的性质。Tg如持续增高提示有转移复发的可能，可作为甲状腺癌全切后的检测指标。TSH可以作为调节甲状腺素片剂量的一个依据。临床疑为髓样癌的患者要测定血清降钙素的水平，若在正常最高值0.2μg/L（200pg/ml）以上则有诊断价值，可进一步做钙剂激发试验：静脉注入氯化钙14mg/kg，4小时左右测血清降钙素，最高值可达1.0μg/L（1000pg/ml），这时基本可以确诊为髓样癌。

2. 细胞学检查 甲状腺结节比较常见，不可能都做手术探查。目前国内外普遍采用针吸活检细胞学检查，此方法操作简单，无出血和喉返神经损伤等并发症，也无癌细胞播散、种植的危险。穿刺涂片有一定的确诊率，对诊断乳头状癌的准确性很高，髓样癌和未分化癌也有典型的细胞学表现，而诊断滤泡型甲状腺癌则有困难。

【其他检查】

1. 放射性核素检查 用^{131}I或^{99m}Tc作为示踪剂进行甲状腺扫描，可以明确甲状腺的形态、位置及甲状腺的功能，是诊断甲状腺疾病的常规手段。甲状腺癌一般为冷、凉结节。甲状腺扫描多与吸碘率检查同时进行，大约90%的甲状腺癌的吸碘功能低于正常。一般单个冷结节为恶性肿瘤的可能性较大，约占54.5%。

2. 超声检查 此检查可以探测甲状腺肿块的形态、大小、数目，确定其是囊性还是实性。当癌灶已有颈部广泛浸润和转移时，B超还可以显示血管受压或被肿瘤包围情况，测定血流的通畅度。另外，细针穿刺还可以用超声波导向。

3. X线检查 主要用于观察气管与甲状腺的关系。良性肿瘤常使气管偏移，一般不会引起气管狭窄。甲状腺癌至晚期常可浸润气管壁，使气管狭窄，而移位程度反较轻微。气管狭窄常常为左右径，前后径则可以正常，这一特点对临床有较重要的意义。如果气管狭窄为前后径，则多非甲状腺癌所致，应考虑胸腺癌或其他软组织恶性肿瘤。

4. CT、MRI检查 CT、MRI可清楚地显示甲状腺瘤的形态、大小以及与喉头、气管、食管的关系，并且可看到肿瘤浸润的范围，包括颈部器官、纵隔和重要的血管、神经，为确定手术方案提供科学的依据。

【诊断与鉴别诊断】

（一）诊断要点

1. 病史 有在缺碘地区长期居住的病史，或有甲状腺腺瘤病史，或头颈部接受过放射线照射，或长期情绪抑郁，急躁易怒，或家族中有甲状腺病遗传病史。

2. 症状和体征 甲状腺结节，小而硬，对儿童患者，或保守治疗无效者尤应重视；肿瘤呈实性，凹凸不平，活动受限，或肿瘤较大呈囊性或实性；肿瘤生长迅速甚至产生压迫症状（如呼吸困难、声音嘶哑、吞咽困难等）；伴颈中部或颈下部淋巴结肿大而无结核体征。

3. 实验室及其他检查 放射性核素检查为冷、凉结节，吸碘率低于正常；超声检查见甲状腺边界不清，内部回声不均匀，多数呈实质性低回声，后方回声减弱，瘤体内常见钙化强回声光团；X线检查见气管偏移或狭窄。但最后的确诊必须有病理诊断。

（二）临床分期（UICC，1987）

1.TNM分期

（1）原发肿瘤（T）

T_x：对原发肿瘤不能确定。

T_0：未发现原发肿瘤。

T_{is}：原位癌。

T_1：肿瘤限于甲状腺内，最大直径≤1cm。

T_2：肿瘤限于甲状腺内，最大直径＞1cm，≤4cm。

T_3：肿瘤限于甲状腺内，最大直径＞4cm。

T_4：肿瘤不论大小，超出甲状腺包膜外。

（2）区域淋巴结（N）

N_x：不能确定区域淋巴结受累。

N_0：未发现区域淋巴结转移。

N_1：区域淋巴结转移。

N_{1a}：同侧单个或多个颈淋巴结转移。

N_{1b}：双侧、中线或对侧颈淋巴结转移或纵隔单个或多个淋巴结转移。

（3）远处转移（M）

M_x：不能确定有无远处转移。

M_0：无远处转移。

M_1：有远处转移。

2. 临床分期

（1）乳头状癌或滤泡癌

Ⅰ期：任何T任何N M_0（＜45岁）；T_1 N_0 M_0（≥45岁）

Ⅱ期：任何T任何N M_1（＜45岁）；$T_{2\sim3}$ N_0 M_0（≥45岁）

Ⅲ期：T_4 N_0 M_0，任何T N_1 M_0（≥45岁）

Ⅳ期：任何T任何N M_1（≥45岁）

（2）髓样癌

Ⅰ期：T_1 N_0 M_0

Ⅱ期：$T_{2\sim4}$ N_0 M_0

Ⅲ期：任何T N_1 M_0

Ⅳ期：任何T任何N M_1

（3）未分化癌　任何T任何N任何M，均为Ⅳ期

（三）鉴别诊断

1. 甲状腺腺瘤　为良性肿瘤，临床常见，可发生于任何年龄，而以青年女性最为多发，多数表现为单个无痛性结节，包膜感明显，随吞咽移动，质中等硬度，增长缓慢，少数可多发，大小不等，甲状腺功能正常，放射性核素检查多为温结节。少数腺瘤可因钙化斑块使瘤体变硬，不易与甲状腺癌区别，需进行细胞病理学检查。

2. 结节性甲状腺肿　由缺碘造成，结节可一个或多个，大小不等，包膜不完整，质地中等，基础代谢率多正常，放射性核素检查为温结节，但长时间后结节可发生纤维化、钙化，而使质地变硬，易与甲状腺癌混淆，通过细针及细胞学检查可明确诊断。

3. 亚急性甲状腺炎　常继发于上呼吸道感染或流行性腮腺炎后，有甲状腺肿块，起病

较急，常伴咽喉痛，局部也可有轻度压痛，基础代谢率增高，放射性核素检查急性期为凉结节，恢复期为温结节。泼尼松对本病疗效显著，对诊断困难者可用泼尼松进行治疗性试验。

【治疗】

（一）治疗原则

手术是除未分化癌以外各型甲状腺癌的基本治疗方法，并辅助应用放射性核素、甲状腺激素及放射外照射等治疗，中医药治疗可贯穿治疗始末。

（二）西医治疗

1. 手术治疗 甲状腺癌因其病理类型不同而采取不同的手术方法。乳头状癌一般情况下，针对原发癌，采取肿瘤局部切除术、全或近全甲状腺切除术以及患侧腺叶合并峡部切除术；针对颈部淋巴结，选取传统性颈淋巴结清除术或功能性颈淋巴结清除术。滤泡癌中原发癌的治疗基本同乳头状癌，除临床上已出现颈淋巴结转移时行颈淋巴结清除术外，一般不做选择性颈淋巴结清除术。髓样癌一般行全甲状腺切除，淋巴结处理同乳头状癌。未分化癌的恶性程度高，发展迅速，手术切除对患者无益，反可促使扩散，故一般不宜手术治疗；极少数尚未浸润的病变，偶可将肿瘤全部切除，获得较好的近期疗效。

2. 放射治疗

（1）放射线外照射 未分化癌具有一定的放射敏感性，可采用放射线治疗，如已合并呼吸困难，应争取先行气管切开术。乳头状癌、滤泡癌和髓样癌对放射敏感性较差，一般不采用，但难以切除的残余癌、复发癌或骨转移癌亦可用放射线外照射，给予姑息治疗，有一定价值。

（2）放射性碘治疗 用于治疗吸碘率较高的甲状腺滤泡癌的远处转移，一般需先切除全部甲状腺，使转移癌增加吸碘能力，然后进行^{131}I 治疗。一般癌组织中滤泡愈完整，胶质愈多，吸碘率愈高，疗效愈好；癌细胞分化愈差，吸碘率愈少，疗效愈差。滤泡癌吸碘最多，疗效最好；乳头状癌吸碘较少，疗效较差；髓样癌吸碘甚少，未分化癌几乎不吸碘，故一般不采用放射性^{131}I 治疗。

3. 内分泌治疗 甲状腺癌是一种内分泌系统肿瘤，与内分泌激素水平的高低密切相关，为激素依赖性疾病，尤其是乳头状癌，与 TSH 关系极为密切，因此内分泌治疗为常用方法之一。另外，甲状腺癌一般首选手术治疗，术后也必须应用激素实行替代疗法。临床上应用甲状腺素片做抑制治疗，对乳头状癌、滤泡癌、髓样癌效果较好，用于术后辅助治疗，剂量为 120～150mg/日，分 2～3 次口服，可长期或间期服用。

4. 化学治疗 甲状腺癌很少用化疗，但未分化癌对化疗有一定敏感性。单药以 ADM 为首选，DDP、BLM 亦有效，联合化疗优于单药。对于不能手术的甲状腺癌可采用经皮穿刺股动脉插管技术进行选择性动脉造影及甲状腺癌局部灌注化疗和栓塞治疗。

（三）中医治疗

1. 辨证论治

（1）肝郁痰凝证

证候：情志抑郁，咽部作憋，颈前瘿肿，质柔如胶，光滑圆润，随吞咽上下，胸闷胁胀，舌质淡红，舌苔薄白或白腻，脉弦、滑。

治法：理气消瘿，化痰散结。

方药：海藻玉壶汤(《外科正宗》）加减。

药用海藻15g，昆布15g，海带20g，半夏12g，陈皮6g，青皮10g，连翘10g，贝母8g，当归10g，川芎6g，独活10g，甘草6g。

本方以海藻、昆布、海带化痰软坚，消瘿散结为君；陈皮、青皮、连翘、贝母理气化痰散结为臣；当归、川芎养血活血为佐；甘草调和诸药为使。本方海藻与甘草为十八反，古方虽有用之，但临床应用宜审慎。

加减：甲状腺肿块质地较硬、病程较长者，加桃仁、穿山甲片、乳香、没药、三棱、莪术、露蜂房，或加乌贼骨、煅瓦楞子等；大便燥结难行者，可重用瓜蒌，或加用生大黄；年老体弱或服药后出现神倦乏力、面色少华等虚弱症状者，加炙黄芪、党参、当归、黄精等。

（2）气滞血瘀证

证候：颈前肿物坚硬如石，固定不移，胸闷气憋，呼吸、吞咽困难，颈部刺痛，入夜尤甚，舌质紫黯或有瘀斑，苔薄白，脉弦、涩。

治法：理气化痰，行瘀散结。

方药：通气散坚丸(《中西医肿瘤诊疗大全》）加减。

药用当归15g，川芎10g，莪术10g，海藻15g，丹参30g，白英20g，胆南星10g，穿山甲10g，夏枯草20g，干蟾皮3g，龙葵30g。

本方以当归、川芎、莪术、丹参活血行瘀为君；海藻、胆南星、穿山甲、夏枯草、干蟾皮化痰软坚散结为臣；白英、龙葵解瘀散结为佐。

加减：气郁化火，症见心烦易怒、口干口苦者，加牡丹皮、山栀子、黄药子；瘀血不去，新血不生而致血虚，症见头晕目眩者，加鸡血藤、枸杞子、龙眼肉。

（3）毒热蕴结证

证候：颈部肿块凹凸不平，发展迅速，灼热作痛，连及头颈，声音嘶哑，呼吸、吞咽不适，咳吐黄痰，大便干结，小便短赤，舌质绛，苔黄燥，脉弦数或滑数。

治法：清热解毒，散结消瘿。

方药：清肝芦荟丸（《中西医肿瘤诊疗大全》）加减。

药用黛蛤散30g，芦荟10g，青皮10g，牙皂10g，草河车20g，山豆根6g，鱼腥草20g，白花蛇舌草20g，瓜蒌20g，天花粉20g，野菊花20g。

本方以青黛、芦荟、牙皂清肝泄热为君；草河车、山豆根、鱼腥草、白花蛇舌草、野菊花清热解毒为臣；青皮、海蛤壳、瓜蒌、天花粉理气化痰，散结润燥为佐。

加减：毒热炽盛，大便干结不通者，加桃仁、玄参、何首乌；火毒伤阴，症见口干多饮、小便短赤者，加旱莲草、石斛、沙参、麦冬。

(4) 心肾阴虚证

证候：颈部肿块，伴有局部疼痛，心悸气短，全身乏力，自汗盗汗，精神萎靡，心烦不寐，腰膝酸软，舌质黯淡，苔薄，脉沉细。

治法：养心益肾，化痰散结。

方药：生脉散（《备急千金要方》）合二至丸（《医方集解》）加减。

药用党参15g，麦冬10g，五味子10g，女贞子20g，旱莲草10g，黄精15g，黄芪20g，煅牡蛎15g，仙灵脾10g，海藻10g，黄药子10g，山慈菇6g。

本方以党参、麦冬、五味子、女贞子、旱莲草益气养阴，清心滋肾为君；黄芪、黄精、仙灵脾加强补肾益气为臣；牡蛎、海藻、黄药子、山慈菇泻火解毒，软坚散结为佐。

加减：阴虚明显，口干口渴、苔少者，加玉竹、鲜旱莲草、芦根；疼痛剧烈者，加玄胡、两面针、川楝子。

(5) 肝肾阴虚证

证候：颈部肿块坚硬，痛甚，形体消瘦，面色黧黑，头晕目眩，腰酸腿困，小便短赤，舌质红绛少津，脉细数。

治法：滋养肝肾。

方药：一贯煎(《柳州医话》）加减。

药用当归12g，生地黄15g，沙参12g，枸杞子15g，川楝子10g，麦冬15g。

方中重用生地黄滋阴养血以补肝肾为君；沙参、麦冬、当归、枸杞子协君药滋阴生津为臣；川楝子疏泄肝气为佐使。

加减：若内热口干，舌绛少津者，加玄参、石斛；若兼有潮热者，加银柴胡、地骨皮；若小便短少者，加猪苓、滑石。

(6) 脾肾阳虚证

证候：颈部肿块坚硬疼痛，脘闷纳呆，神疲怯寒，肢冷或下肢浮肿，小便短少，面色㿠白，舌质淡紫苔白，脉沉细或弱。

治法：健脾温肾。

方药：桂附八味丸(《金匮要略》）加减。

药用干地黄24g，山药12g，山茱萸12g，泽泻15g，茯苓15g，牡丹皮12g，桂枝9g，炮附子9g。

本方干地黄滋补肾阴为君；山茱萸、山药滋补肝脾，辅助滋补肾中之阴为臣；并以少量桂枝、附子温补肾中之阳，意在微微生长少火以生肾气；泽泻、茯苓利水渗湿，牡丹皮清泻肝火，与温补肾阳药相配，意在补中寓泻，以使补而不腻为佐使。

加减：若阳虚水肿盛者，加白茅根、猪苓；若怕冷畏寒较盛者，加红参、仙灵脾。

2. 专病专方

(1) 蟾狼丸　蟾酥10g，狼毒20g，芦荟30g，半枝莲60g，半边莲60g，共为末，水泛为丸，每次10~30g，每日2~3次。

(2) 破结散　海藻15g，龙胆草15g，海蛤壳15g，通草15g，昆布15g，矾石15g，松罗

15g，麦冬 20g，半夏 10g，共研细末，黄酒送服，每次 30g。

3. 食疗药膳

（1）夏枯草 60g，瘦猪肉 100g，加水炖服，可加盐等佐料。

（2）蛤肉带壳 60g，紫菜 30g，煮熟后，吃菜吃肉并喝汤。

（3）蛇皮 2g，鸡蛋 1 枚。将蛋破一小口，装入蛇皮末，封口煮熟。每次服 1 枚，每日 2 次，连服 60 天。

（四）中西医结合治疗

1. 对甲状腺癌兼症及危重症的处理 颈部淋巴结肿大时，以清热化痰、软坚散结的中药配合西医治疗，可用消痰软坚汤（验方，由夏枯草、生牡蛎、玄参、土贝母、昆布、海藻、白芥子、桔梗、山慈菇、海浮石、黄药子、王不留行、生白芍、制香附组成）；呼吸衰竭时以切除肿物、解除梗阻为根本方法。不宜手术者可采用中西医结合治疗，中药可用蟾蜍粉每次 10mg，每日 3～6 次，淡盐水冲服；或针刺大椎、风门、肺俞，重症加刺内关、三阴交，手法用平补平泻。重症孤阳欲脱者，急用参附汤加龙骨 30g，牡蛎粉 30g，并吞服黑锡丹 6～9g，每日 3～4 次，同时配合低流量吸氧及西药治疗。

2. 对甲状腺癌术后或激素治疗后并发症的处理 术后因甲状腺激素分泌过少引起的甲减症，可辨证用桂附八味丸；激素治疗后引起的阴虚阳亢症可辨证使用知柏地黄丸。放疗后口咽干燥、吞咽不利者，可常服滋阴生津、利咽解毒之品，如玄参、生地黄、沙参、板蓝根、射干、白茅根、威灵仙等。

3. 中医药在甲状腺癌治疗全过程中的应用 由于中医的优势在于辨证论治，因此甲状腺癌治疗全过程中，大都采用辨证分型治疗，尽管目前国内尚无统一标准，但大体上是脏腑辨证结合病机而分型；药物使用方面，多在辨证论治基础上选用猫爪草、黄药子、土贝母、山慈菇、连翘、石蒜等。

【中西医治疗进展及展望】

1. 生物反应调节剂的应用 近些年来，采用分子生物学、细胞生物学、肿瘤免疫生物学、遗传工程学的新知识、新技术在肿瘤的治疗方面发展了一种新的战略，即生物反应调节（BRM)。BRM 是采用调整机体抗肿瘤免疫反应的手段或制剂，来改变宿主和肿瘤之间的关系，以达到治疗肿瘤的目的。但该方法对甲状腺癌的治疗尚缺乏大样本治疗报道，尚需进一步观察总结。

2. 激光疗法 激光治疗甲状腺癌，主要是利用光动力学效应，目前虽处于研究阶段，但已显示了良好的前景，这项新技术有待进一步提高和完善。

3. 中医药治疗 尚有待深入研究。

【转归与预后】

甲状腺癌为预后相对较好的肿瘤，绝大部分分化程度高，恶性程度低，发展缓慢。影响预后的因素主要有病理类型、临床分期、年龄、性别和治疗是否得当等。病理类型中分化好的乳头状癌和滤泡癌，恶性程度低，预后好；而未分化癌恶性程度高，发展快，绝大部分患者在发现后1~2年内死亡；髓样癌介于二者之间，积极彻底地手术治疗，其术后10年生存率可达82%。病期越晚，预后越差。原发灶大者预后差，如肿瘤直径大于2.5cm，局部侵犯广者，预后差。年轻人比年老者预后要好，一般女性患者较男性预后要好。治疗彻底与否，也对预后起决定性作用。

【预防与调护】

1. 尽量避免儿童期头颈部X线照射。

2. 保持精神愉快，防止情志内伤。

3. 针对水土因素，注意饮食调摄，食用海带、海蛤、紫菜及采用碘化食盐。但注意过多地摄入碘也是有害的，实际上它也可能是某些类型甲状腺癌另一种诱发因素。

4. 积极治疗甲状腺良性肿瘤，以防恶变，经保守治疗无效而迅速增大者，应考虑手术治疗，并做病理检查。

5. 甲状腺癌患者应吃富含营养的食物及新鲜蔬菜，避免肥腻、香燥、辛辣之品。

6. 手术后病人仍可有部分复发或转移，术后康复治疗仍十分必要，可根据病情予以扶正与驱邪兼顾的治疗以巩固疗效。对于全甲状腺切除患者应服用甲状腺素片，对晚期有呼吸困难的患者，要加强科学的护理。

7. 对甲状腺癌侵及喉、气管、食管而行广泛切除术的患者，应注意吞咽功能及发声的训练。

8. 锻炼身体，提高抗病能力，因人制宜，采取多种方法强身健体。

第四章 肺 癌

肺癌（lung cancer）又称“支气管肺癌”（bronchopulmonary carcinoma），是原发于支气管－肺的恶性肿瘤，是目前最为常见的恶性肿瘤之一。

据有关资料，1985年全世界肺癌发病人数占全部恶性肿瘤的11.8%，居恶性肿瘤之首。近半个世纪以来，许多国家和地区肺癌的发病率和死亡率都有所增加，有些工业发达的国家更为明显，许多国家有急剧增长的趋势，且城市高于农村。

肺癌也是目前世界上对人类健康与生命危害最大的恶性肿瘤之一，据WHO 1998年报告，1997年全世界死于癌症的病人中，肺癌占19%。

我国是肺癌发病率较高的国家，发病率较高的城市主要分布在华东沿海、华北及东北三省等工业较发达的地区，且发病率和死亡率在许多地区都呈上升趋势。据北京市调查资料，肺癌发病率1982～1987年男性增长了19.5%，女性增长了21.1%，肺癌调整死亡率1985～1986年与1977～1978年比较，男性增长了11.5%，女性增长了11.6%。研究资料提示，我国肺癌发病率将在相当长的时期内呈现显著上升趋势。肺癌的发病率一般自40岁以后迅速上升，70岁达高峰，之后略有下降。在全部病例中，40岁以下患者占10%，男女比例为2:1，但在某些高发区，如上海、北京和云南个旧市，发病年龄约低10岁左右，男女差别也不显著。

肺癌有多种临床症状和体征，以咳嗽、咯血和血痰、胸痛、气短、发热为主症。就其临床表现而言，类似于中医古典医籍中的“息贲”、“肺痿”，亦可见于“咳嗽”、“咳血”、“胸痛”、“痰饮”、“短气”等描述中。

【病因病理】

（一）西医病因病理

1.病因 肺癌的病因和其他肿瘤相比，相对地比较清楚，其中主要是环境因素。目前了解比较多的是吸烟、职业性致癌因子（如无机砷、石棉、煤焦、焦油等）、大气污染、电离辐射等，其中吸烟已被公认为最重要的因子。值得注意的是，肺癌的发病与人体内因的关系不容忽视。随着分子生物学的发展，许多研究表明，肺癌的发生、演变及恶性程度与某些癌基因的活化及抑癌基因的丢失有密切关系。另外，营养因素对肺癌发病的影响目前也受到重视。研究表明，维生素甲及其类似物（通称维甲类）的缺乏与肺癌的发生有关，某些微量元素如硒、锌等与癌的发生成一定的负相关。其次，有些资料提示，肺的其他疾病，如肺结核、结节病、硬皮病、间质性肺纤维变的患者也易发生肺癌。

2. 病理

（1）大体形态分型 从肿瘤发生部位上，一般认为可分为中心型、周围型、弥漫型；从肉眼形态上，可分为管内型、管壁浸润型、球型、块状型、弥漫浸润型。

（2）组织学分类 按 WHO 1998 年肺癌组织学分类法分为：①鳞状细胞癌；②小细胞癌；③腺癌；④大细胞癌；⑤腺鳞癌；⑥多型性、肉瘤样或含肉瘤成分癌；⑦类癌；⑧唾液腺型癌；⑨未分化癌。

随着免疫组织化学和电镜在肺癌诊断中的应用，肺癌的组织学分类还会有所修改或补充。

（二）中医病因病机

肺癌的发病和许多疾病一样，取决于正气和邪气两大因素。以正气而言，包括先天禀赋和气血阴阳的盛衰；以邪气而言，具有多因素、综合性的特点。

1. 先天不足，正气亏损 中医历来重视先天禀赋，《景岳全书》中说："故凡临证者，必须察父母先天之气……或以一强一弱而偏得一人之气者，是皆不可不察。"古代医家李中梓指出："愚按积之成也，正气不足而后邪气踞之。"（肺癌亦是一种"积"。）《杂病源流犀烛》指出："邪积胸中，阻塞气逆，气不得通，为痰……为血，皆邪正相搏，邪既胜，正不得制之，遂结成形而有块。"若正气内虚或禀赋不足，则肺气亏虚，宣降失常，邪毒乘虚而入，肺气贲郁，肺络不通，痰瘀互结而发病。

2. 秽浊邪毒侵袭 肺为娇脏，秽浊邪毒之气袭之，久之则肺损而为害。清·高秉均曾说："癌瘤者，非阴阳之气所结肿，乃五脏瘀血浊气痰凝而成。"烟作为一种浊气，长期吸烟则灼伤肺金耗损正气，而易患肺疾。

3. 情志内伤 七情内伤，气逆气滞，气机紊乱而血行郁滞，结而成积，或气郁化火蕴毒，炼液成痰，痰气交阻而成结块。张子和曾指出"五积六聚治同郁断"，并进而指出"且积之成也，或因暴怒喜悲，思恐之气……"情志致病说具有中医特色，慎勿轻之。

4. 饮食不节 饥饱失度，厚味偏嗜则伤及脾胃，脾胃伤则脾虚而土不生金，或脾虚而生湿聚痰，痰湿阻滞，伤及肺之宣发肃降或化火刑金，则祸及肺之气阴而发病。《诸病源候论》说："癥瘕者，皆由寒温不调，饮食不化，与脏气相搏结所生也。"（肺癌亦属"癥"之范畴。）

5. 劳逸调摄失度 起居无常，嗜烟好酒，劳心伤神，生活失其节度，则正气日损，而肺虚劳伤则为肺癌的发病创造了条件。《症因脉治》在论肺虚劳伤之因时曾说："悲哀动中，形寒饮冷，形燠饮热，予事而忧，五志之火，时起于中，上炎刑金，则咳嗽喘逆而肺虚劳伤之症作矣。"

上述诸邪多因素综合作用，则形成气（气滞）、血（血瘀）、痰（痰凝）、湿（湿聚）、火热（火热熏灼）、毒（毒踞）的胶结，成为肺癌病因病机中的主要方面。上述诸点，先哲亦有论及。如《圣济总录》中说："瘤之为义……气血流行……及郁结壅塞，则乘虚投隙，瘤所以生。"朱丹溪说："凡人上、中、下有块者多是痰。"东轩居士说："癌疾初发，却无头绪，只是内热病。”《外科证治全生集》说：“痈疽二毒，由于心生，盖心主血而行气，气血凝而发毒。”气血凝而发毒颇具深义。

肺癌基本病位在肺，而其发病及病后所及则关联五脏。首先，五脏亏虚也是肺癌发病之因，而肺癌疾病过程中，可以涉心（反侮）及肾（母病及子），波及肝（金不制木）、脾（子盗母气）而出现相应的复杂证候，因此在治疗中既应重点治“肺”，也应注意五脏的整体调治。

【临床表现】

肺癌的临床表现是多样的，虽然呼吸道症状是主要的，但全身表现有时可出现在局部征象之前。从肺癌发病部位言，中心型肺癌约占60%～70%，其中多数早期即可出现症状；周围型肺癌约占30%，X线可较早地发现，但多数早期无症状。

（一）主症

1. 咳嗽 通常为肺癌的首发症状，虽不是特有症状，但某些情况下有一定的特殊性，病人可有干咳或咳吐少量黏稠白痰，或剧咳，热毒犯肺时可咳吐脓痰。有些病人既往无慢性咳嗽病史，而此次咳嗽有异常感觉，2～3周内不愈，或虽有慢性咳嗽史，而此次咳嗽的性质有所改变，甚至伴有哮鸣，则当引起警惕。

2. 咯血和血痰 是肺癌首发症状之一，为间断性反复少量血痰，血多于痰，色鲜红，偶见大咯血。虽不是肺癌的必有症状，但特别是40岁以上病人，既往无咯血病史，突然出现难以解释的血痰，则应想到肺癌的可能。

3. 胸痛 早期通常为不定时的胸闷、压迫感或钝痛，有些病人难以描述疼痛的性质和部位，痛无定处，甚则胸痛剧或痛无暂缓。有的周围型肺癌病人以胸胁痛、肩背痛、上肢痛等为首发症状，应引起警惕，防止误诊。

4. 气短 有时肿瘤并不大，患者亦会有气短、气促之表现。肺癌晚期，淋巴结转移压迫大支气管或隆突，弥漫型肺泡癌及有胸腔积液、心包积液时此症状更为明显。

5. 发热 可有发热恶寒或不恶寒、壮热、潮热、微热等情况，因合并感染或“肿瘤热”所致。有些肺癌病人以发热或“感冒”起病，经X线检查以“肺内感染”进行治疗可获暂时疗效，但X线复查，肺内阴影并未完全消失，有的在同一部位反复发生“肺炎”，则有支气管肺癌的可能。

（二）兼症

因肺癌分泌的异位激素和类似物质的作用而出现纷杂的肺外症状，可视为肺癌兼症，如“类癌综合征”（表现为皮肤潮红、腹泻、浮肿、喘息、心悸阵作等）、“柯兴综合征”、“异位生长激素综合征”、“异位甲状旁腺综合征”、“异位促性腺激素综合征”等。

（三）转移、侵犯症

肺癌晚期，除呼吸系统症状加重外，常因肿瘤直接外侵、支气管播散、淋巴及血行转移而引起一系列相应的症状及体征，有的则是危重征象。可表现为：

1. 锁骨上淋巴结转移 多表现为可触及较坚硬、单个或多个结节。

2. 喉返神经麻痹 表现为声音嘶哑等。

3. 上腔静脉综合征 表现头晕目眩、胸闷痛、面颈肿胀、睛赤、唇紫、上肢和/或上身肿胀、呼吸吞咽困难等。

4. 纵隔淋巴结受侵和压迫 表现吞咽困难、呼吸失畅等。

5. 膈神经麻痹或心包受侵 表现胸闷气促或气短心悸等。

6. 胸膜转移，胸腔积液 表现为呼吸困难、咳嗽加重、胸痛等。

7. 颈交感神经丛和臂丛神经受侵 出现霍纳综合征、上肢灼痛等。

8. 骨转移 表现为骨痛，尤其是定位疼痛，夜间为甚。

肺癌发生脏器转移者，多为危重症，能得到根治者较少见。如肝转移出现纳呆、恶心、胁痛、乏力、消瘦或黄疸；肾转移出现尿血；肾上腺转移出现阿狄森综合征等；发生脑转移者预后很差。

【实验室检查】

目前，肺癌的诊断难以单纯依靠一般实验室方法，虽然肺癌的标记物检测较多，如某些相关抗原CEA及可溶性膜抗原CA50、CA125、CA19-9，某些酶，NSE及谷胱甘肽S－转移酶等都有一定价值，但总的来看尚缺乏特异性，只能作为观察病情变化的参考指标，需要凭借综合手段来确诊。

1. 癌细胞检查

（1）痰脱落细胞学检查 包括痰液、纤维支气管镜刷检物、支气管吸出液及灌洗液、各种穿刺物的细胞学检查，是诊断肺癌的重要方法。

痰液细胞学检查为最简单有效的早期诊断方法，并且可以提供组织细胞类型。有报道普查痰检阳性率为32.74%，特异度为99.81%，灵敏度为39.22%，其阳性预测值为62.01%，显著优于X线检查方法。坚持对职业高危人群进行定期痰细胞学普查是早期发现肺癌尤其是鳞癌最有效的手段之一。

（2）血液中癌细胞的检查 肿瘤细胞释放入血的观点并不新鲜，应用携带肿瘤标志物的免疫磁珠方法可由1000万至1亿个细胞中发现单个癌细胞。

2. 血清学和免疫学检查

（1）生化检测 在现代肺癌研究中，生化检测成为常规的检测手段。目前用于肺癌诊断的生化指标有几十项，主要包括酶类、蛋白质、激素以及某些代谢产物，特别是肿瘤标志物的检测具有重要价值，但由于受多种因素的影响，绝大多数生化检测不具有特异性，只是作为肺癌诊断的一种有效的辅助手段。

（2）免疫学检查 免疫学方法诊断肿瘤，是人类制服癌症征途上的一项重大突破，它将西医对肿瘤的诊断由临床阶段提高到亚临床诊断水平，具有较高的敏感性和特异性。

肿瘤标志物是指一类可通过血清生化和免疫学方法检测出来能区别肿瘤与正常组织的物质，目前已发现许多种与肺癌有关的肿瘤标志物，但绝大多数尚在实验室研究阶段，在应用于临床之前，还须进行大量的对照试验。

3. 基因检测 分子生物学研究表明，肺癌的发生发展是一个由多基因参与的多步骤、多阶段的复杂生物过程，涉及到多个关键癌基因的激活以及多个抑癌基因的失活。ras 癌基因是最早发现的人类癌基因，是癌基因家族的典型代表。ras 基因在肺癌诊断中具有重要意义。有报告证明检测肺癌高危人群的痰标本时，具有 ras 基因突变的人中，1 年后才在临床影像学诊断中发现肺癌的存在。p53 是一种抑癌基因，可抑制细胞的恶性转化。从气道细胞检测 p53 基因异常，用于早期诊断肺癌是合情合理的，也是可能的。检测血清中 p53 抗体不需肿瘤组织，所用方法简单，用于检测高危人群，对于早期发现肺癌具有较好的应用价值。

另外，染色体 3p 中肺癌抑制基因的丢失是肺癌中一个共同可能涉及的步骤，因此对染色体 3p 杂合子丢失等基因异常的检测对肺癌的诊断有一定价值。再者 RB 基因异常与肺癌的发生密切相关，因此 RB 基因异常也可作为肺癌的诊断标志。

【其他检查】

1. 纤维支气管镜检查 此为确诊肺癌的重要手段，任何可疑为肺癌的病人，都应做此检查。它不但可窥测肿瘤的部位和范围，并可直接获取组织做病理学检查。

2. 影像学检查 肺癌的 X 线检查（胸部平片、体层摄影及部分病人的支气管造影等）是诊断肺癌的重要方法之一，与临床密切结合，对大部分肺癌均可做出比较确切的诊断。CT 扫描及 MRI 的应用，使肺癌的定性、定位及分期诊断有了很大的提高。

3. 经皮肺细针穿刺活检 为确诊周围型肺癌的重要手段，比纤维支气管镜有更高的确诊率，但属于损伤性检查方法之一，且有一定盲目性，并可有并发症，应注意检查禁忌证。

4. 超声图像引导针吸活检 为逐渐受到重视的技术，用超声引导做细针活检能获得满意的效果，尤其对胸壁和外周型肺部肿块的诊断是一种并发症少、诊断率高的有效方法。

5. 纵隔镜检查 仍为诊断肺癌纵隔淋巴结转移的有效手段，由于检查比较复杂且属于损伤性方法，因此使用上受到限制。

6. 放射性核素检查 作为肺部疾病的重要辅助诊断方法已被重视。

【诊断与鉴别诊断】

（一）诊断要点

肺癌的诊断中，细胞学和组织学检查是确诊的依据，影像学、内镜、某些标志物和实验室检查是重要的手段。注意主症，四诊合参有一定的参考价值。

（二）四诊合参

提高警惕详细进行四诊对早期肺癌的初步印象诊断有一定意义，但不是确诊方法；对晚期就诊的肺癌患者，四诊合参的印象诊断意义则更大些。在肺癌的诊断中，不能忽视基本临床技能的运用。

1. 望诊（含视诊） 有胸腔积液者，若积液较多，可见患侧胸廓饱满，下部较明显，肋间隙消失，呼吸运动显著降低；大量胸腔积液时，可见呼吸困难，甚则端坐呼吸及发绀，积液吸收后如有胸膜粘连或增厚则患侧胸廓下陷，呼吸运动受限。一些转移征象（如上腔静脉综合征），也可经过望诊得到初步印象。肺癌有些肺外症状，如杵状指、趾，受累关节肿胀，黑棘皮症，掌跖皮肤过度角化症等，有的可出现在肺部症状前，望诊时要考虑到并注意鉴别诊断。

2. 闻诊（含听诊）　患者可有轻咳，咳声不扬，或咳嗽阵作或少痰或痰黏，结合望诊可见痰中带血丝或咯血；气急息微，语言低微，有的声音嘶哑或失音。

单侧性局限性哮鸣音，特别是吸气大于呼气时的哮鸣音，是较有意义的早期听诊体征，但易被忽略。胸腔积液时，呼吸音减低或消失；积液吸收后，如有胸膜粘连或增厚则呼吸音减弱。

3. 问诊　肿瘤的问诊十分重要，它有利于发现某些癌前症状和对病人进行筛选，并可做出初步印象诊断。肺癌亦不例外，需要详细询问有关情况。

4. 切诊（含触诊、叩诊）　部分肿瘤病人（如有胸腔积液者）可见左右脉大小不匀（右脉大于左脉或左脉大于右脉）。

有胸腔积液者，叩诊可呈实音；积液吸收后如有胸膜粘连或增厚，叩诊可呈轻度浊音，语颤增强。

（三）肺癌的临床分期（UICC，1997）

1. TNM 分期

（1）原发肿瘤（T）

T_x：肺、支气管分泌物中找到癌细胞，X 线检查和支气管镜检查阴性。

T_0：无原发性肿瘤的征象。

T_{is}：原位癌。

T_1*：肿瘤直径≤3cm，在叶支气管或以远，无局部侵犯，被肺、脏胸膜包绕。

T_2：癌肿直径＞3cm；在主支气管（距隆凸≥2cm）；或有肺不张或阻塞性肺炎影响肺门，但未累及全肺；侵及脏胸膜。

T_3：肿瘤可以任何大小；位于主支气管（距隆凸＜2cm）；或伴有累及全肺的肺不张或阻塞性肺炎；侵及胸壁（包括肺上沟癌）、膈肌、纵隔胸膜或壁心包。

T_4：肿瘤可以任何大小；同侧原发肿瘤所在肺叶内出现散在肿瘤结节；侵及纵隔、心脏、大血管、气管、食管、椎体、隆凸或有恶性胸腔积液或心包积液。

（2）区域淋巴结（N）

N_x：不能确定局部淋巴结受累。

N_0：无局部淋巴结转移。

N_1：转移到同侧支气管旁和/或同侧肺门（包括直接侵入肺内的淋巴结）淋巴结。

---

* 不多见的表浅肿瘤，不论其大小，局限于支气管壁，即使在主支气管仍属于 T_1。

N_2：转移到同侧纵隔和/或隆凸下淋巴结。

N_3：转移到对侧纵隔、对侧肺门、同侧或对侧斜角肌，或锁骨上淋巴结。

（3）远处转移（M）

M_x：不能确定有远处转移。

M_0：无远处转移。

M_1：有远处转移（包括同侧非原发肿瘤所在肺叶内出现肿瘤结节）。

2. 临床分期

隐性癌：T_x N_0 M_0

0期：T_{is} N_0 M_0

$Ⅰ_A$期：T_1 N_0 M_0

$Ⅰ_B$期：T_2 N_0 M_0

$Ⅱ_A$期：T_1 N_1 M_0

$Ⅱ_B$期：T_2 N_1 M_0

$Ⅲ_A$期：T_3 $N_{0\sim1}$ M_0，$T_{1\sim3}$ N_2 M_0

$Ⅲ_B$期：任何T N_3 M_0，T_4任何N M_0

Ⅳ期：任何T任何N M_1

（四）鉴别诊断

1. 肺结核 支气管淋巴结核X线片上常显示肺门阴影增大，类似中心型肺癌，结核球易与周围型肺癌相混淆；粟粒性肺结核和弥漫型细支管癌相似，需要进行鉴别诊断，一般从发病年龄、病程、典型症状的分析方面可以进行鉴别，X线片也有不同的特征。

2. 肺部感染性疾患 肺炎、肺脓肿、炎性肉芽肿应注意与肺癌鉴别，一般从发病的缓急、周身症状、对抗生素治疗的反应、X线片表现等方面可以进行鉴别诊断。

3. 纵隔肿瘤 纵隔淋巴肉瘤常与中心型肺癌相似，但前者多为双侧性肺门增大，常有发热，后者则是单侧，且支气管刺激症状明显。

4. 肺部良性肿瘤 肺错构瘤、支气管囊肿、肺动静脉瘤及肺包囊虫病、支气管腺瘤、炎性假瘤等需和肺癌鉴别。肺部良性肿瘤在症状、体征、发病年龄、病程及X线表现上均与肺癌有区别，详细诊察可有助于鉴别诊断。

上述疾病经详细询问病史、体检和X线胸部检查多数可以做出正确的初步诊断，但只能是临床诊断的参考，常无绝对特征。在与肺癌的鉴别诊断上，病理学和/或细胞学检查则是鉴别诊断的确切依据。

【治疗】

肺癌的治疗与其他肿瘤的治疗一样，多学科综合治疗是最佳选择，其中中西医结合治疗具有广阔的发展前景和优势。

（一）治疗原则

1. 西医综合治疗

（1）一般原则　由于肺癌有不同的病理类型，病变侵犯的范围、机体免疫与疾病间的平衡也不同，因此选择综合治疗方案也应“辨证论治”。如对小细胞肺癌（SCLC），一般主张先化疗，待全身播散基本控制后，再进行放疗或手术，并在整个病程中注意保护机体免疫功能。对非小细胞肺癌（NSCLC）则应在可能的情况下，尽量争取手术，术后再设法控制播散和残存的病灶，并积极提高患者免疫功能，以巩固疗效。综合治疗中几种方法也会有“分中有合”，“合中有分”，全在于灵活变通。

（2）综合治疗的模式

①术后、放疗后化疗：根据病人手术情况给予适当的辅助治疗，在 SCLC 有比较肯定的效果，对 NSCLC 尚有争议。

②术前化疗：通过化疗使不能手术的病人可以手术，目前在 SCLC 中较为可行，也有试用于 NSCLC 者。

③同时放、化疗：目前已对 SCLC 和 NSCLC 开展临床试验，并取得一定成功。

④放、化疗与生物反应调节剂联合应用：在 SCLC 已有一定苗头。

⑤序贯基因治疗：对于肿瘤负荷小的残存病灶或复发的病人可能有效，最好和化疗序贯应用。

2. 中西医结合治疗　肺癌的综合治疗中，一个非常重要的内容就是要在整个病程中，保护和提高机体的免疫功能，在这一点上中医无论是理论上还是实践上都有比较突出的优势。在“谨察阴阳所在而调之，以平为期”的思想指导下，中医通过整体调节、双向调节及功能调节能尽量使病人精神、体质达到理想状态，恢复和增加自身的抗病和修复能力。这是中西医结合的一个理想的“切入点”、“结合点”，在此基础上，再处理好“扶正”与“祛邪”的辩证关系，根据具体情况，参考病程阶段和西医治疗反应辨证论治，就不仅能使西医的一些治疗措施“减毒”、“增效”，而且会充分发挥中药抗癌效应，取得理想的疗效。

3. 发展和更新治疗　肺癌治疗理应不断发展和更新，在处理局部与整体治疗的关系，正确应用姑息和支持治疗并进行积极的心理治疗，因人（个体化治疗）、因时（分期治疗）制宜，注意癌的共性与个性，“按部就班”地处理主要矛盾和次要矛盾，对晚期病人的治疗，避免“病”与“人”“两败俱伤”甚至“同归于尽”等诸多方面，都应进行积极地探索研究，使综合治疗不断发展和更新。

（二）西医治疗

1. 手术治疗　手术是治疗肺癌的重要方法，目前认为手术治疗是非小细胞肺癌最有效的治疗手段。通常Ⅰ期病例以根治性手术治疗为主，Ⅱ、Ⅲ期病人则应加术前术后化疗、放疗等综合措施以提高疗效；仅在个别情况下，$Ⅲ_B$ 及Ⅳ期病人才考虑手术。目前，对一些可手术的患者先期化疗以后再手术的方法受到了重视。不少学者认为，对原来不能手术的病人在其他治疗如化疗和/或放疗后病灶比较局限时，如有可能也可手术，以提高疗效。小细胞肺癌以化疗和放疗为主，可采用化疗→手术→化疗、化疗→放疗→手术→化疗或化疗→放疗→化疗以及附加预防性全脑照射等综合治疗。Ⅰ期 SCLC 可采用手术→化疗或化疗→手术，Ⅱ期尚有不同观点，倾向于先化疗后手术，Ⅲ期以上者一般不提倡外科干预。另外，对于同时有 SCLC 和 NSCLC 的混合型肺癌，要先化疗，然后切除残留的对化疗不敏感的 NSCLC 部分，对术中证实的 NSCLC，要尽可能实施根治性切除术，然后追加化疗和/或放疗。

由于影响肺癌预后的因素很多，特别是很多病人不能早期诊断和治疗，有些有手术指征的病人又存在手术禁忌证，使手术治疗受到限制。诸多因素的影响也使手术治疗肺癌的效果仍不十分乐观，从最近几年的文献看，手术治疗肺癌 5 年生存率尚在 35%～40%，疗效有待进一步提高。展望肺癌的手术治疗，一方面手术的疗效在不断提高，也出现了一些新的手术方法（如电视胸腔镜下手术、肺移植手术等），另一方面又要看到不能“一刀了之”，而且从医学发展来看，非手术治疗代替手术治疗和预防胜于治疗一样，是两大发展趋势。

2. 放射治疗　放疗是肺癌常用的有效治疗手段，它可使不能手术的病人取得一定的疗效，而且可以解除转移部位的压迫和疼痛，延长生存期，提高生活质量。但由于接受放疗的患者不少是晚期病人，放疗作为一种局部治疗，不能解决远处转移问题，有些肺癌对放疗又不太敏感，加之接受照射的正常肺组织对放射耐受性差等原因，从而使得大多数病例难以得到根治。

（1）非小细胞肺癌　放疗对相当比率的较早期病人可达到理想效果，术后放疗也可有一定效果，但对于较晚期不能手术的病人，放疗则只能取得姑息性效果。由于常规放疗多年来未能明显提高疗效，因而出现了超分割放疗和加速分割放疗新方案，疗效有所提高；利用高线性能量传递射线治疗，也有了进展，但目前仍以综合治疗（放疗与手术，放疗、化疗与手术等）为最佳。

（2）小细胞肺癌　对放疗和化疗都比较敏感，化疗 + 放疗及化疗 + 放疗 + 手术的综合治疗方案比较理想。

中晚期肺癌以放疗为主，但外照射受到很多限制，疗效也不理想。近距离放疗治疗支气管肺癌可以提高局部控制率，而且较安全可靠，能为大多数患者所接受。另外，近些年来，立体定向照射在肺癌的治疗中也有了一些发展。

3. 化学治疗　由于手术或放疗都是一种局部治疗，常因肺癌的早期转移而不能达到理想的治疗效果，因而应用抗癌药物进行治疗的患者日益增多。近些年来，化疗有了很大发展，但由于抗癌药物的毒副作用及耐药性的产生又常使化疗失败。因此，总的来看单纯应用化疗的疗效还不很满意，多数情况下仅起到姑息性减轻症状或暂时缓解的作用。如何在肺癌的综合性治疗中进一步提高化疗的疗效，特别是在“减毒”、“增效”方面，还需要进行大量的深入研究。

表Ⅱ-4-1　　小细胞肺癌常用联合化疗方案

方　案	药　物	用　法
一线方案：		
CE	CBP	300mg/m²，静脉注射，第 1 天
	VP-16	100mg/m²，静脉滴注，第 1～5 天

（续表）

方　案	药　物	用　　法
		每3周重复一次，共2～3周期
CAP	CTX	500mg/m^2，静脉注射，第1、8天
	ADM	40mg/m^2，静脉注射，第1天
	DDP	80mg/m^2，静脉滴注，第1～3天，配合止吐药和水化（注：高剂量应用时，应密切注意不良反应，下同）
		3～4周为1周期，共2～3周期
COME	CTX	500mg/m^2，静脉注射，第1、8天
	VCR	1mg，静脉注射，第1、8天
	MTX	10～20mg/m^2，静脉滴注，第2、5、9、12天
	VP-16	100mg，静脉滴注，第1～5天
		3周为1周期，共2～3周期
CAO	CTX	500mg/m^2，静脉注射，第1、8天
	ADM	40mg/m^2，静脉注射，第1天
	VCR	1～2mg/m^2，静脉注射，第1、8天
		3周为1周期，共2～3周期
CAE	CTX	1000mg/m^2，静脉注射，第1天
	ADM	45mg/m^2，静脉注射，第1天
	VP-16	50mg/m^2，静脉滴注，第1～5天
		3周为1周期，共2～3周期
二线方案：		
VIP	VP-16	75mg/m^2，静脉滴注，第1～4天
	IFO	1.2g/m^2，静脉滴注，第1～4天，配合Mesna和水化
	DDP	20mg/m^2，静脉滴注，第1～4天
		3周为1周期，共2～3周期
IME	IFO	1.2g/m^2，静脉滴注，第1～4天，配合Mesna和水化
	MTX	10mg/m^2，静脉滴注，第1～4天
	VP-16	75mg/m^2，静脉滴注，第1～4天
		3周为1周期，共2～3周期
CTE	CBP	AUC（曲线下面积）5.0，静脉滴注，第1～4天
	TAX	135mg/m^2，静脉滴注，第1～4天
	VP-16	100mg，口服，第1～10天
		3周为1周期，共3～4周期

据有关资料，治疗SCLC的CE-CAP交替方案有效率可达80%（2周期）～82.9%（4周期），病人一般耐受性良好。但由于一次应用了5种有效的药物，复发时的治疗常较困难。这时即应给予二线方案，其中最常用的为IME方案和应用包括新药的联合方案，如含TAX的CTE方案（低剂量：TAX 175mg/m^2，静脉滴注1小时，第1天，CBP AUC 5.0，静脉滴注，第1天，VP-16 50mg，口服，第1～10天，3周为1周期；高剂量：TAX 200mg/m^2，静脉滴注3小时，第1天，CBP AUC 6.0，静脉滴注，第1天，VP-16 50mg，口服，第1～10天，3周为1周期。

表Ⅱ-4-2　　非小细胞肺癌常用联合化疗方案

方　案	药　物	用　法
一线方案：		
NP	NVB	25mg/m^2，静脉注射10分钟，第1、8天，注意保护静脉，快速滴注后用生理盐水冲洗静脉
	DDP	80mg/m^2，静脉滴注，第1天，配合止吐药、水化和利尿
		3周为1周期，共2～3周期
MVP	MMC	10mg，静脉注射，第1天
	VDS	3mg/m^2，静脉注射，第1、8天
	DDP	70～100mg/m^2，静脉滴注，或分2天用，配合止吐药、水化和利尿
		3～4周为1周期，共2～3周期
二线方案：		
TP	TAX	135～170mg/m^2，静脉滴注3小时左右，并预处理及观察，第1天
	DDP	60mg/m^2，静脉滴注，第1天，配合止吐药和水化
		3周为1周期，共2～3周期
CT	TAX	135mg/m^2，静脉滴注3小时左右，并预处理及观察，第1天
	CBP	AUC 6.0～7.5，静脉滴注，第2天
		3周为1周期，共2～3周期
TXT + P	TXT	60～75mg/m^2，静脉滴注1小时左右，并预处理及观察，第1天
	DDP	60mg/m^2，静脉滴注，第1天，配合止吐药和水化
		3周为1周期，共2～3周期
GEMZ + DDP	GEMZ	1000mg/m^2，静脉注射30分钟，第1、8、15天
	DDP	80～100mg/m^2，静脉滴注，第2天
		4周为1周期，共4～6周期
CIE	CBP	300mg/m^2，静脉注射，第1天
	IFO	1500mg/m^2，静脉滴注，第1、3、5天
	Mesna	300mg/m^2，在注射IFP的0、4、8小时静脉注射，配合止吐药和水化
	VP-16	60～100mg/m^2，静脉滴注，第1天
		4周为1周期，共2～3周期
解救方案（在其他方案耐药时应用）：		
GEMZ + T	GEMZ	800～1000mg/m^2，静脉注射30分钟，第1、8、15天
	TAX	60～90mg/m^2（或TXT 30～40mg/m^2），静脉滴注，第1、8、15天
		4周为1周期，共2～4周期
MNP	MMC	8mg/m^2，静脉注射，第1天
	NVB	25mg/m^2，静脉注射10分钟，第1、8天
	DDP	80mg/m^2，静脉滴注，第1天，配合止吐药、水化和利尿
		4周为1周期，共2～3周期

对于NSCLC有效的药物主要是铂类和近年来出现的新药。虽然对于NSCLC的有效方案很多，但总的疗效不如SCLC，有效率一般在20%～40%，有的报告可在50%左右，但大都需要应用造血刺激因子。NSCLC化疗能达到CR的病人较少，因此绝大多数不能通过化疗取得根治，需要配合其他治疗手段如放疗或手术。

4. 其他治疗　生物治疗、基因疗法、电化学治疗、激光治疗、高热治疗、放射性核素治疗（主要应用于治疗肺癌转移灶，尤其是骨转移）等，也应用于肺癌的治疗中，有的取得了较好的苗头，生物治疗与基因治疗被寄予厚望，但上述疗法的应用尚不十分普遍。癌症的治疗尚需要广开思路，努力探索新的疗法，同时利用多学科的知识，不断对各种疗法进行深入研究以使其日趋完善。

（三）中医治疗

1. 辨证论治

（1）痰气阻滞证

证候：咳嗽阵作，咳而少痰或带血丝，胸闷或钝痛，咽干，舌红苔薄白或薄黄，脉细；或痰多（稀或黏稠，痰吐不爽），咽喉不利或有痰鸣，胸闷或钝痛，舌淡红苔白，脉滑。

治法：化痰行气，调肺止咳。

方药：四神散(《圣济总录》）和桑杏汤(《温病条辨》）加减。

药用百部 10g，山慈菇 10g，浙贝母 10g，杏仁 10g，沙参 10g，天花粉 20g，桑叶 10g，桔梗 10g，地龙 10g，生甘草 10g。山慈菇也可为末服用，本品常用量为 3g ~ 6g。

本方以百部、山慈菇化痰止咳散结为君；沙参、天花粉、杏仁、浙贝母润肺行气兼化痰止咳为臣；桑叶、桔梗、地龙宣肺降气，通络止咳为佐；生甘草调和诸药为使。

加减：咽干痛者加牛蒡子、僵蚕、栀子；大便秘者加牛蒡子、莱菔子、瓜蒌；痰中带血者加紫草、茜草；胸闷痛者加桃仁、丝瓜络、郁金。

或金水六君煎(《景岳全书》）加减。

药用清半夏 10g，茯苓 15g，薏苡仁 30g，地龙 10g，陈皮 10g，当归 10g，熟地黄 15g，桃仁 10g，百部 10g，紫菀 10g，生甘草 10g，夏枯草 10g。

本方以清半夏、百部、夏枯草化痰散结止咳为君；陈皮、茯苓、薏苡仁、紫菀健脾渗湿，理气化痰为臣；当归、熟地黄、桃仁、地龙化痰通络，和血益肾为佐；甘草调和诸药为使。

加减：胸腹胀满者加苏子、炒莱菔子；大便溏薄者加扁豆、猪苓；食欲不振者加焦三仙、鸡内金。

（2）邪伤肺络证

证候：咳吐血痰，胸闷痛，痰白或黄稠，舌红苔白或苔黄，脉滑。

治法：化痰宁络，降逆止血。

方药：苇茎汤(《千金要方》）合百部丸(《圣济总录》）加减。

药用芦根 10 ~ 15g，桃仁 10g，薏苡仁 15 ~ 30g，降香 10g，茜草 10g，百部 10g，紫菀 10g，浙贝母 10g，桔梗 10g，生甘草 10g，紫草 10 ~ 15g，海浮石 30g。

本方以降香、茜草降逆行血以止血为君；浙贝母、海浮石、紫菀、桔梗、薏苡仁、芦根、百部清降肺金，化痰止嗽为臣；紫草、桃仁行血止血为佐；甘草调和诸药为使。

加减：口苦咽干者加天花粉、地骨皮；自汗胸闷者加补管补络汤(《医学衷中参西录》方，由山茱萸、三七、生龙骨、生牡蛎组成)。

(3) 气滞血瘀证

证候：胸闷痛或钝痛，咳嗽痰吐不爽或气短，舌黯苔白，脉弦或涩。

治法：理气行血，通络止痛。

方药：血府逐瘀汤(《医林改错》) 加减。

药用当归 10g，生地黄 15g，赤芍 10g，桃仁 10g，红花 10g，桔梗 10g，枳壳 10g，浙贝母 10g，怀牛膝 10g，地龙 10g，全蝎 10g，三七粉(冲)1g。

本方以桃红四物汤（去川芎）活血养血为君；浙贝母、地龙、全蝎、三七粉化痰通络，行瘀止痛为臣；桔梗、枳壳升降气机为佐；怀牛膝通利血脉，引血下行为使。

加减：咳甚痰白清稀者加清半夏、薏苡仁、天南星；痰黄稠者加芦根、瓜蒌、胆南星。

(4) 肺气亏损证

证候：气短乏力，咳嗽声低，面色无华，胸闷自汗，舌淡红苔白，脉弱。

治法：补益肺气，扶正达邪。

方药：人参补肺饮(《证因脉治》) 合升陷汤(《医学衷中参西录》) 加减。

药用生黄芪 15~30g，人参 10g（或党参 30g），紫河车 15g（或冬虫夏草 10g），知母 10~15g，升麻 8g，柴胡 8g，桔梗 10g，百部 10g，川贝母 10g，僵蚕 10g，炙甘草 10g。

本方以人参、黄芪补气益肺为君；紫河车、炙甘草补养精血，补脾益气为臣；百部、知母、川贝母、僵蚕化痰止咳为佐；升麻、柴胡、桔梗升提举陷，调达气机为使。

加减：食少纳呆，胃脘不舒者加戊己饮 1 号方（经验方，主要药物由山药 15g，鸡内金 10g，党参 10g，清半夏 10g，麦冬 10g，生甘草 10g 组成）；心悸少寐者加柏子仁、合欢皮、炒酸枣仁。

(5) 肺肾阴虚证

证候：咳嗽少痰或痰中带血，口燥咽干，乏力盗汗，消瘦便干，舌红少苔，脉细；或兼腰膝酸软，潮热颧红，头晕目眩，舌红少苔，脉细或细数。

治法：育阴生津，润肺滋肾。

方药：薛生白方(《中国医学大成》载，由石斛、杏仁、扁豆、沙参、茯神组成) 合清金益气汤(《医学衷中参西录》) 加减。

药用玉竹 10g，石斛 10g，沙参 10g，杏仁 10g，扁豆 10g，茯神 10g，川贝母 10g，百合 10g，紫菀 10g，天花粉 10g，生地黄 15g，僵蚕 10g，生甘草 10g。

本方以生地黄、沙参、石斛育阴生津为君；玉竹、杏仁、紫菀、天花粉、百合、川贝母润肺止咳为臣；茯神、扁豆、僵蚕健脾和中，化痰宁神为佐；甘草调和诸药为使。

加减：腰膝酸软、头晕目眩者加天冬、黄精、女贞子以滋肾；心烦咽燥、颧红潮热者加知母、白薇、地骨皮以育阴清热；气短心悸者加西洋参、酸枣仁、柏子仁以益气养心。

(6) 毒热蕴结证

证候：发热不恶寒或微恶寒，咳嗽频作，痰黄或黏稠或痰中带血，胸痛乏力，口干渴，舌红苔薄黄或黄厚，脉数或滑数。

治法：化解毒热，调和营卫。

方药：三花银翘汤（经验方）加减。

药用金银花10~15g，连翘10g，蒲公英10g，紫花地丁10g，天花粉10g，赤芍10g，野菊花10g，芦根10g，桔梗10g，牛蒡子10g，竹叶10g，生甘草10g，杏仁10g，浙贝母10g，荆芥10g，水煎服，每日1~2剂（每4~6小时服一次）。

本方以金银花、连翘、蒲公英、紫花地丁、野菊花化解毒热为君；桔梗、牛蒡子、杏仁、浙贝母、荆芥开宣肺气，止咳化痰为臣；芦根、天花粉、赤芍清热生津，凉血行血为佐；生甘草清热解毒调和诸药，竹叶清热除烦以清上、利小便以导下为使。

加减：发热恶寒或微恶寒者加淡豆豉、苏叶；痰中带血者加大青叶、侧柏叶。

若低热缠绵，口燥咽干，咳嗽少痰或痰中带血，乏力，舌红少苔，脉细或细数者，乃毒热阴伤，以沙参麦冬汤(《温病条辨》)加减。药用沙参10g，麦冬10g，桑叶10g，扁豆10g，地骨皮15g，白薇10g，天花粉10g，生甘草10g，百部10g，金银花15~30g，山慈菇6g，水煎服，每日一剂。

若低热缠绵，气短乏力，自汗声低，咳嗽无力，舌淡红苔白，脉弱者，乃气虚热蕴，以补中益气汤(《脾胃论》)合升陷汤(《医学衷中参西录》)加减。药用生黄芪15~30g，知母10g，白薇10g，浙贝母10g，百部10g，当归10g，桔梗10g，党参10~15g，升麻10g，僵蚕10g，生甘草10g，山慈菇6g，水煎服，每日一剂。

2. 专病专方 古方犀黄丸(《外科证治全生集》)、六味地黄丸(《小儿药证直诀》)及近代某些药物如猪苓提取物、参一胶囊（由人参皂苷Rg3组成）等可以试用或配合辨证论治应用。

3. 针灸治疗 针灸疗法在肺癌治疗中的应用尚需进行大量的临床应用观察和必要的基础研究，传统针刺疗法、灸法及耳针、穴位注射疗法等均可应用。针灸疗法可应用于对肺癌疼痛的治疗及对症治疗方面。癌痛可选用肺俞、风门、尺泽、足三里、合谷等穴，配耳穴疗法补泻兼施。咳嗽可选用列缺、合谷、太渊、丰隆等穴，伴咯血者加刺鱼际、尺泽、膈俞、大钟。发烧可选用大椎、风池、列缺、合谷、曲池等穴，按“虚则补之，实则泻之”施以补泻。气短体弱可针灸足三里、太渊、丰隆、肺俞、太溪等穴。

4. 其他疗法 中医内病外治法在肺癌治疗中占有一席之地。有报道以蟾酥膏（由蟾酥、生大黄、七叶一枝花、红花、莪术、冰片等组成）外用于肺癌疼痛者；有以栀子30g，黎芦30g，细辛30g，生大黄30g，急性子30g，轻粉30g，冰片20g，黑膏药500g，诸药研极细末，慢慢调入熔化的黑膏药油内，每50~70g摊于白布上，取2张分别贴在肺肿块（根据胸片所示）所在之胸背体表部位（以病人可耐受为度）治疗肺癌者；对肺癌胸腔积液有以生大黄、白芷、枳实、石见穿、山豆根、石菖蒲、甘遂、大戟、芫花等外用者。

作为中医的特色疗法，在肺癌治疗中尚需在严格规范化的基础上进行深入的临床观察总结和必要的基础研究。

（四）中西医结合治疗

肺癌的中西医结合治疗，目前主要表现在中医药对手术、放疗、化疗可能出现的副作用、不良反应、并发症的治疗和提高手术、放疗、化疗疗效方面。对肺癌危重症的治疗也需中西医结合施治。

1. 肺癌术后的治疗 重点在于脾胃的调理、气血的调养和肺的调整。

患者术后常有脾胃虚弱、气血不足的情况，表现为脘腹不舒，食少乏力，气短自汗，脉虚或细，舌淡红苔白，此时尤需注重调理脾胃。脾胃为气血生化之源，脾胃健则气血得养。术后早期，调理脾胃宜平补不宜骤补，可选甘淡性平之品组方，参考四君子汤(《太平惠民和剂局方》)和麦门冬汤(《金匮要略》)加减。药用党参10g，麦冬10g，清半夏10g，陈皮10g，山药15g，鸡内金10g，扁豆10g，生甘草10g，薏苡仁10g。若口干渴则以沙参10g易党参，或沙参15g、党参10g并用；自汗者加浮小麦30g，大枣7枚；便干腹胀者加炒莱菔子10g；若恶心、口苦、舌苔薄黄者加川黄连6g，苏叶4g，俟胃纳转佳、脘腹舒适便调后，若气血虚弱再进黄芪、生地黄（或熟地黄）、当归等品。

肺的调整，术后首先要注意宣肺化痰，若咳痰不爽、舌红苔白或薄黄可以苇茎汤加减治之。药用芦根10g，桃仁10g，薏苡仁15g，杏仁10g，浙贝母10g，枇杷叶10g，桔梗10g，生甘草10g。若痰白清稀可以二陈汤(《太平惠民和剂局方》)合止嗽散(《医学心悟》)加减。药用清半夏10g，陈皮10g，茯苓15g，生甘草10g，桔梗10g，紫菀10g，百部10g，浙贝母10g。若痰黄稠可加黄芩10g，鱼腥草10g，但要注意与脾胃的调理相结合。若术后发热恶寒，咳嗽，脉滑或滑数，舌红苔薄黄或黄（常为并发肺部感染），宜清肺化痰治之，以三花银翘汤（经验方）加减。药用金银花10g，连翘10g，蒲公英10g，紫花地丁10g，天花粉10g，赤芍10g，竹叶10g，荆芥10g，牛蒡子10g，淡豆豉10g，生甘草10g，桔梗10g，芦根10g，杏仁10g，浙贝母10g或加黄芩10～15g。若低热、咳嗽，脉滑或细，舌红苔白，治当理肺化痰清虚热，以泻白散加减治之。药用芦根10g，桃仁10g，薏苡仁15g，浙贝母10g，桔梗10g，白薇10g，地骨皮10g，桑白皮10g，生甘草10g，金银花10g。

2. 放疗时的治疗 放疗过程中，就其表现看，多见阴伤证候，当以育阴或育阴清热法施治，其中重点是养肺肾之阴，但当注意养肺阴勿忘宣肺化痰，且注意勿敛邪，可选沙参、麦冬、天花粉之类甘润之品；养肾阴则应注意与脾胃之调理相结合，避免壅滞气机，可参考百合固金汤(《医方集解》引赵蕺庵方)加减治之。药用生地黄20g，麦冬10g，百合10g，川贝母10g，玄参10g，桔梗10g，生甘草10g，赤芍10g，山药15g，鸡内金10g。肺癌放疗中可能导致放射性食管炎，出现进食时胸骨后痛、烧灼感及口干、吞咽不适等，多属热灼阴伤，痰阻气滞，若脉沉细或细数，舌质红少苔或见薄黄苔，治当滋阴清热，化痰行气，可以启膈散(《医学心悟》)或麦门冬汤加减治之。药用郁金10g，沙参10g，麦冬10g，丹参10g，浙贝母10g，荷叶10g，浮小麦30g，清半夏10g，山药15g，鸡内金10g，生甘草10g，杏仁10g，砂仁8g，白及10g。

放疗造成的放射性肺炎，西药尚乏有效治疗方法。对此一是治疗宜早，二是注意调肺兼调五脏，再者治宜坚持用药，以宣（宣肺）、降（降肺）、通（通肺络）、化（化痰），酌用清（清肺）、润（润肺）为治疗大法。可用金水六君煎加减，药用清半夏10g，陈皮10g，茯苓15g，生甘草10g，当归10g，地龙10g，生地黄15g，浙贝母10g，苏子10g，桃仁10g，杏仁10g，紫菀10g，地骨皮10g，荆芥10g；亦可用华盖散(《太平惠民和剂局方》)加减，其中尤其应注意通肺络、化瘀滞药的选用，必要时可酌用血府逐瘀汤加减治之。

3. 对化疗一些副作用和并发症的治疗

（1）对化疗呕吐的治疗　常用的止吐西药有吩噻嗪类（氯丙嗪、硫乙拉嗪、奋乃静等）和丁酰苯类（氯哌啶醇、达哌啶醇等），近些年来又有昂丹司琼、托烷司琼等，但这些药物长期应用可产生一些不良反应如肝、造血功能损害及锥体外系反应等，宜短期应用。

化疗呕吐的中医病机为胃气上逆，气阴戕伤（胃气、胃阴之损），但气阴戕伤非“因”乃“果”，且此时胃纳脾运呆滞，不宜壅补，用药亦不宜重浊，故以“和胃降逆，调畅气机，微苦微辛，以轻取之，药具和平”为治疗大法，以清半夏 10～15g，芦根 10g，生山药 12g，鸡内金 10g，苏叶 6g，川黄连 4g 为主治之。

（2）对化疗肝损伤的治疗　西药一般用保肝治疗，中药有其优点。化疗肝损伤的基本病机是正气戕伤，肝脾(胃)同病，治宜健脾化湿，疏肝和胃，调理气机，佐以解毒；调理脾胃又宜“避温燥，远壅补”，药取“轻灵性平味淡”。方用“甲乙煎”（经验方），药用茵陈 10g，茯苓 15g，薏苡仁 15g，佩兰 10g，泽泻 10g，郁金 10g，柴胡 10g，连翘 10g，生甘草 10g。腹胀者加厚朴 10g；纳差者加焦三仙各 10g；口苦苔腻者加白茅根 10g；胁痛者加延胡索 10g，川楝子 10g。

（3）对化疗所致口腔炎的治疗　患者除口腔黏膜出现溃疡外，可伴有口干、齿痛等症状。其防治除注意必须保持口腔清洁外，如有白色念珠菌白斑可用 1∶10000 制霉菌素液涂患处或漱口，也可用 1∶5000 氯己定（洗必泰）溶液或 5%碳酸氢钠液漱口，局部亦可加用理疗并加强营养避免辛辣食物刺激，严重者虽可应用抗菌药物，但以中西医结合、内外兼治疗效为佳。此证多因胃阴不足（或胃气、胃阴虚）、虚火或挟湿上扰所致，脉多细或滑，舌红或淡红，苔白或白厚，或兼黄苔。治宜养胃阴、清虚热或兼化湿悦脾，可用麦门冬汤与封髓丹(《奇效良方》）加减治之。药用黄柏 10g，砂仁 8～10g，生甘草 10g，清半夏 10g，麦冬 10g，沙参 10g（胃气不足可并用或改用党参 10g），山药 15g，鸡内金 10g，蝉衣 10g。苔白或白厚者加佩兰 10g，荷叶 10g；舌苔黄者加白茅根 10g，竹叶 6g。化疗亦可造成胃黏膜损伤性胃炎，患者有食欲不振、腹胀等表现，亦可以此方加减治之。舌苔薄黄者，可用黄柏 6～8g，砂仁 10g；舌苔白滑者可去黄柏加扁豆 10g，茯苓 15g。

（4）对化疗所致骨髓抑制的治疗　化疗造成的骨髓抑制，西药可应用鲨肝醇、利血生、氨肽素等，文献报道碳酸锂可减轻骨髓抑制，造血生长因子可缩短白细胞和血小板下降持续时间，可据情选用，亦可据病情补充血液成分，合并感染者合理应用抗生素。中药治疗方面，因常出现气血不足征象，多以补气养血治之，但因脾胃为气血生化之源，且化疗又常有脾胃受损，加之肾藏精，精化血，故健脾益肾不宜轻视；中医学又有“祛瘀生新”之论，补益又须防“呆补”，故综上所述，治当补气血，益脾肾，佐以活血行瘀。方用调补营血饮(经验方），药用熟地黄（或生地黄）15g，山茱萸 10g，山药 15g，鸡内金 10g，何首乌 10g，生黄芪 15g，当归 10g，黄精 10g，丹参 10g，鸡血藤 15g。便溏者加扁豆 10g，芡实 10～15g；心悸少寐者，加炒酸枣仁 10g，合欢皮 10g；自汗者加浮小麦 30g，甘草 10g，大枣 7 枚，生龙牡各 30g。一般情况下，中药起效不如某些西药快，但疗效维持时间长。

（5）对化疗所致泌尿系毒性的治疗　对抗癌药的肾损害，主要以预防为主，注意充分水化和利尿。如应用肾毒性抗癌药时，嘱患者多饮水或静脉补液，使每日尿量不少于 2000ml，中药可据证予以六味地黄丸(《小儿药证直诀》)或八味地黄丸(肾气丸)(《金匮要略》)加减治之。某些化疗药可引起出血性膀胱炎，尤以女性多见，出现尿频、尿急、尿痛或尿血，属中医“淋病”范畴，临床以“热淋”、“血淋”为主，多属阴伤热扰，脉见细或细数，亦可见滑脉，舌诊多见舌红苔白或微黄，治当育阴清热，可用猪苓汤(《伤寒论》)加减。药用猪苓10g，茯苓15g，泽泻10g，阿胶(烊化)10g，滑石10g，生甘草10g。热偏盛者加蒲公英10g；阴伤偏盛者加旱莲草10g，女贞子10g。本方渗利而不伤阴，滋阴而不敛邪，有育阴清热并进之功。

(6) 对化疗所致心脏并发症的治疗　某些抗癌药物可引起心脏毒性，对此中医药治疗有较好疗效。从临床表现看，患者多有心悸、气短、胸闷、口干、自汗等心阴虚、心气虚或心气阴两虚表现，脉多见虚、细、细数，舌诊多见淡红舌或红舌，苔薄白或少苔。治当育阴养血，益气宁心，并收敛心气，方用天王补心丹(《摄生秘剖》)加减。药用炒酸枣仁15g，柏子仁10g，麦冬10g，生地黄20g，茯苓15g，党参10g，丹参10g，桔梗10g，五味子10g，远志10g，当归10g，生黄芪10g，石菖蒲10g，郁金10g，生龙骨30g，生牡蛎30g。如心气、心阳虚为著，气短但以引长一息为快，自汗，乏力，脉虚，舌淡红苔白，则以补心气、助心阳治之，方以升陷汤合桂枝甘草汤(《伤寒论》)加减。药用生黄芪15~30g，知母10g，升麻10g，柴胡10g，桔梗10g，桂枝10~15g，炙甘草10~15g，生龙牡各30g，柏子仁10g。

由于中药有一些独特作用，如免疫调控、防癌抑癌作用等，因此在肺癌手术、放疗、化疗后及康复治疗中，依据气血、阴阳的盛衰和脏腑功能情况充分发挥中药的独特作用进行调理，就能大大提高肺癌的治疗效果。中医药在中西医结合治疗中及对晚期不宜或不能手术和放、化疗患者的治疗中的作用也将会越来越显现出优势。

4. 兼症及危重症的治疗　肺癌的兼症表现较多，应视不同情况辨证论治，其危重症则需中西医结合治疗。

(1) 咯血　肺癌患者咳吐血痰本为常见症状，一般痰中带血，量不多，但有的出现咯血量较多，给患者带来心理压力，此类患者脉多滑或细数，舌质红，苔白或薄黄。古代医家缪仲淳提出“吐血三要法”，宜行血不宜止血，宜补肝不宜伐肝，宜降气不宜降火，本为治吐血而设，其论亦适用于肺癌咯血的治疗。可用苇茎降草汤(经验方)加减，药用芦根10g，桃仁10g，薏苡仁15~30g，冬瓜仁10g，降香10g，茜草10g，紫菀10~30g，川贝母10g，紫草10~30g。对肺癌咯血，一般的西药止血药疗效不理想，可首选氨甲环酸；一般止血药无效或中等量以上咯血时可用垂体后叶素治疗；对大咯血或保守治疗无效者，可采用支气管动脉栓塞(BAE)法治疗。

(2) 恶性胸腔积液　肺癌患者大量胸腔积液，多为较晚期之表现。患者常见胸闷、胸痛、气短、咳嗽，或有食欲不振、心悸、发热等症状，脉多弦或细，舌质多淡红苔白滑。参考《金匮要略》治饮之葶苈大枣泻肺汤及“病痰饮者，当以温药和之”之论，可用泻肺化饮汤(经验方)加减。药用葶苈子15~30g，茯苓30~50g，薏苡仁30~50g，地龙10g，百部10g，浙贝母10g，桃仁10g，猪苓10g，清半夏10g，陈皮10g，山药15g，鸡内金10g，生甘草10g，大枣7~10枚。若气短较著，面白自汗，脉虚，舌淡苔白，可以五苓散(《伤寒论》)、升陷汤、薏苡附子散(《金匮要略》)加减。药用生黄芪30~60g，桂枝10~15g，茯苓30g，猪苓10～15g，白术10g，泽泻10g，薏苡仁30～60g，山药15g，鸡内金10g，浙贝母10g，地龙10g，僵蚕10g，当归10g，或加炮附子10g（去浙贝母）（应注意守方，且需假以时日）。对有心包积液、症状尚不十分危重者，亦可依上法施治。西医治疗则需全身性化疗、局部放疗，对呼吸功能不全症状明显者，可行胸腔穿刺放液，并注入抗癌药物或生物活性药物（如IL-2），必要时在仔细选择适应证的情况下可行胸膜粘连术和胸膜切除术。

（3）上腔静脉综合征 预后很差，西医治疗主要是化疗和放疗。有报道放疗、化疗与抗凝治疗（肝素或华法林）并用取得了一定疗效。利尿剂可缓解水肿等临床症状，但只能短暂有效。中医治疗可试用血府逐瘀汤合升降散(《伤寒瘟疫条辨》)，对症状的改善有一定作用，但总的看疗效并不十分理想。

（4）肺癌骨转移 此多为晚期表现，患者出现某处骨骼自发性疼痛及局限性疼痛，有时疼痛难忍。治疗上可选身痛逐瘀汤(《医林改错》)、地黄饮子(《宣明论方》)加减，加全蝎10g，僵蚕10g，鹿衔草10～15g，补骨脂或肉苁蓉10～15g（便溏用前者，便干用后者），鸡血藤15g，山慈菇6g，水煎服，配合放疗、化疗施治。

（5）吞咽困难，呼吸失畅 由肺癌纵隔淋巴结受侵和压迫所致，（须除外食管病变）可用启膈散加减。药用郁金10g，沙参10g，丹参10g，浙贝母10g，茯苓15g，荷叶10g，砂仁10g，浮小麦30g，三棱10g，莪术10g，苏子10g，麦冬10g，清半夏10g，僵蚕10g，生甘草10g，山药10g，鸡内金10g，配合放疗、化疗应用。

5. 对晚期肺癌的治疗 对晚期不能或不宜手术、放疗、化疗的病人，中西医结合治疗更显示出优势。西医治疗在于积极合理的姑息和支持疗法，中医治疗则应在辨证论治基础上，科学地“扶正”与“祛邪”。辨证论治方面，前述的中医治疗方法仍然适用，需要指出的是，此时常以扶正为主，即使用“补法”者较多，但要注意几点：一要分清气血阴阳及脏腑虚实的不同，科学施补；二要注意药性寒热温凉平的不同，正确施补，既要防止不明药性的滥补，又要防止“呆补”；三要重视脾胃功能的调理，重点施补；四要注意将“食补”（饮食调养）、“神补”（精神调养）与药补有机地结合起来，综合施补。同时还要注意恰当地、适时地、适度地“祛邪”（如行瘀、化痰、软坚、解毒等），通过中西医结合治疗，使患者提高生活质量，延长生存期，甚至可以长期带瘤生存。

（五）康复治疗

1. 合理用药 肺癌康复治疗应根据治疗经过、患者的体质状况及证候表现合理用药，防止并发症，减少身体和心理疼痛。中医治疗方面要注意到多数存在着“虚”的情况，又要注意虚中夹实的可能，同时补虚要合法，根据阴阳气血之虚的不同施治，注意药物调理适度，尤其应防“偏”，应根据患者具体情况灵活处置，其中益肺金、补气血、化痰解毒应是药物治疗防复发的重要治法。可用“双百汤”(经验方)加减。药用百合10～15g，百部10g，天花粉10～15g，生山药10g，鸡内金10g，贝母10g，薏苡仁15g，地龙10g，款冬花10g，紫菀10g，赤芍10g，生黄芪10～15g，山慈菇8g，水煎服，每日或隔日一剂。对手术、放疗、化疗后的病人，则应注意根据其出现的不良反应、毒副作用及并发症的情况，继续有针对性地施治，这亦是康复治疗的一个重要方面。

2. 精神调整 肺癌康复治疗中，调理情志，涵养性情，做到“恬惔虚无”，“精神内守”，保持乐观积极健康的心理状态，具有十分重要的意义。

3. 生活科学 科学的生活包括调饮食、益脾胃，慎起居、适气候，强体魄、避邪气等方面。饮食方面，要防止饮食不节和偏嗜。要做到起居有常，不妄作劳，“动”、“静”结合，“劳”、“逸”适度。采取适合自身的多样化的锻炼方式，如体育活动、健身操、气功、太极拳、舞蹈等，择其乐而从之，并要“练身”与“练心”有机结合，持之以恒。注意适应气候变化以“避邪气”，戒烟酒，避免不良环境的影响，保持良好的生活状态，这样就可以促进康复。

【中西医治疗进展及展望】

(一) 西医治疗取得很大发展

如小细胞肺癌40年前还是很难治愈的恶性肿瘤，目前由于对SCLC生物行为的认识和新药的增多，已使其正在从“不治之症”变为可治之症。NSCLC的治疗进展也很快，特别是术前用药已经取得了肯定的成果，近10年来，治疗新药明显增多，临床疗效正在逐步提高。另外，生物和基因治疗亦被寄予厚望。

因此，有学者预测，不久的将来肺癌的治疗会取得一定突破。

(二) 中医治疗越来越受到重视

中医治疗肺癌的新进展，可以说基本体现了中西医结合治疗的新进展。分析近年来有关资料，大体有以下几方面：

1. 某些基础理论的研究促进了肺癌治疗的新进展 近些年来，某些中医基础理论的研究，如活血化瘀法、健脾益气法、益肾法的研究取得很大进展，这些基础理论研究的成果被肺癌的临床治疗借鉴后，促进了肺癌临床研究的进展。如肺癌患者具有血瘀证时应用活血化瘀法，因虚而施以扶正培本法，确实能提高疗效。对肺癌的病机，有学者重视“阳虚”，并以此为指导遣方用药。此观点提示，应全面理解中医“毒”的概念，对肺癌不能不分情况地滥用清热解毒药。

在四诊方面观察较多的是舌诊，有学者提出，肺癌患者多见紫黯舌，舌体胖大有裂纹、齿痕，舌下静脉怒张、弯曲，舌苔多厚腻，在治疗过程中，舌象转变较明显者，其疗效亦较好。

2. 辨证论治及组方用药水平有了很大提高 在肺癌治疗中坚持辨证论治，取得了很好疗效。有学者治疗晚期原发性非小细胞肺癌，辨证分为肺脾气虚型、肺阴虚型、气阴两虚型、痰湿瘀阻型，在分型用药时加用肺瘤平膏（经验方）等，通过较多病例的对照观察，结果显示，中药组患者气短乏力等症状改善明显，体重下降者少，生活质量提高，近期疗效恶化者少，生存时间延长，且中药治疗组能提高患者免疫功能，无明显毒副作用，疗效优于对照组。有学者治疗晚期原发性肺腺癌，辨证分为阴虚、气虚、气阴两虚、阴阳两虚型，在辨证用药基础上配以软坚解毒类药，经临床对照观察，结果中药组在延长生存期、提高生活质量、缓解和稳定病灶、增强免疫功能等方面均明显优于对照组。

3. 中医药对肺癌阻断作用的研究有了进展　阻断肿瘤发生进展过程，阻止肿瘤的侵袭与转移恶性表型，在肺癌治疗中极为重要，从一定程度上讲，它兼有防与治的双重作用。中医药对肿瘤阻断作用的研究是一个基础与临床相结合的课题，近年来也有了进展。如有资料报道，益肺抗癌饮（经验方）能显著降低肿瘤细胞的S期比例，使异常表达的c-myc、p53蛋白分别转为弱阳性和阴性；也有研究发现，绞股蓝、北沙参、人参、石见穿等对肿瘤细胞增殖具有阻断作用。这些研究为中药用于诱导肿瘤细胞分化、逆转恶性表型提供了证据。

4. 临床研究涉及面广，发展较快　中医药治疗肺癌的临床研究，可以说是丰富多彩的。如对肺癌放、化疗“减毒”和“增效”的研究涉足者多，进展较快。这方面的工作与中药抗癌作用的实验研究、抗癌中药的筛选和方剂的研究相结合，不仅有利于“减毒”、“增效”，而且为晚期肿瘤的治疗提供了参考。

中医特色疗法在肺癌的治疗上已占有一席之地，如内病外治法应用于肺癌及癌性胸腔积液、癌痛，及针灸疗法应用于肺癌的治疗（如对癌痛的治疗）等，有了一定的苗头。

中医药也应用于肺癌一些危重症的治疗上，如有报道以祛痰化瘀、宣肺利水、扶正抗癌为大法，治疗肺癌并发上腔静脉综合征，取得了较好疗效。恶性肿瘤所致喉返神经麻痹多为肿瘤晚期症状，治疗颇为棘手，有学者以“鸣金方”（经验方，由僵蚕、木蝴蝶、蝉蜕、白蒺藜、百合、全瓜蒌、浙贝母、北沙参、麦冬、紫菀、枇杷叶、前胡组成）治疗，取得了理想疗效。

肺癌的中医治疗虽然有了很多新进展，但在基础理论研究上、临床疗效的进一步提高上，尚有许多工作要做。可以断言，发挥中医药作用，中西医结合将会给肺癌的治疗带来更光明的前途。

（三）中西医结合治疗前景广阔，任重而道远

肺癌的中西医结合治疗，发展前景是广阔的，但也有许多艰难的工作要做。如系统化、规范化的研究尚需加强；对中、西医治疗各自的优、缺点的评估尚需通过大量的临床和基础研究以更加科学客观，从而更加准确地确定中西医结合的“切入点”、“结合点”；中西医结合治疗的疗效尚待进一步提高等。

【预防与调护】

（一）预防

目前尚难于在肺癌发生的细胞水平采取阻断措施，最切实可行的预防是消除肺癌的风险因素。在肺癌风险因素中，吸烟是最重要的致癌因素，因此戒烟是最可行的预防方法。另外消除环境和工作场所的空气污染，加强职业防护，对肺癌的预防也至关重要。再者防治肺部慢性疾患如慢性支气管炎等也有一定意义。预防肺癌也应创造条件，积极进行预防普查，以期做到早发现、早诊断、早治疗。

（二）调护

科学的调护应贯穿于肺癌治疗的全过程，包括康复治疗阶段。除积极配合各种治疗外，合理的饮食、乐观的心态、适度的劳逸、灵活多样的体能锻炼、家庭社会的关爱均很重要，此方面的具体实施可参考康复治疗及肿瘤护理中的有关内容。

第五章 乳腺癌

乳腺癌（breast cancer）是乳腺导管和乳腺小叶上皮细胞在各种致癌因素的作用下发生癌变，以乳腺肿块为主要临床表现的疾病。据资料统计，全世界每年约有120万妇女发现乳腺癌，死亡50万例。在我国乳腺癌是女性最常见的癌症之一，占全身各种恶性肿瘤的7%～10%，仅次于子宫颈癌。乳腺癌发病率存在着明显的地区差异，北美、西欧、北欧是乳腺癌的高发区，约为亚、非、拉美地区的4倍，美国近年统计发病率维持在110/10万左右，我国与东南亚地区属低发区。流行病学提示我国乳腺癌发病率正逐渐上升且集中在大城市，尤其是沪、京、津等大城市，据有关资料统计，上海1993年为27.1/10万，北京1990～1991年为25.7/10万。我国妇女乳腺癌年死亡率为6～11/10万。女性乳腺癌的发病率为男性的近百倍，发病率随年龄增长而上升，有资料显示，25岁以内仅占发病总数的0.2%，40～60岁占发病总数的90%，45～55岁上升幅度较大，为高发年龄段。

乳腺癌属中医“乳岩”范畴，中医文献中的“石痈”也包括乳腺癌。

【病因病理】

（一）西医病因病理

1. 病因 乳腺癌病因尚未明了，但与下列因素有关：

（1）内分泌因素 乳腺癌在25岁以下女性极少见，随年龄增长发病率逐渐上升，发病高峰年龄段为45～55岁，之后仍然维持较高的发病率，可能与年长者雌酮含量升高有关，而雌酮及雌二醇与乳腺癌发病直接相关。长期服用雌激素会增加罹患乳腺癌的可能性。月经初潮年龄较早、绝经年龄较晚均增加患乳腺癌的可能性。

（2）生育因素 未生育或初产年龄大会增加患乳腺癌的危险性，而长期哺乳可使患乳腺癌的风险性下降。

（3）遗传因素 乳腺癌有家族聚集性，可能与遗传因素有关。据有关资料提示，一级亲属中有乳腺癌病史者，其发病可能性是普通人群的2～3倍。

（4）乳腺良性疾病 多数学者认为，乳腺小叶上皮重度增生或不典型增生者有患乳腺癌的可能性。

（5）饮食因素 高脂肪饮食可使外周组织来源的雌激素合成增多而加大乳腺癌的危险性。

（6）地区因素 北美、西欧、北欧地区乳腺癌发病率约为亚、非、拉美地区的4倍，从低发地区移居到高发地区后，第二、三代移民的乳腺癌发病率逐渐升高，可能与移民地的环境因素及生活方式有关。

(7) 电离辐射　胸部多次小剂量或一次大剂量暴露于放射线下，患乳腺癌的危险性升高。日本广岛遭受原子弹袭击后，乳腺癌发病率增加，发病年龄也提前。

(8) 其他因素　肥胖、环境污染、经常吸烟饮酒、精神长期紧张或压抑等，均可能与乳腺癌发病有关。

2. 病理　乳腺癌有多种病理分型方法，目前多采用以下分型：

(1) 非浸润性癌　包括导管内癌（癌细胞局限于导管内，未穿破管壁基底膜）、小叶原位癌（癌细胞未穿破末梢乳管或腺泡基底膜）及乳头湿疹样乳腺癌（Paget's 病）未伴发浸润者。

(2) 早期浸润性癌　癌细胞穿破基底膜开始向间质浸润，包括早期浸润性导管癌（癌细胞穿破导管壁基底膜，开始向间质浸润）、早期浸润性小叶癌（癌细胞突破末梢乳管或腺泡基底膜，向间质浸润，但局限于小叶内）。

(3) 浸润性特殊癌　包括乳头状癌（较少见，占乳腺癌的 0.39%）、腺样囊性癌（罕见，不足全部乳腺癌的 0.1%）、髓样癌（伴淋巴细胞浸润，占全部乳腺癌的 5%～7%）、小管癌（为高分化腺癌，占全部乳腺癌的 1%，肿块体积小，大部分直径小于 2cm）、黏液腺癌（占全部乳腺癌的 3%，以丰富的黏液分泌为特点）、大汗腺样癌（癌细胞形态上类似大汗腺化生细胞，占全部乳腺癌的 1%左右）、鳞状细胞癌、Paget's 病等。

(4) 浸润性非特殊癌　包括浸润性小叶癌、浸润性导管癌、硬癌、髓样癌（无大量淋巴细胞浸润）、单纯癌、腺癌等。该型占乳腺癌的 80%，分化低，预后较前述类型差。

(5) 其他罕见癌　包括分泌型癌、富脂质癌。

3. 浸润及转移　乳腺癌的转移途径主要为局部扩展、淋巴道转移和血行播散。

(1) 局部扩展　乳腺癌绝大多数起源于乳腺导管上皮，癌细胞沿导管蔓延，也可穿破基底膜向间质浸润生长，可累及乳房悬韧带（Cooper 韧带）和皮肤。

(2) 淋巴道转移　主要途径有二：一是腋下淋巴结转移，其转移率约为 60%，癌细胞沿胸大肌外侧缘淋巴管侵入腋窝淋巴结，进而侵入锁骨下、上淋巴结，甚至侵入静脉血流向全身转移。癌体越大，恶性程度越高，腋窝淋巴结的转移率越高，转移数越多。即使未发现腋下淋巴结肿大，术后也常在病理切片上发现有腋下淋巴结的转移。二是胸骨旁淋巴结转移，其转移率为 30%左右，癌细胞向内侧侵入胸骨旁淋巴结，继而到锁骨上淋巴结，并可侵入血流向远处转移。

(3) 血行播散　癌细胞可经淋巴途径进入静脉，也可直接侵犯血管壁进入血循环而向远处转移。乳腺癌最常见的转移器官依次为肺、骨、肝、软组织、脑等。

（二）中医病因病机

1. 外邪侵袭　《诸病源候论·石痈候》卷四十：“石痈之状，微强不甚大，不赤，微痛热，热自歇，是足阳明之脉，有下于乳者，其经虚，为风寒气客之，则血涩结成痈肿；而寒多热少者，则无大热，但结核如石，谓之石痈”；卷三十二：“石痈者，亦是寒气克于肌肉，折于气血，结聚所成。其肿结确实，至牢有根，核皮相亲，不甚热，微痛，热时自歇。此寒多热少，鞕如石，故谓之石痈也”。外邪乘虚入内，结聚于乳络，阻塞经络，气血运行不畅，津液输布受阻，致瘀血内停，痰浊内生，日久生毒，终致瘀血、痰浊、邪毒相搏而成乳腺癌。

2. 情志内伤　肝主疏泄，调畅气机，七情失调，郁怒伤肝，则肝失疏泄，气机郁滞；气能行血、气能行津，气机郁滞会导致血行不畅而血瘀，即气滞血瘀，血瘀进而导致瘀血病理产物形成；气机郁滞还会导致气滞津停为痰，形成气滞、瘀血、痰浊相互搏结于乳络日久蕴毒的病理状态。

思则气结，忧思伤脾，使脾气郁结，不能正常运化水液，水液内停形成痰浊，痰浊又可阻滞气的流通而形成气滞，影响血的运行而形成血瘀，血瘀进而导致瘀血产生，日久亦会形成气滞、瘀血、痰浊交阻于乳络进而生毒的病理状态。《外科正宗》曰：“忧郁伤肝，思虑伤脾，积想在心，所愿不得志，致经络痞涩，聚结成核，初如豆大，渐若围棋子，半年一年，二载三载，不疼不痒，渐渐而大，始生疼痛，痛则无解，日后肿如堆栗，或如覆碗，紫色气秽，渐渐溃烂，深者如岩穴，凸者若泛莲，疼痛连心，出血则臭，其时五脏俱衰，四大不救，名曰乳岩。”

3. 饮食失宜　经常过食肥甘厚味，加重脾胃运化负担，酿生痰浊，痰浊阻滞经络，影响气的流通而致气滞，影响血液运行而致血瘀，血瘀进而导致瘀血形成，痰浊、气滞、瘀血、相互搏结于乳络，日久产生邪毒而成本病。

4. 热毒蕴结　足阳明胃经过乳房，乳头属足厥阴肝经，因此肝气郁结，日久化火生毒，或嗜食辛辣肥甘厚味之品酿生胃肠热毒，均可使热毒壅盛搏结于乳而发病。

5. 阴寒内盛　阴寒内盛、阳气虚衰，寒凝血瘀，气机失调可引发乳岩。正如《疮疡经验全书》所云：“乳岩乃阴极阳衰，血无阳安能散，致血渗于心经，即生此疾。”

6. 冲任失和　冲任二脉皆起于胞中，其功能与经孕产乳有关。冲任失调一者可致津血不足、肝失濡养，脾胃受损、痰浊内生，气滞痰凝；再者可致气血运行失常，气滞血瘀阻于乳络，日久成岩。

7. 脏腑失调　《诸病源候论》曰：“积聚者，由阴阳不和，脏腑虚弱，受于风邪，搏于脏腑之气所为也。”脏腑亏损，功能失调，气血运行失常，或先天不足，脏腑虚损，均是导致癌瘤发生的重要因素。

总之，乳腺癌病位在乳腺，其发病与肝、脾、肾等脏腑功能失常，气血不足、冲任失调，气、血、津液运行受阻有关，其病机可概括为正虚邪实，在正气虚弱（气、血、阴、阳虚衰）和各种致病因素长期作用下，可致气滞、血瘀、痰浊、蕴毒搏结，病发于乳，形成乳岩。

【临床表现】

1. 乳房肿块　乳房肿块是乳腺癌患者的首发症状，占就诊总数的80%以上，多半是患者无意中发现的乳房无痛性单发肿物。

（1）部位　多半发生在乳房的上半部，且以外上象限最多。

（2）大小与数目　肿块大小不一，以往因就诊较晚，肿块多较大。近年来随着肿瘤预防宣传的普及，早期就诊者增多，肿块较小者比例增大。乳腺癌多为一侧单发，偶见多发或双侧乳房同时发生原发癌。

（3）形态与边界　多为不规则形结节状肿物，表面不光滑呈颗粒感，与周围组织分界不清楚，肿瘤与腺体有索状牵连。有些特殊型癌因浸润较轻，即使较大的肿块，也可表现为边界较清楚及活动度较好，如髓样癌、黏液癌、高分化腺癌等。

（4）质地　肿块质地不完全相同，大多为实性，较硬，似石头硬或有软橡皮样韧感，但富含细胞的髓样癌及小叶癌常较软，黏液癌质地韧，囊性乳头状癌则呈囊状有波动感。

（5）活动度　与良性肿块比较，活动度较差，在乳房内不易被推动。癌瘤位于腺体实质内，位置越深在，活动度越差。如癌瘤向深侵及胸肌筋膜或肌肉，当肌肉收缩时（如双手用力叉腰挺胸）则癌瘤活动度减小或不能移动。晚期癌瘤累及胸壁（肋间肌）时，则完全固定。但癌瘤较小时，活动度较大，常能与周围组织一起活动。肿块越小上述特征越不明显，有时难与良性肿块鉴别。

2. 疼痛　大多乳腺癌患者无疼痛，仅少数人表现为轻微的乳房疼痛，性质多为隐痛或钝痛，少数为针刺样痛，疼痛不随月经来潮而变化。晚期癌瘤侵及神经时则疼痛较剧烈，可放射到同侧肩、臂部。

3. 乳头溢液　乳腺癌的乳头溢液发生率约为5%～10%，其性质为血性、浆液样、乳汁样、水样等。50岁以上女性乳头血性溢液者，半数以上为乳腺癌。仅有溢液，而触不到肿块，可能是导管内早期癌或大导管内乳头状瘤。乳腺癌以乳头溢液为唯一症状者少见，多数伴有乳腺肿块。

4. 乳头乳晕改变　当癌瘤位于乳晕下方及其附近时，乳腺的纤维组织和导管系统可因肿瘤侵犯而挛缩，牵拉乳头，使乳头偏向肿瘤一侧；病变进一步发展可使乳头扁平、回缩、凹陷，直至乳头完全回缩入乳晕下。乳头内陷是乳房中心区癌瘤的重要体征，乳头处于固定回缩状态，难以用手指牵出。乳头发育不良或产后未曾哺乳的妇女，乳头也可以深陷，但多可用手牵出如常态，无固定现象。乳头瘙痒、脱屑、糜烂、溃破、结痂，伴灼痛，有时兼见乳头回缩，甚至乳头缺如，偶见乳头溢液等，是Paget's病的表现。

5. 乳房皮肤改变　体积小或位置深的肿物较少累及乳房皮肤，皮肤多无变化；肿块大、部位浅，侵及乳房悬韧带（Cooper韧带）、皮下淋巴管等时可出现相应体征。

（1）酒窝征　癌瘤侵犯了连接浅筋膜浅、深层的Cooper韧带，使其挛缩变硬，导致肿瘤表面皮肤凹陷，即所谓的“酒窝征”。可见于早期，但早期“酒窝征”不明显，需在怀疑酒窝征处轻轻提捏皮肤才能使“酒窝征”显现。

（2）橘皮样变　癌细胞阻塞了皮下淋巴管网引起局部淋巴回流障碍，出现局部皮肤水肿、增粗变厚，毛孔有凹陷、增大的征象，状似橘皮，故称“橘皮样变”，一般发生在中晚期。

（3）皮肤受侵表现

①卫星结节：癌细胞沿皮下淋巴管向四周扩散，则在癌瘤周围皮肤形成大小不等的卫星状结节，发生在中晚期。

②铠甲样变：如多数卫星结节相互融合成片分布，严重时呼吸动度受限，则形成“铠甲样变”或铠甲胸。

③菜花样变：晚期癌瘤浸润到皮肤后，在皮肤表面发生溃破合并坏死感染，流出血水，臭而难闻，溃口难愈合，癌瘤形状如菜花样，向外突出生长。

6. 区域淋巴结肿大　因乳房75%的淋巴液引流到腋下，所以乳癌如果发生淋巴转移，首先到腋下。反之，如果乳房发现肿块，腋下又触及到肿大、较硬的淋巴结，则应考虑乳腺癌的可能。肿大淋巴结质硬、无痛、可被推动，数目逐渐增多并融合成团，与皮肤或深部组织粘着而固定。晚期可有锁骨上淋巴结肿大、融合固定。

7. 血行转移　癌细胞通过血液循环转移到肺、骨、肝、脑等部位时，可出现相应症状。例如肺转移多为肺内大小不等的结节，可出现胸痛、气急、咳嗽、咯血等；骨转移以胸、腰椎和盆骨较多，其次为肋骨、股骨等，可见局部疼痛、运动障碍，或出现病理性骨折，甚至脊髓受压而导致截瘫；肝转移可出现肝肿大、腹胀、腹水；脑转移可造成剧烈头痛、抽搐、呕吐等颅内压升高表现。

【实验室检查】

1. 细胞学检查

（1）乳头溢液涂片　将溢液涂在玻片上供细胞学检查，此检查能找到癌细胞的概率不高，所以未查到癌细胞的病例，也不能排除乳腺癌。

（2）乳头刮片　用于乳头糜烂、溃疡，怀疑Paget's病时，但样本中未发现癌细胞也不能排除乳腺癌。

（3）细针吸细胞学检查　利用癌细胞之间粘附力差的特点，用较细的针头（直径0.7~0.9mm）吸取肿瘤细胞做涂片检查，准确率达80%以上。此方法操作简便、迅速、损伤小，无针道转移之虑，已被临床广泛采用。

2. 病理切片检查

（1）切除活检　将肿瘤连同周围少许正常组织一并切除，做常规病理检查或快速冷冻切片检查。

（2）穿刺活检　用较粗的针头吸出小块组织做病理切片检查。

（3）溃疡病灶咬取活检　适用于已破溃的肿瘤，取材时在肿瘤破溃的边缘处咬取或切取部分组织进行病理切片检查，避开坏死区，以免影响诊断，同时忌挤压肿瘤组织。

3. 血清学、免疫学检查

（1）激素受体　目前用于临床的有雌激素受体（ER）、孕激素受体（PR）检查，此检查主要用于制定乳腺癌术后辅助治疗方案及判断预后。

（2）肿瘤标记物　CA15-3和CEA增高与乳腺癌有一定相关性。

（3）癌基因和抑癌基因　c-erb-B_2原癌基因的过度表达导致在细胞膜表面过度表达c-erb-B_2受体而容易促进细胞增殖。$BRCA_1$、$BRCA_2$、p53等抑癌基因的突变可导致乳腺癌的危险性显著增加。

【其他检查】

1. X线检查

(1) 乳腺钼靶X线摄影（软X线照相） 本检查是诊断乳腺癌常用的方法之一。钼靶X线摄影对微小病灶和微小钙化灶等临床上难触及到的病灶检出率较高，提高了乳腺癌的早期诊断率。

(2) 干板摄影（静电摄影） 优点是对微小钙化点的分辨率较高。

(3) 乳腺导管造影 此造影可清晰显示乳腺导管内病变，了解病变部位及范围，早期发现微小病灶，对乳头溢液的良恶性乳腺疾病有一定的诊断价值。多用于不伴乳房肿块的单个乳管呈血性、浆液性、水样乳头溢液者，或乳头溢液伴相应区域乳房包块诊断不明确者。

(4) 乳腺囊肿内充气造影 此造影适用于确定乳腺囊性病变的性质。恶性表现为部分囊壁增厚、边缘不光整，甚至出现分叶状或毛刺状肿块等。

2. CT、MRI检查 CT与MRI对不同密度的组织结构影像反应的敏感性极高，能清晰显示乳腺病变组织且可做动态观察。

3. 超声检查 可用于鉴别肿物的囊实性。乳腺癌的超声显像表现为边界不清、无包膜、形态不规整的肿物，其内回声不均匀，后壁回声也有不同程度的衰减。

4. 乳腺导管内镜检查 适用于乳头有分泌物而无肿块显示的微小病变。正常的乳腺导管腔壁光滑，毛细血管清晰可见。导管原位癌为沿着导管壁纵向伸展的灰白色不规则隆起，瘤体扁平，有时可见质脆的桥式结构，或有轻度出血。此检查可取少许病变组织活检，但溢液导管开口的判断要准确，否则结论错误。另外，此法检测深度受限，大的乳腺导管尚可，向下的第二、三级分支导管则难以到达。

5. 近红外线乳腺扫描检查 利用血红蛋白对近红外线的吸收暗影来检查乳腺。乳腺癌局部血运丰富，血红蛋白含量高，对近红外光有较强的吸收率，可在乳腺癌部位的皮肤表面得到较强的影像光线信号，通过显示器上绘出的不同灰度的暗影及癌灶供应血管的粗大、增多、迂曲等来进行分析、诊断。

6. 热图像检查 有液晶及远红外热图像两种方法，可作为辅助检查。

此外，尚有正电子发射型计算机断层成像（PET）检查，乳腺癌的原发灶和转移灶吸收18FDG很好，并且在PET上显示良好，但由于费用昂贵，临床很少采用。

【诊断与鉴别诊断】

（一）诊断要点

典型乳腺癌根据病史、查体及必要的检查，诊断并不困难，而不典型和早期乳腺癌病例，需详细询问病史，认真进行乳房检查，结合临床表现，依据各种相关检查才能做出诊断。

乳腺癌诊断依据可归纳为三个方面：

1. 主诉 无痛性肿块，个别可有轻微隐痛或钝痛。

2. 查体　肿块质硬、结节状、与周围组织界限不甚清楚、无压痛、单发或多发。乳房可出现酒窝征、橘皮样变、卫星状结节等。局部破溃流出血水臭而难闻，溃口难愈合。区域淋巴结肿大。

3. 重要检查　有钼靶 X 线摄影、病理学检查等。其中，以组织学检查结果作为确诊依据。

临床诊断可采用多手段联合梯度诊断技术程序：

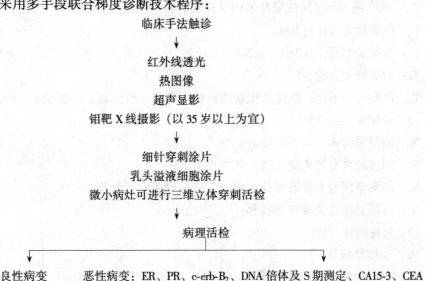

临床手法触诊
↓
红外线透光
热图像
超声显影
钼靶 X 线摄影（以 35 岁以上为宜）
↓
细针穿刺涂片
乳头溢液细胞涂片
微小病灶可进行三维立体穿刺活检
↓
病理活检
↓　　　　↓
良性病变　　恶性病变：ER、PR、c-erb-B_2、DNA 倍体及 S 期测定、CA15-3、CEA

（二）四诊合参

1. 望诊　乳房外形、大小、位置是否对称，乳房皮肤有否局限性隆起、酒窝征、橘皮样水肿，是否有一侧乳头抬高或回缩，有否乳头表面皮肤脱屑、糜烂、破溃等。

2. 问诊

（1）现病史　是否处在乳腺癌的高发年龄，乳房肿块是否为无痛性或轻微疼痛但与月经周期关系不明显，询问肿块发现的时间与生长速度，有无乳头溢液及溢液性质，有无乳头糜烂、湿疹样改变或破溃。

（2）既往史　是否患过与内分泌功能失调有关的疾病，如乳腺、子宫或卵巢的良、恶性肿瘤，甲状腺及肾上腺疾病等，是否多次接受 X 线胸部透视、摄片等。

（3）月经、婚姻、哺乳史　月经初潮年龄小于 12 岁、闭经较迟、绝经后显著肥胖、第一胎足月产大于 35 岁、未哺乳或哺乳时间短等会使患病风险加大，应注意询问。

（4）家族史　母亲、姐妹、姨妈、姑妈是否患过乳腺癌，母系或父系家族中是否有人患过其他肿瘤等。

3. 触诊　包括对乳房结节状肿块质地、边界、活动度及腋窝、锁骨上淋巴结的触诊，以初步分析其性质。

另外，从乳房四周向乳头方向挤压，观察是否有液体溢出以及溢液的性质也可提供一些临床参考。

（三）临床分期（UICC，1997）

1. TNM 分期

（1）原发肿瘤（T）

T_0：原发肿瘤未扪及。

T_{is}：原位癌（非浸润性癌及未扪及肿块的乳头湿疹样乳腺癌）。

T_1：肿瘤最大直径≤2cm。

T_2：肿瘤最大直径＞2cm，≤5cm。

T_3：肿瘤最大直径＞5cm。

T_4：肿瘤大小不计，但侵及皮肤或胸壁（肋骨、肋间肌、前锯肌），炎性乳腺癌亦属之。

（2）区域淋巴结（N）

N_0：同侧腋窝无肿大淋巴结。

N_1：同侧腋窝有肿大淋巴结，尚可推动。

N_2：同侧腋窝肿大淋巴结彼此融合，或与周围组织粘连。

N_3：有同侧胸骨旁淋巴结转移。

（3）远处转移（M）

M_0：无远处转移。

M_1：有锁骨上淋巴结转移或远处转移。

2. 临床分期

0 期：T_{is} N_0 M_0

Ⅰ期：T_1 N_0 M_0

Ⅱ期：$T_{0\sim1}$ N_1 M_0，T_2 $N_{0\sim1}$ M_0，T_3 N_0 M_0

Ⅲ期：$T_{0\sim2}$ N_2 M_0，T_3 $N_{1\sim2}$ M_0，T_4 任何 N M_0，任何 T N_3 M_0

Ⅳ期：任何 T 任何 N M_1

以上分期以临床检查为依据，实际并不精确，还应结合术后病理检查结果进行校正。

（四）鉴别诊断

1. 乳腺囊性增生病　本病多见于中年妇女，系因内分泌功能紊乱而引起的乳腺组织正常结构的错乱。表现为乳房胀痛，肿块常于月经前或生气时变大变硬、疼痛加重，月经来潮后或心情舒畅时缩小变软、疼痛减轻；肿块或局部乳腺增厚与周围乳腺组织分界不明显，不与皮肤或胸壁粘连；无乳头回缩，腋下淋巴结不肿大。应观察数个月经周期，行经后若肿块缩小、变软，可继续观察；必要时可考虑手术切除并活检。

2. 纤维腺瘤　多见于青年妇女，肿瘤多为圆形或椭圆形，边界清楚，活动度大，质硬韧而有弹性，表面光滑，不与皮肤粘连，增长缓慢，一般易于诊断。但 40 岁以后女性诊断纤维腺瘤须排除恶性肿瘤。

3. 浆细胞性乳腺炎　系由各种原因引起乳腺导管阻塞，导致乳管内脂性物质溢出，进入管周组织而造成的无菌性炎症，炎性细胞中以浆细胞为主。临床上60%呈急性炎症，表现为突然乳痛、红肿，乳头内陷，腋下淋巴结可肿大。40%的病人开始即为慢性炎症，表现为乳晕旁肿块，边界不清，可与皮肤粘连和乳头凹陷，易误诊为乳腺癌。

4. 乳腺脂肪坏死 本病多发于中老年妇女，尤以乳房较大或下垂、体型肥胖、皮下脂肪丰厚者多见，多因外伤后脂肪组织坏死所致，近半数病人有乳腺外伤、手术及乳腺穿刺史等。病变位于乳房浅表脂肪层，外伤初期见皮下瘀血、发红等，以后逐渐形成肿块，肿块无痛、无增长、无转移、位置表浅、质硬，与表面粘连而致皮肤凹陷。

5. 导管内乳头状瘤 多见于40～50岁的经产妇，是发生在乳管壶腹部的乳头状瘤，常见症状为乳头分泌血性液体，临床上伴有乳头血性溢液的乳房肿块多为此病。肿瘤体积小、难触及，可挤压乳晕区观察乳头溢液的情况以便确定病变导管部位。多发性乳头状瘤常发生于中小导管，临床上可在乳腺周围触及实质、不均质肿块，乳头溢液少见，其癌变率高于大导管乳头状瘤，故被视为癌前病变，应积极手术治疗。

6. 乳房湿疹与湿疹样乳腺癌 湿疹样乳腺癌即乳腺 Paget's 病，约占乳腺癌发病的3%左右。一般表现为乳头乳晕区瘙痒或烧灼感，乳头及其周围皮肤增厚粗糙、渗出、糜烂、结痂、鳞屑，如湿疹样改变，于乳头任何部位呈裂隙状，可见红色肉芽组织。有人认为癌细胞缓慢沿导管上皮层扩展至乳头、乳晕和乳晕外皮肤，以后进一步发展。单纯性乳腺 Paget's 病预后较好。

乳腺 Paget's 病与乳房湿疹的鉴别主要是，乳房湿疹一般乳头不会变形或破坏，常双乳发生，即使较长时间后，乳头下方也不会扪及肿块，乳头无缺损。

7. 乳房囊肿 分为积乳和积血。积乳多见于哺乳期或妊娠期妇女；积血多见于外伤，因积血堵塞，未被吸收而形成炎性肿块。

8. 乳腺结核 较少见，系由结核杆菌所致的乳腺组织慢性炎症。多见于中、青年女性，病程较长，发展缓慢，乳房内肿块质硬偏韧，活动度可受限，或有疼痛，但无周期性。多数病人有结核病史及结核症状，抗结核治疗有效，活检可明确诊断。

【治疗】

（一）治疗原则

1. 西医综合治疗

（1）Ⅰ期或早期乳癌 多选择改良根治术，也可行保留乳房的切除术加术后根治性放疗。有下列高危因素时辅以化疗或放疗：①细胞分化差；②DNA 呈异倍体；③肿块生长迅速；④未闭经，ER 阴性者。ER 阳性可术后服他莫昔芬5年。早期乳癌的保乳手术合并放疗，与根治术可获同样的生存率，但病人生活质量和心理状态明显得到改善。此种方案已被逐渐扩大采用，必须指出，应该严格掌握此种术式的适应证并应在有条件的医院中进行。

（2）Ⅱ期 现行多为改良根治术或保留乳房的乳腺癌根治性切除术，术后4～6周（当伤口基本愈合时，高危病人也可于4周内）先做辅助化疗，然后根据病情再选做放疗。ER阳性者给以内分泌药物治疗。

(3) Ⅲ期　先术前化疗，再做根治术或改良根治术，术后做辅助化疗和放疗。ER阳性者给以内分泌药物治疗，必要时可做卵巢去势术。

(4) Ⅳ期　以化疗和内分泌治疗为主，必要时局部放疗或行姑息性局部切除手术。

2. 中西医结合治疗　灵活运用辨证论治原则，处理好扶正与祛邪的关系，做到中西医优势互补。

(二) 西医治疗

手术切除是治疗乳腺癌的主要方法，同时辅以放射、化学药物、内分泌、生物治疗等。

1. 手术治疗　手术的目的是切除原发灶，控制区域淋巴结转移，同时获得原发病灶的病理类型、分化程度、激素受体情况、淋巴结转移程度等资料，为术后的综合治疗做准备。

(1) 手术适应证　符合国际临床分期0期、Ⅰ期、Ⅱ期及部分Ⅲ期且能耐受手术者。病灶限于局部和区域淋巴结者，首选手术切除。

(2) 手术禁忌证　①肿瘤远处转移者；②年老体弱不能耐受手术者；③重要脏器功能障碍不能耐受手术者；④Ⅲ期患者出现下列情况之一者：乳房皮肤橘皮样水肿范围超过乳房面积的一半；乳房皮肤出现卫星状结节；乳腺癌侵犯胸壁；临床检查胸骨旁淋巴结肿大，且证实为转移；患侧上肢水肿；炎性乳腺癌。

(3) 临床常用的手术方式

①乳腺癌根治术（radical mastectomy）：用于浸润性癌临床Ⅰ期、Ⅱ期和部分Ⅲ期患者。手术范围包括患侧整个乳房、胸大肌、胸小肌、腋窝及锁骨下淋巴结，上至锁骨，下至腹直肌上段，外至背阔肌前缘，内至胸骨旁或中线。采用梭形切口（纵梭形或横梭形），皮肤切口距肿瘤边缘3.0cm以上，将乳房连同已分离的乳房周围组织、胸大肌、胸小肌、腋窝和锁骨下脂肪组织及淋巴结一并切除。

②乳腺癌扩大根治术（extensive radical mastectomy）：在上述清除腋下、腋中、腋上三组淋巴结的基础上，将胸廓内动、静脉及其周围的淋巴结（胸骨旁淋巴结）切除。

③乳腺癌改良根治术（modified radical mastectomy）：适用于Ⅰ、Ⅱ期乳腺癌。手术方式有两种：保留胸大肌，切除胸小肌，全腋下淋巴组织整块切除；保留胸大、小肌，不清除腋上组淋巴结，该方式保留了胸肌，术后外观效果好，且术后生存率与根治术无明显差异。

④全乳房切除术（total mastectomy）：适用于原位癌、微小癌和年迈体弱不宜行根治术的乳腺癌患者。手术切除整个乳腺，包括腋尾部和胸大肌筋膜。

⑤保留乳房的乳腺癌切除术（lumpectomy and axillary dissection）：手术取弧形切口，完整切除肿块，即肿块周围由足够的正常脂肪组织和乳腺组织包裹，确保切除标本的边缘无肿瘤细胞，全腋淋巴结清扫，术后辅以放疗、化疗。

手术方式的选择应根据病理分型、疾病分期、辅助治疗条件而定。对于可切除者，手术应将局部和区域淋巴结最大程度地清除，然后再考虑外观及功能。对Ⅰ、Ⅱ期乳腺癌可用改良根治术和保留乳房的切除术。对位于内侧或中央区的肿瘤，争取行扩大根治术。综合辅助治疗条件差的地区，应选根治术。胸骨旁淋巴结有转移者如术后无放疗条件可选扩大根治术。

2. 化学治疗　对晚期乳腺癌病人给予化疗为主的综合治疗，可提高生活质量和延长生存期。对于可手术的乳腺癌，在手术前后进行化疗、放疗、内分泌治疗等，可明显提高疗效。在其综合治疗中，化疗占有重要地位。

术前化疗可减小肿瘤体积、降低分期、减少手术操作引起的癌细胞扩散、杀灭潜在性的微小病灶，对Ⅲ期乳腺癌可使瘤体缩小后利于切除，同时还可了解癌瘤对化疗的敏感性，以便对术后化疗做指导。术前化疗多用于Ⅲ期病例，采用CMF方案，用1~2个疗程。术后化疗可消灭全身微小的残余病灶，降低癌细胞的生物活性，避免体内潜在的转移灶在原发灶切除后加速生长。术后化疗应早期应用，化疗时间以6个周期为宜。

化疗前病人应无明显骨髓抑制，如白细胞数低于3×10^9/L，应延长用药间隔时间；化疗期间应定期检查肝、肾功能。

联合化疗的效果优于单药化疗，联合化疗方案较多，常用者见下表。

表Ⅱ-5-1　　**乳腺癌常用联合化疗方案**

方案	药物	用　法
CMF	CTX	400~500mg/m^2，静脉注射
	MTX	20mg/m^2，静脉注射
	5-FU	500mg/m^2，静脉注射
		三种药物皆于第1天静脉给药，3周为1周期，用6~8周期
CAF	CTX	400~500mg/m^2，静脉注射，第1天
	ADM	30~40mg/m^2，静脉注射，第1天
	5-FU	400mg/m^2，静脉注射，第1天
		3周为1周期
CAP	CTX	500mg/m^2，静脉注射，第1、8天
	ADM	40mg/m^2，静脉注射，第1天
	DDP	100mg/m^2，静脉滴注，第3天，需水化、利尿和止吐
		3周为1周期，3周期为1疗程
PA或PP	PTX	135~175mg/m^2，静脉滴注3小时，第1天
	EPI	50~60mg/m^2，静脉注射，第2天
		或DDP 30mg/m^2，静脉滴注，第2~4天，适当水化、利尿和止吐
		3周为1周期，3周期为1疗程
TA或TP	TXT	60mg/m^2，静脉滴注1小时，第1天
	EPI	50mg/m^2，静脉注射，第2天
		或DDP 30mg/m^2，静脉滴注，第2~4天，适当水化、利尿和止吐
		3周为1周期，3周期为1疗程

近年来，TAX、TXT、NVB等新药与DDP、ADM、EPI联合应用，进一步提高了中晚期乳癌的疗效。

3. 内分泌治疗　雌激素是乳腺癌发生发展的重要刺激因素。内分泌疗法通过消除或抑制雌激素的作用来阻止癌细胞的生长，而不是直接杀死癌细胞。乳腺癌细胞中ER阳性者应用内分泌治疗有效率为50%~60%，而阴性者有效率不足10%，ER、PR均阳性者有效率可达77%。雌激素受体含量越高，疗效越好。内分泌疗法主要分三类：对抗雌激素疗法、内分泌腺去势疗法（手术、放疗、药物去势）、激素添加疗法。其中抗雌激素类药物包括 ER 阻断剂，常用者有 TAM 及雌激素合成酶——芳香化酶抑制剂，主要有氨鲁米特（最早的芳香化酶抑制剂）、福美司坦（Formestane，商品名兰他隆，第二代芳香化酶抑制剂）、来曲唑（Letrozole，弗隆，第三代芳香化酶抑制剂）、阿那曲唑（Anastrozole，瑞宁得）等。

近年来临床应用广泛者当属 TAM，已成为 ER 阳性患者内分泌治疗的标准疗法。ER 阳性患者用 TAM 效果最好，ER 不明患者也有效，ER 阴性患者不推荐使用。TAM 为合成的非甾体激素的抗雌激素类药物，化学结构与雌激素相似，其作用机制是与雌二醇竞争靶组织细胞浆内的 ER，减少细胞内 ER 的含量，从而阻断雌激素进入癌细胞，也阻断了细胞核内生成基因的转录，延缓细胞分裂，防止 ER 的再合成，导致雌激素依赖性乳腺癌细胞停止生长。临床应用表明，TAM 能明显降低绝经前、后乳腺癌患者的复发率和死亡率，对 ER、PR 阳性的绝经后妇女效果更好。TAM 口服每日 20mg，至少服用 3 年，通常 5 年，超过 5 年或剂量大于每日 20mg 未证明能增效。临床主要用于Ⅱ、Ⅲ期乳腺癌根治术后病人的辅助治疗以及晚期、复发性乳腺癌病人。该药不良反应为潮热、恶心、呕吐、静脉血栓形成、眼部副作用、阴道干燥或分泌物多，偶有致子宫内膜癌的报道。

托瑞米芬（Toremifen，法乐通）化学结构、疗效、不良反应均与 TAM 相似。

福美司坦较氨鲁米特和孕激素更适合于绝经后转移性乳腺癌患者在 TAM 之后做二线内分泌治疗。

来曲唑是一种具有高度选择性的非甾体类竞争性抑制剂，可口服。与氨鲁米特相比，来曲唑在体内的活性比其强 150～250 倍，建议来曲唑作为绝经妇女晚期乳腺癌患者 TAM 治疗无效或治疗后复发的替代药物。

阿那曲唑是口服高选择性的非甾体类芳香化酶抑制剂，可最大程度地抑制外周及肿瘤内雌激素水平。其应用目前主要限于绝经后晚期乳腺癌的复发或在使用 TAM 过程中疾病进展。

伏氯唑（Vorozole）可认为是绝经妇女晚期乳腺癌患者 TAM 治疗无效后的一种有效而安全的药物。

芳香化酶抑制剂对绝经后转移性乳腺癌的治疗疗效体现在它可以抑制雌激素的生成。由于芳香化酶抑制剂的不良反应比甲地孕酮少，尤其是体重增加方面，因此它们已取代甲地孕酮作为绝经后妇女转移性乳腺癌的二线治疗药物。这类药物多应用于绝经后的乳腺癌患者，不能用于绝经前，因为代偿作用可使卵巢雌激素的产生增加，但对于绝经前乳腺癌患者，可以先用促黄体激素释放激素类似物（LHRH-a）药物（如戈舍瑞林）绝经，再序贯应用芳香化酶抑制剂，可取得良好疗效。

绝经前妇女，卵巢产生高水平的雌激素，故需卵巢去势，这可以通过外科手术、放射治疗、促黄体激素释放激素（LHRH）拮抗剂的治疗等而实现；绝经后妇女的卵巢功能已停止，雌激素主要产生于周围组织（肾上腺、脂肪、肝脏、肌肉、毛囊、乳腺等），这类病人的内分泌治疗包括抗雌激素药、孕激素及芳香化酶抑制剂。

卵巢切除可阻断雌激素对肿瘤的作用而使肿瘤消退。它主要适用于绝经前（尤其 45～50 岁）激素受体阳性且淋巴结阳性的高危病人，对绝经后和年轻病人不合适。肾上腺或垂体切除主要用于绝经后或已去除卵巢的患者，以进一步去除体内雌激素的来源。二者作用类似，临床可只选其中一种。

在各种卵巢去势方法中，双侧卵巢切除术的优点是彻底阻断来源于卵巢的雌激素，缺点是手术创伤及不可逆性；放疗卵巢去势的缺点是所需时间较长，定位不准确，卵巢功能有可能阻断不完全，也可能造成毗邻器官的放射损伤。目前卵巢去势已经由传统双侧卵巢切除转向药物性卵巢去势。LHRH-a 适用于绝经前或围绝经期的晚期病例，目的与去势手术相同，可抑制卵巢功能，减低体内雌激素活性，直接抑制肿瘤细胞增殖。

4. 放射治疗 放射治疗分为根治性放疗、姑息性放疗、放射去势、与手术和/或化疗联合的综合治疗。根治性放疗是用能够彻底消灭癌瘤的剂量放疗，多用于对放射线敏感的早期、中期癌；姑息性放疗是对无治愈希望的乳腺癌的原发灶、复发灶、转移灶进行限量放疗，以控制癌瘤生长，减轻临床症状；放射去势是杀伤卵巢功能细胞的放疗；与手术和/或化疗联合的综合治疗可优势互补，提高疗效，又分为术前放疗与术后放疗，其中以术后放疗应用最多。放疗适应证为Ⅱ期和Ⅲ期乳腺癌根治术和改良根治术术后、Ⅲ期乳腺癌术前、对无治愈可能的晚期乳腺癌行姑息放疗、术后胸壁或淋巴结区域复发、病理检查有腋中或腋上淋巴结转移或胸骨旁淋巴结阳性。

乳腺癌放疗部位主要有乳腺、胸壁、腋窝、锁骨上下及内乳淋巴结，根据手术情况选择不同照射部位。根治术后辅助性放疗可降低局部和区域淋巴结复发率；乳腺癌远处转移放疗后可获得很好的姑息疗效；Ⅲ期乳腺癌术前放疗可使肿瘤缩小以利手术，术后放疗可消除亚临床灶，降低局部复发率或推迟复发时间。

行放疗时，剂量须达到有效剂量，一般为5000cGy/周。靶体积必须准确（特别是对胸骨旁淋巴结的位置），其深度我国以 3cm 为宜。

5. 生物治疗 免疫疗法、基因疗法等生物反应调节剂（BRMs）的应用，可直接干扰肿瘤细胞的生长、转移，或激活免疫系统的效应细胞来抑制、杀伤肿瘤。应用 IL-2、IL-3、IFN 等合并化疗可收到协同效果。曲妥珠单抗是一种重组 DNA 衍生的人源化单克隆抗体，对 HER-2/neu 受体过度表达的晚期乳腺癌有效，用法为第 1 周首次给 250mg 静脉点滴，然后每周给 100mg，共 10 周。用 TIL 疗法治疗乳腺癌显示了一定疗效。近年来使用的曲妥珠单抗注射液，对 c-erb-B_2 原癌基因过度表达的乳腺癌有一定疗效。抑癌基因治疗已进入临床试验，应用最多者是 p53 基因，取得了初步满意的疗效。

（三）中医治疗

1. 辨证论治

（1）肝气郁结证

证候：肿块胀痛，经期不准或经期乳房胀痛，情绪抑郁或急躁，胸闷太息，胁肋胀痛，遇精神刺激则症状加重，苔薄白，脉弦有力。

治法：疏肝解郁，佐以化痰散结。

方药：柴胡疏肝散(《景岳全书》) 加减。

药用醋柴胡 15g，醋香附 15g，白芍 20g，枳壳 15g，陈皮 10g，川芎 10g，郁金 10g，醋青皮 10g，全瓜蒌 30g，山慈菇 10g，当归 15g，橘叶 15g，海藻 15g，露蜂房 10g。

方中醋柴胡、醋香附疏肝理气解郁为君；青皮疏肝破气、散结消滞，郁金活血止痛、行气解郁，橘叶疏肝行气、消肿散结，三药均能辅助君药加强疏肝解郁共为臣；当归配白芍补血养血敛阴、柔肝养肝使肝之疏泄条达舒畅，瓜蒌宽胸利气化痰，海藻消痰软坚以散结，山慈菇解毒散结，川芎活血祛瘀、行气开郁，陈皮理气化痰共为佐；柴胡引诸药至病所兼为使。柴胡、香附、青皮醋炒后，味酸易入肝经，同时可避免理气药辛香走窜而伤肝阴。

加减：兼见心烦急躁、口干口苦、尿黄便干、舌红苔黄、脉弦数等气郁化火之象，酌加栀子、黄芩、龙胆草等清肝之品；若伴胁痛、肠鸣、腹泻者，为肝气横逆、脾失健运之证，酌加白术、茯苓、泽泻、薏苡仁以健脾止泻。

(2) 肝郁化火证

证候：乳房肿块，质硬，心烦易怒，便干溲赤，口苦咽干，舌红苔黄，脉弦数。

治法：解郁清肝，佐以活血软坚。

方药：清肝解郁汤(《外科正宗》) 加减。

药用陈皮15g，白芍15g，当归15g，川芎15g，生地黄15g，半夏15g，香附15g，青皮12g，远志12g，茯神12g，浙贝母12g，桔梗12g，甘草8g，栀子8g，穿山甲(研末冲服)3g，龙葵10g，漏芦10g，山慈菇10g，牡蛎20g，鳖甲(先煎)20g。

方中香附疏肝理气，青皮疏肝破气、散结消滞，栀子清肝热共为君；川芎通达气血、活血行气开郁，龙葵、漏芦、山慈菇清热解毒散结，四药协助君药解郁清肝共为臣；白芍、当归、生地黄养血敛阴柔肝以配合香附、青皮疏肝解郁，生地黄兼能凉血清热，陈皮理气化痰，半夏、浙贝母化痰散结，穿山甲活血通络，牡蛎、鳖甲软坚散结共为佐；桔梗祛痰兼载药上行为使。

加减：肝火上炎而见头痛、目赤、耳鸣者，加菊花、钩藤、刺蒺藜清热平肝；热盛伤阴者，加麦冬、山药滋阴健脾。

(3) 热毒蕴结证

证候：乳房肿块、疼痛、红肿，甚则破溃翻花，血水外渗恶臭，溃难收口，或发热，小便黄赤，大便秘结，舌红或黯红，苔黄腻，脉滑数。

治法：清热解毒，化瘀消肿。

方药：五味消毒饮(《医宗金鉴》) 合桃红四物汤(《医宗金鉴》) 加减。

药用金银花30g，蒲公英15g，紫花地丁15g，野菊花15g，桃仁20g，红花10g，赤芍15g，当归25g，白花蛇舌草20g，半枝莲20g，土茯苓15g，山慈菇8g，漏芦15g。

方中金银花两清气血热毒为君；蒲公英、紫花地丁、野菊花、白花蛇舌草、半枝莲、山慈菇、漏芦均各有清热解毒之功，合用则清热解毒之力尤强为臣；桃仁、红花、赤芍、当归活血化瘀，以消肿散结为佐使。

加减：便秘者，加大黄以通腑泄热。

(4) 气滞血瘀证

证候：乳房肿块疼痛，质地坚硬，有情志抑郁史，经色黯黑有血块或伴痛经，面色晦黯，胸闷，太息，舌或有瘀斑瘀点，苔微腻，脉涩或弦、滑。

治法：行气活血，祛痰散结，佐以解毒。

方药：理气活血散结汤（经验方）加减。

药用醋柴胡 15g，枳壳 15g，白芍 15g，当归 15g，川芎 15g，三棱 15g，莪术 15g，穿山甲(冲)3g，海藻 15g，昆布 15g，生瓦楞子 20g，海蛤壳 20g，川贝母 15g，白芥子 15g，山慈菇 8g。

方中川芎、三棱、莪术、穿山甲活血化瘀散结为君；海藻、昆布、生瓦楞子、海蛤壳、川贝母、白芥子消痰化痰，软坚散结为臣；当归、白芍、柴胡、枳壳柔肝疏肝理气为佐；山慈菇解毒散结为使。

加减：若嗳气、恶心、脘闷不舒，为肝胃不和，胃失和降，酌加半夏、陈皮、生姜以和胃降逆。

(5) 寒凝痰结证

证候：乳中肿块，皮色不变，口中不渴，舌淡苔白，脉沉细。

治法：温阳补血，散寒祛痰。

方药：阳和汤(《外科证治全生集》) 加减。

药用熟地黄 30g，肉桂 8g，麻黄 4g，鹿角胶 10g，白芥子 10g，姜炭 5g，生甘草 8g，土贝母 15g，全蝎 6g，姜黄 10g。

本方所治乳岩属阳虚营血不足，寒凝痰滞痹阻于乳络而成。方中重用熟地黄温补营血，鹿角胶填精补髓，助熟地黄以养血为君；寒凝痰滞，非温通经脉不足以解散寒凝，故以炮姜、肉桂温中有通为臣；麻黄开腠理以达表，白芥子、土贝母、姜黄祛痰散结为佐；甘草解毒、调和诸药，全蝎通络为使。本方既温补营血不足，又解散阴凝寒痰，使其阴破阳回，寒消痰化。对阳和汤的应用，古代医家马培之曾言："此方治阴证，无出其右，乳岩万不可用!"证若确系寒凝痰结，阳和汤不妨用之，马氏之说可作参考。

(6) 痰瘀互结证

证候：乳房肿块，质硬或痛，皮色晦黯或紫，时而有痰，肢体酸沉，口唇爪甲紫黯，痛经或闭经、经色黯或有血块，舌淡黯或紫、有瘀点瘀斑，苔白滑或白腻，脉弦、滑或细涩。

治法：化痰活血，软坚散结。

方药：海藻玉壶汤(《医宗金鉴》) 合血府逐瘀汤(《医林改错》) 加减。

药用海藻 15g，昆布 15g，浙贝母 15g，半夏 15g，陈皮 15g，青皮 10g，当归 15g，桃仁 15g，红花 10g，川芎 15g，川牛膝 15g，王不留行 15g，穿山甲(冲)3g。

方中海藻、昆布、浙贝母、半夏化痰，软坚散结为君；当归、桃仁、红花、川芎、川牛膝、王不留行、穿山甲活血化瘀，通络散结为臣；青皮、陈皮理气化痰为佐使。

(7) 冲任不调证

证候：乳房肿块胀痛，腰膝酸软，月经不调，烦劳体倦，五心烦热，头晕耳鸣健忘，口干咽燥，舌质红苔少，脉细或细数无力。

治法：补益肝肾，调理冲任。

方药：左归丸(《景岳全书》) 加减。

药用熟地黄 30g，山药 15g，山茱萸 15g，枸杞子 15g，鹿角粉(冲)5g，川牛膝 15g，龟板(先煎)30g，菟丝子 15g，香附 15g，枳壳 15g，当归 15g，川芎 10g，山慈菇 8g，莪术 15g。

左归丸滋补肝肾；佐以香附、枳壳疏理气机，当归补血养肝；川芎为血中之气药，既能活血祛瘀，又能行气开郁；莪术破血祛瘀，行气止痛；山慈菇解毒散结。以上诸药合用共奏调理冲任之效。

加减：失眠者，加酸枣仁、柏子仁、夜交藤养心安神；盗汗者，加煅龙牡、浮小麦收敛止汗。

(8) 气血两虚证

证候：头晕目眩，面色㿠白，神疲乏力，气短懒言，或肿块溃烂、血水淋沥，舌质淡或淡胖，苔白，脉虚弱。

治法：益气养血，解毒散结。

方药：十全大补汤(《太平惠民和剂局方》) 加减。

药用党参 20g，茯苓 20g，白术 15g，炙甘草 10g，当归 20g，川芎 15g，白芍 15g，熟地黄 15g，黄芪 30g，肉桂 8g，山慈菇 8g，露蜂房 10g。

方中黄芪、四君子汤补气，四物汤益气养血为主；少量肉桂配入补气养血药中，有温运阳气、鼓舞气血生长的作用；山慈菇、露蜂房解毒散结共为佐使。

加减：若气虚卫表不固，自汗、易感冒，宜重用黄芪，加防风、浮小麦益气固表敛汗；脾虚湿盛泄泻或便溏者，当归减量，加薏苡仁、炒扁豆健脾祛湿。

(9) 气阴两虚证

证候：乳房肿块，质硬，伴食欲不振，少气懒言，头晕目眩，疲倦乏力，口咽干燥，五心烦热，潮热，盗汗，舌质淡或红，苔薄或少苔，脉弱或细数。

治则：益气养阴，解毒散结。

方药：益气养阴散结汤（经验方）加减。

药用沙参 20g，麦冬 15g，天冬 15g，女贞子 15g，制何首乌 15g，五味子 10g，石斛 15g，玉竹 15g，黄芪 30g，太子参 15g，生晒参 10g，山慈菇 8g，露蜂房 10g。

方中黄芪、太子参、生晒参益气养阴为君；沙参、麦冬、天冬、女贞子、制何首乌、五味子、石斛、玉竹养津液精血为臣；山慈菇、露蜂房解毒散结为佐使。

加减：潮热甚者，加秦艽、银柴胡、白薇清退虚热；自汗多者，加浮小麦、煅牡蛎、糯稻根固表敛汗。

2. 专病专方

(1) 犀黄丸(《外科证治全生集》)　参见脑瘤专病专方中相关内容。

(2) 小金丹(《外科证治全生集》)　由白胶香、制草乌、五灵脂、地龙、木鳖、乳香(去油)、没药(去油)、当归身(酒炒)、麝香、墨炭组成。每服 2～5 丸，每日 2 次。功用化痰祛湿，祛瘀通络。

(3) 蟾酥丸(《外科正宗》)　由蟾酥、轻粉、枯矾、寒水石(煅)、铜绿、乳香、没药、胆矾、麝香、雄黄、蜗牛、朱砂组成。每次服 3 丸，每日 2 次。功用解毒消肿，活血定痛。

(4) 治乳岩方(《叶天士医学全书》)　生蟹壳数十枚，放砂锅内焙焦为沫，每服二钱，好酒调下，须日日服，不可间断。

(5) 山慈菇 15g，露蜂房 15g，雄黄 6g，先分别研末，和匀共研，装胶囊内服，每次

1.5g，每日2次。

3. 外治法

(1) 三黄洗剂（经验方） 大黄、黄柏、黄芩、苦参各等份，共研细末，将药末10~15g加入蒸馏水100ml、医用苯酚1ml中备用。功效：清热解毒，止痒收涩。适用于放射性皮炎及皮肤破溃、流水、瘙痒。用法：冷湿外敷，每日4~5次。

(2) 生肌玉红膏(《外科正宗》) 含当归、白芷、白蜡、轻粉、甘草、紫草、血竭、麻油。功效：活血祛腐，解毒镇痛，润肤生肌。应用于放射性皮肤溃疡日久不愈，术后切口感染或皮瓣坏死，晚期乳腺癌肿瘤破溃。用法：摊于纱布上敷贴。

(3) 珍珠散（经验方） 煅白石脂9g，煅石决明75g，煅龙骨15g，煅石膏60g，麝香1.5g，冰片3g，煅珍珠3g，共研极细末，装瓶备用。功效：生肌收敛。适用于术后切口溃疡不收口者。用法：将药末撒于伤口，外贴红油膏。

(4) 红油膏（经验方） 凡士林30g，九一丹30g，铅丹4.5g。先将凡士林烊化，然后徐徐将两丹调入和匀成膏，与纱布高压消毒后备用。功效：祛腐生肌。适用于乳腺癌术后切口溃疡不敛。用法：外涂患处。

（四）中西医结合治疗

1. 术后的中医治疗 肿瘤病变的进展过程也是正邪相争、耗伤正气的过程，再加之手术过程中耗伤气血，所以术后常有不同程度的少气懒言、头晕目眩、疲倦乏力、自汗、面色无华、唇甲色淡、食欲欠佳。舌淡苔白脉细弱，辨证属气血虚弱者，治以十全大补汤(《太平惠民和剂局方》）加减。药用党参20g，茯苓20g，白术15g，炙甘草10g，当归20g，川芎15g，白芍15g，熟地黄15g，黄芪30g，肉桂8g，白及25g，山慈菇8g。十全大补汤补益气血，白及生肌长肉，山慈菇解毒散结。

2. 化疗与中医结合治疗 中药可有效地缓解化疗中常见的胃肠道反应、骨髓抑制等，其治疗见总论部分。

3. 放疗与中医结合治疗

(1) 放射性皮炎 皮肤灼热、疼痛，进而脱皮屑，瘙痒难忍，重则皮肤皲裂、渗水，舌质红，苔薄黄，脉细数。治宜清热解毒，生津养阴，益气养血。以五味消毒饮、增液汤、当归补血汤加减。药用金银花25g，野菊花15g，蒲公英15g，紫花地丁15g，玄参25g，生地黄15g，麦冬15g，黄芪30g，当归15g，白鲜皮15g。

(2) 放射性肺炎 常在辨证的基础上酌加清热解毒、益气养阴、活血化瘀之品，如鱼腥草、金荞麦、金银花、黄芪、麦冬、生地黄、玄参、丹参、鸡血藤、天花粉、浙贝母、杏仁、百部等。

出现热邪伤阴、继生虚热的表现，诸如口干而渴、干咳无痰、盗汗、失眠等症，治宜养阴清热、泻火解毒，方用沙参20g，麦冬15g，玉竹15g，石斛15g，生地黄15g，五味子10g，芦根15g，地骨皮15g，玄参20g，金银花30g，蒲公英15g。

4. 不同转移部位乳腺癌的治疗 此类患者，由于气血阴阳俱虚，而邪毒壅盛，应结合转移部位辨证论治，根据患者的体质情况，施以综合疗法。

（1）骨转移　可使用药物或内分泌法止痛，局部放疗对骨转移有止痛效果。

中医治疗方面，患者如见受累骨骼持续性疼痛、夜间常加剧、痛如针刺，消瘦神疲，舌质晦黯，苔薄，脉沉涩或沉细，可以补肾壮骨、活血软坚、解毒散结法治疗，用归肾丸(《新方八阵》）加减。药用熟地黄25g，山茱萸20g，山药20g，枸杞子15g，杜仲25g，菟丝子15g，续断20g，怀牛膝15g，茯苓15g，当归15g，桃仁12g，香附12g，延胡索12g，山慈菇10g，白花蛇舌草30g，蜀羊泉30g。若痛入骨髓、彻夜难眠者加蜈蚣5g，僵蚕15g；血瘀重者加三棱15g，莪术15g。

（2）脊髓压迫症状　多发于胸段脊髓，椎板减压术可减轻症状，有少数病例可同时切除肿瘤，术后辅以放疗。可配合中药地黄饮子加减治之，地黄饮子加全蝎8g，地龙10g，僵蚕10g，姜黄10g。

（3）肺转移　肺内有多发结节性病灶，伴咯血或支气管梗阻者可行局部小范围放疗。对孤立的肺转移病灶，可考虑肺叶或楔行切除，并用联合化疗。

若咳嗽，痰中带血或咯血，胸痛，舌质红，苔薄黄，脉细数者，治以滋阴润肺、化痰解毒，用百合固金汤(《医方集解》）加减。药用百合15g，生地黄15g，熟地黄20g，麦冬15g，玄参20g，浙贝母15g，桔梗10g，仙鹤草30g，藕节12g，鱼腥草30g，徐长卿30g，白花蛇舌草30g，半枝莲30g，甘草6g。

（4）胸腔积液　抽取胸腔积液后，注入硬化剂或化疗药物疗效较满意。此外还可同时注射一些免疫调节剂。

患者见气急气喘，胸闷，咳唾引胸胁痛，或胸背掣痛不得息，全身无力，舌淡苔白，脉沉弦，治以化痰逐饮法，方用化痰逐饮汤（经验方）加减。药用芦根10g，桃仁10g，薏苡仁30~40g，浙贝母10g，地龙10g，全蝎6g，僵蚕10g，生黄芪10~20g，桂枝10~15g，茯苓30g，猪苓15g，泽泻10g，白术10g，紫菀10g。

（5）肝转移　根据肝功能状态选择化疗方案，可用肝动脉插管，植入动脉泵，能持续使用化疗药物。

中医治疗方面，若患者面目俱黄，胁痛腹胀，纳少呕吐，大便秘结，小便黄，伴有腹水，舌红苔白腻或黄腻，脉弦，治以清肝利湿、养肝健脾，方用茵陈蒿汤(《伤寒论》）合六君子汤(《医学正传》）加减。药用茵陈30g，栀子15g，大黄(后下)10g，党参15g，茯苓15g，白术(炒)10g，山药15g，延胡索15g，香附15g，白花蛇舌草30g，蚤休30g，蜀羊泉30g，徐长卿30g。

（6）脑转移　在西医治疗的同时，患者若见头痛，神昏，视物模糊，呕吐，抽搐，甚至昏迷，舌红而干，脉弦数，可试用育阴潜阳、祛风解毒法，以羚角钩藤汤(《通俗伤寒论》）加减。药用羚羊角粉(冲)6g，钩藤12g，生地黄30g，竹茹(姜制)12g，僵蚕9g，天麻9g，川芎9g，珍珠母30g，白花蛇舌草30g，龙齿30g，石决明30g，蜀羊泉30g，蚤休30g。肝肾阴虚者加山茱萸10g，熟地黄10g；抽搐者加全蝎5g，蜈蚣5g，地龙10g，研细末分6包，每次1包，每日3次；热毒内盛者加广犀角（水牛角代替，用量加倍）15g，葛根15g，黄芩10g；气虚痰壅者加西洋参12g，石菖蒲12g，郁金9g，莱菔子30g。

(五) 康复治疗

1. 根治术后患侧上肢功能康复训练

(1) 术后功能康复训练的意义 早期康复训练，可充分利用三角肌、背阔肌、肱二头肌、肱三头肌的作用，代替已切除之胸大肌、胸小肌、腋下组织的作用；可促进局部血液循环和淋巴回流，减轻或防止患侧上肢水肿、肌肉萎缩；帮助患侧上肢恢复达到功能位置，预防因瘢痕挛缩而引起关节僵硬。

(2) 术后功能康复训练的方法

①术后体位：仰卧位和半卧位，术侧肘关节轻度屈曲，下方垫起，使其与躯体同高，手放腹部，肩关节保持舒适位置，这种体位可保持引流通畅，防止腋窝死腔形成，减低皮瓣张力，有利于皮瓣的成活；肘关节抬高可增加淋巴及静脉回流，减轻或预防上肢水肿。

②术后康复训练：术后1~2天，由于皮瓣与胸壁未粘连，为防止皮瓣移动，影响愈合，可做手部活动，如伸指、握拳、屈腕等。术后3天内患侧上肢采取屈臂内收制动时，进行上肢肌肉等长收缩，利用肌肉泵的作用，促进血液、淋巴回流，以减轻因手术创伤、回流不畅等原因引起的肢体肿胀，促进伤口愈合。术后4~7天，此时腋下引流管已拔除，可增加肘部活动练习，用健侧手掌托患侧肘部辅助患肢运动，渐渐试用患侧手洗脸、刷牙、拧毛巾、端碗、握球等，注意避免患肢活动过度致皮瓣滑动移位；活动前先用温毛巾或温水袋热敷肩部，以促进血液循环，柔软肌肉。术后8天皮瓣已与胸壁粘连或皮位已成活，此时可以做肩部活动，如肩关节抬起、回旋、用患侧手触摸对侧肩或同侧耳等。术后9~12天进行患侧上肢上举锻炼，可做手指爬墙训练，面墙而立，抬高患肢，手指向上攀摸墙壁，至最大限度后在墙上做一标记，逐日提高伸展程度，直至上肢完全能上举伸直。术后2周除继续进行上述活动外，主要以肩部活动为主，以肩部为中心，前后左右自然摆臂，初时幅度不宜过大，以自然姿势梳头，保持颈部不偏斜，这两种活动不限次数，拆线后逐步加大肩部活动范围，如外展活动，双上肢先平举，然后外展，再双手叠加于脑后，两肘在前面开合等。也可分阶段增加器械训练，加做康复训练操。

(3) 术后功能康复训练的注意事项

①活动过早、范围过大易引起皮瓣滑动而影响伤口愈合；而时间太迟，又易造成皮下积液，上肢水肿及瘢痕形成，一般于术后24~72小时，若无活动性出血即可开始活动。

②活动要循序渐进，由远及近，依此活动手、腕、肘关节，引流管拔除，皮瓣与胸壁已贴合，可逐渐活动肩关节，勿使患肢疲劳或下垂太久而致患肢肿胀，活动后要抬高患肢；若出现肢体肿胀，应减少活动，抬高患肢，肿胀严重时，可用弹力绷带加压包扎。

③康复训练以病人自主锻炼为主。

④禁止在患侧上肢测量血压、抽血、静脉注射和肌内注射。

⑤术后功能锻炼应在不增加刀口并发症的原则下进行。

2. 心理调整 心理因素不仅在乳癌的发病中起作用，在治疗与康复阶段也可影响治疗效果。当患者被告之诊断结果后，常会与死亡联系在一起，出现不同程度的悲观失望、焦虑、恐惧心理；术后形体上的缺陷又易产生自卑、忧虑心理，甚至对生活失去信心。此时医务人员要耐心细致地做好思想疏导工作，也可请同种疾病恢复良好的患者现身说法，以帮助患者恢复生活的勇气；同时护士要用热情周到的服务，关心体贴患者，使其产生安全感、信赖感；还要取得其家属和亲朋的配合，特别是患者配偶的支持，以减轻患者的心理负担，消除患者的心理障碍。

3. 饮食调养 饮食调理宜营养均衡全面，多食各种新鲜蔬菜、豆制品、水果、胡萝卜、黑白木耳、猴头菇，五谷杂粮、粗细粮、鲜鱼、适量瘦肉和蛋类等合理搭配，添加海带、海藻、紫菜、牡蛎等化痰软坚散结的食物，减少脂肪、肉类、奶油、糖类甜食、辛辣炙煿之品的摄入。

饮食过饱，超过脾胃的消化、吸收、转运能力，则易致饮食停滞，损伤脾胃，郁久化热；偏食生冷寒凉，易损伤脾胃阳气，寒湿内生；偏食辛温燥热，易致胃肠积热，这些都不利于康复。

4. 适量运动 人体每天需要适当的活动，气血才能流畅，若长期不活动，易使气血不畅，脾胃功能减弱，出现食少乏力、精神不振、肢体软弱等，不利于康复。《素问·宣明五气篇》说"久卧伤气"，华佗曰"人体欲得劳动，但不当使极尔，动摇则谷气得消，血脉流通，病不得生"，都强调了运动的重要性。患者可选自已喜欢的运动方式，如健身操、气功、太极拳、跳舞、轻松慢跑等。

5. 生活规律 起居有常、不忘劳作，有规律地生活，当作则作、当息则息，则有利于内环境的稳定，使"阴平阳秘"，有利于康复。

【中西医治疗进展及展望】

乳腺癌治疗的进展，源于基础研究的进展及规范的临床试验。

研究证明，提高乳腺癌生存率和降低死亡率的决定因素并不完全在于治疗手段而应包括早期发现。对乳腺癌治疗认识上的更新以及辅助治疗已对提高乳腺癌患者的生存率起到了越来越重要的作用，从而使手术方式的选择越来越趋于保守。目前国内外乳腺癌的手术模式趋于缩小，在西方国家，改良根治术已取代传统根治术，并成为当今治疗乳腺癌的标准术式；保留乳房外形附加放疗已成为Ⅰ期及部分Ⅱ期乳腺癌患者的主要术式之一。近年来国外还有学者根据前哨淋巴结病理检查结果而决定是否需行腋淋巴结清扫。

近年来，乳腺癌的内科治疗发展迅速，尤其是紫杉醇类药物的应用，使疗效不断提高。治疗乳腺癌单药有效的化疗药物按有效率依次为紫杉特尔、紫杉醇、诺维本、多柔比星、表柔比星、吡柔比星、米托蒽醌、双氟胞苷、拓扑替康、环磷酰胺、氟尿嘧啶、甲氨蝶呤、丝裂霉素、长春新碱等。以紫杉特尔为主的化学治疗方案和大剂量化学治疗方法的推出，使人们看到了治疗乳腺癌的希望。乳腺癌药物研究的另一重要特点是由于认识到多药耐药性是一个复杂不易解决的问题，因此除了研究直接杀死乳腺癌细胞或抑制其生长的药物外，也研究了不少细胞生物作用调节剂。此外，若不给新生微血管提供营养，肿瘤生长就不能超过2～4mm，因此也探索了不少抑制微血管生长的药物，部分已进入临床研究阶段。在临床用药方法研究方面，临床药理学家也在大量病人中做了探索，如联合化疗、序贯给药、大剂量化疗等，以寻找疗效更高、给药方法更合理的治疗方案。

乳腺癌大多为激素依赖性肿瘤，因此内分泌治疗就成为乳腺癌系统综合治疗的重要组成部分，在欧美国家内分泌治疗占乳腺癌药物治疗的50%。近年来随着基础研究的开展及新型药物的开发和应用于临床，使乳腺癌的内分泌治疗有了很大进展。相对于其他治疗方法，内分泌治疗又以其不良反应轻、疗效明显、价廉经济和适用于各阶段乳腺癌患者的特点而具有特殊意义，特别是对于晚期乳腺癌、转移性乳腺癌和复发性乳腺癌患者，内分泌治疗已成为姑息治疗及解救治疗的重要措施。目前乳腺癌内分泌治疗的药物很多，根据药理作用可分为五大类，即抗雌激素类、孕激素类、芳香化酶抑制剂类、促黄体激素释放激素类似物、抗孕激素受体类。近年来又有抗孕激素和抗雄激素药物应用于临床并取得疗效的报道。目前乳腺癌内分泌治疗方法众多，近20~30年间几乎全面更新，但也存在不少困惑。临床研究已经发现ER受基因调控，而且在治疗过程中会有不断变化，以至产生耐药，如何提高内分泌治疗的预见性和克服耐药已经十分迫切。相信在不远的将来，乳腺癌的内分泌治疗和基因调控方面有望获得突破性进展。

放射治疗在乳腺癌的治疗策略中一直发挥着重要作用，包括根治术后补充放射治疗、保留乳房术后放射治疗等。但乳腺癌放射治疗的许多方面仍然存在争议，如根治术后照射靶区范围的确定原则、放射治疗对根治术后患者生存的影响、导管原位癌（DCIS）和小叶原位癌（LCIS）术后放射治疗的取舍、保留乳房术后放射治疗靶区范围和放射治疗的方式、哨位淋巴结活检与区域淋巴结放射治疗的取舍及乳腺癌放射治疗技术选择等。

肿瘤的基因治疗是近年来研究的热点，随着分子生物学及免疫学的发展，人们对乳腺癌的基因研究做了大量有意义的工作，取得了一些令人鼓舞的成绩。基因治疗特别是自杀基因疗法、基因转导及表达的靶向性，关系到治疗的高效性和是否对正常机体组织产生损害。在靶向性转导方面，反转录病毒只感染分裂细胞的特殊性使其所转导的细胞具有相对特异性，这对乳腺这样的低分裂组织做局部应用较为合适，但是应用体内法对骨髓、生殖细胞等分裂增殖旺盛组织可产生致死杀伤作用，有产生与放、化疗相似副作用的危险。乳腺癌的发生、发展是多因素及多基因参与的结果，目前对乳腺癌的相关基因及表达产物都有了许多认识，如c-erb-B_2、nm23、int-2、p53、$BRCA_1$、$BRCA_2$和ER基因等。不少学者将TK、CD等自杀基因转导过度表达到$BRCA_1$、$BRCA_2$或c-erb-B_2基因的调控区之下，使自杀基因在上述基因扩增时杀死肿瘤细胞。乳腺癌的发生发展与许多基因及蛋白密切相关，以这些基因分子为靶，用单克隆抗体去封闭或用选择性的物质去拮抗这些因子或因子受体的体外试验和初期的临床试验，已被证实有效，部分已完成Ⅲ期临床试验，即将进入临床治疗；有些尽管还未应用于乳腺癌，但在其他肿瘤中被证实有效，在乳腺癌中有应用前景。

乳腺癌的免疫治疗研究是基础研究和临床结合最紧密的领域之一，近年来非常活跃，已成为手术治疗、放射治疗、化疗和内分泌治疗以外的新的治疗手段，并且将随着研究的深入而起到越来越重要的作用。乳腺癌的免疫治疗包括非特异性免疫治疗和特异性免疫治疗。非特异性免疫治疗主要是通过具有免疫增强作用的物质或细胞因子提高病人自身的非特异性抗肿瘤能力。乳腺癌特异性主动免疫治疗的实验研究工作近年来积累了较多的资料，其中在理论上较成熟的是应用肿瘤疫苗主动免疫治疗乳腺癌，乳腺癌特异性主动免疫治疗的一个重要突破性进展是单克隆抗体的研究和应用。但是，就目前的研究结果而言，乳腺癌的免疫治疗尚只能作为辅助治疗的一个方面，还不能代替常规的综合治疗。

中医药在治疗乳腺癌方面具有优势，尤其在减轻放化疗的不良反应、促进术后的体质恢复、提高患者的生存期及生活质量、降低复发转移等方面较明显。中医药治疗乳腺癌的优势还在于其广泛的适用性，适用于各种类型乳腺癌以及临床各个分期，均无明显不良反应。要想使中医治疗乳腺癌被广泛认可和应用，我们面临的科研工作还很艰巨，临床和实验研究要求系统的设计和科学合理的方法。今后我们应在发挥中医整体观念和辨证论治传统优势的前提下，充分应用现代科学技术和手段，对中药治疗乳腺癌、术后综合治疗、抗乳腺癌转移复发等方面进行深入研究，提高中药治疗乳腺癌的水平。随着现代科学技术的高度融合，生命科学技术中中西医药会更紧密地结合，中医在乳腺癌的综合治疗中将会越来越显示出重要的作用。

【预防与调护】

（一）预防

乳腺癌的确切病因尚未清楚，难于做到一级预防，目前的预防主要是对于高发年龄段的女性尽量避免乳腺癌的高危因素，并定期做好体检和乳腺 X 线摄影等检查（一般认为乳房钼靶 X 线摄片是有效的检出方法），争取早期发现，及时治疗，还要注重对乳房良性疾病的监测和治疗。

（二）调护

注重女性三期，即青春发育前期、青春期、绝经期的防护。青春发育前期要减少高脂肪、高糖类食物及动物蛋白的摄入，尽量少用不必要的激素类药物，增加体育锻炼，减慢卵巢成熟的启动，可推迟月经初潮年龄；尽量避免高龄生育，鼓励母乳喂养；进入绝经期的女性要防止肥胖，因为脂肪在芳香酶的作用下可间接转变成雌激素，增加患乳腺癌的危险性，调治更年期症状最好选用中药，尽量少用含有雌激素类的药物。

调畅心情，尽量减少情绪不畅、精神紧张和压抑的因素，对乳腺癌的未病先防和既病调护都是必需的。忧思恼怒等非良性精神刺激可引起脏腑功能失常、气血津液运行失调，易形成或加重气滞瘀血痰凝交阻于乳络的病理状态，所以保持平静乐观的心理状态，使气血津液运行正常，对配合乳腺癌的治疗是非常重要的。现代研究表明，不良情绪刺激可通过下丘脑 - 垂体 - 肾上腺皮质网络及神经内分泌免疫网络使机体免疫功能紊乱，促进癌瘤复发转移。临床观察也表明，纠正悲观失望的心理状态，鼓励病人战胜疾病的信心，就会取得较好疗效。

第六章　食管癌

食管癌（esophageal carcinoma）是发生于食管黏膜上皮的恶性肿瘤。据有关资料，我国是食管癌的高发国家，也是食管癌死亡率最高的国家，年平均死亡率为14.59/10万。食管癌的流行病学特点有：①明显的地区性差异：食管癌在我国分布很广，但各地的发病率和死亡率差别很大，在河北、河南、江苏、山西、陕西、安徽、湖北、内蒙古、新疆、四川等省的部分地区形成了许多高发区，其发病率和死亡率在各种肿瘤中高居首位。国外在中亚、南非、法国北部以及中南美地区也有较集中的高发区。高发区与低发区之间的发病率可相差数十倍。②年龄差异：食管癌的发病随年龄增加，30岁以下的人少见，80%发生在50岁以后，50～69岁为发病高峰，而且占全部食管癌死亡的60%以上。高发区人群食管癌死亡年龄比低发区提前10年左右。③性别差异：食管癌发病男性多于女性，我国男女性别比例为1.3～2.7:1，地区不同，性别比例也不一样，一般高发区性别比例较小。④种族差异：不同民族食管癌的发病率有明显差异，可能与生活习惯有关。如我国新疆哈萨克族居民的食管癌发病率最高，苗族最低；美国黑人高于白人。⑤食管癌具有阳性家族史和家族聚集性的特点。

本病属中医的“噎膈”病范畴。《内经》记载有：“三阳结谓之膈”；“膈咽不通，饮食不下，食则呕”。《医贯》曰：“噎膈者饥欲得食，但噎塞迎逆于咽喉胸膈之间，在胃口之上，未曾入胃即带痰涎而出。”以上描述与食管癌的临床表现十分相似。

【病因病理】

（一）西医病因病理

1. 病因　食管癌的病因至今尚未完全清楚，但根据已有资料分析，食管癌是多因素综合作用的结果，其发生发展涉及多种抑癌基因和原癌基因的异常表达。主要因素有：

（1）吸烟　经研究发现，长期吸烟者的食管上皮层增厚，且烟雾和焦油中含有多种致癌物质，如亚硝基吡咯烷和二甲基亚硝胺，它可攻击细胞的脂肪、蛋白质和核酸等成分，造成食管细胞损伤而引起癌变。吸烟量多者比基本不吸烟者食管癌的发病率要高出7倍。

（2）饮酒　酒本身虽然并未被证明有致癌性，但有一定的促癌作用。酒精可能作为致癌物的溶剂，促进致癌物进入食管；酒还可对食管黏膜造成损伤，也为食管癌的发生创造条件。一般认为饮烈性酒者患食管癌的危险性更大。有研究统计，大量饮酒者比基本不饮酒者发病率要增加50余倍，而酗酒、嗜烟者的发病率是既不饮酒又不吸烟者的156倍。

（3）食管的局部损伤　长期喜进过热食物、刺激性食物、粗糙食物和进食过快等，使食管受到物理性刺激而引起食管黏膜损伤、炎症和增生，可以导致癌变。

(4) 亚硝胺　亚硝胺类化合物是一种强致癌物，可引起多种动物脏器的肿瘤，有十几种亚硝胺能引起动物的食管癌。亚硝胺存在于某些蔬菜和饮水中，特别是酸菜、咸菜、虾酱等腌制品中含量明显增加。国内许多研究资料表明，从膳食中摄入亚硝胺的量与食管癌发病率成正比，已从我国食管癌高发区河南林县居民的食物中检出了7种挥发性亚硝胺。

(5) 霉菌毒素　现已发现互隔交链孢霉与串珠镰刀菌的毒素在食管癌的病因中起着重要作用。动物模型证实食用霉变食物可诱发上消化道癌变，我国高发区比低发区居民食用霉变和发酵的食物多，也说明此点。

(6) 微量元素和营养因素　某些微量元素缺乏，如在自然环境中钼、锌、铁、铜、氟等含量低的地区食管癌高发。钼的缺少可使土壤中硝酸盐增多，粮食易被霉菌污染，现已证实了钼的抑癌作用。世界各地的食管癌高发区，一般都是营养较差的贫困地区，膳食中缺少维生素A、C、B_2和蛋白质、脂肪酸，可以使食管黏膜增生、间变，进而引起癌变。

(7) 遗传因素　据调查发现，食管癌具有较为明显的家族性聚集现象。

2. 病理　食管恶性肿瘤大多数发生于食管黏膜上皮，少数为中胚叶组织来源的肉瘤。食管癌以中段最多，占52.7%，下段次之，上段最少。

(1) 大体形态分型

①早期食管癌：可分为四种类型，即隐伏型、糜烂型、斑块型、乳头状型，以斑块型最常见，而乳头状型和隐伏型少见。此期为原位癌和早期浸润癌，病变仅累及上皮、固有膜或黏膜下层，未侵及肌层，无淋巴结转移，症状轻微或无症状。

②中晚期食管癌：可分为髓质型、蕈伞型、溃疡型、缩窄型和腔内型等五种类型。髓质型最多见，约占60%，向腔内生长，易侵及相邻器官，常累及食管全周，瘤灶较长，一半病例超过5cm，预后不佳。蕈伞型较常见，约占15%，向腔内生长，外侵较少，预后较好。溃疡型也占15%，癌组织浸润食管深肌层，形成深溃疡，常侵及食管周围组织器官，易发生穿孔。缩窄型较少见，约占10%，管腔呈环形狭窄。腔内型最少见，约占4%，肿瘤呈圆形或卵圆形向腔内突出，切除率较高，但远期疗效不佳。

(2) 组织学分类：可分为鳞状细胞癌（占90%）、腺癌（占3.81%，其中单纯腺癌0.81%、鳞腺癌3.0%）；其他组织学类型有腺棘癌、黏液表皮样癌、基底细胞癌、小细胞癌、癌肉瘤、黑色素瘤等，均少见。

(3) 浸润与转移

①直接蔓延：直接蔓延最早也最多出现于黏膜下层，其扩散范围通常距癌瘤主体1cm以上，也有超过5cm者。中、晚期食管癌多见肌层受累。因食管无浆膜层，故癌瘤穿透肌层后，容易穿过食管外膜而达邻近器官。最常侵犯的是气管、支气管、肺、胸膜、心包膜、主动脉外膜、大静脉、甲状腺、喉返神经、横膈膜与肝左叶。

②淋巴结转移：一般首先发生于黏膜下淋巴结，通过肌层而到达与肿瘤部位相应的淋巴结。上段食管癌可侵犯食管旁、喉后、颈深与锁骨上淋巴结；中段向食管旁淋巴结转移，可进一步向上侵犯颈淋巴结，向下侵及胃贲门周围的膈下淋巴结或肺门淋巴结；下段除侵犯局部淋巴结外，还常侵犯胃贲门旁、胃左与腹腔丛淋巴结。

③血行转移：血行转移的常见部位依次为肝脏、肺与胸膜、骨、肾脏、网膜与腹膜、肾上腺等。

（二）中医病因病机

1. 饮食不节 嗜酒过度，过食肥甘和辛辣之品，或助湿生热，酿成痰浊，日久痰热互结，或积热消阴，津伤血燥，食道失于濡润，而发噎膈。进食过快过热，食物粗糙或霉变，刺激食道，久而食道脉络受损，血瘀阻于食道而发本病。

2. 情志内伤 《内经》指出："隔塞闭绝，上下不通，则暴忧之病也。"《景岳全书·噎膈》亦谓："必以忧愁思虑，积劳积郁，或酒色过度，损伤而成。"忧思伤脾，脾失健运，津液失布，湿聚酿痰，痰气相搏，阻于食道，而见吞咽困难；恼怒伤肝，肝失调达，肝气郁结，久则可致血瘀；气滞、血瘀、痰浊三者互结，阻于食道，饮食不下而发噎膈。正如清代徐灵胎所云："噎膈之症，必有瘀血顽痰逆气，阻隔胃气。"

3. 脏腑失调 脏腑阴阳失调，正气虚损是患病的主要内在原因。张景岳曾指出："少年少见此证，而惟中衰耗伤者多有之。"老年肾虚，房事不节，或久病失治，均可致气血不足，阴津耗损，食管失于濡养，久则发为本病。

由此可见，肝脾肾功能失调，导致气、痰、血互结，津枯血燥，以致食管狭窄或干涩是本病的基本病机，病位在食管，但与肝、脾、肾、气血津液密切相关。本病的性质为本虚标实，气血津液不足、脾肾虚损为本，气滞、血瘀、痰凝、燥热为标。初起多以标实为主，中期虚实夹杂，晚期以本虚为主。病程短者多因脏腑功能失调而致痰气交阻、气血郁滞、燥热内生，以实为主；病程长者，气滞血瘀痰凝经久不化，耗伤阴津，转化为气血两伤，以虚为主。

【临床表现】

（一）症状

1. 早期症状 食管癌早期通常包括原位癌或累及黏膜下层而未侵及肌层的浸润癌，无淋巴结转移，临床病理分期属Ⅰ期。此期出现症状可能是由于局部病灶刺激食管引起食管蠕动异常或痉挛，或因局部炎症、黏膜糜烂等所致。症状表现一般比较轻微，时间较短，常反复出现，时轻时重，可持续数月或1～3年才逐渐加重并经常化。主要表现为：

（1）食物梗噎感 早期最多见，半数以上病例有此症状。表现为吞咽硬食时，在某一部位突然发生轻微梗噎感，并不影响食物下咽，可不经治疗而症状消失，间隔一段时间后再次出现。

（2）胸骨后不适感或疼痛 咽下食物时胸骨后有轻微疼痛、不适，主要表现为闷痛或烧灼样痛，在吞咽粗硬食物、刺激性食物时症状明显，而在进流食、软食时疼痛较轻。

（3）食管内异物感或摩擦感 在吞咽食物时自觉食管某一局部有异物感或摩擦感，有的病人即使不做吞咽动作也有类似蔬菜叶等东西粘附于食管壁上的感觉，咽之不下，吐之不出。

（4）咽喉干燥感　有部分病人主诉咽喉干燥发紧，进粗糙食物时尤为明显。

2. 中晚期症状　本期症状最为明显。由于肿瘤不断增大，引起食管腔狭窄。本期包括临床病理分期的Ⅱ期和Ⅲ期，病变局限于食管壁以内或侵犯肌层、外层，伴有或无区域淋巴结转移。具体表现为：

（1）吞咽困难　是食管癌的典型症状，呈进行性，开始时较轻，常在进粗食或大口吞咽时不畅，且为间歇性，间隔时间逐渐缩短，程度逐渐加重，患者由普食至半流食，最后进流食也受阻，甚至滴水不能入。吞咽困难在缩窄型和髓质型病例较严重，也有约10%的病人癌瘤浸润已很广泛，但就诊时仍无明显的吞咽困难。

（2）食物反流　由于食管癌的进展，梗阻随之加重，造成病变上方的食管扩张，食物残渣存留，加之食管局部炎症，反射性地引起食管腺和唾液腺分泌增加，因此吐出物多为黏液或混杂宿食，也可因癌溃破或侵及周围组织而呈血性或为坏死脱落组织。

（3）疼痛　前胸或后背持续性钝痛提示食管癌已有外侵，引起食管周围炎、纵隔炎，或肿瘤引起食管深层溃疡所致。疼痛常在进食时最为明显，但也可与进食无关。严重疼痛伴有发热者，应警惕食管穿孔。

（4）体重减轻　因梗阻而长时间进食困难，营养难以维持，导致不同程度的消瘦和体重下降。

（二）并发症

多属临床Ⅳ期病人，肿瘤有广泛转移。此期病情进展迅速，主要表现为：

1. 恶病质、脱水　为食管癌晚期的全身表现，极度消瘦、无力、高度脱水、贫血等，常伴有水和电解质紊乱。

2. 肿瘤穿透及压迫现象　癌瘤侵入气管、支气管或肺，可致食管－气管或支气管瘘，引起呛咳、咯血、肺脓肿等；侵犯喉返神经、膈神经则出现瘖哑等相应症状；侵犯大血管可导致大出血。

3. 癌广泛转移表现　常见有锁骨上等淋巴结转移，若压迫臂丛神经则引起臂部酸痛无力，压迫上腔静脉则引起上腔静脉综合征。脏器转移以肝、肺与胸膜、胰、骨、肾、腹膜多见，表现为黄疸、腹水、呼吸困难、骨痛甚至昏迷等。

【实验室检查】

主要是食管脱落细胞学检查。其方法简便，操作方便、安全，病人痛苦小，准确率达90%以上，常能发现一些早期病例，配合X线检查可作为诊断依据。但由于食管镜检查的普及和相应电视监视系统的发展已具有极高的诊断准确性，因此目前拉网细胞学检查应用已较少，主要用于高危人群的普查。

【其他检查】

1. 影像学检查

（1）X线钡餐检查　此法是诊断食管癌最常用、最简便、最容易被病人接受的一种检查方法，对各期食管癌诊断均具有重要意义，对中晚期食管癌确诊率可高达95%以上。早期食管癌应配合食管镜和细胞病理学检查，并结合临床症状表现，可以提高诊断的准确性。

（2）CT扫描　由于食管周围有脂肪层，CT扫描可以较清晰地显示食管壁与周围器官的关系，而且具有无痛苦、无创性的优点。通过CT扫描可以观察到肿瘤的大小、长度、侵犯食管周径程度、肿瘤外侵周围器官情况、纵隔是否有肿大的淋巴结、远隔器官是否转移，对食管癌分期及决定外科手术方式、指导放疗靶区等具有重要价值。其局限性为对于过分消瘦或曾接受过放疗的病人，由于脂肪层不明显或消失，则无法做出判断，且CT为一种断面检查，不能显示食管黏膜，故无助于早期食管癌的诊断。

2. 内镜检查　内镜检查也是诊断食管癌最常用的方法之一，在临床上已广泛应用。它可以直接观察病灶的形态，显示肿瘤的大小和部位，同时可在病变部位做刷片或取活组织做病理学检查，以确定诊断。纤维内镜具有可弯曲、光源良好、视野广阔清晰等优点，可提高阳性检出率。

3. 内镜超声检查　此项检查是运用内镜检查手段，将微型高频探头送入食管内进行超声扫描，可以判断食管癌浸润深度、周围器官是否受到侵犯，还可以显示病变周围肿大的淋巴结，对TNM临床分期、判断手术切除率具有重要意义。

【诊断与鉴别诊断】

（一）诊断要点

1. 年龄在30岁以上，有长期吸烟饮酒史，尤其有家族史者更应注意。

2. 临床表现：早期最常见食物梗噎感，胸背后不适感或疼痛，食管内异物感或摩擦感，咽喉干燥感。中晚期常见进行性吞咽困难，食物反流，前胸及后背疼痛，体重减轻等。

3. 食管X线钡餐、脱落细胞和食管镜检查阳性可确诊。

4. CT扫描、磁共振、内镜超声检查有助于诊断和分期。

（二）临床分期（UICC，1997）

1. TNM分期

（1）原发肿瘤（T）

T_x：原发肿瘤不能确定。

T_o：无原发肿瘤证据。

T_{is}：原位癌。

T_1：肿瘤只侵及黏膜固有层或黏膜下层。

T_2：肿瘤侵及肌层。

T_3：肿瘤侵及食管纤维膜。

T_4：肿瘤侵及邻近器官。

（2）区域淋巴结（N）

N_x：区域淋巴结不能确定。

N_0：区域淋巴结无转移。

N_1：区域淋巴结有转移。

颈段食管癌的区域淋巴结是指颈部淋巴结，包括锁骨上淋巴结。胸段食管癌的区域淋巴结是指纵隔及胃周淋巴结，不包括腹腔动脉旁淋巴结。

（3）远处转移（M）

M_0：无远处转移。

M_1：有远处转移。

食管下段：M_{1a}：腹腔淋巴结转移。

M_{1b}：其他远处转移。

食管上段：M_{1a}：颈淋巴结转移。

M_{1b}：其他远处转移。

食管中段：M_{1a}：不适用。

M_{1b}：非区域淋巴结转移或其他远处转移。

2. 临床分期

0期：$T_{is}\ N_0\ M_0$

Ⅰ期：$T_1\ N_0\ M_0$

$Ⅱ_A$期：$T_{2\sim3}\ N_0\ M_0$

$Ⅱ_B$期：$T_{1\sim2}\ N_1\ M_0$

Ⅲ期：$T_3\ N_1\ M_0$，T_4 任何 N M_0

$Ⅳ_A$期：任何 T 任何 N M_{1a}

$Ⅳ_B$期：任何 T 任何 N M_{1b}

（二）鉴别诊断

1. 食管功能（运动）失常 食管痉挛、神经性吞咽困难、贲门失弛缓症等可致食管及其括约肌痉挛，因吞咽食物刺激可突然发作，食管呈弥漫性或局部痉挛，也可出现上括约肌或下括约肌痉挛。经透视或X线摄片、食管腔内测压可以确诊。

2. 胃-食管反流病 本病因胃、十二指肠内容物反流入食管而引起反酸、灼热、吞咽困难及吞咽疼痛等症状，由于反流物经常刺激食管可导致黏膜慢性炎症，其病史较长，内镜检查可有黏膜炎、糜烂或溃疡，但无肿瘤。

3. 食管良性狭窄 良性狭窄多为吞服强酸、强碱所致的化学性灼伤的后遗症，也可因食管损伤或食管、胃手术引起。病人均有清楚的灼伤和手术病史，病程较长，咽下困难发展到一定程度即不再加重，X线不易鉴别，通过详细询问病史和内镜检查可以与食管癌鉴别。

4. 食管良性肿瘤 食管良性肿瘤有平滑肌瘤、食管息肉、食管乳头状瘤、食管颗粒细胞肌母细胞瘤、血管瘤、腺瘤等，但最常见的是平滑肌瘤，约占60%~80%，发病年龄较轻，可发生在食管的各个部位，以下段居多，上段少见。病程较长，咽下困难多为间歇性，

X线钡餐检查可见有充盈缺损，边缘整齐，周围黏膜纹理正常，肿瘤上段食管无扩张，病理及细胞学检查可以鉴别。

5. 食管外压性狭窄 食管外肿物等压迫可引起吞咽困难，如纵隔肿瘤、食管周围淋巴结肿大，以及左心扩大、心包积液、主动脉瘤等。X线胸片、CT扫描可见相应部位肿物；食管钡餐检查显示外压性充盈缺损，食管黏膜光滑。

6. 咽喉部疾病 慢性咽炎、喉咽部肿瘤也常有异物感或咽下不适的感觉，应注意排除。X线钡餐检查和内镜检查食管无异常，喉镜检查不难与食管癌鉴别。

【治疗】

（一）治疗原则

1. 早期 食管癌早期病变较局限且无外侵与转移，应首选根治性切除，部分病人尤其是病变在中、上段者，亦可采取单纯放射治疗。术后或放疗后辅以中药治疗，可以巩固疗效、预防复发和转移。

2. 中期 中期食管癌亦以手术为主，可做术前放疗或化疗，尤其是对有一定程度外侵的病例，可以使肿瘤缩小、癌性外侵消退、提高切除率、减少肿瘤转移。对不能行根治术的病人，仍力争姑息性切除，以减轻肿瘤负荷，术后再进行放疗、化疗和中药治疗等。

3. 晚期 晚期病人已确定不能切除时，采取内科综合治疗，以放疗为主，结合化疗、中药治疗、生物治疗等，也可根据病人的全身状况等考虑是否进行减症手术。

无论早期、中期，还是晚期食管癌，中西医结合治疗均能显示出明显的优势。

（二）西医治疗

1. 手术治疗 在食管癌的治疗方法中，外科手术切除仍然是最佳且占主要地位的方法。临床中根据国际TNM分期结合临床资料（全身情况、肿瘤部位、影像学表现、病理等），可以判断手术适应证和制定手术方案，只要患者全身状况许可，除有远处转移的Ⅳ期病变外，均应争取先行手术治疗。

（1）根治性手术 Ⅱ期以内病例，在彻底切除肿瘤的基础上，还应常规清除纵隔及上腹部淋巴结，连同食管周围的淋巴组织一并切除。

（2）姑息性手术 对病变部位可以切除，但由于肿瘤已达Ⅲ期，对周围组织浸润范围较广，或有广泛淋巴结转移（属Ⅳ期）者，可进行姑息切除，以减轻肿瘤负荷，再配合放射治疗和药物治疗。

（3）减症手术 对于晚期患者，癌已呈冻结状态无法切除，为了减轻吞咽困难的症状，可实行减症手术，如食管胃底或食管结肠转流术、食管腔内置管术以及胃空肠造口术等。

2. 放射治疗 放射治疗损伤小，适应范围较手术广，是治疗食管癌诸多方法中除手术之外最有效的治疗方法，部分病人可获得治愈。食管癌放射治疗包括根治性和姑息性两类，照射方法主要分为外照射和内照射。其具体治疗方案需要根据病人的病变部位、范围、临床分期和全身状况而定。

（1）根治性放射治疗　根治性放疗适用于一般状况尚好，病变长度在8cm以内，无声带麻痹，无锁骨上淋巴结和远处转移，可进半流食，无穿孔和出血征象，无明显胸痛者。

食管癌以体外照射为主，医生根据病人的具体情况，设计出最佳方案，经模拟定位机定位后进行治疗。放射源的选择为^{60}Co或4～8MV X线，适用于颈段及上胸段食管癌；18MV或18MV以上X线、^{60}Co适用于中、下胸段食管癌。

体外照射后食管腔内肿瘤区域剂量不足时，需加腔内照射，可提高局部控制率。腔内照射是采用后装技术，通过导管将放射源送到食管的病变处近距离照射。其特点是放射源的表面剂量高，随着深度增加剂量急剧下降，故周围正常组织所受的放射剂量很低。

（2）姑息性放疗　对于晚期食管癌患者，为了减轻痛苦、延长寿命，可根据每个病人所需要解决的不同问题而进行治疗。

3. 化学治疗　食管癌确诊时多数病例已属中晚期，不但局部病灶广泛，出现淋巴结转移，而且可能已有亚临床远处播散。许多临床上认为病灶局限的食管癌患者死亡时经尸检证实，一半以上病例有远处转移，70%以上有广泛淋巴结转移，由此可见多数食管癌不能单纯依靠手术和放疗等局部治疗方法。过去认为食管癌对化疗不敏感，但近10年来，经许多临床研究，已使化疗的疗效有明显提高，单一药物化疗的有效率在15%左右，联合化疗的有效率在50%左右，部分病人可获得完全缓解。化疗的适应范围比较广，可用于不适合手术或放疗的各期食管癌，及术前、术中、术后、放疗前后，手术和放疗后复发的病人等。

（1）单一药物化疗　常用药物有博莱霉素、平阳霉素、多柔比星、丝裂霉素、顺铂、卡铂、长春酰胺、足叶乙苷、氟尿嘧啶、甲氨蝶呤、异环磷酰胺、洛莫司汀等。

（2）联合化疗　经临床研究证明，联合化疗的疗效优于单一药物化疗，故目前多采用联合化疗。

（3）动脉灌注化疗　该疗法可使肿瘤局部药物浓度比全身化疗时增加数倍，疗效较高，不良反应小。适用于中晚期不宜手术或放疗的病人，也可用于放、化疗后复发的病人和肿瘤体积较大、周围器官受侵病人的术前治疗。

（4）食管局部给药治疗　采用两种方法，一种是局部直接注药，将抗癌药物配成一定浓度的溶液，在内镜引导下直接注射到癌组织中，药物多选用氟尿嘧啶、平阳霉素、丝裂霉素；另一种是滞留性口服给药，有人把氟尿嘧啶、丝裂霉素等制成乳剂，连续微量口服给药，进行治疗。

表Ⅱ－6－1　　食管癌常用联合化疗方案

方案	药物	用法
DF	DDP	500mg/m²，静脉滴注，第1、2天，需水化、抗呕
	5-FU	750～800mg/m²，第2～6天，每天连续静脉输注8小时以上，可用醛氢叶酸（CF）增效
		3周为1周期，3周期为1疗程
DMP	DDP	20mg/m²，静脉滴注，第1～5天，需水化、抗呕
	MMC	4mg/m²，静脉滴注，第1、8天
	PYM	6mg/m²，肌内注射，每周3次
		3周为1周期，7周为1疗程

（续表）

方案	药物	用法
DDP-MTX	MTX	200mg/m^2，静脉滴注，第1天，需水化、抗呕
	DDP	20mg/m^2，静脉滴注，第2～6天，需水化、抗呕
		3周为1周期，2～3周期为1疗程
DFT	DDP	20mg/m^2，静脉滴注，第1～5天
	5-FU	750mg/m^2，缓慢静脉滴注，第1～5天
	TAX	135～175mg/m^2，静脉滴注，第1天
		4周为1周期，用药顺序为先给TAX，后给DDP和5-FU

4. 其他疗法

（1）微波治疗　是在内镜直视下通过内镜活检孔插入微波探头，内针插入病灶进行持续性凝固。目前据临床报道，微波治疗均取得一定疗效。

（2）激光治疗　主要用于不适合外科手术、放疗或化疗，并且合并严重狭窄、梗阻，不能进食的病人。近年来也有一些学者将激光与放疗和化疗相结合对食管癌进行根治性治疗。

（3）食管扩张术　通过内镜进行球囊扩张，可暂时改善食管狭窄，使病人能够进食，以提高生活质量，改善营养状况，为其他治疗创造有利条件。

（4）食管支架置入术　适用于不宜手术的食管癌、食管癌术后吻合口复发或放疗后局部复发及瘢痕形成狭窄等。支架置入后可配合放疗、微波治疗等抑制肿瘤生长。

（5）其他　如腔内热疗、内镜剥脱活检治疗和生物治疗等。

（三）中医治疗

1. 辨证论治

（1）痰气交阻证

证候：吞咽困难，胸膈痞满，嗳气呃逆，呕吐痰涎，口干咽燥，舌质红，苔薄腻，脉弦、滑。

治法：开郁化痰，降气润燥。

方药：启膈散（《医学心悟》）加减。

药用丹参15g，茯苓15g，郁金15g，沙参15g，川贝母12g，砂仁6g，荷叶蒂6g。

方中丹参、郁金、砂仁理气解郁，化痰祛瘀为君；沙参、川贝母化痰润燥为臣；荷叶蒂、茯苓和胃降逆，健脾化痰为佐使。

加减：若胸膈痞满较甚，可加全瓜蒌、半夏、胆南星以助化痰之力；口咽干燥甚者，可加麦冬、天花粉、玄参；若郁久化热，心中烦闷，大便干燥，可加栀子、黄连、山豆根、生地黄以清热除烦，滋阴润燥；若泛吐痰涎甚，可加半夏、陈皮、旋覆花、代赭石以和胃降逆。

（2）瘀血内结证

证候：吞咽梗阻，饮食难下，或食入复吐，胸膈疼痛，痛有定处，面色晦黯，肌肤甲错，大便干结，舌质紫黯，有瘀点或瘀斑，脉细涩。

治法：破结行瘀，滋阴养血。

方药：通幽汤(《兰室秘藏》) 加减。

药用生地黄 15g，熟地黄 15g，桃仁 12g，红花 6g，槟榔 12g，当归 10g，升麻 6g。

方中当归、生地黄、熟地黄滋阴养血润燥为君；桃仁、红花活血破结行瘀为臣；槟榔下行破气化痰为佐，升麻升清降浊为使，一升一降，噎膈得开。

加减：可加三棱、莪术、丹参、三七以增加破结行瘀之功；若胸膈痛甚、血瘀重，可加水蛭、虻虫；呕吐痰涎者，可加半夏、生姜汁；若口干、大便坚硬，可加沙参、麦冬、白芍、玄参以滋阴养血；气虚乏力者可加黄芪、党参、黄精。

(3) 津亏热结证

证候：水饮可下，食物难进，吞咽梗塞而痛，形体消瘦，皮肤枯燥，五心烦热，口苦咽干，大便干结，舌质红、干裂少津，脉细数。

治法：滋阴润燥，泄热散结。

方药：沙参麦冬汤(《温病条辨》) 加减。

药用沙参 15g，麦冬 15g，天花粉 15g，玉竹 15g，桑叶 12g，扁豆 12g，甘草 6g。

方中沙参、麦冬、玉竹养阴生津为君；桑叶、天花粉养阴泄热为臣；扁豆、甘草安中和胃为佐使。

加减：津亏重者，还可加生地黄、玄参、石斛；阴虚内热明显者可加银柴胡、地骨皮；肺胃有热，口苦咽干者，可加栀子、黄连、黄芩；若大便干结，可加何首乌、火麻仁润肠通便，还可加大黄泄热存阴；吐血、便血，可加生地榆、仙鹤草。

(4) 脾肾阳虚证

证候：水饮不下，泛吐清涎，面色皖白，形重气短，面浮足肿，腹胀便溏，舌淡苔白，脉细弱。

治法：温补脾肾。

方药：右归丸(《景岳全书》) 加减。

药用附子 6g，肉桂 8g，鹿角胶 12g，菟丝子 12g，当归 10g，杜仲 15g，熟地黄 15g，山茱萸 10g，山药 15g，枸杞子 10g，黄芪 30g，白术 10g，茯苓 15g。

方中附子、肉桂、鹿角胶、黄芪温补肾阳，填精补髓，益气补脾为君；菟丝子、杜仲、当归养血益肾为臣；熟地黄、山茱萸、枸杞子滋阴益肾，即“善补阳者，阴中求阳”之意，山药益脾肾为佐；白术、茯苓健脾胃为使。

加减：若中气下陷，少气懒言，可用补中益气汤(《脾胃论》) 加减；若心悸气短，脾虚血亏，可用十全大补汤(《太平惠民和剂局方》) 加减；呕吐者可加旋覆花、代赭石以降逆止呕。

2. 专病专方

(1) 中成药

①小金丹：参见乳腺癌专病专方中相关内容。

②梅花点舌丹：由藏红花、珍珠、麝香、牛黄、熊胆、蟾酥、沉香、血竭、白梅花、葶苈子等 21 味中药组成。治疗食管癌，每次 2～3 粒，每日 2 次，用温黄酒或温开水送服；也可将药粒研碎，用温开水调成稀糊状，慢慢咽下。具有清热解毒、消肿止痛之功效。

③六神丸：由麝香、牛黄、冰片、珍珠、蟾酥、雄黄等组成。具有清热解毒、消肿止痛的功效，适用于各型食管癌出现吞咽梗阻疼痛等症。每次 30mg，每日 1～2 次，噙化或温开水送服。

(2) 单方验方

含化丸（经验方）：由三七 31g，桃仁 15g，硼砂 18g，百部茎 16g，甘草 12g 组成。共研细末，炼蜜为丸，每丸重 6g，每日 3 次，每次含化 1 丸。

3. 针灸治疗 针灸治疗肿瘤已被应用于临床，国内许多医家采用针灸治疗食管癌均取得一定疗效。

主穴：天鼎、天突、膻中、上脘、内关、足三里、膈俞、合谷。

配穴：病灶在颈段者加配扶突、气舍、大杼、风门等；在中段者加配气户、俞府、承满、肺俞、心俞等；在下段者加配期门、不容、承满、梁门等。如兼胸骨后痛配华盖；背痛配外关、后溪；进食困难或滴水不入者重刺内关，针锋向上，使针感达到胸部；食管内出血者，配尺泽、列缺、曲泽；痰多者灸大椎、中府、中魁，针大杼、风门、肺俞、列缺、合谷。

方法：毫针刺，平补平泻法，每日 1 次。

4. 其他疗法

(1) 外治法

①蟾酥膏：由蟾酥、生川乌、莪术、冰片、红花等 20 味中药制成，贴于疼痛部位或腧穴以镇痛。

②化痰消肿膏：由礞石、制半夏、山慈菇、麝香、冰片、莪术、大黄、参三七、月石等制成。贴于与病变相应的体表，每周更换一次，可治疗晚期食管癌的吞咽梗阻、泛吐黏液等症状。

(2) 拔罐疗法 可以缓解食管癌引起的疼痛。

方法：将火罐拔在膈俞、脾俞、胃俞或明显的痛点上，每次 2～6 个，留罐 10～15 分钟，隔日 1 次，10 次为 1 疗程，间歇 1 周后可进行下一个疗程。

(3) 饮食疗法 食管癌患者通过饮食调治，可以改善一些临床症状。

①吞咽困难可选用鲫鱼、鲤鱼、乌鸡、生梨、核桃、藕、牛奶、芦笋、小蒜等。

②胸闷梗痛可选用无花果、杏仁、橘饼、海黄鳝、猕猴桃、荠菜、泥鳅、蜂蜜等。

③呃逆可选用荔枝、刀豆、柿子、核桃、甘蔗、苹果、萝卜等。

④吐泡沫黏液可选用薏苡仁、橘子、苹果、橄榄、海蜇、蛤蜊、鲨鱼、乌龟等。

⑤化疗期间骨髓抑制者可服用补脾养血之品如扁豆、山药、红枣、鹿角胶、桂圆、冬虫夏草炖老鸭等。

⑥放疗病人阴液损伤、热毒内盛可食用西瓜、白梨、荸荠、鲜藕、绿豆汤等，还可用鹅血、鹅肉加沙参、玉竹同煮，过滤后饮汤。

(四) 中西医结合治疗

1. 手术与中医结合治疗

(1) 术前治疗 以调理脾胃为主，脾胃虚弱者，健脾和胃，用六君子汤（《校注妇人良方》）加减。药用党参25g，白术15g，茯苓15g，甘草10g，木香6g，砂仁10g。若胃阴亏虚者，养阴和胃，用益胃汤（《温病条辨》）加减。药用沙参15g，麦冬20g，生地黄15g，玉竹15g，甘草10g，石斛15g，冰糖适量。

（2）术后治疗

1）调理脾胃：食管癌术后，患者常有厌食或腹泻，或二者兼而有之。一般认为与手术有关，中医以调理脾胃功能治疗有其优势。

①胃阴不足、胃失和降者，多见厌食口干，恶心或有脘腹不适，舌红少苔或舌淡红苔薄白，脉细或弱，治以益胃阴为主，方以戊己饮Ⅱ号（经验方）加减。药用清半夏10g，麦冬10～15g，沙参10g（舌红少苔者用之，舌淡红苔薄白者以党参10g易之），山药20～30g，鸡内金10g，生甘草10g。遣方用药宜“药取轻灵，避壅补，远滋腻”。

②脾虚湿困者，多见食欲不振，大便溏薄或泄泻，腹胀满，乏力，舌淡红苔白或薄腻，脉缓，治以化湿悦脾，方以戊己饮Ⅰ号（经验方）加减。药用藿香10g，厚朴8g，清半夏10g，茯苓30g，薏苡仁30g，扁豆10g，炒山药30g，车前子（包煎）10g，神曲10g。若大便次数多且无里急后重，可酌加五倍子10g。

③脾虚痰凝或挟郁热者，多见纳差，多痰涎，胃胀，口干，烧心（以午后及夜间为甚），舌淡红苔白滑，脉弦或滑，以启膈散（《医学心悟》）加减治之。药用郁金10g，浙贝母10g，沙参10g，丹参10g，荷叶10g，茯苓15～30g，砂仁10g，浮小麦30g，乌贼骨10g，白及10g，山药30g。若口干恶心，加清半夏10g，麦冬15g。

2）调补气血：术后气血双亏，表现为面色少华，气短心悸，头晕目眩，舌淡红苔白，脉细或弱者，治以调补气血，方以八珍汤（《正体类要》）加减。药用党参10～15g，白术10g，茯苓30g，生甘草10g，当归10g，白芍10g，生黄芪10～15g，熟地黄20g，砂仁6g。若大便溏薄，加山药30g，薏苡仁30g，芡实10g，扁豆10g。

3）补益气阴：若术后气阴不足，表现为面色少华，气短乏力，头晕耳鸣，口干目眩，腰膝酸软或伴五心烦热，舌淡红少苔，脉细或细数，治以补益气阴，方用生脉散（《景岳全书》引《医录》方）加减。药用人参10g或党参20～30g，麦冬10g，五味子10g，生黄芪10g，生地黄20g，当归10g。若肾阴不足，表现为头晕目眩，腰膝酸软，口干咽燥，舌红少苔脉细者，以六味地黄丸（《小儿药证直诀》）改汤剂加减治之；若见肾阳不足，表现为腰膝酸冷，畏寒便溏，下肢浮肿，舌淡红苔白脉弱者，以金匮肾气丸（《金匮要略》）改汤剂加减治之。

2. 放疗与中医结合治疗 中药可减轻放疗的毒副反应，提高疗效，还可促进放疗后的恢复。

（1）放疗中或放疗后宜生津润燥，益气养血，酌情予以清热解毒。可用麦冬15g，天冬15g，党参15g，茯苓15g，玄参10g，玉竹10g，金银花20g，生地黄10g，知母10g，白术10g，白花蛇舌草30g，甘草5g，并可随症加减治之。

（2）有报道放疗中使用扶正增敏汤（经验方）可增加放疗的敏感性。药用生黄芪30g，鸡血藤15g，生地黄15g，枸杞子15g，女贞子15g，川芎10g，红花10g，天花粉10g，全当归10g，太子参10g，瓜蒌10g，白术10g。有活血化瘀、扶正培本之功效。

（3）放疗所致不良反应的治疗

1）骨髓抑制：根据不同症状可选用四君子汤(《太平惠民和剂局方》)、八珍汤或生脉散加减。

2）放射性肺炎：根据不同临床表现，进行辨证论治。

①干咳无痰或痰少而黏，口干咽燥，或见咯血，舌质红，少苔或无苔，脉细，治宜养阴润肺，用百合固金丸(《医方集解》）加减。药用百合20g，生地黄15g，熟地黄15g，玄参15g，贝母15g，桔梗10g，甘草10g，麦冬15g，山药10g，当归15g，桑白皮15g，仙鹤草30g。

②咳嗽痰多，胸闷气短，倦怠乏力，头重如裹，舌胖，苔白腻，脉滑者，宜宣肺化痰，用二陈汤(《太平惠民和剂局方》）加减。药用半夏15g，陈皮15g，茯苓15g，甘草10g，乌梅10g，生姜10g，苍术10g，生薏苡仁30g，莱菔子15g。

③咳嗽，胸部刺痛，痛有定处，舌质黯，有瘀点或瘀斑，脉涩者，治宜活血化瘀，用血府逐瘀汤(《医林改错》）加减。药用当归15g，生地黄15g，桃仁10g，红花10g，赤芍10g，枳壳10g，甘草10g，柴胡15g，川芎10g，桔梗10g，牛膝15g，丹参30g。

3. 化疗与中医结合治疗

（1）增敏作用　中药可以增强化疗药物的抗癌作用。临床治疗中可根据病人的证候进行辨证论治，随症加减，如四君子汤、四物汤、生脉散、六味地黄丸、肾气丸以及半夏厚朴汤、血府逐瘀汤等据证可与化疗药物配合应用。

（2）减毒作用　化疗药物的毒副反应主要有骨髓抑制、消化道反应、心脏毒性、肝功能损害、肾脏毒性等，通过中医的辨证治疗，可以不同程度地减轻化疗的各种不良反应。

1）骨髓抑制及消化道反应：治疗见总论相关内容。

2）心脏毒性：某些化疗药物对心脏有不同程度的毒性，可引起心肌损害、心包炎等，化疗期间和化疗后配合中药治疗，可以预防和治疗由化疗引起的心脏毒性。

①若表现为心悸气短，胸中满闷，动则尤甚，痰多，恶心欲吐，苔白腻，脉滑，为痰饮内停证，治宜理气化痰、宁心安神，以导痰汤(《济生方》）加减。药用半夏15g，陈皮15g，茯苓15g，甘草10g，枳实10g，制天南星10g，远志10g，柏子仁10g。

②若表现为心悸易惊，面色少华，舌淡，苔薄，脉结、代，为心血亏虚证，治宜益气养血，以归脾汤(《济生方》）加减。药用党参15g，黄芪30g，白术10g，茯神10g，当归15g，远志10g，龙眼肉10g，大枣3枚，炙甘草10g，阿胶15g，可随症加减。

③若表现为心悸气短，自汗，体倦无力，舌质淡，苔薄白，脉细弱，为心气虚证，治宜补气养心，以四君子汤加减。药用党参15g，白术15g，茯苓10g，甘草10g，黄芪15g，龙骨15g，牡蛎15g。

④若表现为心胸憋闷，面色苍白，劳累后加重，畏寒肢冷，舌质淡，舌体胖嫩，脉细弱或结、代，为心阳虚证，治宜养心通阳，以炙甘草汤(《伤寒论》）加减。药用炙甘草15g，桂枝10g，党参15g，当归10g，五味子10g，茯神10g，生姜3片，大枣6枚。

3）肝功能损害：化疗药物对肝脏功能有不同程度的损伤，在化疗前后据证施以中药，可以预防和减少其损害。多采用舒肝理气、养阴柔肝等治法，方药可用柴胡疏肝散(《景岳全书》）或一贯煎(《柳州医话》）加减。前方药用柴胡15g，白芍10g，枳壳10g，甘草10g，香附10g。后方药用沙参15g，麦冬20g，枸杞子15g，生地黄15g，当归15g，川楝子10g。若出现黄疸、发热（属阳黄者），可用茵陈蒿汤(《伤寒论》）加减治之。药用茵陈30g，栀子10g，大黄10g，柴胡10g，黄芩10g，泽泻10g，车前子10～15g，金钱草15g，生薏苡仁30g。

4）肾毒性：一些化疗药物具有肾毒性，在化疗时一般均进行水化，但由于剂量过大或化疗次数增多，也会出现肾功能损害。若出现尿频、尿急、尿痛等症状，属于膀胱湿热证，可用八正散(《太平惠民和剂局方》）加减；若出现腰酸，排尿不利，五心烦热等，可用滋阴补肾治法，以六味地黄丸加减。

【中西医治疗进展及展望】

近20年来，西医在治疗食管癌方面取得了重大进展，外科手术切除率由上世纪50年代的60%～70%上升到90年代后的80%～90%，手术死亡率由50年代的14.6%～25%下降至近年的2.36%。我国食管外科也已步入世界先进行列。

放疗设备的不断更新，体部X刀、γ刀、新型腔内后装设备的相继问世，使放疗效果明显提高，损伤减轻。

新的化疗药物和方案也在不断研制并应用于临床；人工食管的研究正在实验阶段，希望可以早日取得成功。

近10年来中医药治疗食管癌的临床研究也取得很大进展，其疗效逐步提高。如以天夏开道汤（天龙、生半夏、生天南星、黄药子、威灵仙、旋覆花、代赭石、牵牛子、降香、枳实、郁金、川贝母、茯苓、生薏苡仁、太子参、橘皮络、路路通、半枝莲）治疗中晚期食管癌吞咽梗阻，取得了理想疗效；亦有以旋覆通膈汤（旋覆花、代赭石、牵牛子、女贞子、红枣、半夏、炒党参、当归、天冬、麦冬、公丁香、沉香、炙甘草、生黄芪、北沙参、威灵仙、仙鹤草）治疗老年中晚期食管癌，取得满意疗效，体现了中医药在中、晚期食管癌治疗中的优势。但目前仍以临床研究为多，基础理论研究尚有待加强，临床研究在科学化、规范化方面也需要进一步加强。

中医历代文献中有许多治疗噎膈的记载，其中必然包含有食管癌的治疗经验。整理发掘古方，在临床实践的基础上，应用现代实验手段进行实验研究，以提示临床应用的科学性，也是食管癌治疗中的一项重要内容，有不少学者对此予以重视。如对古方启膈散抗肿瘤及免疫调节作用的实验研究提示该方不仅有较强的抗肿瘤活性，而且还有很好的免疫调节作用，显示了中药抗肿瘤作用的一些优势。

中西医结合治疗食管癌的研究，亦使其疗效不断提高。如以平消片加放疗治疗食管癌，并与单纯放疗组进行比较，结果在1、3、5年存活率上优于对照组；使用中药针剂参芪注射液对放疗的增敏、增效作用进行了前瞻性观察，结果亦提示应用参芪注射液后临床疗效明显高于单纯放射治疗者，且能对抗放疗引起的骨髓抑制；以通幽汤加减并配合化疗（5-FU＋DDP）治疗中、晚期食管癌，药用黄芪、太子参、生地黄、熟地黄、当归、黄药子、陈皮、赤芍、白芍、桃仁、急性子、姜半夏、制天南星，每日1剂，水煎服，2个月为1疗程，3个疗程结束后评价，疗效明显优于单纯化疗组。

由于肿瘤是全身性疾病的局部表现，手术、放疗作为局部治疗有其局限性，因此将来治疗的进步还有待于全身治疗水平的提高。大量资料表明，综合治疗能提高食管癌的治疗效果，并提高远期生存率，临床也发现一些患者可以长期荷瘤生存。因此及时恰当地调节机体全身的抗病机制包括生物反应调节剂（BRMs）的应用，将会在肿瘤治疗中发挥更大的作用。作为综合治疗手段，中西医结合是最具美好前景的。

在基础研究方面，现已明确食管癌是多种癌基因和抑癌基因突变的结果。目前对食管癌的基因突变和分裂信号转导也有了一定的认识，将来有可能生产出特异性地抑制基因突变的药物而使癌细胞恢复正常表型。因此，在基因水平上治疗食管癌显示出诱人的前景，但仍需要做大量深入的工作。

中西医结合攻克食管癌任重而道远，但随着今后研究的不断深入，相信必将取得更大的进展。

【预防与调护】

（一）预防

预防食管癌的发生发展可分为三级预防，即病因学预防、发病学预防和临床演进的预防。

1. 病因学预防

(1) 从人类的生活中清除致癌物质，如改良土壤，施钼肥，增加植被，改善作物结构；防止粮食和食物霉变；改良饮水，防止水流污染，减少粮食和水中亚硝酸盐含量等。

(2) 防止“病从口入”，少食或不食酸菜、腌肉、熏肉等含亚硝胺过多的食物，戒烟酒，避免烫食、霉变食物和进食过快。

2. 发病学预防

(1) 加强营养，多食新鲜水果、蔬菜，保证鱼肝油、维生素 C、维生素 E 等的摄入。

(2) 增强体质，调节情绪，保持心情舒畅。

(3) 及时治疗与食管癌发病有关的疾病，如食管炎，食管溃疡，憩室，食管瘢痕性狭窄等，阻止细胞癌变，以达到预防肿瘤的目的。

3. 临床演进的预防 在高发地区注意疾病普查，主要是提倡“三早”，即早期发现、早期诊断、早期治疗，以提高治愈率、生存率和生活质量，降低死亡率。

（二）调护

1. 精神心理调整 应帮助食管癌患者克服悲观、恐惧等不良情绪，建立战胜疾病的信心，使病人积极配合治疗。

2. 饮食调护 给食管癌患者提供合理充足的营养，可适当给予高热量的流食。

3. 术后和放、化疗期间的护理 饮食宜清淡细软、容易消化，多饮汤汁，注意口腔卫生，餐前要漱口，餐后饮少量温开水，以清洁食管内积存的食物和黏液等。

第七章 胃癌

胃癌（gastric carcinoma）是最常见的恶性肿瘤之一，1996 年 WHO 发布的流行病学调查显示，全世界死于癌症的 630 万人中，胃癌占 77.6 万，仅次于肺癌，居第二位。目前世界范围内胃癌的发病率有所下降，但亚洲国家的发病率仍较高，占男性癌症的第二位，女性癌症的第三位。60 岁以上人群为高发人群，男女发病率为 2:1。我国亦为胃癌的高发地区，据有关资料，男性发病率为 79.6/10 万，女性为 36/10 万，为农村癌症发病率之首，城市仅次于肺癌居第二位，病死率约为 17.3/10 万。胃癌流行病学有明显地理差别，远东、欧洲、俄罗斯、日本、中国、智利等为高发地区，而美国、澳大利亚、丹麦和新西兰发病率最低。我国辽东半岛、甘肃河西走廊、江浙沿海一带发病率较高。胃癌早期多无明显症状，中晚期主要临床特征为上腹痛、上腹包块、呕吐、便血、消瘦、贫血等；晚期转移时可出现腹水，左锁骨上、腹膜后和腹腔淋巴结肿大。

中医无胃癌的名称，根据其临床表现可归属于“噎膈”、“反胃”、“积聚”的范畴。

【病因病理】

（一）西医病因病理

1. 病因 胃癌的病因复杂，其发病是多种内外环境因素长期作用的结果。

（1）外因 饮食因素是研究的重点，喜食酸菜、泡菜、腌制、油炸食品及高盐饮食对胃癌的发生发展有促进作用。熏制品中含有较多的多环芳烃，其中的3,4－苯并芘有致癌作用，以其喂饲动物可导致胃部肿瘤的发生。另外，不良的进食习惯如喜食烫食、进餐过快、进餐不定时等，亦可引起胃黏膜损伤而成为胃癌的发病诱因。霉菌中杂色曲霉及其代谢产物有致癌作用。亚硝胺类化合物的致癌作用也已得到普遍重视，在大鼠实验中，小剂量的亚硝胺即可使动物发生胃癌。幽门螺杆菌（HP）与胃癌的关系已引起关注，但作为胃癌的病因目前还缺乏直接的依据，有学者研究表明 HP 感染能使胃黏膜细胞的增殖活性和过氧化脂质含量增加，并使胃黏膜细胞的 DNA 受损，从而增加胃癌的危险性。此外有报告吸烟、环境因素与胃癌发生也有关系。

（2）内因 遗传因素与胃癌的发病有密切关系，多数资料表明，胃癌的发生有一定的家族倾向。胃癌病人亲属中胃癌的发病率可比无家族史的对照组高 2～4 倍。有研究发现，胃癌的发生还与精神因素有关，胃癌患者常比健康人更易焦虑、抑郁，善怒而压抑，约 70%患者在胃癌确诊前 8 年内曾遇到生活事件，可能与影响免疫功能有关。此外，癌前疾病或癌前病变有发生恶变的可能，有直接组织学的证据说明癌变可能发生在肠上皮化生部位，也有人证实从肠上皮化生移行为癌组织，多种慢性胃病在癌变过程中都经历了这一环节。当然，还有约1/3胃癌不伴有肠上皮化生，癌细胞似由正常黏膜的颈部细胞转化而成，这种癌多为弥漫型，组织上分化较差。目前认为较易发生癌变的有以下几种病变及疾病：肠上皮化生，胃黏膜上皮异型增生，慢性萎缩性胃炎，胃溃疡，胃大部切除术后残胃，其他疾病如恶性贫血、胃息肉、巨大黏膜皱襞症等，均有较强的恶变倾向。

2. 病理

（1）大体形态分型

①早期胃癌：系指癌细胞仅限于黏膜层及黏膜下层，并可伴有引流区淋巴结转移，有隆起型、平坦型和溃疡型。

②中晚期胃癌：系指癌组织已侵入胃壁肌层、浆膜层或浆膜外，亦称之为进展期胃癌，分息肉样、溃疡型、溃疡浸润型、弥漫浸润型。

（2）组织学分类　胃黏膜的结构和功能是复杂而多样的，它具有多种类型的上皮细胞，因而细胞在分化过程中发生癌变也会呈现出与之相对应的不同形态和类型，致使胃癌的组织学类型也常常表现得较为复杂。不但不同的病例组织学类型不一样，就是在同一肿瘤内也往往会出现几种不同的组织学类型，此时的诊断通常以占主要成分的瘤组织命名。如果不同组织学类型在一个肿瘤内所占比例相似时，则以混合型命名。目前国内临床上常分为腺癌、黏液腺癌、印戒细胞癌及未分化癌，其他还有腺鳞癌、鳞癌和类癌。

（3）浸润与转移　胃癌向胃壁浸润时，可侵入血管、淋巴管，形成癌栓。癌组织还可侵入自然腔道，亦可沿组织间隙、脉管向周围组织浸润而直接蔓延，蔓延部位与胃癌生长部位有关。贲门胃底癌以侵犯食管、肝和大网膜为主，胃体及胃窦癌均以侵犯大网膜、肝和胰腺为主，但胃窦癌累及十二指肠较其他部位为高，病变广泛者侵犯周围器官也较广泛。胃癌的淋巴道转移一般按淋巴引流顺序，由近及远、由浅及深地发生淋巴结转移；其血行转移多发生在晚期；胃癌侵入浆膜后可脱落至腹腔引起种植，转移性淋巴结破裂于腹腔内播散，亦可形成癌性腹膜炎，并伴大量血性腹腔积液。

（二）中医病因病机

胃癌是一种脾胃功能失常的病变，多认为与忧思恼怒、情志不遂或饮食不节，导致肝失疏泄，胃失和降有关。《医宗必读·反胃噎膈》说："大抵气血亏损，复因悲思忧恚，则脾胃受伤……饮食难进，噎塞所由成也"；或久病伤及脾胃，运化失职，气痰瘀毒交结于胃，积聚成块而发病。《素问·通评虚实论篇》曰："隔塞闭绝，上下不通，则暴忧之病也"；即说明了气血郁滞不通可导致肿瘤的发生。

1. 脾胃阳虚　饮食不当，饥饱失常，或劳倦过度，或忧愁思虑，或久病脾胃受伤，均可致脾阳不足、中焦虚寒。如《素问·痹论篇》曰："饮食自倍，肠胃乃伤。"《临证指南医案》曰："夫反胃乃胃中无阳，不能容受食物，命门火衰，不能熏蒸脾土，以致饮食入胃，不能运化，而为朝食暮吐、暮食朝吐。"

2. 热结津伤　三阳热结，灼伤津液，水谷出入之道不得流通，胃脘干槁，故食下即吐而复出。《医宗金鉴·杂病心法要诀》曰："贲门干枯，则纳入水谷之道路狭隘……故魄门自应燥涩难行也。胸痛如刺，胃脘伤也。便如羊粪，津液枯也。吐沫呕血，血液不行，皆死证也。"

3. 肝郁气滞 情志不遂，肝气郁结，气滞血瘀，瘀血停着，胃脘疼痛胀满，或如针刺刀割。如《景岳全书发挥》曰："膈者在胸膈胃口之间，或痰或瘀血或食积阻滞不通，食物入胃不得下达而呕出，渐至食下即吐而反胃矣。"

上述病理过程常交织兼夹，致生众多证型。总之胃癌病位在胃，而与心肝脾肺肾密切相关。五脏亏虚可以导致胃癌发生，胃癌发病过程中亦可涉及五脏。胃气虚衰，不能受纳腐熟水谷，则脾得不到水谷精气的资助而转输不利，心肺肝肾四脏及十二经络也会因得不到营养的供给而发生病变，且脾的功能活动依赖胃气的平和正常，才能有所承受而化生气血输布全身，供给心肺肝肾四脏，使体表皮肤毛孔周密（肺主皮毛），筋骨肌肉柔和（脾主肌肉），九窍通利，各自发挥其职能。因此在治疗中既应重点治"胃"，也要注意五脏的整体调治。

【临床表现】

多数患者在疾病早期不出现症状，早期胃癌多见于30岁以上的青壮年，40岁以上患病者可占80%以上。

（一）主症

1. 上腹痛 是胃癌最常见的症状，但无特异性，易被人忽视。疼痛部位以心窝部为主，有时仅感上腹部不适，或有膨胀沉重感。较典型的疼痛是痛而无规律，进食也不缓解。因此对40岁以上者，要警惕上腹痛这一常见而又无特异性的症状，积极进行进一步的检查。

2. 上腹部肿块 很多晚期胃癌患者可于上腹部触及肿块，质地坚硬，结节状，活动或固定。

3. 食欲减退、消瘦乏力 常为晚期表现，是一组常见而又无特异性的症状。食欲不振，逐渐消瘦，或食后饱胀嗳气，厌恶肉食等，并继而伴有乏力、贫血、恶病质等。

4. 恶心呕吐 初时仅有食后饱胀及轻度恶心。随病程进展，贲门部肿瘤由进食不利到吞咽困难、食物反流；胃窦部癌可致幽门梗阻等，出现频繁呕吐，呕吐物多为在胃内停留过久的隔宿食，并有腐败酸臭味；弥漫性胃癌常无梗阻呕吐症状。

5. 呕血黑便 肿瘤形成溃疡时可出现上消化道出血，发生率约为30%，表现为黑便或呕血，多数为小量出血。当肿瘤侵及较大血管时，可发生大量呕血或黑便，大出血的发生率约为9%。有大出血者并不一定是肿瘤晚期，因胃壁的黏膜下层具有丰富的血供，如病灶范围较大，黏膜下层血管受到广泛浸润破坏即可发生大出血。

（二）兼症

由于胃癌细胞直接或间接产生某些特殊激素和类似物质的作用而出现特殊临床表现，可涉及机体各个系统，它不是由于肿瘤本身浸润、转移和机械作用所造成的，可视为胃癌的兼症。如皮肤黏膜及结缔组织的病变（皮肤瘙痒、皮肌炎、黑棘皮病等），神经肌综合征（亚急性或慢性多远端感觉运动神经病），副肾病综合征，类白血病反应及周围静脉血栓形成等。

（三）重症

胃癌晚期常因肿瘤外侵、淋巴及血行播散而引起一系列相应症状及体征，表现为：

1. 胃酸低下或缺乏，腹泻，便秘；
2. 左锁骨上淋巴结转移；
3. 腹腔腹膜后淋巴结转移，腹水；
4. 肝、肺、骨、卵巢等转移；
5. 癌肿破溃，胃壁穿孔（大出血、腹膜炎等）。

【实验室检查】

1. 细胞病理学检查　早期胃癌，尤其是微小胃癌，在内镜下单凭肉眼很难确诊为癌，因此应重视胃黏膜的活组织检查，这有利于提高早期胃癌的诊断率，其内镜下活检的方法尤其重要，正确选择取材部位更是提高阳性率的关键。胃镜肉眼检查疑癌而活检未证实时，应密切随访复查，复查距首次检查不超过 2 周。细胞学检查取得标本的方法有刷检法、印片法、吸引术及冲洗术，可多种方法联用以提高检出率。

2. 生化免疫学检查　目前胃癌尚没有特异性的实验室检查方法，胃液及大便隐血试验可以为发现胃癌提供线索。大便隐血试验在早期表浅型胃癌阳性率可达 20%，随着病程进展，其阳性率可达 80%以上，其中以胃体癌的阳性率最高，贲门癌次之。血清及胃液中胃癌相关标记物如 CEA、FSA（胚胎硫糖蛋白抗原）、CA19-9、CA125、胃蛋白酶原 I、亮氨酸氨基肽酶及唾液酸等的检查，具有取材容易、病人痛苦少的优点，但都存在特异性和敏感性不高的问题，更难以早期检出，故对胃癌的诊断价值不大，但不少肿瘤相关标志物对判断胃癌患者的病情、预后、疗效及检测术后复发有一定意义。

【其他检查】

1. X 线检查　胃癌的 X 线检查为胃癌的诊断提供了可靠的依据。普通钡餐由于其方法所限，早期胃癌检出率很低。20 世纪 60 年代由日本学者首创的气钡双重造影在确定病变范围、大小、病变与全胃的关系、病变的表面性状等方面显示了其独特的优点，较内镜更为优越，有利于发现微小病变，降低了胃癌的误诊率，提高了表浅型胃癌的检出率。

2. 内镜检查　可直视胃内病变情况，并可做活检和细胞学涂片，对胃癌的诊断具有很重要的意义。它可以发现早期胃癌，确定胃癌的类型和病灶浸润的范围，对良、恶性溃疡进行鉴别，对癌前病变进行随访检查。其内镜下多表现为病灶高出黏膜表面，中央凹陷，表面有溃疡坏死物覆盖，或胃腔扩张差，胃壁黏膜消失，呈粗糙、僵硬改变，有浸润感，典型病例呈“革袋胃”。

3. 超声胃镜检查　超声胃镜是在纤维胃镜前端装上微型超声探头，在胃腔内进行超声检查，既可通过胃镜直接观察胃肠黏膜，又可利用超声探查胃肠壁结构及邻近器官，因此扩大了胃镜的诊断功能范围，同时由于在胃肠腔内进行超声扫描，避免了来自脂肪、气体及骨骼系统对超声波的干扰，显著提高了超声诊断的分辨率和准确性。尤其在浸润型胃癌的诊断、浸润深度及附近淋巴结转移的判断方面有重要意义，借此确定胃癌的临床分期较体表超声和 CT 更具优越性，此外对黏膜下肿瘤具有重要诊断意义。

4. CT 检查 采用充气或阳性造影剂，可以显示胃癌累及胃壁向腔内和腔外生长的范围，并可测量胃壁厚度。胃癌 CT 大多表现为局限性胃壁增厚，浸润型胃癌则为胃壁广泛侵犯，溃疡型胃癌可见到溃疡形成，增生型胃癌可显示胃壁广基的分叶状软组织肿块。CT 对观察肿瘤与邻近组织器官的解剖关系及有无转移很有利，检查同时应注意有无腹部淋巴结的肿大，尤其是肠系膜根部、腹腔动脉周围及十二指肠韧带处。CT 检查主要用于术前分期、制定治疗方案、评价治疗效果和发现复发征象，某些情况下 CT 也有助于鉴别诊断。

【诊断与鉴别诊断】

（一）诊断要点

胃癌的诊断中，细胞学和组织学检查是确诊的依据，影像学、内镜、某些标志物和实验室检查是重要手段，四诊合参有一定参考价值。

（二）四诊合参

通过四诊合参（尤重症状、体征）对胃癌的诊断具有一定临床意义，但不是确诊方法。胃癌病程中的症状表现，因病生于内而兆现于外，故可通过四诊窥其端倪。

1. 望诊（含视诊） 常见面色㿠白，形体消瘦，或呕吐痰涎，黑便，颈部“痰核”，便溏或大便干燥（胃热伤阴者）。

2. 闻诊（含听诊） 语音低弱，呕吐物有腐败气味或口臭，部分病人嗳气、呃逆。

3. 问诊 详细询问是否有胃炎及溃疡病史，了解既往饮食习惯，是否有酗酒、喜食腌制食品及喜热食等嗜好。胃病多年突然加重，消瘦明显，上腹痛或隐痛，腹胀纳差，食入即吐或朝食暮吐、暮食朝吐，或宿食不化，皆要考虑恶变的可能。

4. 切诊（含触诊、叩诊） 上腹部压痛，部分病人可扪及肿块，质硬，结节状。晚期颈、腋下可扪及“瘰疬团块”。脉诊可见脉弦、细或沉细、虚细无力。

（三）临床分期（UICC，2002）

1. TNM 分期

（1）原发肿瘤（T）

T_x：对原发肿瘤不能确定。

T_0：未发现原发肿瘤。

T_{is}：肿瘤局限于黏膜内而未侵犯黏膜肌层。

T_1：肿瘤浸润至黏膜或黏膜下层。

T_2：侵犯肌层或浆膜下层。

T_{2a}：肿瘤侵犯肌层。

T_{2b}：肿瘤侵犯浆膜下层。

T_3：肿瘤穿透浆膜，但未侵犯邻近结构。

T_4：肿瘤侵犯邻近结构。

（2）区域淋巴结（N） 组织学检查应查15个以上淋巴结。

N_x：对区域淋巴结转移不能确定。

N_0：无区域淋巴结转移。

N_1：有1~6个区域淋巴结转移。

N_2：有7~15个区域淋巴结转移。

N_3：有15个以上区域淋巴结转移。

（3）远处转移（M）

M_x：不能确定有无远处转移。

M_0：无远处转移。

M_1：有远处转移。

2. 临床分期

0期：$T_{is}\ N_0\ M_0$

Ⅰ$_A$期：$T_1\ N_0\ M_0$

Ⅰ$_B$期：$T_1\ N_1\ M_0$，$T_2\ N_0\ M_0$

Ⅱ期：$T_1\ N_2\ M_0$，$T_2\ N_1\ M_0$，$T_3\ N_0\ M_0$

Ⅲ$_A$期：$T_2\ N_2\ M_0$，$T_3\ N_1\ M_0$，$T_4\ N_0\ M_0$

Ⅲ$_B$期：$T_3\ N_2\ M_0$

Ⅳ期：$T_4\ N_{1\sim3}\ M_0$，$T_{1\sim3}\ N_3\ M_0$，任何T任何N M_1

以上分期标准适用于已做过全面检查，或经手术切除并经病理检查的病例，但在临床上初步检查或内镜检查时首先应用的是按早期胃癌及进展期胃癌的方法分型。早期胃癌系指癌细胞仅限于黏膜层及黏膜下层，并可伴有引流区淋巴结转移。进展期胃癌系指癌组织已侵入胃壁肌层、浆膜层或浆膜外，因此凡位于这些位置的肿瘤，不论其大小及有否转移，均称之为进展期胃癌。

（四）鉴别诊断

1. 胃溃疡 胃癌常被误诊为胃溃疡或慢性胃炎，特别是青年人更易被漏诊。X线显示胃溃疡有突出于外的龛影，直径小于2cm，口部光滑整齐，周围黏膜组织呈辐射状，胃壁柔软，扩张良好。需与溃疡型胃癌进行鉴别，依靠病理学和/或细胞学检查确诊。

2. 胃息肉 又称胃腺瘤，是来源于黏膜上皮的良性肿瘤。以60~70岁多见，较小的腺瘤无特殊症状，较大者可引起上腹部饱胀不适、隐痛、恶心，带蒂的腺瘤可脱垂入十二指肠而引起间歇性幽门梗阻，甚至导致胃十二脂肠套叠。腺瘤表面糜烂、出血可引起黑便，易与胃癌相混淆。胃腺瘤需与隆起型早期胃癌相鉴别，一般从发病年龄、临床症状及X线、胃镜检查等方面进行鉴别，确诊需活检。

3. 胃平滑肌瘤 多见于老年人，好发于胃底。临床无特殊症状，常见上腹部饱胀不适、隐痛等。病变好发于胃窦及胃体部，多为单发。黏膜下壁X线检查为圆形或椭圆形，边界清楚并充盈，表面溃疡时可见龛影，周围黏膜与胃蠕动正常；浆膜下壁可见胃受压或推移现象。约20%可恶变为平滑肌肉瘤，胃镜检查可鉴别。

4. 原发胃恶性淋巴瘤 病变起源于黏膜下层淋巴组织，占胃恶性肿瘤的0.5%～8%，多见于青壮年，好发于胃窦、幽门前区及胃小弯。临床上凡见腹痛伴发热，消瘦明显，尤其中老年男性，应考虑本病的可能。X线检查示弥漫性胃黏膜皱襞不规则增厚，单发或多发的充盈缺损呈"鹅卵石样"改变，多发性地图形溃疡。CT检查示胃壁厚度多大于2cm，胃镜检查可见巨大的胃黏膜皱襞、息肉样结节和肿瘤表面糜烂或溃疡。应借助组织活检做出诊断，有时活检阴性需手术病理证实。

5. 胃平滑肌肉瘤 多见于中老年，占胃恶性肿瘤的0.25%～3%，好发于胃底、胃体，肿瘤直径在10cm以上，呈球形或半球形，由于瘤体巨大，其中央部常因供血不足而形成溃疡。按肿瘤部位分为胃内型（黏膜下型）、胃外型（浆膜下型）和胃壁型（哑铃型），应通过发病年龄、胃镜及X线检查来鉴别。

【治疗】

（一）治疗原则

1. 西医综合治疗

（1）一般原则 由于胃癌有不同病理类型，病变侵犯的范围不同，机体免疫与疾病间的平衡也不同，因此综合治疗方案也应整体与局部并重、个体化分期治疗。早期胃癌以手术切除为主，辅以术后化疗、免疫治疗。进展期胃癌可考虑术前化疗，以提高手术的切除率，辅以术中化疗、腹腔灌注及术后化疗。晚期病人予以姑息性手术切除减轻症状，或予全身化疗。早期胃癌、老年患者及重症病人可采取内镜下治疗。同时应注意提高患者免疫功能，减少复发及转移。

（2）综合治疗模式

①术前化疗：目的在于使病灶局限，为手术创造条件，以提高手术切除率，消灭潜在微小残留灶。

②术中化疗：目的在于消灭残存病灶，减少术中癌细胞播散、种植的机会，以降低术后复发率。

③术后化疗：作为术后的巩固治疗措施，防止复发和转移。Ⅰ期胃癌根治性手术切除后一般不需要治疗，因大量临床实践证明，该类病人术后化疗并不能提高疗效。其他各类根治性胃癌切除术后均应给予化疗。凡未做根治性切除术的病人，术后均应给予联合化疗。各种化疗一般在术后2～4周开始，视病人一般情况及术后饮食恢复情况而定。

④术后早期腹腔内化疗：目的在于配合手术治疗，防止术后腹膜种植转移与复发。

2. 中西医结合治疗

恶性肿瘤采用单一手段进行治疗已被证明存在极大的局限性，西医虽然在局部切除、消灭控制肿瘤病灶方面已经形成了一套相对完整的方法，但在提高机体免疫能力方面缺乏较理想的方法，而这一点上中医药有其优势。中西医结合治疗恶性肿瘤，不但在理论上能取长补短，而且在具体临床治疗过程中更能相互协同，取得更好的疗效。西医的放疗、化疗在抑制肿瘤细胞增殖的同时，对机体正常组织细胞和免疫功能都具有不同程度的破坏损伤，为以后肿瘤的复发转移埋下了隐患。最理想的方法就是在进行手术、放化疗、局部治疗、免疫治疗的同时辅以中医药治疗。临床证明中医药对恶性肿瘤有明显的治疗作用，其理论和治疗法则有些更符合肿瘤治疗的实际情况，中医药在减轻放化疗毒副作用、保护和重建机体免疫功能、防止肿瘤复发转移等方面，大有用武之地。

（二）西医治疗

1. 手术治疗 外科手术治疗是胃癌根治性治疗手段。对Ⅰ、Ⅱ期患者，无淋巴结转移的各型早期胃癌及未侵及浆膜层（T_2）的中期胃癌，可行 D_1 氏手术（完全切除 N_1 站淋巴结），切缘距肿瘤肉眼边缘距离不少于 3～4cm，以防止残留。如Ⅰ、Ⅱ期胃癌已出现 N_1 淋巴结转移，行 D_2 氏手术（完全切除 N_1、N_2 站淋巴结）。对Ⅲ期胃癌侵出浆膜面伴 N_2 淋巴结转移及 N_2、N_3 淋巴结转移者，可行扩大 D_2 或 D_3 式手术（完全切除 N_1、N_2、N_3 站淋巴结）。对Ⅳ期胃癌肿瘤侵犯周围脏器（胰腺、横结肠、肝脏），伴有 N_3 淋巴结转移，估计可以切除者，行 D_3 加被侵脏器联合切除术。当广泛侵及周围脏器，并侵及 N_3 淋巴结及远处淋巴结、有广泛腹膜及明显肝转移时，只可行姑息切除、改道手术或仅行探查术。对于原发灶的切除，术中望诊与触诊获得癌灶边界，为保证不残留，BormannⅠ、Ⅱ型应距癌灶外缘 3cm，BorrmannⅢ、Ⅳ型应超过 5cm，必要时应采取全胃切除。按照淋巴结切除范围，淋巴结的清除分为 D_0（不完全切除 N_1 淋巴结）、D_1（完全切除 N_1 淋巴结）、D_2（完全切除 N_1、N_2 淋巴结）、D_3（完全切除 N_1、N_2、N_3 淋巴结）。

2. 放射治疗 胃癌对放射治疗不甚敏感，但目前认为放疗仍不失为一种有效的辅助治疗手段，对先行放疗有可能获手术切除、高龄和有心肺血管疾病不能手术以及因种种原因拒绝手术治疗的胃癌患者，在严格掌握适应证的情况下，采用适当的治疗技术、适当的放射剂量、精确的治疗计划，放疗可望获得一定的疗效。如能联合手术、化学治疗和中医药治疗等多种治疗手段，放疗作为胃癌治疗的姑息性和辅助性治疗是肯定有益的。可进行术前（术前 2～3 周施行）和术后（术后 3 周开始）放疗。

3. 化学治疗 我国胃癌总的手术切除率约为 50%～77%，仍有部分病例发现时已失去手术切除机会，即使早期胃癌也有 2%～5%的患者存在淋巴结转移，胃癌根治性切除术后，仍有不少患者死于局部复发和远处脏器转移。因此对失去手术切除机会、术后复发转移及发生残胃癌者均需要进行化疗。同时由于手术本身也可能造成癌细胞的扩散转移，术中难以发现和处理潜在的亚临床转移灶，因此为提高手术治疗的疗效，有必要与化疗相结合。早期胃癌根治术后原则上不辅助化疗，如有以下情况酌情化疗：①病理类型恶性度高；②有脉管癌栓或淋巴结转移；③浅表广泛型早期胃癌，面积大于 5cm^2；④多发癌灶；⑤青年胃癌患者

(40岁以下)。有其中一项者可辅助单药化疗，癌灶浸润深至肌层以下的进展期胃癌术后采用联合化疗，晚期胃癌应施行以化学治疗为主的内科综合治疗。胃癌常用联合化疗方案如下：

表Ⅱ-7-1　胃癌常用联合化疗方案

方案	药物	用　法
UFTM	UFT（优福定）	200mg*/次，口服，每日3次
	MMC	10~20mg/次，静脉注射，每3周一次
		6周为1疗程
		*以替加氟（FT-207）含量计算
FAM	5-FU	300mg/m²，静脉滴注，第2~6天
	ADM	20mg/m²，静脉注射，第1、9天
	MMC	10mg/m²，静脉注射，第1天
		8周为1周期
FAP	5-FU	300mg/m²，静脉滴注，第1~5天
	ADM	40mg/m²，静脉注射，第1天
	DDP	20mg/m²，静脉滴注，第1~5天
		3周为1周期，2周期为1疗程
EAP	VP-16	120mg/m²，静脉滴注，第4~6天，60岁以上者VP-16 100mg/m²
	ADM	20mg/m²，静脉注射，第1、7天
	DDP	40mg/m²，静脉滴注，第2、8天
		4周为1周期，3周期为1疗程
ELF	VP-16	120mg/m²，静脉滴注，第1~3天
	CF	200mg/m²，静脉注射，第1~3天
	5-FU	500mg/m²，静脉注射，第1~5天
		3~4周为1周期，3周期为1疗程
MFC	MMC	10~20mg，静脉注射，第1天
	5-FU	750~1000mg，静脉滴注，第1~5天
	Ara-C	50~100mg，静脉滴注，第8~10天
		4周为1周期，2周期为1疗程

联合化疗用于晚期胃癌，也用于根治切除术后辅助化疗，有效率在35%~60%。临床应用时应根据患者状况、肿瘤生物学特性和病期而选择方案，个体化治疗。

4. 内镜下治疗　近年来胃癌内镜下治疗有很大进展，其方法有内镜下黏膜切除术、激光及局部注药等，一般用于早期胃癌或高龄重症病人不能耐受外科手术者。

(1) 早期胃癌内镜下切除术　适应于：①病灶直径小于2cm的早期胃癌或黏膜内癌；②无淋巴结转移；③非溃疡性病变。切除治愈率可达95%。本法安全，适应证宽，严重并发症少，可见出血，穿孔少见，费用低。

(2) 内镜下微波凝固疗法　可用于早期胃癌及进展期胃癌发生梗阻者。早期癌适应证同切除法。微波频率介于高频电与激光之间，辐射功率40~50W，脉冲5~20秒，对病灶采用多次多点辐射（局部癌组织吸收能量转化为热能产生组织凝固）。微波具有不炭化组织的凝固作用，使肿瘤坏死萎缩。本法安全，副反应少，无穿孔、大出血及全身反应，局部根治性好，远期疗效高。

(3) 激光治疗 激光照射可使活体组织蒸发、凝固及蛋白质变性，激光热效应可直接杀伤肿瘤细胞，产生光凝固、炭化与活化。应用于早期胃癌治疗时，局部清除率可达60%～80%。治疗晚期胃癌可迅速打通梗阻，缓解症状。该方法操作难度较大，有发生穿孔的危险性。

(4) 局部药物注射 是一种姑息治疗方法，注射剂可选用抗癌药、免疫药及血管硬化剂，直接杀伤肿瘤。常用药物有MMC、5-FU、BLM、OK-432、95%酒精等。该方法对病灶直径小于4cm的黏膜层癌，特别对小胃癌和微小胃癌较为理想，并发症有局部溃疡形成，很少发生穿孔。

5. 其他治疗 生物治疗、腹腔灌注化疗、动脉灌注化疗等应用于胃癌的治疗中，也取得了较好的疗效。生物治疗与手术、化疗并用，可有效改善患者免疫功能，延长生存期；腹腔灌注化疗对于晚期胃癌腹膜种植转移、产生腹水的患者，抗癌药可直接作用于肿瘤细胞，同时使腹膜肥厚粘连，抑制腹水产生；动脉灌注化疗对胃癌有肝转移的患者较全身化疗效果好。

(三) 中医治疗

1. 辨证论治

(1) 肝气犯胃证

证候：胃脘胀满，时时隐痛，窜及两胁，呃逆嗳气，吞酸嘈杂，舌淡红或黯红，苔薄白或薄黄，脉沉或弦。

治法：舒肝理气，和胃降逆。

方药：柴胡舒肝散(《景岳全书》) 加减。

药用柴胡12g，枳壳12g，郁金15g，半夏12g，川芎15g，丹参20g，白芍15g，甘草6g，当归10g，白英15g，藤梨根20g。

方中柴胡、枳壳、郁金、当归柔肝疏肝为君；半夏、陈皮和胃降逆，白英、藤梨根解毒化痰为臣；川芎、丹参活血行滞，理气止痛为佐；甘草缓急、调和诸药为使。

加减：胸闷苔腻恶心者，加藿香、砂仁各10g；泛酸者加黄连12g，吴茱萸6g；胁痛甚或胃烷灼痛加金铃子10g，延胡索6g，木香6g；舌见瘀斑或舌黯可冲服三七粉5g。

(2) 胃热伤阴证

证候：胃内灼热，口干欲饮，胃脘嘈杂，食后脘痛，五心烦热，大便干燥，食欲不振，舌红少苔或苔黄少津，脉弦数或细数。

治法：清热养阴，润燥和胃。

方药：玉女煎(《景岳全书》) 加减。

药用麦冬12g，沙参15g，天花粉15g，玉竹12g，半夏9g，陈皮9g，淡竹叶9g，生石膏(先煎)20g，知母9g，藤梨根30g，白花舌蛇草30g。

方中麦冬、沙参、天花粉、知母、玉竹养胃阴，清虚热为君；半夏、陈皮和胃降逆，竹叶、石膏清解胃热为臣；佐以白花蛇舌草、藤梨根清毒热。

加减：兼气虚加黄芪20g；热毒内蕴加金银花20g，玄参15g，竹茹、黄连各6g；热灼胃络出血去扁豆加仙鹤草30g，侧柏炭或生地榆12g。

(3) 气滞血瘀证

证候：胃脘刺痛，心下痞硬，腹胀满不欲食，呕吐宿食或如赤豆汁，便血，肌肤甲错，舌质紫黯，脉沉细涩。

治法：理气活血，祛瘀止痛。

方药：失笑散(《太平惠民和剂局方》）或膈下逐瘀汤(《医林改错》）加减。

药用桃仁12g，红花9g，甘草6g，赤芍12g，川芎9g，柴胡6g，枳壳12g，川牛膝12g，五灵脂9g，蒲黄(包煎)9g，干蟾皮9g，石见穿20g，藤梨根30g，山楂15g，乌药15g。

方中桃仁、红花、赤芍、川芎、五灵脂、蒲黄等活血祛瘀止痛为君；柴胡、枳壳、乌药行气止痛为臣；干蟾皮、石见穿、藤梨根、山楂软坚散结，祛瘀止痛为佐使。

加减：腹中积块明显加三棱、莪术各10g；呕吐宿食加厚朴10g，莱菔子20g；吐血、便血加白及、血余炭各10g，藕节、仙鹤草各20g，大黄粉6g，三七粉(冲)5g。

(4) 痰湿凝结证

证候：胸闷膈满，面黄虚胖，呕吐痰涎，腹胀便溏，舌淡红苔滑腻，脉滑。

治法：健脾燥湿，化痰散结。

方药：二陈汤(《太平惠民和剂局方》）加减。

药用法半夏9g，陈皮9g，茯苓12g，白术20g，枳壳12g，郁金12g，浙贝母12g，全瓜蒌10g，炒薏苡仁30g，山慈菇8g，白英15g，白豆蔻9g。

方中茯苓、白术、薏苡仁、砂仁健脾燥湿为君；枳壳、郁金、半夏、陈皮理气化痰为臣；浙贝母、瓜蒌、山慈菇化痰散结，白英解毒化痰为佐使。

加减：恶心欲呕者加代赭石15g，旋覆花(包煎)10g；痰盛加白芥子、莱菔子各12g；食滞加鸡内金10g，生山楂15g；气滞加厚朴、木香各10g；内有郁热加黄芩10g，板蓝根20g，土茯苓15g。

(5) 脾胃虚寒证

证候：胃脘冷痛，喜温喜按，呕吐宿谷不化或泛吐清水，面色㿠白，肢冷神疲，便溏浮肿，苔白滑或白腐，脉沉无力。

治法：温中散寒，健脾和胃。

方药：附子理中汤(《太平惠民和剂局方》）加减。

药用附子8g，党参12g，白术12g，干姜9g，炙甘草6g，高良姜9g，吴茱萸6g，荜茇9g，半夏9g，陈皮9g，龙葵18g，白英30g，茯苓20g，炒薏苡仁18g，焦山楂、神曲各15g，丁香3g，厚朴10g。

方中附子、干姜、高良姜、吴茱萸、丁香、荜茇、炙甘草温中散寒为君；党参、茯苓、白术、薏苡仁、山楂、神曲健脾和胃为臣；半夏、陈皮、厚朴理气和胃，龙葵、白英解毒化痰为佐使。

加减：寒凝血瘀加鸡血藤15g，桃仁、红花各10g，桂枝6g，三七粉(冲)5g；寒凝气滞加木香、乌药各10g；兼肾阳虚去干姜易肉桂3～5g，加草豆蔻、肉苁蓉各10g，杜仲15g；

水湿内停加茯苓、泽泻、车前子各 15g。

(6) 气血亏虚证

证候：全身乏力，心悸气短，头晕目眩，面色无华，脘腹肿块硬结，形体消瘦，虚烦不寐，自汗盗汗，舌淡苔白，脉细无力或虚大无力。

治法：补气养血，化瘀散结。

方药：十全大补汤(《太平惠民和剂局方》) 加减。

药用熟地黄 12g，白芍 12g，当归 12g，川芎 9g，人参 20g，黄芪 30g，白术 20g，茯苓 20g，炙甘草 10g，莪术 10g，丹参 18g，炒杏仁 12g，陈皮 9g，枸杞子、菟丝子各 15g。

方中熟地黄、白芍、当归、人参、黄芪、白术、茯苓、枸杞子、菟丝子健脾补肾，益气养血为君；川芎、丹参、杏仁、莪术化瘀散结为臣；陈皮行气，甘草和中为佐使。

加减：瘀毒内结，脘腹闷痛酌加山慈菇 6g，半边莲、生山楂各 10g，全蝎、土鳖虫、蜈蚣、水蛭等虫药酌情应用；气滞加木香、郁金、大腹皮各 10g；贫血严重加鹿角胶 12g，龟板胶 15g 或阿胶 10g。

以上证候是相互关联的，可以互相转换，亦可几个证候并见，治疗中亦当灵活加减，原则上应在扶正的前提下各有侧重地运用活血化瘀、软坚散结、祛瘀解毒等攻破之法。

2. 专病专方

(1) 犀黄丸　参见脑瘤专病专方中相关内容。

(2) 小金丹　参见乳腺癌专病专方中相关内容。

(3) 丁蔻理中丸　由丁香、白豆蔻、白术、党参、干姜等组成，有补益脾胃、温中行气、和胃止呕之功。用于胃癌脾胃虚寒、冲气上逆者。每次服 6～9g，每日 3 次，温开水送服。

3. 针灸治疗　传统的针刺疗法、灸法及耳针、穴位封闭等疗法，主要用于胃癌疼痛、止呃、止呕方面。针刺止痛选取主穴中脘、下脘、章门、胃俞、膈俞、足三里，配穴丰隆、公孙、肾俞、脾俞、内关、三阴交等，根据病情选择穴位和手法。艾灸止痛选取中脘、下脘、章门、胃俞、脾俞、关元、神阙、足三里、三阴交等穴。针刺止呃选取双侧内关、足三里，平补平泻，留针 40 分钟，每日 1 次。穴位封闭止呃可用维生素 B_1、B_6，取两侧内关穴做穴位封闭。

(四) 中西医结合治疗

1. 手术与中医结合治疗

(1) 术前术中的中药调理　手术是治疗胃癌的主要方法。术前病人常常存在着不同程度的阴阳失衡状态，不利于手术进行及术后恢复。如果在术前 1～2 周内配合中药调理患者气血阴阳、脏腑功能，以期最大限度地恢复接近“阴平阳秘”的状态，可保证手术的顺利进行，术后并发症也比较少。常施以补气养血、健脾益气、滋补肝肾等法，方如四君子汤、四物汤、八珍汤、十全大补汤、六味地黄汤等。

(2) 术后中药调理及并发症的治疗　胃癌术后由于手术损伤往往造成身体脏器功能紊乱，特别是胃肠功能紊乱，免疫力下降，伤口愈合困难及一些特定的并发症。依据中医辨证常采用：

①健脾和胃法：适用于术后脾胃不和，纳差、腹胀、便秘者，方选香砂六君子汤、参苓白术散、补中益气汤等。

②益气固表法：适用于术后出现气短、乏力、汗出、恶风等气虚卫表不固的证候者，方选玉屏风散加减，药用黄芪、防风、白术、太子参、浮小麦等。

③养阴生津法：适用于手术失血过多伤及阴液，以致胃阴大亏，口咽干燥，舌红少津、脉细数者，方选沙参麦门冬汤、五汁饮。

④益气解毒法：适用于术后伤口难以愈合者，药用炙黄芪 40g，当归 15g，金银花 20g，牡丹皮 15g，连翘 15g，皂角刺 15g，党参 15g。

胃癌术后并发症中常见胆汁反流性胃炎，一般发生于手术后几个月到几年，其发生率占胃癌手术后病例的 3% ~ 10%。临床表现为胃脘部烧灼痛、进食后加重，纳呆食少，口干口苦，恶心呕吐，呕吐物为黄色或黄绿色分泌物，或夹有食物残渣，腹胀，舌尖边红，苔薄白黄，脉细。中医辨证多为肝胃不和，可治以舒肝利胆，和胃降逆，投以小柴胡汤加减。药用柴胡 8g，黄芩 9g，半夏 9g，炒黄连 6g，姜竹茹 12g，炒莱菔子 15g，陈皮 9g，川楝子 9g，延胡索 12g，海螵蛸 15g，煅瓦楞子 15g。

2. 化疗与中医结合治疗　中药配合化疗的主要作用在于利用中医的综合调理，减少化疗药物的毒副作用对机体的损伤，减轻症状，提高免疫力，保障化疗的正常进行以及对某些药物起增敏作用，以提高治疗效果。治疗参见总论相关内容。

3. 兼症及危重症的治疗

(1) 腹腔积液　恶性腹水多出现于胃癌晚期，属中医“鼓胀”范畴，系难治之症，多因脾胃虚弱、气血不足、肝肾亏损、气血水毒搏结而成，虚实夹杂，临床须详查虚实、辨证论治。

1) 气滞湿阻证

证候：腹部膨大如鼓，皮色苍黄，胁下胀满或痛，饮食减少，四肢沉重，小便短少，甚则腹大青筋暴露，下肢浮肿，舌苔白腻，脉弦、缓或滑。

治法：舒肝理气，利湿消胀。

方药：轻症用柴胡舒肝散和平胃散加减，药用柴胡、陈皮、白芍、枳壳、川芎、香附、苍术、厚朴、甘草、薏苡仁、莪术。

中症用枳实消痞丸加减，药用枳实、黄连、厚朴、半夏、麦芽、人参、白术、茯苓、甘草、半枝莲、龙葵。

重症用利气丸加减，药用沉香、木香、牵牛子、延胡索、槟榔、枳壳、莪术、乌药、大黄、黄连、山楂肉、白花蛇舌草。

2) 脾虚水困证

证候：脘腹胀满，腹大而坚，面色萎黄，四肢瘦削，神疲乏力，少气懒言，小便短少，大便溏薄，舌质淡，舌胖边有齿痕，苔白腻，脉沉缓无力。

治法：补脾益气，祛湿利水。

方药：轻症用参苓白术散加减，药用人参、茯苓、白术、山药、白扁豆、砂仁、桔梗、莲子肉、薏苡仁、汉防己、龙葵、白花蛇舌草。

中症用太和丸加减，药用人参、茯苓、半夏、枳壳、陈皮、黄连、当归、川芎、香附、白芍、神曲、麦芽、山楂、木香、厚朴、莱菔子、砂仁、甘草、半枝莲、龙葵。

重症用扶脾逐水丸加减，药用茯苓、白术、山药、葶苈子、川椒目、巴戟天、黄连、五味子、海金沙、泽泻、莪术。

3）脾肾阳虚证

证候：腹大胀满，青筋暴露，畏寒肢冷，腰膝酸软，小便不利，大便溏薄，下肢浮肿，面色晦黯，舌质淡胖，苔白滑，脉沉细无力。

治法：温补脾肾，通阳利水。

方药：轻症用实脾饮合附子理中丸加减，药用附子、人参、槟榔、白术、干姜、草果、木香、茯苓、厚朴、半枝莲、龙葵、苍术。

中症用济生肾气丸合五苓散加减，药用附子、生黄芪、干姜、人参、熟地黄、山茱萸、车前子、甘草、桂枝、茯苓、猪苓、泽泻、莪术、白花蛇舌草。

重症用回阳救急汤加减，药用附子、干姜、肉桂、人参、白术、茯苓、陈皮、甘草、五味子、半夏、生姜、麝香、薏苡仁。

4）肝肾阴虚证

证候：腹部胀大，甚则青筋暴露，形体消瘦，面色萎黄或黧黑，唇紫色黯，五心烦热，口燥咽干，头晕目眩，尿少便干，甚至可兼有齿衄鼻衄、吐血便血、神昏等症状，舌质红绛、苔花剥少津或舌质紫黯、有瘀斑，脉弦、细。

治法：滋养肝肾，凉血化瘀，利水消胀。

方药：轻症用一贯煎合猪苓汤加减，药用北沙参、麦冬、当归、生地黄、川楝子、枸杞子、茯苓、猪苓、泽泻、阿胶、滑石、白花蛇舌草。

中症用大补阴丸合犀角地黄汤加减，药用黄柏、知母、熟地黄、龟板、水牛角、生地黄、牡丹皮、芍药、龙葵、半枝莲。

重症见神昏谵语，急选用紫雪丹或安宫牛黄丸以清营解毒、凉血开窍；气微欲脱、汗出肢厥、脉微欲绝者，应急以独参汤浓煎以固元救脱，待患者神苏窍开或厥止阳回之后，辨证选方用药治之。

5）外治法

① 消水2号（经验方）

组成：生黄芪40g，薏苡仁30g，莪术40g，桃仁50g，红花50g，桂枝40g，猪苓40g等。

功效主治：健脾利水，活血散结。适用于恶性腹腔积液的治疗。

用法：将上药常规水煎，浓缩呈稀糊状约150ml左右。洗净腹壁，将浓缩药液敷于上至肋弓下缘、下至脐下2寸处，盖纱布，待干燥后即可穿衣。每2日更换1次，一般外敷3~5次。

② 甘遂、牵牛子各6g，附子、肉桂各10g，共研细末，再以适量姜汁调为糊状，外敷肚脐部，每日换药1次，连用5~7天。

西医治疗可采用腹腔内化疗、局部温热疗法、放疗及生物治疗，对于腹水量大、症状明显者，排放腹水、利尿，并给予支持治疗。

(2) 消化道出血　消化道出血是胃癌病人常见并发症之一，约5%患者可发生大出血，表现为呕血和/或黑便，有些甚至是早期胃癌病人的首发症状。同时可伴有头晕、心悸、出汗、晕厥等，出血量大可因血容量不足而导致少尿、无尿。多属中医血证中的"吐血"范畴。辨证论治见总论内容，亦可采用以下单方验方：

①大黄粉：1~3g，每日2~3次，口服。

②三七粉：1~3g，每日2~3次，口服。

③白及粉：3~6g，每日2~3次，口服。

④乌贝散：乌贼骨粉、贝母粉等份，每次5~8g，口服。

⑤云南白药：0.25~1g，每日3次，口服。

对大出血病人西医治疗采用禁食、补充血容量，药物予H_2受体拮抗剂或质子泵阻滞剂、凝血酶或去甲肾上腺素，降低门脉压力可用垂体后叶素、奥曲肽（善得定）等，止血剂选用巴曲酶。出血不止可考虑三腔管压迫止血及内镜下止血，有以下情况之一者可考虑急症手术：①反复大出血，且以往有多次出血病史者；②大出血后在6~8小时内输血800ml以上，血压、脉搏仍不稳定者；③内科治疗无效且出血部位明确者；④食管肿瘤、胆道出血、上消化道出血合并幽门梗阻者。

(3) 胃肠梗阻　胃肠梗阻常发生于原发或转移的胃肠道癌或腹腔癌症患者，也是胃肠道肿瘤手术后常见并发症之一，其病死率约为10%。梗阻病人可有不同程度的腹痛、呕吐、顽固性便秘或腹胀。腹痛多为突发性、阵发性加剧的绞痛，直至变成持续性。病人常有冷汗、面色苍白、呕吐、发热等症状。在小肠远端完全梗阻之前，听诊可闻及肠鸣音亢进；梗阻后期由于肠平滑肌疲劳，可出现肠鸣音减弱或消失。可通过腹部平片、消化道造影、腹部B超、CT等来确诊。基本处理方法：首先排除便秘；考虑手术的可行性，若有任何可行手术机会则应尽早执行；以间歇性皮下注射吗啡、地塞米松处理疼痛及呕吐问题；调整水电解质平衡；短时间可以鼻胃管引流减压；当药物无法控制恶心、呕吐时，应实行经皮胃造瘘；若患者最初即不适宜行姑息性手术时，应给予适当的药物做对症处理。中医治疗适用于单纯机械性肠梗阻和早期麻痹性肠梗阻，对于绞窄性肠梗阻还应以手术治疗为主。

（五）康复治疗

康复治疗的目的是最大程度地提高病人的生活质量，恢复其体能，稳定其情绪。首先应根据患者体质情况、证候表现而辨证用药，防止并发症，减轻身体和心理之痛苦，并调整情绪，涵养性情，做到"恬惔虚无"，"精神内守"，保持乐观积极健康的心理状态。其次应科学生活，促进康复。合理的膳食是获得足够营养的条件，而合理的营养能增强病人体质，所谓"有胃气则生，无胃气则死"，所以胃癌病人的膳食治疗亦极为重要，应以中医理论为指导，结合现代营养学、药理学知识而辨证施膳。再者，应做到慎起居，适气候，练体魄，避邪气，"动""静"结合，"劳""逸"适度，如练气功、太极拳等，"练身"与"练心"有机结合，戒烟戒酒，保持良好的生活状态，以促进身体康复。

【中西医治疗进展及展望】

胃癌根治术前的辅助化疗，增加了手术治愈的机会，提高了5年生存率。目前进行根治术中腹腔内温热灌注化疗（IPHC）或根治术后辅助腹腔区域性化疗（EPIC）或区域性血流阻断动脉内介入化疗，均可提高肿瘤区域内化疗药物浓度，减少转移和复发。大量研究表明，EPIC能根除腹腔内的微小癌栓，预防腹腔内复发，减少肝脏转移。由于胃癌对化疗药物相对敏感，近几年来化疗水平又有明显的进步，因而进一步提高了近期客观有效率，以5-FU、DDP为基础的联合化疗构成了近年化疗的新趋势。在肿瘤治疗研究中，单克隆抗体用于抗癌药物、毒素及核素的导向治疗研究越来越引起人们的关注，并取得了可喜的成绩，免疫毒素和免疫素已进入临床试用阶段，免疫药物也有希望用于临床。生物毒素的抗癌作用近年来受到人们的注意，尤其是蛇毒，有报道以眼镜蛇与五步蛇的粗毒加人参粉混合制成胶囊，应用于胃癌的治疗，其疗效不亚于MMC和5-FU联合应用的化疗组，经统计学处理，1~5年生存率有显著差异。

中医药作为手术、放疗、化疗的辅助治疗手段，发挥增效减毒、提高免疫功能的作用已得到广泛共识。几十年来广大中医肿瘤工作者在中医辨证论治的基础上，结合临床实践和动物实验，用扶正与祛邪相结合的方法治疗胃癌，取得了明显的疗效，逐步取代了以单方偏方为主、以攻为主的治疗方法，其临床和实验室的研究逐渐深入。众多研究者设单纯西医治疗为对照组，探讨、比较配合中药治疗的疗效和一系列微观变化。据有关资料对近年来的病例总结统计，中西医结合组的疗程完成率在70%~90%之间，优于对照组，且中西医结合组放、化疗副反应明显低于对照组，生活质量也优于对照组。一些中药方剂的临床和实验研究也证实具有较好的抗肿瘤作用，为单纯中医药治疗某些胃癌提供了借鉴。

胃癌癌前病变的研究已引起专家学者的广泛关注，有效地预防、改善或逆转癌前病理变化成为治疗的焦点。西医对此缺乏较理想的方案，而近年来中医药研究显示了广阔的前景。有学者从幽门螺杆菌入手治疗癌前病变，发现某些清热解毒药，如黄芩、黄连、大黄、黄柏、紫花地丁、土茯苓等呈高敏的抑杀幽门螺杆菌作用；一些养阴理气温中的中药，如乌梅、山楂、莪术、高良姜等也有较强作用。目前多数学者认为幽门螺杆菌为致病邪气，治疗当祛邪与扶正有机结合，辨证论治，多数临床观察或为基本方加减，或为辨证分型治疗，或为专方专药，从中西医对照、临床观察及实验研究等方面进行探索的结果提示，中医药治疗胃癌癌前病变有相当的优势。

中药抗转移复发的研究仍处于基础研究的阶段。中药抗肿瘤转移机制不同于西药，从单环节来讲作用不如西药，但中药具有多靶点、多组分的综合治疗效果，毒副作用小，可从多方面分别抑制转移的各个环节。如扶正中药可提高免疫力，加强对肿瘤的免疫监视；活血中药可通过改变全血黏度和血小板的聚集能力防止癌细胞对血管的穿透作用；清热解毒中药主要作用在于基因调控，使癌细胞早期修复。诸药合用，可达到综合治疗效果。

在治疗法则的研究方面，仍以健脾法的研究最为系统。实验结果证实，健脾法在胃癌治疗的全过程中均能起到十分重要的作用，在癌前病变的阻断、对化疗的增效和减毒、抗转移和复发等方面都有明显作用。临床研究也证实，进展期患者的脾虚程度与生存期成负相关，具有健脾作用的中药组方能提高胃癌癌前病变的治愈率，提示脾虚贯穿于胃癌发生发展变化的全过程。

众多临床资料显示，中医在治疗胃癌的诸多方面存在优势，中西医结合治疗疗效优于单纯西医治疗，但缺乏大样本、随机化的研究资料，使中医临床更多地处于经验性水平，有一定的随意性。因此，尚需加强系统化、规范化的研究，应用循证医学的方法，采用多中心、前瞻性的临床研究来制定中西医结合治疗胃癌的原则和大法，从而更加准确地探寻到中西医结合的“切入点”、“结合点”，使中西医结合的疗效进一步提高。

【预防与调护】

（一）预防

由于胃癌的病因复杂，患者的体质因素不同，因此在胃癌的预防和干预上提倡三级预防。一级预防即病因学与发病学的预防，要加强预防胃癌的宣传教育，纠正不良的饮食习惯，避免进食粗糙食物，少吃或不吃腌制食品及烟熏、油炸食物，多吃新鲜蔬菜水果，改进不良饮食习惯和方式。二级预防即提倡“三早”，早发现、早诊断、早治疗，对癌前病变进行监控，对有胃癌家族史、胃病久治不愈者应定期检查，一旦确诊尽早采取综合治疗。三级预防即提高生存率与生活质量，促进患者康复。

（二）调护

科学的调护贯穿于胃癌治疗的各个阶段。首先给患者创造一个清静、温馨的生活环境，家属应与患者保持良好的情感交流，及时发现和排除患者的各种烦忧，帮助患者戒除烟酒及其他不良生活习惯；再者，指导患者积极配合治疗、进行适当的体能锻炼，以做好康复治疗，从而提高患者的生活质量，延长生存期。

第八章 大肠癌

大肠癌包括结肠与直肠癌（carcinoma of the colon and rectum），是常见的恶性肿瘤。据有关资料统计，每年全世界新发病例78.3万，占所有恶性肿瘤发病的9.7%，居第四位；每年死亡43.7万人，占所有恶性肿瘤死亡的8.4%，居第三位。其发病率在世界不同地区差异很大，以北美洲、大洋洲最高，约15～24/10万；欧洲居中，约17～23/10万；亚非地区较低，日本为10/10万、印度为3/10万；我国南方，特别是东南沿海地区明显高于北方。近20多年来，世界上多数国家大肠癌发病率呈上升趋势，可能与生活水平改善、饮食结构西化有关，我国大肠癌发病率上升趋势亦十分明显。大肠癌的发病率在40岁以后明显升高，50岁以后发病的约占98%，诊断时的平均年龄为60～64岁。

本病属中医“脏毒”、“锁肛痔”、“肠结”等范畴。中医文献中早有类似记载，如《外科大成》称：“锁肛痔，肛门内外如竹节锁紧，形如海蜇，里急后重，便粪细而带扁，时流臭水，此无治法。”《外科正宗·脏毒论》指出：“蕴毒结于脏腑，火热流注肛门，结而为肿，其患痛连小腹，肛门坠重，二便乖违，或泻或秘，肛门内蚀，串烂经络，污水流通大孔，无奈饮食不餐，作渴之甚，凡犯此未得见其有生。”

【病因病理】

（一）西医病因病理

1. 病因 大肠癌的病因至今尚未完全清楚，目前认为主要与下列因素有关：

（1）大肠息肉（腺瘤性息肉） 一般认为绝大部分大肠癌均起源于腺瘤，故将腺瘤样息肉看作是癌前病变。一般腺瘤越大、形态越不规则、绒毛含量越高、上皮异型增生越重，癌变机会越大。从形态学上可见到增生、腺瘤及癌变各阶段以及相应的染色体改变。

（2）炎症性肠病 国外报道，溃疡性结肠炎的大肠癌发生率为普通人群的5～10倍，多见于幼年起病、病变范围广而病程长者，其癌变特点是发生于扁平黏膜，恶性程度高。克罗恩病（Crohn’s disease）有结肠、直肠受累者也可发生癌变。此外，有报道胆囊切除术后大肠癌发病率增高，认为与次级胆酸进入大肠增加有关。

（3）血吸虫病 我国南方血吸虫病流行区12个省市流行病学调查表明，血吸虫病发病率与大肠癌标准化死亡率之间有显著正相关，推测为血吸虫卵沉积在结肠黏膜下引起慢性炎症和息肉样增生，诱发癌变。血吸虫病诱发的大肠癌发病年龄较轻，好发于虫卵沉积较多的直肠、乙状结肠部。

(4) 环境与饮食方式　中国和日本人大肠癌的发病率虽明显低于美国人，但移民到美国的第一代即见大肠癌发病率上升，第二代已接近美国人的发病率。由此可见大肠癌的发病和环境、生活习惯，尤其是饮食方式有关。一般认为高脂肪食谱与食物纤维不足是主要发病原因，高脂肪饮食特别是含有饱和脂肪酸的饮食，可促进肝中胆固醇和胆酸的合成，而进入肠腔增加，经结肠的细菌作用使之转变成胆固醇代谢物及次级胆酸，有致癌作用。食物纤维具有吸收水分性能，可增加粪便量，稀释肠内残留物浓度，并因缩短粪便通过大肠的时间而减少致癌物质和大肠黏膜接触的机会；反之，食物纤维不足即成为大肠癌的发病因素之一。

(5) 遗传因素　近年来对大肠癌的遗传因素有了进一步了解。从遗传学观点，可将大肠癌分为遗传性（家族性）和非遗传性（散发性）两类。前者如家族性结肠息肉综合征和家庭遗传性非息肉病大肠癌，后者主要是由环境因素引起基因突变。

2. 病理

(1) 发生部位　我国大肠癌发生部位约半数以上位于直肠（比欧美为高），1/5 位于乙状结肠，其余依次为盲肠、升结肠、降结肠、横结肠。但近年来国内外资料均提示，右半结肠癌发病率有所增高而直肠癌发病率下降，这一倾向可能与饮食及生活习惯改变有关。

(2) 大体形态分型

1) 早期大肠癌：肿瘤局限于大肠黏膜及黏膜下层，分以下三型：①息肉隆起型（Ⅰ型）：肿瘤向肠黏膜表面突出形成有蒂、短蒂或广基型之隆起，故又可分为有蒂型（Ip）、亚蒂型（Is）及广基型；②扁平隆起型（Ⅱ型）：肿瘤呈分币状微隆起于黏膜表面；③扁平隆起伴溃疡型（Ⅲ型）：肉眼观如小盘状，中央微凹形成溃疡，边缘略隆。其中以Ip 型最常见，其次为Is 型。

2) 进展期大肠癌：肿瘤侵入固有肌层者，可分为四大类型：①隆起型：肿瘤主体向肠腔突入，呈结节状、息肉状或菜花状隆起，表面糜烂或小溃疡，境界清楚，有蒂或广基。②溃疡型：肿瘤表面形成较深的溃疡，底部深达肌层或浆膜层。边缘呈堤围状隆起，与周围肠黏膜境界较清者称单纯溃疡型；而边缘呈浸润生长者称浸润溃疡型。③浸润型：肿瘤向肠壁内弥漫浸润，常累及肠壁大部或全周，肠壁局部增厚但表面无明显溃疡或隆起，因纤维组织增生收缩，肠管形成环形狭窄。④胶样型：肿瘤外观呈现半透明胶冻状，质软，肿瘤界限不清，镜下多为黏液腺癌或印戒细胞癌。

(3) 组织学分类　绝大多数为腺癌，约占 80% ~ 90%，其中以管状腺癌最多见，其次为黏液腺癌、乳头状腺癌，其他类型有印戒细胞癌、鳞癌、未分化癌等，但均少见。大肠癌分化程度可分为三级。Ⅰ级（高分化）：乳头状腺癌及高分化管状腺癌；Ⅱ级（中分化）：中分化管状腺癌或黏液腺癌；Ⅲ级（低分化）：低分化管状腺癌、印戒细胞癌及未分化癌。癌细胞分化程度高则病程长，转移较迟，反之则病程进展快。

(4) 浸润与转移

1) 直接蔓延：肠壁的癌浸润可直接蔓延到邻近组织或器官，如膀胱、子宫、输尿管、小肠、肠系膜、腹膜、腹膜后等处，并可形成癌性腹水或内瘘。脱落的癌细胞可种植到所接触的组织，如手术的肠吻合或皮肤切口处。

2) 淋巴道转移：先转移到结肠旁淋巴结，然后至肠系膜血管周围淋巴结及肠系膜根部淋巴结。淋巴结转移不一定呈现连续性，可为跳跃式，因此手术中应广泛清扫有关部位的淋巴结，以减少术后复发机会。大肠癌晚期常有直肠前凹、腹股沟或锁骨上淋巴结转移。

3）血行转移：癌栓易通过门静脉转移到肝，也可经体循环转移到肺、脑、肾、骨及肾上腺等处。

（二）中医病因病机

中医学认为，大肠癌的形成多因正气内虚，复加饮食不节、情志不遂，使脾胃升降失调，气机不畅，痰浊内生，痰瘀交结，痹阻大肠，日久邪毒结聚而成瘤块。在病变过程中，本病往往表现为本虚标实，初期以邪实为主，后期则多见正虚或虚实夹杂。

1. 精神抑郁，肝气郁结 在正常情况下，气在全身运行，无处不到。寒热温凉失调、情志抑郁，以及痰饮、湿浊、瘀血、宿食等，均可影响气的正常运行，引起气机紊乱，气滞则血瘀，日久不解，瘀血长期蕴结不散，遂成肿块。

2. 饮食不节，湿热毒邪内结 醉饮无时，恣食肥腻，或久坐湿地，寒温失节，湿邪侵入肠道，停留滞着久则化热、酿毒，湿毒凝聚肠道，热毒蕴结于脏腑，毒结日久不化而成肿块。

3. 正气虚弱，瘀血内阻 慢性肠道疾病，久治不愈，脾胃损伤，运化失司，肾亏正气虚弱，使火毒、湿邪、瘀血、气滞胶结不化，正虚又难以祛邪，久而久之胶结成肠道恶性肿瘤。

在临床上经常是几种因素相互交叉出现，相互联系，虚实夹杂。但其主要病机是湿热、火毒、瘀血为标，脾虚、肾亏、正气不足为本，二者互为因果，由虚而致积，因积而益虚，久则积渐大而体更虚，治疗难以速效。

【临床表现】

（一）症状

1. 排便习惯与粪便性状改变 临床常以血便为突出表现，或有痢疾样脓血便，里急后重；有时表现为顽固性便秘，大便形状变细；也可表现为腹泻与糊状大便，或腹泻与便秘交替，粪质无明显黏液脓血。

2. 腹痛 当肿瘤浸润肠壁时，可引起隐痛。一般右侧大肠癌，表现为右腹钝痛，或同时涉及右上腹、中上腹；左侧大肠癌常并发肠梗阻，多表现为腹部绞痛，伴有腹胀、肠鸣、便秘、排便困难等。晚期病人常有腰骶部持续性疼痛。

3. 全身情况 可出现进行性贫血、低热。晚期病人有进行性消瘦、恶病质、黄疸和腹水等。

左右大肠癌临床症状多有不同。右侧大肠癌可见肠功能紊乱、腹钝痛、粪便糊状、隐血阳性、右腹肿块、贫血；左侧大肠癌可见肠梗阻、腹胀、腹绞痛、粪便形状变细、血便或脓血便，直肠指诊多可扪及肿块。大肠癌并发症多见于晚期，主要有肠梗阻、肠出血或穿孔、化脓性腹膜炎、结肠周围脓肿、直肠膀胱瘘、腹水等。

（二）体征

1. 腹部肿块 盲肠、升结肠、结肠肝区癌的肿块分别位于右下、右中、右上腹；横结肠癌的肿块可在脐周扪及。肿块质坚、大小不等、表面呈结节感，一般可推动，但至后期则固定。

2. 直肠肿块 多经直肠指诊发现，质地坚硬，表面呈结节，有肠腔狭窄。直肠指诊可检出低位直肠癌、肛管癌。

3. 腹水 癌瘤侵入浆膜层时，癌细胞可脱落进入腹膜腔，种植于腹膜间，当腹膜广泛种植时，可出现腹水。

【实验室检查】

1. 病理学检查 详见病因病理部分。

2. 粪便隐血检查 大肠癌早期多无明显的症状及体征，对原因不明缺铁性贫血或原因不明的腹痛，粪便隐血试验呈持续阳性者，应考虑大肠癌的可能。粪便隐血试验对本病的诊断虽无特异性，但方法简便易行，可作为普查筛检或早期诊断的线索。应用抗人血红蛋白抗体免疫法做隐血试验，不受食物中动物血或铁剂等药物干扰，可减少假阳性结果，只有结肠癌（许多是溃疡型）出现管腔内出血时才有可能被大便隐血试验检出。20%～30%的大肠癌患者大便隐血试验阴性，不到1/3的息肉病患者的大便中查到隐血。

3. 肿瘤标志物 血清CEA对本病的诊断不具有特异性，目前临床主要应用于以下两个方面：

（1）大肠癌预后　术前CEA水平增高的病人，不但表示病变范围较广，亦表示术后预后较差，是进行综合辅助治疗的指征；术前CEA水平升高者一般在术后1个月内下降至正常，逾期不降者应疑有残瘤存在。

（2）监测复发　术前CEA水平升高者，可于术后每4～8周定期监测CEA水平，持续2～3年，然后每2～3个月测定一次至5年末。对术后已下降至正常而又再次升高者，尤其是进行性上升较快者，往往高度提示有复发的可能。

CA19-9虽然不如CEA敏感，但诊断疾病复发的特异性却比较高。通过CA19-9的检测还可以检出生存率较低的淋巴结阳性的大肠癌患者。

【其他检查】

1. 内镜检查 结肠镜、直肠镜检查是确诊大肠癌最好的方法，通过肠镜可在直视下做活检病理诊断。纤维结肠镜和直肠、乙状结肠镜等可根据怀疑的肿瘤部位来选择。据国内资料，至少半数大肠癌是分布在距肛门25cm的距离内，此段距离是乙状结肠镜长度所能够达到的范围。所以，一次认真的乙状结肠镜检查可以解决半数大肠癌病人的问题，检查方法比较简单，仅需清洁下段大肠，同时可取活检。乙状结肠镜检查的主要并发症是肠穿孔，其发生率约为0.1%，多发生在直肠乙状结肠交界处的成角部位，检查时需注意，不要盲目进镜过深。纤维结肠镜检查能对大肠黏膜做广泛直视下观察，并能做电灼及采取活体组织检查，或冲刷做脱落细胞学检查。检查前需做彻底的肠道清洁准备，其优点是可以弥补钡灌肠X线的不足，并对同时多发的病变和较小的病变有价值。纤维结肠镜检查最常见的合并症是穿孔和出血，据美国内镜协会的资料，其穿孔发生率为0.2%~0.3%，出血发生率为0.07%~0.1%。肠镜检查也有一定局限性，在遇到其他原因或肿瘤所致的肠腔狭窄时，即不能继续进镜，有可能遗漏狭窄部位以上的多发肿瘤。因此在肠镜确诊肿瘤后，特别是在直肠和左半结肠癌管腔有狭窄而不能检查全结肠时，应辅以钡灌肠。此外，结、直肠癌有5%~10%为多发癌，且术后可发生第二处原发大肠癌（异时癌），手术时可能漏掉同时存在的第二外癌，故术后3~6个月即应行首次结肠镜检查。

2. X线检查　钡灌肠X线和气钡对比造影是常用的诊断方法。检查前清洁肠道，对于距肛门5cm以上的结肠癌有重要的诊断意义，对直肠癌的诊断价值较小。此技术可清晰显示肠黏膜的肿物、溃疡和狭窄等病变，但小于0.5cm的息肉有可能漏诊。结肠癌的X线表现一般为钡剂的充盈缺损、边缘不整齐、龛影、肠壁僵硬、黏膜破坏、肠管狭窄等。钡灌肠检查的诊断准确率较高，但容易发生假阴性，其部位多是盲肠、脾曲及乙状结肠的悬垂部。必须强调，钡灌肠检查的假阴性常是造成治疗延误的重要原因之一。

3. B超、CT检查　B超检查可帮助发现大肠癌有无肝转移和腹腔淋巴结转移的情况。直肠内的B型超声，可测出肿瘤的范围及侵犯邻近脏器如膀胱、前列腺等的情况。CT主要用于了解大肠癌肠外浸润及转移情况，有助于进行临床病理分期，以制定治疗方案，对术后随访亦有价值。近年来应用超声结肠镜，可观察大肠癌的肠壁浸润深度及周围淋巴结转移情况，对术前癌的分期颇有帮助。

【诊断和鉴别诊断】

（一）诊断要点

诊断以肠镜和病理检查为重点，但我国目前下段直肠癌远比国外多见，即肿瘤下缘距肛门7~8cm以内者占77.5%，故绝大部分直肠癌可在直肠指诊时触及，可扪及肠腔内菜花状硬块，或边缘隆起中心凹陷的溃疡，或肠腔环形狭窄，指套常染有黏液或血。直肠指诊检查是早期发现直肠癌的关键性检查方法，常被临床医生忽视。

（二）临床分期

1. TNM分期（UICC，1997）

（1）原发肿瘤（T）

T_x：对原发肿瘤不能确定。

T_0：临床未发现肿瘤。

T_{is}：原位癌。

T_1：肿瘤侵犯至黏膜下层。

T_2：肿瘤侵犯肌层。

T_3：肿瘤穿透肌层进入浆膜下，但未穿透浆膜，肿瘤进入结肠周围脂肪组织、肠系膜范围之内。

T_4：肿瘤直接侵犯邻近器官或结构和/或穿透内脏腹膜。

（2）区域淋巴结（N）

N_x：区域淋巴结转移不能确定。

N_0：无区域淋巴结转移。

N_1：有1~3个区域淋巴结转移。

N_2：有4个或4个以上淋巴结转移。

N_3：沿任何已命名的血管干的区域淋巴结转移。

（3）远处转移（M）

M_x：对远处转移不能确定。

M_0：无远处转移。

M_1：有远处转移。

2. 临床病理分期　目前国内对本病的诊断分期多采用Dukes大肠癌临床病理分期法：A期（癌局限于肠壁），B期（癌穿透浆膜），C期（有局部淋巴结转移），D期（有远处转移）。我国又将A期分为A_1期（癌局限于黏膜及黏膜下层），A_2期（侵入浅肌层），A_3期（侵入深肌层）。

表Ⅱ-8-1　**大肠癌临床分期**

TNM分期		Dukes分期
0期	T_{is} N_0 M_0	
Ⅰ期	T_1 N_0 M_0	A期
	T_2 N_0 M_0	
Ⅱ期	T_3 N_0 M_0	
	T_4 N_0 M_0	B期
Ⅲ期	任何T N_1 M_0	C_1期
	任何T N_2 M_0	C_2期
Ⅳ期	任何T 任何N M_1	D期

（三）鉴别诊断

1. 右半结肠癌可有右下腹痛、腹部肿块等，应注意和肠阿米巴病、肠结核、血吸虫病、阑尾病变、克罗恩病等鉴别。右半结肠癌的病人，可以贫血为首发症状，为肠道慢性失血所致。对任何年龄原因不明的贫血患者，特别是年龄较大者，或缺铁性贫血给予铁剂治疗效果不好时，应考虑结肠癌的可能，应多次做粪便隐血试验，必要时做结肠镜检查。

2. 左侧大肠癌需和痔、功能性便秘、慢性细菌性痢疾、血吸虫病、溃疡性结肠炎、克罗恩病、直肠结肠息肉、憩室炎等鉴别。便血是直肠癌的常见症状，易被误诊为痔。大肠癌中有便血表现者约达40%，以便血为首发症状者约达25%。对便鲜血者应强调做直肠指诊和乙状结肠镜检查以免漏诊；直肠癌和乙状结肠癌常有脓血便并伴里急后重，误诊为肠炎或菌痢者不少见，有时可误诊达数月之久。脓血便遇下列情况时，应考虑肠癌的可能：①发病不在传染病流行季节；②粪便中血多于脓；③按炎症治疗效果不佳或好后不久复发；④便隐血试验持续阳性；⑤患者年龄较大。大肠癌生长到一定体积可引起肠梗阻，梗阻好发于左半结肠、回盲部和乙状结肠等处，对于老年人不明原因的肠梗阻，应考虑肿瘤的可能。

【治疗】

（一）治疗原则

结肠癌的主要治疗手段是手术，但多年来5年生存率并未因手术进步而得到显著提高，仍停留在50%左右。局部再发与术后转移扩散是主要致死原因。单一手术切除已不能提高治愈率，与非手术疗法联合的综合治疗已被肿瘤界认可。Ⅰ期直肠癌术前放疗与否对防止局部复发没有差别，Ⅱ、Ⅲ期直肠癌术前放疗是有益的，特别是Ⅲ期，可以提高手术切除率，降低术后局部复发的危险性。Ⅱ、Ⅲ期直肠癌，术前1个月内应采用放射治疗，对防止局部复发是有效的，放疗结束后1个月，可再施行化学治疗巩固疗效。Ⅳ期患者综合治疗可以发挥较大作用，是否手术应依照全身与局部情况而定，如虽已有肝或肺转移但原发灶情况可以切除者，可切除原发灶以减少瘤负荷，预防肿瘤发展而出现肠梗阻等并发症。如已有肠梗阻、出血、穿孔等并发症时，局部姑息手术是必需的，至少可以减轻症状，缓解病情。术前化疗近年已有报道，称为新辅助化疗，选择短周期、集中用药，尽力防止化疗毒副反应发生，然后再择期手术，术后辅助化疗。由于大肠癌对化疗不甚敏感，而且化学药物对癌细胞的选择性抑制作用差，全身给药毒性反应大，对机体免疫机能有抑制作用，改善患者生活质量的作用也有限，这使得中医药及生物疗法受到重视。中医药可提高患者的免疫功能和抗病力，与化疗有协同增效和/或减毒作用。中医治疗方面，认为本病初期正气尚充，因此以攻邪为主，之后再予扶正，其后随着肿瘤进展，正气将由盛转衰，故治当扶正祛邪并重，后期正气衰败，邪气鸱张，化瘀破气、刚燥走窜之药不宜妄用，当以培补正气为主。总之，规范、合理、有计划并个体化的综合治疗是本病的治疗原则，中西医结合治疗大肠癌是今后的发展方向。

（二）西医治疗

1. 手术治疗

（1）结肠癌手术方式

①右半结肠根治性切除术：适用于盲肠、升结肠、结肠肝曲部的肿瘤。对于盲肠和升结肠癌，切除范围包括右半横结肠、升结肠、盲肠以及长约15～20cm的回肠末段，行回肠与横结肠端端或端侧吻合。

②横结肠根治性切除术：适用于横结肠癌。切除包括肝曲或脾曲的整个横结肠以及胃结肠韧带的淋巴结组，行升结肠和降结肠端端吻合。

③左半结肠根治性切除术：适用于结肠脾曲和降结肠癌。切除范围包括横结肠左半、降结肠，并根据结肠位置的高低切除部分或全部乙状结肠。

④乙状结肠根治性切除术：根据乙状结肠的长短和肿瘤所在的部分，分别采用切除整个

乙状结肠和全部降结肠，或切除整个乙状结肠、部分降结肠和部分直肠的方法。

(2) 直肠癌手术方式　从外科治疗的角度，临床上将直肠癌分为低位直肠癌（距齿状线5cm以内)、中位直肠癌（距齿状线5~10cm)、高位直肠癌（距齿状线10cm以上)，这种分类对直肠癌根治手术方式的选择有重要参考价值。而解剖学分类是根据血供、淋巴回流、有无浆膜等因素区分，将直肠分为上段直肠和下段直肠。

手术方式的选择根据肿瘤所在部位、大小、活动度、细胞分化程度以及术前的排便控制能力等因素综合判断。

①局部切除术：适用于早期瘤体小、局限于黏膜或黏膜下层、分化程度高的直肠癌。手术方式主要有经肛局部切除术和骶后径路局部切除术。

②腹会阴联合直肠癌根治术（Miles手术)：原则上适用于腹膜返折以下的直肠癌。切除范围包括乙状结肠远端、全部直肠、肠系膜下动脉及其区域淋巴结、全直肠系膜、肛提肌、坐骨直肠凹内脂肪、肛管及肛门周围约3~5cm的皮肤、皮下组织及全部肛门括约肌，于左下腹行永久性乙状结肠单腔造口。

③经腹直肠癌切除术（直肠低位前切除术、Dixon手术)：是目前应用最多的直肠癌根治术，适用于距齿状线5cm以上的直肠癌。

④经腹直肠癌切除、近端造口、远端封闭手术（Hartmann手术)：适用于全身一般情况很差、不能耐受Miles手术或急性梗阻不宜行Dixon手术的直肠癌病人。

2. 化学治疗　我国目前大肠癌手术病例中早期癌不足5%，根治术后约50%以上的病人在5年内复发。尽管大肠癌对化学药物一般不很敏感，但作为一种辅助疗法，化疗在综合治疗中仍占有重要地位。早期癌根治术后一般不需化疗。目前化疗主要用于下列情况：①术前或术中，以利于肿瘤的切除并减少癌扩散的机会。②对于Dukes C期结肠癌和Dukes B期直肠癌（有时不易根除)，为防止癌灶未切除干净，术后辅以化疗。③对于晚期不能切除或已有远处转移的大肠癌，作为姑息治疗。

晚期大肠癌化疗的适应证：①必须有明确的病理组织学分型；②有可客观测量的肿块；③KPS评分在50分及以上者；④无严重心、肝、肾功能障碍，造血功能正常，白细胞数≥4.0×10^9/L，血红蛋白≥80.0g/L，血小板≥80×10^9/L；⑤估计生存期在3个月以上；⑥无严重并发症如肠梗阻、活动性消化道出血、肠穿孔及感染。

表Ⅱ-8-2　**大肠癌常用联合化疗方案**

方案	药物	用法
OFL	L-OHP	130mg/m^2，静脉滴注2小时，第1天，不用生理盐水，用5%葡萄糖液500ml溶解
	CF	200mg，静脉滴注(先)，第2~5或第6天
	5-FU	500mg/m^2，静脉滴注4~6小时(后)，第2~5或第6天 3周为1周期
CF+5-FU	CF	200~300mg，静脉滴注(先)
	5-FU	500mg/m^2，静脉滴注6~8小时(后) 每日1次，连续5天，3周为1周期

（续表）

方案	药物	用　法
HFL	HCPT	10mg/m², 静脉滴注，第 6～10 天；或 12mg/m²，静脉滴注，每周 2 次（第 3、6、9、12 天）
	CF	200mg，静脉滴注(先)，第 1～5 天
	5-FU	600mg/m²，静脉滴注 4 小时(后)，第 1～5 天 3 周为 1 周期
IFL	CPT-11	100mg/m²，静脉滴注 90 分钟，第 1、8、15 天
	CF	200mg，静脉滴注(先)，第 2～6 天
	5-FU	500mg/m²，静脉滴注(后)，第 2～6 天 4 周为 1 周期

3. 放射治疗　结肠癌较少使用放疗，因放疗对腺癌不敏感，且腹部定位困难，同时腹部放疗副作用明显。本法多用于直肠癌有局部淋巴结转移，或肿瘤体积较大、与盆腔器官相粘连者。术前放疗有助于切除肿瘤，防止扩散；术后继续放疗或合用化疗可减少复发；对晚期直肠癌患者可用于止痛、止血等姑息性治疗。

4. 介入治疗　对于不能手术切除的晚期病人，可行动脉灌注化疗，或动脉化疗与放疗、热疗、冷冻治疗结合，以控制病变发展，延长生存期。此外，近年来研究发现，以根治手术为主，术前、术后配合选择性动脉灌注化疗和/或栓塞治疗明显改善了直肠癌预后。术前灌注化疗，促使病灶局限，争取保存肛门前提下的根治性手术，明显改善了病人生活质量；灌注 2 周后手术，术时出血量减少；血管灌注化疗药物还可使肿瘤组织周围水肿，刺激局部瘤组织引起大量细胞浸润及纤维组织增生，加强肿瘤抑制作用，防止癌细胞扩散转移，从而延长术后生存期，提高生存率。

据报道，大肠癌死亡的病人肝转移率高达 60%～71%。大肠癌肝转移后自然生存期很短，其中位存活期为 5～10 个月。因此，如何处理肝转移成为延长大肠癌病人生存期的关键之一。目前，治愈性肝切除术已被认为是大肠癌肝转移唯一能获得长期生存的治疗手段，但只有 5%～10%的患者能适宜该手术。近年来采用介入插管动脉化疗和栓塞技术治疗取得了新进展，可采用 Seldinger 方法经股动脉穿刺插管，在电视监视下，将导管插至肝总动脉，先行肝动脉 DSA 造影，以了解肝内病灶的部位、大小及供血情况，然后根据不同病灶选择插管到达肝固有动脉或左、右肝动脉亚段，进行栓塞和化疗。化疗药物选用表柔比星或多柔比星 30～50mg＋卡铂 300mg＋氟尿嘧啶 1～1.25g，根据转移癌的大小用碘化油 3～20ml 与以上化疗药物混合乳化，经导管注入栓塞化疗，对肝转移癌较大、供血丰富的病灶进一步用明胶海绵栓塞治疗，为防止海绵碎块误栓正常肝动脉，导管一定要到达肝癌供血动脉内。如伴有原发部位复发或盆腔相邻脏器转移，原发病灶未手术切除者，还需同时做肠系膜下动脉、肠系膜上动脉、双髂内动脉等相关供血动脉化疗药物灌注治疗。实验研究证明，直径大于 3cm 的肝转移灶主要由肝动脉供血，而非门静脉供血，故肝动脉给药肝内转移灶的药物浓度是门静脉给药的 15 倍、静脉给药治疗的 400 倍。

5. 生物治疗　生物治疗在大肠癌治疗全程中起重要作用，能提高患者免疫功能，抑制肿瘤细胞分泌的生长因子的促肿瘤生长作用，提高耐受放疗、化疗毒性反应的能力，延长生存期。最常用药物有左旋咪唑 50mg，每日 3 次，每 15 天连服 3 天、停 12 天，共 1 年。其他药物有 IFN、IL-2、LAK、胸腺素、香菇多糖等。应用生物治疗还要注意，体内肿瘤细胞数在 10^6 以下时，可有效清除肿瘤细胞；肿瘤细胞数在 $10^6 \sim 10^9$ 时，生物治疗对肿瘤生长有遏止作用；肿瘤细胞数在 10^9 以上时，单用生物治疗则很难收效。生物治疗大肠癌的临床适应证为：①Dukes A 期；②术后有残余微小病变者；③与化疗联合治疗 Dukes B 期以上的病变。

（三）中医治疗

1. 辨证论治

（1）脾虚湿毒证

证候：面色萎黄，食欲不振，体重减轻，腹痛或肛门酸痛，大便见脓血黏液，次数多，形细或扁，或里急后重，舌质淡，苔薄腻，脉滑数。

治法：健脾利湿解毒。

方药：参苓白术散(《太平惠民和剂局方》）加减。

药用太子参 15g，白术 10g，薏苡仁 30g，茯苓 15g，山药 30g，马齿苋 30g，败酱草 30g，仙鹤草 30g，地榆炭 15g，槐花炭 15g，茜草 30g。

方用太子参、白术、薏苡仁、山药、茯苓益气健脾利湿为君；马齿苋、败酱草解毒为臣；地榆炭、仙鹤草、茜草、槐花炭凉血止血，共为佐使。

（2）瘀毒内积证

证候：面色晦黯，腹胀腹痛，痛有定处，或向下放射，腹部可触及包块，大便困难，或下利紫黑脓血，大便细或扁，舌质紫或有瘀点，苔薄黄，脉弦或涩。

治法：化瘀攻积，解毒止痛。

方药：膈下逐瘀汤(《医林改错》）加减。

药用当归 10g，赤芍 10g，桃仁 10g，红花 3g，三棱 10g，莪术 10g，半枝莲 30g，白花蛇舌草 30g，延胡索 10g，乌药 6g，制大黄 10g，败酱草 30g，马齿苋 30g，茜草 30g。

方用三棱、莪术、制大黄通滞化积为君；败酱草、马齿苋、茜草、半枝莲、白花蛇舌草止血解毒为臣；当归、赤芍、桃仁、红花活血化瘀，川楝子、延胡索、乌药理气止痛为佐使。

（3）肝肾阴虚证

证候：形体消瘦，五心烦热，头晕目眩，口苦咽干，腰酸腿软，便秘，舌质红少苔，脉细或细数。

治法：益肾柔肝，滋阴降火。

方药：知柏地黄汤(《医宗金鉴》）加减。

药用知母 9g，黄柏 9g，生地黄 15g，熟地黄 9g，枸杞子 9g，牡丹皮 10g，女贞子 12g，茯苓 15g，泽泻 9g，西洋参粉(冲)3g。

方中熟地黄、生地黄滋补肝肾为君；西洋参、女贞子、旱莲草益气养阴为臣；泽泻利湿泄浊且防地黄之滋腻，牡丹皮、知母、黄柏清泻相火，茯苓健脾渗湿，共为佐使。

加减：若虚热明显，加青蒿、鳖甲、地骨皮、白薇、银柴胡；兼见瘿瘤、瘰核者，加土贝母、夏枯草、昆布、牡蛎、山慈菇；兼有腹痛、腹内积块者，加鳖甲、乳香、没药、红藤等。

(4) 脾肾阳虚证

证候：面色苍白，肢冷便溏，少气无力，腹痛，五更泻，舌淡胖苔白，脉细弱。

治法：温肾健脾，祛寒胜湿。

方药：参苓白术散(《太平惠民和剂局方》) 合四神丸(《证治准绳》) 加减。

药用炒党参 12g，炒白术 9g，茯苓 15g，生薏苡仁 30g，肉豆蔻 3g，补骨脂 15g，吴茱萸 6g，诃子 12g。

方中党参、白术、补骨脂温肾健脾为君；茯苓、薏苡仁、吴茱萸健脾利湿祛寒为臣；诃子、肉豆蔻温脾涩肠为佐使。

加减：肾阳虚明显者，加仙灵脾、巴戟天、肉桂；大便无度者，加白槿花、罂粟壳等。

(5) 气血双亏证

证候：心悸气短，少气乏力，便溏，面色苍白，脱肛，四肢虚肿，形体消瘦，舌质淡或光嫩，苔白，脉沉细。

治法：补益气血。

方药：八珍汤(《正体类要》) 加减。

药用人参或红参(另煎)5～10g，熟地黄 20g，阿胶(烊化)10g，白术 10g，山药 30g，薏苡仁 30g，鸡内金 10g。

方中人参、熟地黄、阿胶补益气血为君；白术、山药、薏苡仁健脾培补后天之本为臣；鸡内金助脾之运化，使补益健脾之品不致壅滞以达"补""运"结合，为佐使。

辨证论治中用药参考：脓血黏液便，加马齿苋、地锦草、败酱草、仙鹤草、三七、地榆、槐花；里急后重，加黄柏、黄连、秦皮、赤芍、木香；腹胀水肿，加大腹皮、苍术、猪苓、茯苓、泽泻；纳呆食少，加鸡内金、山药、焦山楂、神曲、谷芽、麦芽；疼痛酸胀，加川楝子、延胡索、乌药、白芍、甘草、炮姜；肛门下坠，加黄芪、葛根、升麻、炙甘草；舌红光嫩，加西洋参。

2. 专病专方

(1) 消癌丸，以蟾蜍皮粉 500g，硼砂 250g，雄黄 15g，蒲公英 30g，大青叶 60g，黑豆面适量，各为细末，和匀，以黑豆面为丸，如绿豆粒大，每次服 3～5 丸，每日 3 次，适宜于直肠癌患者。

(2) 鸦胆子 15～20 粒，打碎煎汁 200ml，保留灌肠，每天 1～2 次，用于大肠癌；或鸦胆子肉，用桂圆肉或胶囊包吞，每包 3 粒，每次 4 包，每日 3 次，7 天为 1 疗程。

3. 外治法

(1) 熏洗坐浴法　药用蛇床子、苦参各 30g，薄荷 10g，加水 1000ml，煮沸后加生大黄 10g，煎 2 分钟，将雄黄、芒硝各 10g 放入盆中，将煮沸的汤药倒入盆内搅拌，趁热气上蒸之际蹲于盆上，熏蒸肛门处，待水变温后则改为坐浴，每晚 1 次，用于肠癌，同时配合其他治疗。

(2) 纳肛法　处方组成：蟾酥 20g，雄黄 20g，白及粉 15g，颠茄浸膏 5g，甘油明胶 65g，甘油 75g。制法：取蟾酥、雄黄、白及粉之细末加颠茄浸膏、甘油研成糊状，再将甘油明胶置水加热，待熔后，将上述蟾酥等糊状物加入，不断搅拌均匀，倾入已涂过润滑剂的栓膜内(鱼雷形)，冷凝取出用蜡纸包裹备用。用法：取俯卧位，将此栓轻轻塞入肛门内，俯卧半小时，每日2次，10天为1疗程。

(3) 灌肠法　生大黄粉9g，加生理盐水140ml保留灌肠，适用于肠癌术后便血者。

(四) 中西医结合治疗

1. 手术与中医结合治疗

(1) 术前　以生大黄(后下)、玄明粉(冲)、枳实、厚朴各9g，白花蛇舌草、蒲公英各30g，金银花、玄参各9g，加水煎至200ml，每日1剂，口服3天，至术前一晚将原方煎至300ml，冷却后经肛管一次性灌肠，病人可不再服用泻药和抗生素、不再做清洁灌肠，准备期间的饮食与传统的肠道准备相同。此外，大肠癌手术前予以扶正中药调理，可以改善患者一般营养状况，有利于手术的进行。一般多用补气养血的药物，或者健脾益气、滋补肝肾的药物，或中药黄芪注射液，术前用药7~10天，每日给生药8g。

(2) 术后　手术耗气伤血，术后多表现为气血双亏或气阴两伤，或营卫失和，或脾胃失调，积极地予以中药调治，可利于康复并为术后进行必要的放疗、化疗创造条件。常用治法如调理脾胃、益气固表、养阴生津、理气导滞。至于手术后的长期调理，则应根据病情，辨证论治以扶正祛邪，巩固疗效。

2. 放疗与中医结合治疗

(1) 据观察某些中药可增强肿瘤对放射线的敏感性，联合应用可增加疗效。如黄芪、猪苓、女贞子、人参、当归、三七、白术、枸杞子、刺五加、绿茶等可辨证选用。

(2) 放疗后，在应用益气健脾治疗的同时，可配合解毒之中药。常用益气健脾药有党参、太子参、黄芪、白术、茯苓、山药、薏苡仁、当归、白芍；常用解毒药有半枝莲、石见穿、山豆根、蚤休、白花蛇舌草、败酱草、白英、马齿苋等。具有活血化瘀、补血益气、滋阴养血功效的多种中药均具有不同程度的抗放射作用。

3. 化疗与中医结合治疗　根据患者化疗中出现的不良反应，可有脾肾两虚证、脾胃不和证、心脾两虚证、肝胃不和证等。治疗基本方：黄芪30g，黄精15g，枸杞子15g，鸡血藤15g，槐花15g，败酱草15g，马齿苋15g，仙鹤草15g，白英15g。脾肾两虚证加党参15g，白术10g，菟丝子10g，女贞子10g；心脾两虚证加党参15g，酸枣仁15g，茯苓10g，当归10g。

【中西医治疗进展及展望】

大肠癌的发病年龄在我国比欧美要提前10余年，根治术后5年生存率总的看为50.21%，早期大肠癌则可达96.7%，因此提高对本病的认识，尽可能做到早期发现、早期诊断、早期治疗，尤为重要。

目前手术切除仍为治疗大肠癌的主要方法。大肠癌对化疗并不敏感，化疗主要用于术前、术中、术后的辅助治疗及对不能手术的病人做姑息治疗，且应尽量运用联合化疗方案，但是数药联用又会大大增加药物的毒副作用，且病人的3年生存率、5年生存率等并无提高，因此，大肠癌的化疗尚需进一步研究。

单纯以中药为主治疗大肠癌的临床报道不多。基础研究方面，从细胞、分子水平进行中药抗癌机制的实验研究正逐渐增多，引起了国内外学者的广泛关注。目前已筛选出一些具有防癌、抗癌活性的中药及其提取物，如鳖甲、虎杖、防己、人参、当归、莪术、半枝莲、绿茶、蟾酥及蝎毒、姜黄素等，但总的来说仍处于探索阶段。临床研究方面，辨证分型论治为主要方法，目前中医药治疗大肠癌临床组方常在辨证论治基础上选用实验研究有抗癌作用的中药。这些中药按药性分类有清热解毒类（山豆根、半枝莲、白花蛇舌草、白英、蛇莓、藤梨根、冬凌草等），活血化瘀类（土鳖虫、蜈蚣、壁虎、斑蝥、大黄、石见穿、羊蹄根等），软坚散结类（山慈菇、海藻、海浮石、夏枯草等）及其他一些化痰、解毒类药物（法半夏、雄黄、鸦胆子、皂角刺、蜂房、五倍子、蟾蜍等）。但要注意的是，所选药物之药性、功能应与辨证论治和随证加减用药不悖；要注意辨证运用而不能盲目运用某些法则。如有资料认为，单纯使用活血化瘀药可能促进肿瘤转移、种植，如丹参、赤芍、当归、红花等，故应以配合化疗运用为宜，且长期不适当使用活血药还可能增加出血倾向。此外，验方治疗、外治疗法等亦有大量报道，但尚需要研究总结。对中医药抗大肠癌的治则治法、有效方药（单味药和复方）及其制备工艺和质量标准亦应进一步深入研究，并加强对大肠癌病因病机更深层次的再认识和再总结，对确实有效的单味中草药和中草药复方抗大肠癌机理更深层次的基础研究与规范化的、前瞻性的临床研究为当务之急和今后的主要研究方向。目前，大肠癌的病因尚未确切明了，在以手术为主综合应用放疗、化疗、免疫治疗等的现状下，中医药凭着“祛邪”和“扶正”两方面的某些优势，在大肠癌的综合治疗中，会占据越来越重要的位置。

【预防与调护】

1. 改进食物结构 多吃低脂肪和高纤维素的食物，如瘦肉、粗粮、新鲜蔬菜、水果等。特别要经常多食豆制品，如豆腐、豆奶（黄豆中含有异黄酮，有很强的抗癌作用）以及海带、酸奶、薏苡仁、大蒜、洋葱、韭菜、西红柿等天然食物，有助于预防大肠癌。

2. 保持大便通畅 每天或隔天大便一次，尽量缩短粪便在肠道内的停留时间，可每天清晨饮一杯凉开水，有助于清晨排便。

3. 积极治疗肠道疾病 特别是直肠息肉、溃疡性结肠炎、直肠血吸虫肉芽肿等。

第九章 原发性肝癌

原发性肝癌（primary liver cancer，简称肝癌）是指发生自肝细胞或肝内胆管细胞的恶性肿瘤。它区别于继发性肝癌（亦称转移性肝癌），为我国常见十大恶性肿瘤之一，是目前各种实体瘤中预后最差的恶性肿瘤之一，其自然生存期为2~6个月，其死亡率在消化道恶性肿瘤中居第三位，仅次于胃癌和食管癌。据有关资料，我国每年约有11万人死于肝癌，占全球肝癌死亡数的45%。我国是乙型肝炎大国，也是肝癌大国，尤以东南沿海多见，其中江苏启东和广西扶绥的发病率最高，部分县市现已成为第一位肿瘤。本病可发生于任何年龄，主要侵犯中壮年，以40~49岁为最多，男女比例为2~5∶1。原发性肝癌起病隐匿，早期缺乏典型症状，中晚期主要临床特征为肝区疼痛、肝大、黄疸、腹水、恶病质等，常可有多种并发症如出血、肝破裂、肝昏迷等，进展迅速，死亡率极高。

中医古代文献中无系统论述，但多种病证如“癥瘕”、“积聚”、“黄疸”、“鼓胀”、“胁痛”等都有类似于肝癌的描述，目前我们多以“肝积”称之。

【病因病理】

原发性肝癌的病因和发病机制尚未完全肯定，可能与多种因素的综合作用有关。

（一）西医病因病理

1. 病因 大量事实表明，肝癌不是由单一因素引起的，而是多种内外环境因素长期作用的结果。其中包括环境与遗传两大因素，它们之间相互依存，共同作用，导致正常细胞转化，而且环境因素较遗传因素更重要。近年来的研究着重于乙型和丙型肝炎病毒、黄曲霉毒素和其他化学致癌物质与肝癌发病的关系。

（1）病毒性肝炎　原发性肝癌患者中约1/3有慢性肝炎病史，流行病学调查发现肝癌高发区人群的乙型肝炎表面抗原阳性率高于低发区，而肝癌患者血清中乙型肝炎标记物的阳性率可达90%，显著高于健康人群，提示乙型肝炎与肝癌高发有关。近年发现丙型肝炎也与肝癌的发病密切相关。

（2）肝硬化　原发性肝癌合并肝硬化者占50%~90%，丙型肝炎发展成肝硬化的比例更是高于乙型肝炎。肝细胞恶变可能在肝细胞再生过程中发生，即肝细胞损害引起不典型增生。而在欧美，肝癌常发生在酒精性肝硬化基础上，与我国不同。现认为乙型肝炎、丙型肝炎及肝硬化为肝癌的癌前疾病。

（3）黄曲霉毒素　WHO国际癌症研究所报告认为，有足够的证据表明黄曲霉毒素是人类致癌剂。动物实验证明，被黄曲霉毒素污染的霉玉米和霉花生能致肝癌。流行病学调查发现，在粮油、食品受黄曲霉毒素污染严重的地区肝癌发病率也较高。

（4）饮水污染 饮用水特别是地面水被有机致癌物污染可致肝癌。肝癌高发区江苏启东报道，饮沟塘水的居民比饮井水的居民肝癌发病率明显增高。近年还发现池塘中生长的蓝绿藻是强致癌物，可污染水源。

此外，具有家族肝癌史亦是肝癌的危险因素。其他如营养不良及精神心理因素等，也与肝癌的发生有一定关系。

2. 病理

（1）大体形态分型 按Eggel传统分型可分为巨块型、结节型和弥漫型。

①巨块型：最多见，直径大于10cm者称巨块，可呈单个、多个或融合成块，多为圆形，质硬，呈膨胀性生长，此型约占51%，易发生坏死，引起肝破裂。

②结节型：为大小和数目不等的癌结节，一般直径在5cm左右，结节多数在肝右叶，此型约占47.6%，常伴有严重肝硬化，单个结节预后较多个结节好，包膜完整者优于不完整者。

③弥漫型：为米粒至黄豆大小的癌结节，散布在全肝，肝肿大不明显，甚至反可缩小且几乎皆有肝硬化，进展快，患者常因肝功能衰竭死亡。此型最少见，约占1.4%。

（2）组织学分类 可分为肝细胞癌、胆管细胞癌及混合型肝癌。

①肝细胞癌：来自肝细胞，常在肝硬化基础上发生，预后差，此型约占90%。

②胆管细胞癌：来自胆管上皮细胞，约占5%，合并肝硬化较少，AFP常阴性，女性较多，此型预后较好。

③混合型肝癌：更少见。

通常将肝癌分成四级：高分化（Ⅰ级），中分化（Ⅱ、Ⅲ级），低分化（Ⅳ级），临床以Ⅱ、Ⅲ级多见。

近年来我国病理学者又补充了小癌型（又称为小肝癌），即单个结节或相邻两个结节直径之和小于3cm的肝癌，它属早期癌范围，一般在普查中，尤其在高危人群中，由肝脏B超、CT等影像学及AFP检测发现，其中80%无临床症状，手术切除后，AFP可迅速转阴或下降，又称之为亚临床型肝癌，5年存活率较高，预后较好。此外，纤维板层肝癌是近年发现的另一种特殊类型肝癌，其特点是：①多见于青年；②少见HBV感染背景；③很少伴有肝硬化；④AFP常阴性；⑤肿瘤常为单个；⑥肿瘤生长缓慢；⑦手术切除率高；⑧预后较好。另外还有一种特殊类型肝癌，称为肝母细胞瘤，多见于儿童，几乎不伴有肝硬化，手术切除后，预后良好。国内对大肝癌与小肝癌进行对比研究，发现小肝癌中66.7%为2倍体，而大肝癌中92.3%为异倍体；前者突破包膜少、癌栓少，切除后5年生存率较高，从而认为3cm是肝癌出现明显生物学特性改变的界限。此外肝癌还有许多相对特殊的生物学特性，如早期易侵犯血窦和侵犯肝内静脉，出现肝内扩散及形成癌栓，或导致肺转移；一部分肝癌尚可表现为各种旁癌综合征，如低血糖、红细胞增多症等。

（二）中医病因病机

感受邪毒、肝气抑郁、饮食损伤是肝癌的主要病因，而正气亏虚、脏腑失调则是发病的内在条件。

1. 情志郁怒 肝主疏泄，主藏血。《血证论》曰：“肝属木，木气冲和条达，不致遏郁，则血脉得畅。”若情志郁怒，可使情志不得发泄而致肝气郁结，气滞则血瘀，瘀血内结，日久可变生积块。

2. 脾虚湿聚 饮食失调，损伤脾胃，脾虚不能运化，水湿不运，则津液停聚，化湿生痰，若痰阻气滞，阻塞肝络，则可成肝积。

3. 饮食不节 恣食肥甘厚味，或饮酒无度，或饮食不洁（黄曲霉毒素、霉变食物、不洁之水）等，损伤脾胃，导致不能运化，湿浊内生，壅阻中焦，或日久化热，湿热蕴毒，内结而发病。

4. 外邪侵袭 湿热、湿毒、疫疠（乙型、丙型肝炎病毒或肝寄生虫等）之邪侵袭人体，正虚不能逐邪外出，迁延留滞体内，气血运行受阻，湿热瘀毒结于肝内则成肝积。

5. 正气亏虚 禀赋薄弱，或后天失养，正气亏虚，不能抵御外邪侵袭；或他病日久，耗伤正气，致阴阳失调，气血运行不畅，复受外邪，邪毒留滞体内，瘀毒内结，而成肝积。故《医宗必读》曰：“积之成也，正气不足，而后邪气踞之。”

肝癌病位在肝，但与脾、胃、胆及肾密切相关。其病性常虚实夹杂，虚以脾气虚、肝肾阴虚及脾肾阳虚为主；实以气滞血瘀、湿热瘀毒为患。本病发展缓慢隐匿，早期临床表现不明显，一旦发病，病情复杂，发展迅速，病机转化急剧，预后较差。初起病机多以气郁脾虚湿阻为主，进一步可致湿热毒瘀互结，耗伤阴血，终致正衰邪实，病情恶化，甚则阴阳离决。正虚邪实，本虚标实，因虚致病，因邪致实。毒、虚、瘀是肝癌总的病机特点，瘀毒互结，脾肾亏虚，邪实与正虚互为因果，恶性循环，贯穿肝癌全程，晚期常表现为肝肾阴虚和脾肾阳虚。

【临床表现】

肝癌初起时（亚临床期或早期或小肝癌），临床表现隐匿，患者往往无典型的症状及体征。中期（Ⅱ期）以上肝癌患者的临床表现为：

（一）症状

肝癌早期症状颇不典型，主要为消化道症状，如上腹部不适、腹胀、纳差、乏力、时有腹痛胁痛等。晚期症状则多种多样，其中以肝区疼痛为主，可伴有腹胀、纳呆、呃逆、腹泻、发热、消瘦、乏力、鼻衄、齿衄、呕血、便血及皮下瘀斑等。

（二）体征

肝脏肿大（质地坚硬、压痛明显、伴或不伴结节）、脾脏肿大、腹水、黄疸为重要体征。典型的肝硬化可表现出中医的“肝三征”：红丝赤缕（蜘蛛痣）、朱砂掌（肝掌）和肝舌（肝瘿线及舌青紫)。其中黄疸、腹水、恶病质、锁骨上淋巴结肿大及其他远处转移灶的出现是肝癌晚期的表现。肝癌初期舌苔多见白腻或薄黄，脉弦、滑或滑数；后期多见舌红绛或紫黯，脉沉细或细数。

（三）并发症

肝癌晚期有三大并发症，为重要的死亡原因。即肝破裂出血，占肝癌死亡率的9%；消化道出血，占肝癌死亡率的15.1%；肝性脑病，占肝癌死亡率的35%。

【实验室检查】

1. 肿瘤标志物检查

（1）AFP　现已广泛用于肝细胞癌的普查、诊断、判断治疗效果、预测复发。肝细胞癌AFP阳性率为70%～90%，其浓度通常与肝癌大小成正相关。在排除妊娠和生殖腺胚胎瘤的基础上，AFP检查诊断肝细胞癌的标准为：①AFP大于400μg/L，持续4周；②AFP由低浓度逐渐升高不降；③AFP在200μg/L以上的中等水平持续8周。

临床上常遇到良性肝病的AFP值明显升高（>400μg/L）或原发性肝癌的AFP值偏低（<400μg/L），因此根据血清AFP浓度有时常难以鉴别良、恶性肝病。近年采用扁豆凝集素亲和双向放射免疫电泳（LCA-Aff-RIEP）方法检测，显示人体血清AFP可分为LCA结合型和LCA非结合型两种AFP异质体。两者同时存在，但各占总量的比值因病而异。在肝癌血清中结合型比值高于25%，而在良性肝病中，结合型比值均低于25%。根据两型异质体的比值可鉴别良、恶性肝病，对肝癌的诊断率为87.2%，假阳性仅2.5%，且诊断不受AFP浓度、肿瘤大小和病期早晚的影响。

（2）其他肝癌标志物　尽管AFP对诊断肝癌有较高的特异性，但仍有许多假阴性。如肝癌细胞的分化程度不同，合成AFP的能力也不同，中等分化的癌细胞多数能合成AFP，而高分化或低分化的肝癌细胞就很少或不能合成AFP。另外有两种肝癌，胆管细胞癌和纤维板层型肝细胞癌，也不能合成AFP，因此分析AFP结果还要结合其他检查，如γ-谷氨酰转移酶同工酶Ⅱ（γ-GTⅡ）、异常凝血酶原（DCP）、α-L-岩藻糖苷酶（AFU）等。临床上以AFP为基础联合检测其他几个标志物，可提高肝癌的检出率。

2. 肝功能检查　对肝癌无特异性，但可了解肝脏功能代偿和肝脏损害情况，对肝癌治疗方案的确定和预后估计均有重要意义。

3. 病理和细胞学检查　病理组织学检查对肝癌的定性诊断最有价值，但多在手术中获取标本。其他方法为细针肝穿刺细胞学检查，多在腹腔镜或超声引导下进行，但终属侵入性检查，且有并发出血或肿瘤播散的危险，故仅在非侵入性检查无法定性时才考虑实施。国内报道，其阳性率为76.1%～92.3%，所以在实际工作中多以肿瘤标志物的检查为先。

【其他检查】

1. 超声检查　是一种简便、无创伤性、可反复使用的检查手段，对肝癌具有重要的诊断价值。如果B超显像出现下列特征，几乎可确诊为肝癌：①环征（俗称牛眼征）；②结节中包着结节，即“瘤内瘤”现象；③瘤内隔；④强回声小瘤。

2. CT检查 已成为肝癌诊断的常规检查方法，其特点是图像清晰、分辨率高、可显示肝癌全貌及其与周边组织的关系。

3. 肝动脉造影（CTA） 是肝癌最敏感的影像学检查方法，为创伤性检查，目前仅在一些AFP阳性的病人、且B超和CT又未能清楚显示肝内病灶时才考虑采用。对直径1cm以下肿瘤检出率可达90%以上，是目前诊断小肝癌和微小肝癌的最佳方法。

4. 磁共振检查 对肝内良性、恶性肿瘤的鉴别优于CT，能清楚显示肿瘤内部结构特征，无需增强即可显示门静脉和肝静脉分支，对显示子瘤和瘤栓有价值。

5. 放射性核素检查 用^{99m}Tc－红细胞做肝血池显影可有助于肝癌与肝脓肿、囊肿、血管瘤等良性占位性病变的鉴别。^{99m}Tc－吡哆醛－5-甲基色氨酸（^{99m}Tc-PMT）是肝胆显像剂，肝癌和肝腺瘤细胞摄取此药后，在肿瘤内浓缩时间延长，瘤内放射性远高于周围正常组织而有重要的诊断和鉴别诊断价值。

【诊断与鉴别诊断】

（一）诊断要点

1. 病理诊断

（1）肝组织学检查证实为原发性肝癌者。

（2）肝外组织学检查证实为肝细胞癌者。

2. 临床诊断

（1）AFP＞400μg/L，持续4周以上，并能排除妊娠、活动性肝病、生殖腺胚胎源性肿瘤及转移性肝癌者。

（2）影像学检查有明确肝内实质性病变，能排除肝血管瘤和转移性肝癌，并具有下列条件之一者：AFP≥200μg/L；典型的原发性肝癌影像学表现；无黄疸而碱性磷酸酶（AKP）或γ－谷氨酰转移酶（γ-GT）明显增高；远处有明确的转移性病灶或有血性腹水或在腹水中找到癌细胞；明确的乙型肝炎标志阳性的肝硬化。

中医的“红丝赤缕”、“朱砂掌”、“肝瘿线”（肝三征）对肝癌早期诊断有一定参考价值，但不是确诊依据。

（二）临床分期

1. TNM分期（UICC，1997）

（1）原发肿瘤（T）

T_x：原发肿瘤不能确定。

T_0：未发现原发肿瘤。

T_1：单个肿瘤，最大直径≤2cm，无血管侵犯。

T_2：单个肿瘤，最大直径≤2cm，有侵犯血管；或单发肿瘤直径＞2cm，无血管侵犯；或多发肿瘤限于一叶，最大直径≤2cm，无血管侵犯。

T_3：单发肿瘤，最大直径>2cm，有血管侵犯；多发肿瘤限于一叶，直径≤2cm，有血管侵犯；多发肿瘤限于一叶，最大直径>2cm，有或无血管侵犯。

T_4：多个肿瘤分布超出一叶，或肿瘤侵犯门静脉主支或肝静脉的分支，或肿瘤直接侵及邻近器官，胆囊除外，或肿瘤穿透内脏腹膜。

（2）区域淋巴结（N）　指肝十二指肠韧带淋巴结。

N_0：无区域淋巴结转移。

N_1：有区域淋巴结转移。

（3）远处转移（M）

M_0：无远处转移。

M_1：有远处转移。

2. 临床分期

Ⅰ期：T_1 N_0 M_0

Ⅱ期：T_2 N_0 M_0

$Ⅲ_A$期：T_3 N_0 M_0

$Ⅲ_B$期：$T_{1\sim3}$ N_1 M_0

$Ⅳ_A$期：T_4 任何 N M_0

$Ⅳ_B$期：任何 T 任何 N M_1

3. 国内临床分期及分型　1977年全国肝癌防治协作会议将肝癌分为三期三型，这是选择治疗方案和估计预后的重要参考。

Ⅰ期（早期）：无明确的肝癌症状和体征者。

Ⅱ期（中期）：介于Ⅰ期和Ⅲ期之间者。

Ⅲ期（晚期）：有明确的黄疸、腹水、恶病质或肝外转移之一者。

单纯型：临床和化验无明显肝硬化表现。

硬化型：有明显肝硬化的临床表现和化验指标支持。

炎症型：病情发展快，伴持续性癌性高热或ALT持续升高1倍以上。

（三）鉴别诊断

1. AFP 阳性者鉴别

（1）妊娠　可有AFP增高，但一般不会超过400μg/L，16周后浓度降低，分娩后1个月即恢复正常。

（2）生殖系统肿瘤　通过医生仔细检查应不难鉴别。

（3）消化道肿瘤　如胃癌、胰腺癌，常见AFP轻度增高，个别高于400μg/L。通常胃、胰腺癌转移至肝多见，且多无肝病背景，而肝癌转移至胃、胰腺少见。

（4）活动性肝炎和肝硬化　有20%～45%的AFP呈低浓度阳性，多不超过200μg/L，常先有血清ALT（GPT）明显升高，一般在1～2个月内随病情好转、ALT下降而下降。如AFP

呈低浓度阳性持续达2个月或更久，ALT正常，或两者曲线分离，应特别警惕亚临床型肝癌的存在。

2. 肝内占位性疾病鉴别

（1）肝血管瘤　临床多见，为肝脏的良性肿瘤，发展缓慢，无明显临床表现，多在体检时发现，不影响肝功能，AFP正常，必要时可做肝动脉造影或核素血池扫描与肝癌鉴别。

（2）肝囊肿　为先天性肝脏良性瘤，多与肾囊肿伴发，可单发亦可多发，发展缓慢，患者一般情况良好，多于体检时发现。肝功能及AFP常正常，B超检查多可明确诊断。

（3）肝脓肿　一般临床上有明显的炎症表现，如发热、肝区触痛、白细胞计数和中性粒细胞数升高。B超可探得液性暗区，必要时可在超声引导下，在最显著压痛点做诊断穿刺，或进行抗阿米巴和抗细菌感染的试验性治疗。

（4）肝转移癌　原发于胃肠道、呼吸道、泌尿生殖道、乳房等处的癌灶可转移至肝。这类继发性肝癌与原发性肝癌比较，病情发展较缓慢，症状较轻，AFP检测除少数呈阳性、轻度增高外，多数为阴性。确诊的关键在于病理检查和找到肝外原发癌的证据。

【治疗】

（一）治疗原则

肝癌的治疗目的，一为根治，并预防复发和转移；二为改善症状，减轻痛苦，带瘤生存。肝癌属全身性疾病，表现在局部。因其生物学特性，肝内易浸润及转移，确诊时大多数已属中晚期，手术切除率不高，且术后复发率很高。肝癌对放疗相对不甚敏感，加之肝癌又多发生在肝硬化基础上，肝硬化的存在明显制约了肝癌的药物治疗，一些治疗可进一步加重肝功能损害，而中医药对肝功能影响较少，故肝癌需要更多地开展中西医结合治疗。一方面可采用西医治疗控制局部肿瘤，如手术、介入治疗和放疗等；另一方面，可采用中医治疗改善全身症状，如饮食、疼痛、腹水、黄疸、睡眠等，临床治疗效果明显。肝癌治疗方法选择的依据：①肿瘤临床分期及分型；②肿瘤的大小及多少；③门静脉主干是否有癌栓形成；④肝功能是否失代偿。其总的治疗原则是：

（1）小肝癌和Ⅰ期患者应首选手术切除，对不能切除的小肝癌，可做肝动脉结扎、肝动脉插管化疗、介入治疗，也可用激光、冷冻、局部无水酒精注射等方法；然后采用中西医结合治疗，争取根治，预防复发或转移。

（2）对大于5cm的大肝癌或Ⅱ期患者应采用多种手段的综合治疗，尽可能争取手术切除。如无法一期切除可争取综合治疗（方法同上述不能切除的小肝癌），待瘤体缩小后，再行二期切除，然后再给予中西医结合治疗以预防复发和转移。

（3）对于有黄疸、腹水、癌栓、肝外转移的Ⅲ期患者，则主要以中医治疗为主，减轻痛苦，延长生命或带瘤生存。

总之，在肝癌治疗的全过程中，要尽量采用中西医结合治疗，最大限度地发挥中医整体治疗优势，同时充分发挥西医治疗的优点，最大限度地减少瘤负荷，中西医治疗优势互补才能提高肝癌治愈率，达到根治和预防复发转移的目的。

（二）西医治疗

1. 手术治疗　小肝癌和Ⅰ期肝癌应首选手术治疗，有报道无症状的小肝癌切除后5年生存率可高达69.4%，10年生存率为46.8%。手术适应证为：①诊断明确，病变局限于一叶或半肝者，或未侵及肝门区或下腔静脉者；②肝功能良好，凝血机制正常者；③无黄疸、腹水及远处轻移者；④心肺肾功能正常能接受手术者。

（1）手术切除

1）小肝癌切除：小肝癌中有76.6%是亚临床肝癌，目前最佳的治疗方法是手术切除。小肝癌根治切除后，术后5年复发率可达43.5%，术后宜加强综合治疗与随访。

2）大肝癌二期手术切除：是指大肝癌不能预期手术切除，经综合治疗后，肿块缩小大于50%，AFP值下降，A/G比值及肝功能恢复正常，B超、CT提示无转移，无手术禁忌证，则可行二期手术切除术。目前，通过综合治疗使不能切除的大肝癌变为可切除的小肝癌是综合治疗发展的主要方向。

3）肝移植：是近年来治疗原发性肝癌新领域之一，其适应证及禁忌证等一些原则问题已基本形成了共识，只要病例选择适当，肝移植术治疗肝癌可获得满意疗效。目前比较一致的认识是合并肝硬化的小肝癌是肝移植的理想指征，其理由主要有：①肝癌常是多中心发生，仅切除肝癌难免遗留其他可能存在的小癌灶，致术后很快复发。②全肝切除可彻底去除肝内癌灶和以后肝硬化继续癌变的可能。③部分肝切除可引起肝功能减退和加重门脉高压，易并发术后大出血。④临床上死于肝功能衰竭者较肿瘤复发更常见，全肝切除肝移植可同时解决肝癌的肝硬化。但是，肝癌有肝外转移者是肝移植的绝对禁忌证。

（2）肝动脉结扎与插管

1）肝动脉结扎（HAL）：肝癌血供主要来源于肝动脉系统，HAL能使肝癌血流减少90%～95%，而正常肝实质仅减少35%，从而导致肝癌坏死、缩小。但由于侧支循环常在HAL术后4～6周过早建立，残余的癌细胞可又获血供而继续生长，因而疗效是暂时的，罕见有长期生存者。

2）肝动脉插管（HAI）或埋泵：经肝动脉插管灌注抗癌药能高浓度、大剂量、低毒性、有选择和持续定量地进入肿瘤组织，从而提高抗癌效果。其适应证较广，对不能切除的肝癌，为肝切除做准备，或肝癌切除后余肝有残癌，或肿瘤切除后为预防复发均可做HAI，但需病人肝功能无明显损害或无恶病质才能应用。HAI疗效优于HAL。其方法是术中将导管插入肝固有动脉或左右肝动脉分支，固定留置导管并关腹（现多已改为皮下埋藏式化疗泵）。插管或埋泵后可每天或隔天或每周注入化疗药或生物制剂。

3）肝动脉结扎合并插管：HAL合并HAI疗效优于单用HAL或HAI，该法为部分不能切除的肝癌患者增添了延长生命或病灶切除的希望。

2. 放射治疗　肝癌有一定的放射敏感性，其敏感度相当于低分化鳞癌。放射治疗对肿瘤的控制、症状的改善（有60%～80%的患者肝痛可缓解，缓解时间达6～8个月）、生存率的提高均有价值，与其他方法综合治疗可进一步使肝癌的预后改观。但腹水、黄疸未能控制，肝功能不正常及肝癌合并严重并发症为放射治疗的禁忌证。局限照射仅适用于癌灶小于

10cm×10cm者，局限野每次照射2.5~3Gy，一般每周照射5天，休息2天，每天照射一次，总剂量为25Gy以上，放射能源可采用^{60}Co或直线加速器。对较大的癌灶或多处癌灶，可采用移动条放疗。过去放疗是肝癌非手术治疗的首选方法，近年来由于其他局部治疗的兴起和受放疗条件限制，已使放疗的运用渐少。此外，还可采用放射性核素进行内放射治疗，现多用植入性动脉泵，在泵内注入核素。

3. 化学治疗 肝癌由于大多数合并肝硬化，对化疗的耐受力差，毒性反应大，疗效常不满意。又因肝癌对许多化疗药物不敏感，口服和静脉化疗疗效均较差，难以达到满意的结果，故临床上已很少采用口服和全身静脉化疗。肝动脉内灌注药物治疗效果较好，因此，肝癌的化疗应以肝动脉内局部用药为主。肝动脉内注药能使抗癌化疗药物在肿瘤病灶内迅速达到较高的浓度，提高化疗药物对肝癌细胞的局部杀伤作用，且对全身的毒副反应相对减轻。临床常用药物有多柔比星、吡柔比星、氟尿嘧啶、丝裂霉素、顺铂等。

4. 介入治疗 随着科学技术的进步，放射介入治疗技术和医学超声技术迅速发展，以微创为特征的放射介入治疗和超声介入治疗在肝癌局部治疗和消融中发挥了重要作用。原发性肝癌的介入治疗，包括放射介入治疗（血管性介入治疗）和超声介入治疗（即非血管性介入治疗）。前者包括经肝动脉栓塞化疗（TACE）、经肝动脉栓塞剂治疗（TAE）、经肝动脉灌注大剂量化学抗癌药（TAI）及经门静脉化疗或栓塞化疗；后者包括化学消融及物理消融。化学消融包括无水酒精瘤内注射治疗（PEI）、醋酸瘤内注射（PAI）或其他化学消融剂瘤内注射（化学刀），物理消融包括微波、冷冻、激光、射频、氩氦刀等。

（1）经肝动脉栓塞化疗 这是近20年来迅速发展的肝癌局部治疗方法之一，目前已被视为非手术疗法中的首选方法。其理论依据为：①正常肝脏的血供20%~30%来自肝动脉，70%~80%来自门静脉，肝脏为双重血供。②肝癌的血供95%来源于肝动脉，门脉血供仅占极小部分，肝癌生长活跃需要大量血和氧，肝动脉栓塞可使肝癌血供减少90%左右，造成肿瘤缺血缺氧坏死，而对正常肝组织影响较小。动脉内局部给药可提高局部药物浓度，减少化疗药对全身的毒副反应，提高疗效。鉴于化疗药物的疗效与肿瘤所在部位的有效血药浓度和药物与肿瘤接触时间成正相关，选择性地对供给肿瘤部位血运的肝动脉进行栓塞及灌注化疗药物，可阻断肿瘤的主要供血，使肿瘤发生坏死、缩小以至消失，并减少对正常肝组织的损害，从而显著提高肝癌的疗效。

肝癌介入治疗主要适应证是：①不能手术切除的肝癌，包括病人不愿接受手术切除者；②肝癌术前治疗已使肿瘤缩小、血流减少，能避免术中转移；③不能根治性切除或术后复发的肝癌；④肝癌引起的出血、疼痛及较粗大的动静脉瘘；⑤肝内肿瘤体积占肝脏的70%以下，门静脉无完全梗阻者；⑥肝癌术后巩固治疗。

肝癌介入治疗的禁忌证有：①严重黄疸、大量腹水；②严重肝肾功能不全或严重的肝硬化；③病人全身情况极度不佳或恶病质；④肝肿瘤巨大，超过肝脏的70%以上；⑤门静脉主干完全栓塞；⑥严重肝动静脉瘘为相对禁忌证。

治疗方法主要采用Seldinger法经皮股动脉穿刺插管，先行腹腔动脉或肝动脉造影，了解血管的解剖及肿瘤的部位、大小和血供，同时观察门静脉是否通畅、有无瘤栓、有无门脉高压等。依据血管造影的资料，将动脉导管在导引钢丝的指引下，尽量置入肝固有动脉内以及左右分支，然后缓慢注入药物和栓塞剂。药物现多采用联合用药，选择1~3种，药物及剂量如下：5-FU 1000mg，MMC 10mg，DDP 80mg，ADM 60mg，THP 60mg，EPI 60mg，CBP 400mg等。通常2~3个月重复进行，可达4~6次，每次灌注化疗药完毕，根据情况进行栓塞，先用末梢类栓塞剂碘化油乳剂栓塞，再用明胶海绵做增强栓塞。TACE治疗后多有恶心、呕吐、反酸、发热等副反应，应分别予以止吐、制酸及抗炎等对症治疗3~4天，大多数在7~10天左右恢复；肝功能常有轻到中度损伤，有些可以自行恢复，有些则需给予护肝药及中药调治。目前国内主张改用中药灌注，以减少肝功能损害，疗效与用西药灌注相当，且毒副反应明显减少。

（2）经皮穿刺无水酒精瘤内注射　其原理是无水酒精有对人体组织、细胞产生蛋白凝固、脱水以及血管内血栓形成三大作用，从而减少肿瘤的血供，促使癌细胞死亡。PEI已成为不能切除的初发或复发的肿瘤数目不多（<3个）的小肝癌（<3cm）的有效疗法，其疗效仅次于切除，对小肝癌有治愈的可能，对较大肝癌可使肿块坏死、缩小，为进一步手术治疗或其他综合治疗提供条件，争取机会，亦可用于治疗转移性肝癌。治疗方法：在B超的引导下用细针穿刺小肝癌，每次注入无水酒精2~5ml，通常每周注射1~2次，5~6次为1疗程。PEI的副作用为一过性疼痛及发热，给予适当解热镇痛剂即可。为避免穿刺可能引起的出血，术后应用腹带包扎，使用止血剂，并严密观察各项生命体征1~2小时。PEI一般比较安全，对肝功能几乎无影响，故可用于有较为严重肝硬化的患者，但有明显出血倾向及较多腹水者不宜应用。现认为PEI相当于手术切除后的效果，有人报道经PEI治疗后，1、2、3年生存率分别为91%、61%、36%。此外，用50%醋酸代替无水酒精注入瘤内既可消灭肿瘤，又可破坏肿瘤的内部间隔，其疗效是无水酒精的3倍，小肝癌治疗后1、3、5年的生存率分别为96%、79%、54%，其缺点是治疗过程中醋酸有强烈的刺激性气味及治疗造成的疼痛较剧。

（3）消融治疗

1）冷冻治疗：原理主要是：①通过低温使组织细胞内的水分结冰形成冰晶，在-196℃低温下产生不可逆的凝固性坏死；②细胞脱水和皱缩；③细胞电解质浓度和pH值改变；④细胞膜脂蛋白成分变性；⑤血流淤积和微血栓形成。冷冻治疗肝癌的主要适应证是：肿瘤范围不大，合并严重肝硬化，不能耐受半肝手术切除者，如为小肝癌则可望根治；主瘤切除后，余肝或切缘有残癌者；复发性肝癌，因余肝不多，切除后可能失代偿者；个别病例，冷冻治疗作为综合治疗的第一步，待肿瘤缩小后做二期切除。

2）激光治疗：原理是激光能切割和气化肿瘤组织，对生物组织具有热、压、光和电磁场效应，从而使蛋白质变性、分解、凝固坏死或气化、炭化等，达到有选择地破坏肿瘤组织的目的。临床用B超引导经皮穿刺将激光纤维插入瘤体内治疗肝癌。

3）微波治疗：原理是生物组织被微波照射后，导致组织细胞内的极性分子发生高速振荡，相邻分子频频摩擦产生热能，从而使组织凝固、坏死，可选择性地破坏肿瘤。方法是剖腹暴露患肝，将微波针插入瘤体内，每针距1cm，使之形成一条热凝固带，通常每根针每次50~100W，持续20~40秒；然后用电刀或手术刀沿凝固带纵线逐层切开肝实质，切除肝叶。亦有在B超引导下经皮穿刺插入微波针治疗不能切除的肝癌，不用剖腹，安全简便，扩大了微波在肝癌治疗中的应用范围。

此外，局部消融治疗还有近年来发展较快的射频治疗、高强度聚焦超声（超声刀）治疗、氩氦刀治疗及电化学治疗等，均有一定疗效。

5. 其他治疗 肝癌的生物治疗目前还处于研究阶段，疗效受多种因素影响；内分泌治疗则前途未卜。

6. 减症支持治疗 肝癌系进行性发展性疾病，一旦出现症状之后往往不易缓解，不但肝痛、发热、纳差、腹胀等症状困扰病人，而且病人常常较快进入衰竭状态，故减症支持治疗对肝癌病人特别是晚期的肝癌病人十分重要。主要包括休息、高蛋白及高糖饮食、心理疏导、止痛、抗感染、退热、止血等治疗。这些治疗的实施因病人具体情况而异，可以是其他治疗的基础，亦可能是某些病人唯一能进行的治疗。有效的减症支持治疗有可能减轻病人的痛苦和在一定程度上延长病人的生命。

7. 并发症的治疗 肝癌如出现三大并发症，多为急症，应按急症处理，但预后大多不良。

（1）肝破裂 应立即做肝动脉结扎止血术、大网膜包裹填塞术、肝脏表面喷洒止血剂或紧急做肝动脉栓塞止血术。对不能耐受手术者，则给予补液、输血、止血、止痛的对症处理。

（2）消化道出血 临床可见呕血、便血、失血性休克及神志改变。治疗应在积极补充血容量的基础上（尽早输入足量新鲜全血或成分输血或右旋糖酐等）给予有效止血措施：去甲肾上腺素 8～10mg 加入 100ml 冰水中分次口服；或垂体后叶素 10～20U 加入 50%葡萄糖液 50ml 中静脉注射，或加入 10%葡萄糖液 250～500ml 中静脉滴注；或先静脉注射善宁 0.1mg，然后再用善宁 0.6mg 加入 10%葡萄糖液 1000ml 中静脉滴注；或用三腔二囊管压迫止血；或在纤维内镜直视下注射硬化剂或电凝止血；或吞服云南白药（或三七粉）3～5g 化瘀止血；或口服白及浆 100ml 收敛止血。

（3）肝性脑病 可出现精神错乱、昏睡或昏迷及扑翼样震颤，血氨常升高，脑电图异常。治疗应尽量除去各种诱因，纠正电解质紊乱，灌肠或导泻，减少肠内毒素的生成和吸收。纠正氨基酸代谢紊乱，可给予乙酰谷氨酰胺 600～1000mg 加入 10%葡萄糖液 500～1000ml 中静脉滴注，以降低血氨，并补充支链氨基酸，促进氨基酸代谢平衡。亦可选用生大黄 30g 煎成 200ml 保留灌肠，以排除肠内毒素，降低血氨。如神昏谵语，可用醒脑静注射液 20ml 或清开灵注射液 40ml 加入 5%葡萄糖液 500ml 中静脉滴注，每日 1 次，3～5 天为 1 疗程；亦可经鼻饲管灌服安宫牛黄丸。

（三）中医治疗

1. 辨治原则

（1）健脾开胃应贯穿始终 《金匮要略》指出“见肝之病，知肝传脾，当先实脾”，故“见肝实脾”此乃中医古训。因临床上患者常出现纳差、食后腹胀、便溏、乏力、舌淡、脉濡缓等脾胃虚弱症状，故有学者提出扶正健脾应作为肝癌治疗中的根本大法，并贯穿始终。

（2）调理气机为先 肝主疏泄，且有调节人体气机的作用，脾乃中土，为气机升降之枢纽，治疗肝癌以调理气机为先，气行则血行瘀化，气行则水行湿化。

(3) 清热解毒用之适量 肝癌中期多见化热之象，且病情发展迅速，加之对“癌毒”的重新认识，故清热解毒法为多数医家所采用，但用之要适时适量，不可过于苦寒、伤脾败胃，特别是虫类毒药，以免中毒，进一步加重肝功能损害或导致出血。

(4) 晚期及出血者慎用活血逐瘀药 肝癌患者临床常见各种瘀血症状，辨证应当用活血化瘀药，一般早期临床应用效果较好，从临床观察看，晚期使用活血化瘀药有其特殊性，如用药不当，遣药过峻凶猛则可导致不良后果，因此，肝癌中晚期使用活血化瘀药要慎重，特别是破血逐瘀之品，不可妄用，以免得不偿失，造成不良后果。

临床实践提示，偏用清热解毒、软坚散结、破气破血与泻下之品，疗效不佳，孟浪用之反而有弊，故需仔细辨证，严格控制其使用范围。因为肝癌的各种常见证候都与脾胃有关，而以脾虚为主，因此近年不少学者强调以健脾为主的扶正治疗作为肝癌患者整体治疗的主要方法，再结合现代的手术及局部介入治疗，可使肝癌的疗效得到明显提高。

2. 辨证论治

(1) 脾虚肝郁证

证候：右胁胀痛或右胁下肿块，神疲乏力，形体消瘦，胸闷反酸，纳呆嗳气，腹胀腹泻，舌淡胖大，苔薄白，脉濡或弦。

治法：健脾化湿，疏肝活血。

方药：四君子汤(《太平惠民和剂局方》)合逍遥散(《太平惠民和剂局方》)加减。

药用太子参20g，薏苡仁20g，茯苓20g，白花蛇舌草30g，白术15g，丹参15g，大腹皮15g，陈皮10g，柴胡10g，当归10g，泽泻10g，生甘草5g。

方中太子参、白术、薏苡仁、茯苓、泽泻益气健脾化湿为君；柴胡、大腹皮、陈皮、丹参、当归疏肝理气活血为臣；白花蛇舌草解毒利湿，甘草健脾补中调和诸药为佐使。

加减：胁痛甚可加延胡索、香附、郁金；嗳气反酸加姜半夏、竹茹、生姜；胁下肿块坚硬加鳖甲、生牡蛎。

(2) 气滞血瘀证

证候：胁下积块刺痛或胀痛，推之不移，拒按，甚或胁痛引背，入夜更甚，倦怠乏力，脘腹胀满，嗳气呕逆，纳呆食少，大便不调，或溏或结，舌质紫黯或有瘀斑，苔薄白或薄黄，脉弦、细或沉涩。

治法：疏肝理气，活血消积。

方药：复元活血汤(《医学发明》)加减。

药用瓜蒌根10g，炮穿山甲10g，陈皮10g，白术10g，柴胡10g，当归10g，桃仁10g，川芎10g，红花5g，大黄5g，土鳖虫5g，甘草5g。

方中当归、桃仁、川芎、瓜蒌根、炮穿山甲、红花、土鳖虫活血化瘀，消积软坚为君；柴胡、陈皮、白术疏肝理气健脾，使攻伐不致伤正为臣；大黄荡涤，引瘀血下行，甘草缓急止痛及调和诸药为佐使。

加减：若疼痛较甚，酌加三七末、延胡索、罂粟壳、郁金、乳香、没药；若气滞较甚，加八月札、木香、香附、青皮、枳壳，以助行气；腹胀甚加大腹皮、厚朴。

(3) 湿热瘀毒证

证候：右胁下积块，胁肋刺痛，心烦易怒，身目俱黄如橘色，发热，口干口苦，食少厌油，恶心呕吐，腹部胀满，便结溲赤，舌质红，苔黄腻，脉弦、滑或弦数。

治法：清热解毒，利湿退黄。

方药：茵陈蒿汤(《伤寒论》)合鳖甲煎丸(《金匮要略》)加减。

药用茵陈 30g，金钱草 30g，白花蛇舌草 30g，薏苡仁 30g，栀子 10g，大黄 10g，郁金 10g，八月札 15g，川楝子 10g，车前草 20g，白茅根 30g，鳖甲煎丸(分吞)5g。

方中茵陈、金钱草、白花蛇舌草、薏苡仁、大黄、栀子、车前草、白茅根清热利湿退黄为君；郁金、川楝子、八月札疏肝理气解郁为臣；鳖甲煎丸活血消积，软坚散结为佐使。

加减：发热甚者加犀黄丸；腹胀如鼓、腹水足肿加猪苓、泽泻；恶心呕吐加姜半夏、竹茹、代赭石。

(4) 肝肾阴虚证

证候：右胁下积块，胁肋隐痛，腹胀不适，纳差消瘦，神疲乏力，头晕肢软，耳鸣目眩，五心烦热，低热盗汗，恶心呕吐，甚则呕血、便血、皮下出血，小便短赤，舌红少苔，脉细数。

治法：滋阴柔肝，凉血软坚。

方药：一贯煎(《柳州医话》)加减。

药用生地黄 30g，鳖甲(先煎)30g，龟板(先煎)30g，旱莲草 30g，沙参 15g，麦冬 15g，枸杞子 15g，牡丹皮 15g，女贞子 15g，当归 10g，川楝子 10g。

方中生地黄、当归、沙参、麦冬、枸杞子养血滋阴柔肝为主药；川楝子疏肝理气，鳖甲、龟板、牡丹皮、女贞子、旱莲草凉血软坚为辅。

加减：吐血、便血者加仙鹤草、蒲黄炭、三七粉或云南白药；神志异常者加鲜石菖蒲、郁金；神错谵语、惊厥抽搐者可急用安宫牛黄丸、至宝丹之类。

(5) 脾肾阳虚证

证候：神疲乏力，畏寒便溏，纳差，口不渴，右胁积块，胁肋隐痛，腹胀如鼓，腹水足肿，目黄，身黄，黄色晦黯，舌淡有齿印，苔白腻，脉濡缓或沉迟。

治法：健脾补肾，利水退黄。

方药：茵陈术附汤(《医学心悟》)加减。

药用茵陈 30g，附子 10g，干姜 10g，白术 10g，太子参 30g，八月札 15g，大腹皮 15g，白芍 20g，延胡索 15g，茯苓 20g，车前草 20g，陈皮 10g，白花蛇舌草 30g，甘草 5g。

方中太子参、白术、茯苓健脾利湿，附子、干姜温补脾肾为君；茵陈、车前草、白花蛇舌草利水化湿退黄为臣；大腹皮、八月札、陈皮理气，白芍、延胡索缓急止痛为佐；甘草调和诸药为使。

加减：如浮肿甚，加白茅根、泽泻；胁痛较剧，加郁金、罂粟壳；肿块巨大，加生牡蛎、鳖甲。

在中医药治疗肝癌的全过程中，应强调辨证论治。经动物实验和临床验证治疗肝癌有效的药物如斑蝥、干蟾皮、蜈蚣、白花蛇舌草、半枝莲、七叶一枝花、肿节风、八月札、虎杖等可酌情选用。

3. 专病专方

（1）中成药

①莲花片：主要成分为半枝莲、七叶一枝花等。功能清热解毒，活血化瘀，软坚散结。用于肝热血瘀而正气未衰的肝癌。口服，每次6~8片，每日3次。

②肝复乐：主要成分为党参、白术、鳖甲、沉香、黄芪、柴胡、重楼等21味中药。功能健脾理气，化瘀软坚，清热解毒。用于肝癌。口服，每次10片，每日3次。

③金龙胶囊：主要成分为鲜活金钱白花蛇、鲜活壁虎等。功能扶正荡邪，解毒消肿，理气止痛，破瘀散结。用于肝癌等多种肿瘤。口服，每次2~4粒，每日3次，30~60天为1疗程。

④金克（槐耳颗粒）冲剂：主要成分为槐耳菌质。功能扶正活血。用于不宜手术和化疗的原发性肝癌。口服，每次20g（1包），每日3次，1个月为1疗程。

⑤斑蝥蛋：将1枚生鸡蛋挖一小孔，放入去头足翅的斑蝥1~3个，再用纸和泥糊好，放于小火上烤熟，去斑蝥只吃鸡蛋，每天1枚，治疗早期肝癌有一定疗效。

⑥斑蝥素片：口服，每次0.25mg，每日2~3次。

⑦复方斑蝥胶囊（康赛迪胶囊）：主要成分为斑蝥、黄芪、刺五加、人参等10余味中药。功能清热解毒，消瘀散结。口服，每次3粒，每日2次。

（2）中药注射剂

①华蟾素注射液：主要成分为中华大蟾蜍。功能清热解毒，消肿止痛，活血化瘀，软坚散结。用于各种中、晚期肝癌等多种肿瘤。10~20ml加入5%葡萄糖液500ml中缓慢静脉点滴，每日1次，4周为1疗程。用药1周后休息1~2日或遵医嘱。

②康莱特注射液：主要成分为注射用薏苡仁油。功能益气养阴，消积散结。适用于原发性肝癌等恶性肿瘤。200ml（2瓶）静脉点滴，每日1次，20天为1疗程，间隔3~5天可进行下一疗程。联合放、化疗时，可酌减剂量。首次使用，滴注速度应缓慢。

③艾迪注射液：主要成分为斑蝥素、人参、黄芪、刺五加等。功能益气扶正，清热解毒，消瘀散结。用于原发性肝癌等肿瘤。成人一次50~100ml加入0.9%生理盐水或10%葡萄糖液250~500ml中静脉点滴，每日1次。每疗程30天，一般用2~3个疗程或视病情而定。

4. 其他疗法

（1）外治法

①以消瘤为主要目的者，可选阳和解凝膏或阿魏化坚膏敷贴。

②以止痛为主要目的者，可用蟾酥膏或琥珀止痛膏外敷，或用如意金黄散、双柏散调蜜敷贴；或将冰片15g溶于适量白酒中，痛时用棉签蘸此药酒涂擦疼痛部位。

③以逐水为主要目的者，可将甘遂末1.5g，麝香0.5g，用食醋或葱泥调和敷于肚脐，每日1次，也可用鲜田螺肉200g，生姜粉50g，徐长卿60g，七叶一枝花60g（后两药均研粉），冰片5g，冷饭适量，捣烂外敷肚脐，有通利小便、通水消胀的功效。

（2）针灸疗法

①针灸治疗：一般取章门、期门、肝俞、内关、公孙等穴针刺。若疼痛加合谷、内关、足三里、支沟、太冲、阳陵泉；若呃逆加内关、膈俞；若腹水加气海、三阴交、水道、阴陵泉。早期以针刺为主，晚期以艾灸为主。针刺以平补平泻法，留针15~20分钟。每日1次，10~15天为1疗程，休息3~5天，再开始另一疗程。

②穴位注射：如肝区疼痛，可予玄胡注射液、当归注射液或普鲁卡因穴位封闭合谷、足三里、三阴交、阿是穴，每次1~2穴，每穴0.5ml，每日1~2次。若上消化道出血，在常规止血同时，可用仙鹤草注射液或维生素K_3注入单侧曲池、下巨虚等穴，每穴2~4ml，连用3天。若呃逆，用维生素B_6或甲氧氯普胺各2ml，取双侧内关做穴位封闭。

(3) 气功疗法　肝癌患者练功旨在稳定情绪，减轻焦虑，舒畅气机，缓解疼痛，可根据病情及体质情况选择练功方法。

(4) 饮食疗法　肝癌患者由于肝功能不良，消化功能和凝血机制均差，又常有肝硬化存在及食道胃底静脉曲张，且晚期又多肝肾阴虚证，易生内热，故饮食上应禁食辛辣油炸硬食、芳香蔬菜（如葱、姜、蒜、韭菜、辣椒等）及辛温水果（如柑橘、柚子、桂圆、荔枝等），饮食宜清淡，同时宜少食富含淀粉的食物（如土豆、红薯、藕）及豆浆，以防食后产气，腹胀腹痛。

（四）中西医结合治疗

1. 手术与中医结合治疗　术前治疗以健脾疏肝为主，选药如炒白术、生薏苡仁、茯苓、当归、柴胡、白芍、郁金、炙甘草、鸡内金、焦三仙等。术后治疗主要为防止复发，一方面以增强机体免疫功能为目的，采用健脾益肾之法，选药如党参、白术、女贞子、枸杞子、菟丝子、生地黄、生黄芪、茯苓、猪苓等；另一方面从调理肝脏入手，理气化瘀，健脾导滞，选药如香附、莪术、生黄芪、生薏苡仁、柴胡、枳壳、女贞子、猪苓、当归、鸡内金、焦三仙等。

2. 放疗与中医结合治疗　在放疗期间或放疗后配合中药治疗能减轻放疗副作用，提高癌细胞对放疗的敏感性及放疗疗效。放疗主要不良反应是热毒伤阴，机体衰弱，消化障碍和骨髓抑制，故治疗大法为清热解毒，滋阴润燥，凉补气血，健脾和胃，滋补肝肾，以及少佐活血化瘀药。常用药物有生地黄、赤白芍、玄参、知母、太子参、桃仁、红花、黄芩、茯苓、枸杞子、怀牛膝、陈皮、女贞子、五味子、菟丝子等。

3. 化疗与中医结合治疗　化疗的不良反应主要是机体衰弱，消化障碍和骨髓抑制。以上诸症乃因化疗毒邪内蕴，致使气血损伤，脾胃失调及肝肾亏虚所致，所以主要治则是益气养血，健脾和胃，滋补肝肾，以达到扶正培本的治疗目的及起到减毒的作用。介入化疗时以健脾和胃、清热解毒、保肝护肝为主，以减轻呕吐、发热、胃痛等即时消化道症状和减毒。常用药物有黄芪、茯苓、白术、炙甘草、陈皮、炒谷芽、炒麦芽、姜半夏、竹茹、五味子、虎杖、白茅根、车前草、白芍、延胡索、代赭石、白及等。介入后以健脾补肾、益气养血为主，常用药物有炙黄芪、党参、茯苓、炙甘草、女贞子、旱莲草、菟丝子、破故纸、鸡血藤、熟地黄、当归、陈皮等。

【中西医治疗进展及展望】

我国的肝癌研究起步较晚，但进展较快。主要表现在：

1. 肝癌细胞系建立　1962年，我国建立了世界上第一个肝癌细胞系。

2. 肝癌一级预防建立　20世纪70年代，我国开展了“改水、防霉、防肝炎”七字方针的一级预防，近10年来又大力开展乙型肝炎疫苗的注射，使我国的肝癌发病率在逐年下降。

3. 二级预防及小肝癌研究　20世纪80年代，华东地区及广州在高危人群中进行AFP及B超检查，发现了许多亚临床症状的早期肝癌或小肝癌，做到了早发现、早诊断、早治疗，较大地提高了我国肝癌治愈率。我国学者在世界上率先开展小肝癌研究，显示出我国特色，形成了以小肝癌局部切除为代表的第二次飞跃（在肝癌治疗史上，大肝癌切除为第一次飞跃），约使5%～10%的肝癌病人受益。现在我国小肝癌切除的5年生存率可达60%～70%，使我国在小肝癌的诊治方面处于世界领先地位。小肝癌的研究还促进了肝癌诊断、治疗与预后等概念的更新。

4. 大肝癌研究及Ⅱ期切除　20世纪90年代，我国实现了部分大肝癌缩小后行二期切除的第三次飞跃，又使5%～10%肝癌病人受益。同时还确立了我国肝癌切除技术的基本原则，即左规右不规（左叶肝癌多行规则性切除，右叶多行不规则切除），进一步提高了我国肝癌整体治疗水平。

5. 强调健脾理气治疗大法　我国学者通过多年临床观察及实验研究，证明健脾理气药具有相当广泛的调节作用。在动物实验中，对小鼠造成“脾虚”模型，然后荷瘤，再用健脾理气药物治疗，发现治疗组小鼠肿瘤出现较迟，生长较慢，小鼠全身情况较好，生存期长，与对照组有明显差异。健脾理气药对因“脾虚”所引起的白蛋白水平下降、血黏滞度增加、T细胞功能降低、T抑制细胞之被激活等，可予以纠正，在一定程度上调节宿主内环境的稳定，从而使宿主产生有利的变化。通过对Ⅱ期肝癌患者的临床观察，发现健脾理气组（香砂六君子汤、补气益气汤加减）疗效明显优于非健脾理气组（清热解毒法、活血化瘀法）和对照组（对症支持疗法）。同时，应用健脾理气药还可以预防肝癌术后的复发和转移，使许多病人长期存活。

6. 肝癌移动条放疗　20世纪90年代，我国首创了肝癌移动条放疗方法，同时给予健脾理气中药治疗，其疗效在非手术治疗中可与TACE媲美。合并健脾理气中药疗效优于非健脾中药，说明移动条全肝放疗合并健脾理气中药是治疗不能切除的肝癌的一种较理想方法。

7. 中药介入治疗　西医把TACE技术作为不能切除的中晚期肝癌的首选疗法，但是随着介入治疗的广泛开展和应用，发现影响TACE疗效的诸多因素中，主要还是化疗药物造成的肝功能损害。英国学者Jcan-Claude在对“化疗栓塞与保守治疗肝癌的前瞻性对照研究”中认为，TACE是以牺牲肝功能为代价来换取肿瘤的暂时缩小，并不能延长生存期，反映出TACE技术作为专一局部治疗的局限性。自20世纪90年代初开始，我国陆续开展了中药介入治疗肝癌的研究，其疗效与化疗灌注栓塞相当，但肝功能损害及其他毒副反应明显减少，生活质量明显提高。中药介入治疗为我国首创，具有中国特色。可用于灌注和栓塞的中药制剂有康莱特、莪术油、榄香烯乳、鸦胆子油、华蟾素、复方苦参注射液、消癌平、白及粉等。

8. 局部消融治疗迅速开展 目前临床上比较成熟的超声介入原位灭活（消融）方法有了迅速发展，在肝癌的治疗中发挥了重要作用。但超声介入的适应证问题是目前临床应用中值得注意的，就肿瘤的大小而言，综合国内外文献报道显示，有效的灭活范围其肿瘤直径应小于 3cm。

9. 中药实验研究 近几年来，国内许多研究表明，中药有直接杀伤和抑制肝癌细胞、调节机体免疫、诱导肝癌细胞分化和凋亡、预防肝癌复发和转移及抑制癌前病变等作用。虽然多数中药杀灭肿瘤细胞的能力可能不及化疗药物，但它们对机体免疫功能具有双向调节及保护作用，可增强患者抵抗肿瘤的能力，间接抑制肿瘤的生长，某些中药还可抑制肝癌癌前病变而起到预防肝癌的作用。特别是有关中药在诱导肝癌细胞凋亡、分化方面的研究报道在不断增加，已成为中药防治肝癌研究的一个新的热点。如用中药雄黄亚砷酸（三氧化二砷）注射液治疗原发性肝癌Ⅱ期的临床观察，初步结果表明砷剂可以改善患者生活质量，明显减轻癌痛，且不良反应少，患者耐受性良好。砷剂治疗原发性肝癌确实有一定疗效，其作用机理可能是诱导肝癌细胞凋亡和对肝癌细胞的端粒酶有抑制作用。另外，运用中医药预防复发和转移也是当前研究的热点，其机制将随着医学的发展得到更进一步的阐明。

10. 广泛开展中西医结合治疗 目前，在我国各地已广泛开展了中西医结合治疗肝癌的研究，临床上约有半数以上患者自觉采用中西医结合治疗，我国的肝癌治疗水平已得到世界医界的首肯。近十几年来，世界肝癌与肝炎防治学术大会多次在我国召开，并由我国学者主持，我国学者将继续为世界肝癌防治做出新的贡献。

【预防与调护】

（一）预防

1. 一级预防 “改水、防霉、防肝炎”的七字方针仍是我国当前肝癌一级预防的主要内容，也是防止肝癌发生的根本措施。特别是乙肝疫苗的应用为肝癌的有效预防提供了保障，现在我国儿童乙肝感染率及成年人肝癌的发病率已开始下降。

2. 二级预防 即早期发现、早期诊断、早期治疗。通过在高危人群 HBsAg 阳性者中进行 AFP 和 B 超普查，可以发现亚临床肝癌，从而提高肝癌患者的治愈率。

（二）调护

肝癌患者日常活动一定要缓慢，以防止外伤造成肿瘤破裂出血；饮食宜清淡，忌油腻，以防止加重肝脏负担；同时饮食还要少渣、易消化，以防止硬食划破曲张的食道胃底静脉丛而出现上消化道大出血；晚期病人要慎用化疗药、镇静剂及利尿剂等，以避免加重肝脏负担，诱发肝性脑病。

第十章　膀胱癌

膀胱癌（carcinoma of bladder）是指发生于膀胱上皮组织和间皮组织的恶性肿瘤。发达国家发病率较高，在欧美一些国家膀胱癌居恶性肿瘤第二位，在美国占第四位。我国 1990 年天津市一组资料统计，膀胱癌占同期泌尿科住院人数的 14%，占同期男性泌尿生殖系肿瘤的 65%。本病发病年龄为 16~84 岁，多数在 50 岁以上，男性发病率高于女性，男女之比为 4:1。本病可发生于膀胱的任何部位，多数在膀胱三角区，其他部位次之，有时肿瘤可侵犯整个膀胱。移行上皮细胞癌发病率较高，约占 90% 以上，腺癌、鳞癌、未分化癌少见。膀胱癌以淋巴转移和局部扩散为主，晚期可出现血行播散。自然生存期大约为 16~20 个月。临床症状常反复出现无痛性血尿，或尿频、尿急、尿灼热疼痛等尿路刺激症状，晚期可见排尿困难等。

中医古籍中没有膀胱癌病名的记载，一般认为属祖国医学“溺血”、“血淋”等病的范畴。

【病因病理】

（一）西医病因病理

1. 病因　膀胱癌的病因至今尚未完全明了。比较公认的有：

（1）长期接触芳香类物质，如染料、皮革、橡胶、油漆等。接触时间及剂量与发病危险性成正比。有害物质通过皮肤、呼吸道或消化道进入人体，其代谢物自尿中排出体外，如作用于膀胱上皮则引起肿瘤，尿液在膀胱内停留的时间越长，发病率就越高。这些代谢物被称作邻羟氨基酚物质，一般认为芳香胺类物质转变为邻羟氨基酚才有致癌作用。

（2）体内色氨酸代谢异常，如吸烟可阻断色氨酸的正常代谢，致使尿液中出现代谢产物堆积并作用于膀胱而致癌。因此，吸烟可增加膀胱癌的发病率。有报道日吸烟 2 包以上并深吸者比不吸烟者患膀胱癌的机会高 7 倍。

（3）膀胱黏膜长期受到刺激，如慢性膀胱炎、膀胱结石等均可诱发癌。

（4）有些药物也可诱发癌，如环磷酰胺等。

（5）寄生虫病，如埃及血吸虫寄生于膀胱壁，使鳞状上皮细胞癌发病率增高。

（6）盆腔照射可使患膀胱癌的几率增高，有人统计宫颈癌接受盆腔照射后患膀胱癌的危险性增加 4 倍。

2. 病理

（1）组织学分类　膀胱肿瘤可分为上皮组织和非上皮组织肿瘤两大类。膀胱肿瘤 98%

来自上皮组织，包括移行上皮性肿瘤、腺癌及鳞状上皮癌。其中移行上皮性肿瘤占95%，主要包括原位癌、乳头状瘤、乳头状癌及实体性癌。非上皮性膀胱肿瘤，主要来自叶间组织，有横纹肌肉瘤、平滑肌肉瘤、恶性黑色素瘤、类癌、癌肉瘤、黏液性脂肪肉瘤、恶性畸胎瘤等。

(2) 分化程度　膀胱肿瘤的恶性程度以级表示，按肿瘤细胞的大小、形态、染色、核改变、分裂相等来分级。最早采用的是Broder四级法：Ⅰ级指细胞分化良好，通常不累及固有层；Ⅱ级显示细胞分化不良；Ⅲ级和Ⅳ级则细胞分化差，有严重间变。近年来多采用三级法：Ⅰ级肿瘤细胞分化良好，移行上皮层次多于7层，其结构及核的异形性与正常稍有差异，偶见核分裂；Ⅱ级除上皮增厚外，细胞极性消失，中等度核异形性出现，核分裂常见；Ⅲ级为不分化型，与正常上皮毫无相似之处，核分裂多见。一般来说，级与浸润性成正比，Ⅰ级膀胱癌发生浸润的可能性为10%，Ⅱ级为50%，Ⅲ级为80%。

（二）中医病因病机

《素问·气厥论篇》云："胞移热于膀胱，则癃溺血。"《金匮要略·五脏风寒积聚病》云："热在下焦者，则尿血。"《明医指掌·溺血》云："溺血者，小便血也。盖心主血，通行经络，循环脏腑。若得寒则凝涩，得热则妄行，失其常道，由溢渗于脬，小便出血也。"《三因极一病证方论·尿血证治》云："病者小便出血，多因心肾气结所致，或因忧劳、房室过度。"《圣济总录》云："瘤之为义……气血流行……及郁结壅塞，则乘虚投隙，瘤所以生。"中医古籍中的这些相关论述对认识膀胱癌病因病机多有启迪。

1. 膀胱湿热　多因饮食不节，恣食肥甘，致使脾运化水湿之功能失调，酿湿生热，下注膀胱而发为本病；或脾胃素虚，水湿不运，湿热内生，下注膀胱而发为本病；或外阴不洁，秽浊之邪入侵膀胱，邪毒蕴结膀胱，酿成湿热而发为本病；或肺失通调水道功能，湿邪内盛，郁久化热，湿热蓄积膀胱而发为本病。

2. 瘀血内阻　情志不遂，肝失疏泄，气滞血瘀，毒瘀互结于膀胱而发为本病。

3. 脾肾亏虚　恣情纵欲，或劳累过度，损伤脾肾；或年老体弱，或久病及肾，而致脾肾亏虚。脾虚不运，肾虚气化失司，都可致水湿内停，蓄积膀胱，蕴热酿毒而发为本病。

4. 肝肾阴虚　素体阴虚，或热病伤阴，或喜辛辣，或嗜烟酒而致热盛阴伤，使肝肾阴液亏虚，若虚热郁结于膀胱可发为本病。

5. 阴虚火旺　房事不节，相火妄动，真阴内耗，而致阴虚火旺或心火旺盛，日久伤阴，阴虚火旺而发为本病；膀胱癌晚期也可出现久病伤阴，真阴耗竭，阴虚火旺的证候。

【临床表现】

1. 血尿　血尿是膀胱癌的主要症状，表现为无痛性肉眼血尿或显微镜下血尿，可为间歇性、全程血尿或终末血尿，有时夹有血块。无痛性间歇性全程肉眼血尿是膀胱癌常见的早期症状。出血量和血尿持续时间的长短，与肿瘤的恶性程度、大小、范围和数目有一定关系。乳头状肿瘤最易出血。

2. 膀胱刺激症状　膀胱癌早期较少出现刺激症状，当肿瘤合并感染、出血、坏死或癌瘤发生在膀胱三角区时，可引起尿频、尿急、尿痛等膀胱刺激症状。据报道，膀胱刺激症状还提示膀胱原位癌的可能性，因此，无充分感染依据的膀胱刺激征患者应进行全面检查，以排除膀胱癌。

3. 排尿困难 癌瘤发生在膀胱颈部，或因瘤体较大，或肿块形成，或有脱落的癌瘤组织阻塞了尿路，可造成排尿困难、点滴而下，甚则尿潴留。

4. 浸润和转移出现的症状 因癌瘤侵犯的部位不同可出现不同症状。浸润输尿管时，可引起肾盂积水和上泌尿道感染，而出现腰痛、腰酸、发烧等。侵犯直肠可见黏液血便，或肛门下坠、疼痛等。癌瘤转移到盆腔或腹膜后，可出现腰酸、下腹痛；髂静脉旁淋巴结转移，由于转移淋巴结的压迫堵塞，可引起下肢淋巴、静脉回流受阻而出现下肢肿胀。肿瘤坏死组织脱落时，尿液中有腐肉组织排出。两侧输尿管受侵，可出现少尿或无尿，造成尿毒症而导致肾衰。极晚期膀胱癌可在下腹部触及肿块，如早期发现下腹部肿块，多数是膀胱顶部腺癌。

【实验室检查】

1. 尿常规 尿常规检查可较早地发现膀胱癌。因尿液离心后可在高倍显微镜下检测出镜下血尿，再经其他检查后而确诊。

2. 尿脱落细胞检查 该检查阳性率较高，约85%的膀胱癌病人可呈阳性。

3. 膀胱癌标记物

(1) CEA 正常尿路上皮不存在CEA，但在膀胱癌患者中，血浆和尿中CEA明显上升。值得注意的是，有相当一部分膀胱癌患者，血浆和尿中CEA仅少量增加或不增加，尿路感染可影响CEA而出现假阳性。

(2) 纤维蛋白降解产物（FDP） 在膀胱肿瘤组织中可观察到明显的FDP沉积，据认为尿中FDP检查与尿瘤细胞检查对膀胱肿瘤的正确诊断率极高。

4. 尿液流式细胞术 尿液流式细胞术（FCM）是通过检查细胞DNA和RNA的含量，来测定是否有膀胱肿瘤的细胞学方法。该法可在极短时间内迅速测定尿液中每个细胞内DNA和RNA的含量，从而了解肿瘤细胞内DNA和RNA含量及分布情况，具有准确、客观、快速及重复性强的优点。肿瘤细胞周期不同于正常细胞，一般肿瘤细胞核内DNA、非组蛋白以及胞质内RNA含量高于正常细胞，其增高程度与恶性程度成正比，因此可以准确估计肿瘤恶性程度。

【其他检查】

1. 膀胱镜 膀胱镜检查是诊断膀胱癌的主要方法，可以确定肿瘤的部位、范围、大小、数目、恶性程度、浸润深度及有无转移，并且可以做活体组织病理检查，以明确肿瘤的性质，作为治疗的依据。

2. B超检查 可判断膀胱肿瘤的大小、位置、黏膜浸润程度以及向膀胱腔内或腔外有否侵犯转移至前列腺、盆腔的情况，可对膀胱癌进行分期，但对直径为1cm以下的肿瘤诊断率较差。

另外，膀胱造影、CT及MRI等检查均可作为膀胱癌诊断的依据。

【诊断与鉴别诊断】

（一）诊断要点

询问病史，根据临床表现及体征，并辅助实验室、影像学检查可确诊膀胱癌。其中细胞学和组织学检查对确诊膀胱癌有重要价值。

（二）四诊合参

1. 望诊 《灵枢·本脏》云："视其外应，以知其内藏，则知所病矣。"《丹溪心法》曰："欲知其内者，当以观乎外……盖有诸内者形诸外。"通过望诊，可以观察病人的外在表现及局部的异常变化，来推测体内的病变。膀胱癌也和其他疾病一样，通过望诊可以了解其病情变化。

（1）望神色形态　膀胱癌早期因为正气未虚，神色形态无明显异样。晚期因脾肾、气血亏虚，可见精神疲惫，表情淡漠，消瘦，面色淡白或萎黄等。如水湿内停，可见尿少，肢体浮肿。

（2）望舌　早期舌红或淡红，苔薄白。热盛伤阴明显，舌质则表现为红绛或兼有裂纹；血瘀则表现为舌青紫或淡青紫，或夹有瘀斑或瘀点；脾肾亏虚，水湿内停，则可见舌体胖大有齿痕。热盛阴亏，舌苔则可见少苔或光红无苔；水湿内停，可见白厚腻苔；湿热毒邪蕴结下焦可见黄厚腻苔。

（3）观察尿液的情况　尿如茶色，通过镜检可判断是否为血尿。肉眼血尿，或尿液中夹有血块、腐肉等，一般为膀胱癌晚期。

2. 闻诊

（1）闻声音　膀胱癌晚期，因脾肾、气血亏虚可见患者语声低微、断续无力。

（2）嗅尿液　湿热下注，则尿液臊臭难闻。

3. 问诊　小便频数、短赤、涩痛而急迫者，多为膀胱热盛。小便短少、色赤黄，多为热盛伤阴所致。小便频数涩少者，多属阴虚内热。尿急、尿频、尿痛、尿灼热、小腹坠胀疼痛等，多属湿热下注。膀胱癌晚期可有腰痛或小腹痛。

4. 切诊（含触诊、叩诊）

（1）切脉　脉滑数多为湿热；脉沉细无力多为气血虚；脉沉细数多为阴虚内热。

（2）触诊　触摸小腹、腹股沟、颈部、锁骨上等部位有无肿块及肿块的硬度、活动度等，以了解膀胱癌有无浸润及淋巴结转移情况等。

（3）叩诊　膀胱癌晚期，由于癌瘤对周围组织、器官的浸润，小腹可有按压痛或叩击痛。

（三）临床分期（UICC，1988）

1. TNM分期

（1）原发肿瘤（T）

T_x：原发肿瘤不能确定。

T_0：未见原发肿瘤。

T_{is}：原位“扁平肿瘤”。

T_a：非浸润性乳头状瘤。

T_1：肿瘤侵及黏膜下结缔组织。

T_2：肿瘤侵及浅肌层。

T_3：肿瘤侵及深肌层或膀胱周围脂肪。

T_{3a}：肿瘤浸润深肌层。

T_{3b}：肿瘤侵及膀胱周围脂肪。

T_4：肿瘤侵犯附近器官，如前列腺、子宫、阴道、盆壁、腹壁。

(2) 区域淋巴结（N）　是指真盆腔内的淋巴结，其他均为远处淋巴结。

N_x：不能确定区域淋巴结受侵。

N_0：无区域淋巴结受侵的征象。

N_1：单个同侧淋巴结转移，最大直径不超过2cm。

N_2：单个淋巴结转移，直径在2~5cm之间，或多个淋巴结转移，直径均未超过5cm。

N_3：转移淋巴结直径大于5cm。

N_4：局部周围淋巴结转移。

(3) 远处转移（M）

M_x：对远处转移不能确定。

M_0：无远处转移。

M_1：有远处转移。

2. 临床分期

0期：T_{is} N_0 M_0，T_a N_0 M_0

Ⅰ期：T_1 N_0 M_0

Ⅱ期：T_2 N_0 M_0

Ⅲ期：T_{3a} N_0 M_0，T_{3b} N_0 M_0

Ⅳ期：T_4 N_0 M_0，任何T $N_{1\sim3}$ M_0，任何T 任何N M_1

(四) 鉴别诊断

1. 泌尿系结核

(1) 肾结核　肾结核常表现终末血尿，一般在长期进行性加重的尿频之后才出现血尿，尿量少，尿中有大量血细胞，并可找到结核杆菌。

(2) 膀胱结核　膀胱内结核性肉芽肿可被误诊为肿瘤，结合症状、活组织检查及尿中找到结核杆菌容易鉴别。

2. 泌尿系结石

(1) 尿路结石　尿路结石可引起血尿，尤其是肾绞痛发作，或体力劳动均可使血尿加重。血尿一般较轻，且常伴病侧疼痛。

(2) 膀胱结石　膀胱结石可有尿线中断和排尿终末疼痛加重，血尿滴沥，合并感染可有膀胱刺激征。

3. 非特异性膀胱炎　本病多为已婚女性，血尿突然发生，伴高热、尿频、尿急、尿灼痛。血尿为终末加重，一般在膀胱刺激症状以后出现。其特点为病程短，突然发病，及时治疗能很快痊愈。

4. 放射性膀胱炎　子宫、直肠、前列腺、精囊等盆腔脏器肿瘤放射治疗后可发生放射性膀胱炎伴严重血尿，一般在照射后2年以内，亦可经过10~30年才出现无痛性血尿，有时尚可见到放射性肉芽肿，形状酷似肿瘤，此时应详细询问病史或取活组织检查以明确诊断。

5. 前列腺癌　晚期前列腺癌侵入膀胱，在膀胱镜检查时难与膀胱癌鉴别，但前列腺癌常先有排尿困难，以后才有血尿，结合直肠指诊和活组织检查可以明确诊断。

6. 子宫颈癌　子宫颈癌侵入膀胱者不少见，但多数病史中先有阴道流血，膀胱镜检查酷似膀胱浸润性癌，配合阴道检查即可鉴别。

此外，尚有一些内科疾病，如肾炎、出血性疾病、保泰松等药物反应也可以有血尿，结合病史及其他症状不难鉴别。

【治疗】

(一) 治疗原则

1. 西医治疗原则　0、Ⅰ、Ⅱ期行保留膀胱手术或电烙手术等，手术后膀胱灌注化疗药，必要时手术后放疗。Ⅲ期行部分膀胱切除术，术前、术后放疗，术后巩固化疗。Ⅳ期以放疗和化疗为主。

2. 中医治疗原则　早期以祛邪为主，中期攻补兼施，晚期以补为主，总的治则为补虚泻实。

(二) 西医治疗

膀胱癌的生物特性变异很大，有的表浅肿瘤可以局部切除，反复复发仍可治疗。另有部分肿瘤为浸润性，或恶性程度较高，容易发生转移扩散，因此治疗有很大区别。

1. 手术治疗

(1) 经尿道膀胱肿瘤电切术（TURBT）　适用于肿瘤组织细胞分化好或比较好的表浅膀胱肿瘤。凡病理上分化程度在Ⅱ级以下、TNM分期在T_2以内、肿瘤直径在2cm左右均适宜此法治疗。其优点是损伤小，无切口，恢复快，可以反复进行，几乎无手术死亡率，并能保留膀胱排尿功能。

(2) 膀胱肿瘤局部切除及电灼术　适用于肿瘤只浸润黏膜或黏膜下层、恶性程度较低、基蒂较细的膀胱乳头状瘤。

（3）部分膀胱切除术　适用于范围较局限的浸润性乳头状癌；位于远离膀胱三角区及颈部区域的肿瘤；不能经尿道切除的较大的肿瘤；肿瘤以外的膀胱壁多处活检未见有原位癌或上皮发育不良的改变；切除边缘至少距肿瘤 1.5cm。

（4）膀胱全切除术　适用于多发性浸润；位于膀胱颈部或三角区的浸润性巨大肿瘤；复发频繁的肿瘤；边界不清或伴发原位癌的肿瘤；多发性浅表膀胱癌，检查结果提示有许多高危因素，如染色体结构反常、ABO(H) 抗原丢失、恶性度高等。

2. 化学治疗

（1）膀胱灌注

①TSPA：30～60mg，加入生理盐水 60ml 中，每周膀胱灌注 1 次，共 6～8 次。主要副作用是骨髓抑制，多表现为白细胞和血小板减少。

②MMC：30mg，溶于 60ml 生理盐水中膀胱灌注，每周 1 次，20 次为 1 疗程，通常用于 0 期、Ⅰ期级的膀胱癌。此药膀胱内灌注可引起膀胱炎和血尿，因其分子量大，难被膀胱黏膜吸收，故极少有骨髓抑制。

③ADM：50mg，溶于 50ml 生理盐水中膀胱灌注，每周 1 次，共 4 次。以后用同等剂量，每月 1 次，连用 6 次。本药不良反应为常见局部化学性炎症反应及膀胱短暂的痉挛，还有药物累积致心脏毒性及重度脱发等。

④HCPT：每次灌注 10mg，配生理盐水 20ml，每周 1～2 次，总量 250mg 为 1 疗程。

（2）全身化疗

表Ⅱ－10－1　**膀胱癌常用联合化疗方案**

方案	药物	用　法	注意事项
PVM	DDP VLB MTX	$100mg/m^2$，静脉滴注，第 2 天，配合水化 $4mg/m^2$，静脉滴注，第 1、8 天 $40mg/m^2$，静脉注射，第 1、8 天 3 周为 1 周期	如病人年龄在 70 岁以上，则减量到 80%。如病人在第 8 天仍呕吐，则第 8 天不给药。如肌酐清除率 > 60ml/分，则 DDP 给全量；如为 50～60ml/分，则减量 50%；如 < 50ml/分，则停用 DDP。如第 8 天肌酐清除率 < 50ml/分或血肌酐 > 1.8mg/dl，则第 8 天不给药。
M-VAP	MTX VLB ADM DDP	$30mg/m^2$，静脉滴注，第 1、15、22 天 $3mg/m^2$，静脉注射，第 3、15、22 天 $30mg/m^2$，静脉注射，第 2 天 $70mg/m^2$，静脉滴注，第 2 天 4 周为 1 周期，进行 2～4 个周期	如病人曾做过盆腔照射 2500cGy 以上，ADM 的剂量减到 $15mg/m^2$。如 WBC < $4.0 \times 10^9/L$，血小板 < $100 \times 10^9/L$，或有黏膜炎症，到第 22 天则取消用药。

3. 放射治疗

（1）术前放疗可通过照射杀伤瘤细胞，以防止手术时瘤细胞脱落造成种植转移，还可控制手术切除范围以外的微小肿瘤，并且可降低分期。

（2）术后放疗适用于病变范围广、手术难以切除干净的患者。

（3）根治性放疗适用于有手术禁忌证或拒绝手术的患者及进展期膀胱癌。

（4）姑息放疗适用于膀胱癌晚期手术无法切除，或手术后复发的病人。

4. 其他疗法

（1）加热疗法　本疗法使肿瘤组织温度升高至高于正常体温（43℃），从而使癌细胞受抑制或变性死亡，而正常组织不受损害。

(2) Nd:YAG 激光　掺钕－钇铝石榴石激光（Nd:YAG 激光）对直径小于 2cm、比较局限、表浅，仅限于黏膜、黏膜下层或浅肌层，特别是有蒂的 T_1 期肿瘤为最佳。也适用于肿瘤靠近输尿管口、常规手术有禁忌或手术后复发不宜再进行膀胱部分切除的病人及年老、全身情况差、不适宜膀胱开放手术者。

(3) PDT 治疗　光动力学（photo dynamic therapy，PDT）治疗一般适用于：①原位癌；②晚期病人已无法手术，此法可控制膀胱癌出血者；③多次复发肿瘤、手术困难者；④多发肿瘤，估计经一次照射能全部治愈者；⑤位置不便于电灼的肿瘤。

5. 生物治疗　卡介苗（BCG）是一种具有免疫活性的疫苗，BCG 膀胱灌注用于 TURBT 术后的辅助治疗或浅表膀胱癌的治疗和预防复发，是目前较有效的一种方法，已取得显著效果，对浸润癌亦获得较好的疗效。

使用方法：成人每次 120mg，混悬于 50ml 生理盐水中，膀胱内灌注，每周 1 次，连用 6 周，然后每月 1 次，连用 1 年，再改为 2 个月 1 次，连用 1 年，同时大腿内侧皮内注射 5mg。另有报道，用冰冻卡介苗 75～120mg，溶于 4℃、60ml 生理盐水中，膀胱灌注，每周 1 次，共 6 次，以后每月 1 次，持续 2 年。不良反应为尿路刺激症状、低热，少数病人有结核性膀胱炎，经抗结核治疗可痊愈。

另外，还可应用干扰素、白细胞介素－2 治疗。

（三）中医药治疗

1. 辨证论治

(1) 膀胱湿热证

证候：尿血、尿急、尿频、排尿时灼热疼痛，腰背酸痛，下肢浮肿，伴心烦口渴，夜寐不安，纳呆食少，舌质红，苔黄腻，脉滑数或弦数。

治法：清热利湿。

方药：八正散(《太平惠民和剂局方》) 加减。

药用车前子(包煎)15g，木通 10g，扁蓄 15g，滑石 15g，瞿麦 15g，栀子仁 10g，大黄 6g，甘草 10g，灯心草 6g。

方中以车前子、木通、滑石、扁蓄、瞿麦清热利湿为君；栀子仁清泄三焦湿热为臣；灯心草导热下行，大黄泄热降火为佐；甘草和药缓急为使。

加减：热盛心烦口渴重者，加生地黄、麦冬、天花粉以清热生津止渴；尿血加白茅根、小蓟以凉血止血；纳呆食少可加茯苓、焦三仙和胃消食。

(2) 瘀血内阻证

证候：血尿，或尿中夹血块、腐肉，尿有恶臭味，排尿困难或闭塞不通，小腹坠胀疼痛，并可触及肿块，伴心慌气短，面色萎黄，周身乏力，舌黯红有瘀点或瘀斑，脉沉细无力。

治法：活血化瘀，兼养血。

方药：桃红四物汤(《医宗金鉴》) 加减。

药用桃仁 10g，红花 10g，川芎 10g，当归 10g，白芍 10g，熟地黄 15g。

方中桃仁、红花、川芎并入血分而逐瘀行血为君；当归、白芍、熟地黄养血补虚为臣。

加减：气虚明显者可加四君子汤；尿浑浊者加萆薢、瞿麦、萹蓄以清热利湿；大便干者加大黄；腹痛者可加金铃子散；血尿加三七粉、仙鹤草。

(3) 脾肾亏虚证

证候：间歇性无痛性血尿，腰背酸痛，神疲乏力，畏寒肢冷，伴纳呆食少，腹胀，便溏，两下肢浮肿，舌淡红，苔薄白，脉沉细无力或沉缓。

治法：温补脾肾。

方药：四君子汤(《太平惠民和剂局方》) 合加味肾气丸(《济生方》) 加减。

药用党参 15g，白术 15g，茯苓 12g，炙甘草 10g，熟地黄 15g，山茱萸 12g，山药 10g，牡丹皮 10g，泽泻 10g，制附子 5g，肉桂 5g，川牛膝 12g，车前子(包煎)10g。

方中党参、山药健脾，熟地黄、山茱萸补肾，熟地黄兼补血为君；茯苓、白术、川牛膝助君药健脾补肾为臣；牡丹皮凉血化瘀，泽泻、车前子利湿消肿，以防温阳滋补太过为佐；制附子、肉桂温阳益肾，炙甘草健脾调和诸药为使。诸药合用共奏健脾益肾温阳之效。

加减：气虚甚者加人参、黄芪；腰背酸痛明显者加杜仲、川续断；尿血加三七粉、仙鹤草、血余炭；便溏加补骨脂、炒扁豆。

(4) 肝肾阴虚证

证候：无痛性肉眼血尿，口干口渴，五心烦热，头晕耳鸣，腰膝酸软，消瘦，舌质红，少苔，脉细数。

治法：滋补肝肾。

方药：六味地黄丸(《小儿药证直诀》) 加减。

药用熟地黄 20g，山茱萸 12g，山药 12g，茯苓 10g，泽泻 10g，牡丹皮 10g。

方中熟地黄滋补肝肾之阴为君；山茱萸益肝肾，山药滋肾健脾为臣；茯苓健脾渗湿，牡丹皮清热除烦，泽泻降浊为佐使。此方配泻药以防滋补之品产生滞腻之弊。

加减：阴虚较重者，加女贞子、旱莲草；虚热明显者加制鳖甲、地骨皮；口干渴明显者可加麦冬、沙参；腰膝酸软明显者加怀牛膝、续断、杜仲；尿血者加白茅根、三七粉。

(5) 阴虚火旺证

证候：持续性肉眼血尿，色鲜红量多，口干舌燥，口渴欲饮水，午后潮热，有时高热不退，头晕耳鸣，腰膝酸软，消瘦，大便干难下，舌质光红，无苔，脉细数。

治法：滋阴降火。

方药：知柏地黄汤(《医宗金鉴》) 加减。

药用知母 12g，黄柏 12g，生地黄 15g，山茱萸 12g，山药 10g，茯苓 10g，牡丹皮 10g，泽泻 10g。

方中熟地黄、知母、山茱萸滋阴补肾为君；黄柏、牡丹皮清热泻火为臣；山药、茯苓健脾益气、补后天以养先天为佐；泽泻利小便以泻火为使。

加减：口干舌燥、高热不退者加芙蓉叶、生石膏、麦冬、沙参；便秘者加大黄、玄明粉；尿血者加大小蓟、生侧柏叶、白茅根、三七粉。

2. 专病专方

(1) 八正合剂　每次15~20ml，每日3次。适用于膀胱癌湿热内蕴者。

(2) 知柏地黄丸　每次1丸，每日2次。适用于膀胱癌阴虚内热者。

(四) 中西医结合治疗

1. 手术与中医结合治疗　手术是治疗膀胱癌的主要方法，但手术是局部治疗，难以解决复发和转移问题；手术又可对身体造成创伤，引起脏腑、气血的功能失调，使机体抵抗能力降低。配合中药治疗可改善病人营养状况，促使手术后身体恢复，并且能够增强病人的抗病能力，减少复发转移。治疗原则为补气养血，滋补肝肾。常用的中药有人参、黄芪、当归、熟地黄、山茱萸、山药、白芍、枸杞子、女贞子、旱莲草等。另外，贞芪扶正方经临床观察证明，可使患者的乏力减轻、食欲增加，明显提升白细胞和血小板，并对巨噬细胞和T淋巴细胞有明显的促进作用。有学者从实验和临床两方面观察了中药猪苓对膀胱肿瘤的抑制作用，证明服用猪苓煎剂可使膀胱肿瘤术后复发率降低，复发间隔时间延长。

2. 放疗与中医结合治疗　膀胱癌在放疗期间常出现放射性膀胱炎、直肠炎等。其治疗见总论相关内容。

3. 化疗与中医结合治疗　膀胱癌的化疗分局部化疗和全身化疗，前者以膀胱腔内灌注为主，主要针对浅表性膀胱癌，后者用于晚期患者。化疗药物膀胱灌注时因局部损伤或药物的刺激，常出现排尿困难、尿频、尿急、尿赤涩痛或血尿，中药可以凉血清热、利尿通淋法治疗，药用生地黄、牡丹皮、滑石、木通、大小蓟、蒲黄炭、藕节、白茅根、竹叶、栀子、萹蓄、瞿麦、甘草、车前子、泽泻等。

对化疗期间出现的骨髓抑制和胃肠反应，可以健脾益肾、补气养血、和胃止呕法治疗。药用党参、黄芪、黄精、当归、何首乌、女贞子、枸杞子、菟丝子、炒白芍、旱莲草、鸡血藤、白术、薏苡仁、焦三仙、半夏等。

【中西医治疗进展及展望】

目前膀胱癌的治疗仍以手术为主，辅以放、化疗及中医药等综合治疗，可提高疗效，延长生存期。尤其是中医药对于手术、放疗、化疗后，预防其复发转移独具特色，有明显的优势。中医药防治放、化疗不良反应与增效的研究进展也较快。有报道以芪苓汤预防高剂量顺铂肾毒性总有效率为97.2%，优于水化组的93.8%，而消化道反应亦轻；治疗化疗造成的肾衰总有效率为94.13%，治疗后的BUN、Cr显著降低。有资料以升白宝口服液治疗化疗后引起的白细胞减少症，有效率为88.6%，显效率为72.0%，明显高于对照组，患者服药后第10天白细胞均值升至$4.0\times10^9/L$以上。另有报道，猪苓多糖对小鼠S180肉瘤有明显的抑瘤率；冬凌草能抑制DNA、RNA的合成，对S期、M期及G期细胞有杀伤作用。有人用复方莪术液（莪术30g，蟾酥70g，猪苓30g，经提炼制成复方合剂，50ml为一瓶）做膀胱癌术前灌注，每日1次，共灌注10次。对接受灌注的31例膀胱癌病人进行术前、术后局部观察，发现肿瘤组织表面溃烂、瘤体明显缩小、呈苍白坏死样改变、易碎；镜下见肿瘤表面细胞坏死、间质血管扩张、呈片状出血；电镜下见肿瘤细胞膜破裂，细胞器散入细胞间质，部分细胞核膜消失，大部分瘤细胞呈长梭形，细胞间隙增宽，证明该药有抗膀胱癌的作用，并在镜下见多个淋巴细胞围攻癌细胞现象，故证明该药还有增加机体免疫力的作用。

随着医学科学的进步，中西医结合治疗膀胱癌有了很大的进展，尤其是近10年来，中医药现代化的研究推动了膀胱癌的研究进程，但对其早发现、早诊断等问题还未彻底解决，其发病率与死亡率仍逐年上升，应引起高度重视。大力开展普查工作，积极进行全民健身运动，对于预防肿瘤的发生能够起到非常重要的作用，而治疗方面中西医综合治疗有明显的优势，还需发扬光大。

【预防与调护】

（一）预防

1. 积极开展普查工作，争取每年做身体健康检查，做到早发现、早诊断、早治疗。
2. 生活要有规律，早睡早起，加强体育锻炼，如打太极拳、慢跑、散步等。
3. 饮食要有规律，不暴饮暴食，少吃高脂肪、油炸等不易消化食物，多吃新鲜蔬菜、水果等。
4. 针对病因积极地采取预防措施。如改善化工厂工人的工作环境，减少与有害物质的直接接触，以降低膀胱癌的发病率。
5. 改变不良的生活习惯，不吸烟，不酗酒，不忍尿。
6. 积极预防和治疗膀胱的慢性炎症、结石和血吸虫病，以防癌变。
7. 对身体日渐消瘦、无痛性血尿，尤其是40岁以上男性不明原因的肉眼血尿，应高度重视，及时检查。

（二）调护

树立战胜疾病的信心，避免紧张和急躁情绪；加强体育锻炼，提高自身的抵抗能力；保持泌尿系的清洁卫生，适当多饮水，预防感染；多吃一些有营养易消化的食物，如胡萝卜、大白菜、瘦肉等。

第十一章 肾癌

肾癌（renal carcinoma）又称肾细胞癌。本病起源于肾小管上皮细胞，可发生在肾实质的任何部位，但以上下极为多见，少数侵及全肾。肾癌是肾脏最常见的实质性肿瘤，占所有恶性肿瘤的1%～3%，据有关资料，每年10万人群中有3.5人发病，在美国每年新发生的肿瘤中约有2%为肾癌，近年来，肾癌的发病率和死亡率均呈逐渐上升趋势。肾癌发病率城市高于农村，男性高于女性，男女之比约为2～3∶1。肾癌发病有家族倾向，发病年龄大多在40岁以上，高发年龄为50～70岁。其临床特点为血尿、腰痛、肿块。

中医古医籍中无肾癌这一病名的记载，多数认为属于中医的“血尿”、“腰痛”等范畴。中医提到的“肾岩”是指阴茎癌而不是肾癌，二者不能混淆。

【病因病理】

（一）西医病因病理

1. 病因 肾癌的病因至今不明。

（1）研究证明与芳香族碳氢化合物、芳香胺、黄曲霉毒素、激素、放射线和病毒等有关。

（2）动物实验证实烟草中的二甲亚硝胺可导致肾癌。有报道，肾癌的发生率与吸烟有关，吸烟与不吸烟者差5倍，戒烟者比不吸烟者患肾癌的危险性高2倍，重度吸烟者的发病率更高，吸烟时间的长短与患病率有直接关系，吸烟时间愈长则患肾癌的危险性愈大。

（3）肾癌有家族聚集性。

（4）某些遗传性疾病，如结节性硬化症、多发性神经纤维瘤等可合并肾细胞癌。

（5）据调查，长期维持血液透析的肾衰病人中，有45%出现肾脏囊性变，少部分恶变为肾癌；多囊肾患者可发生肾癌，并高于正常肾脏的发病率。

2. 病理

（1）大体形态　肾癌因向外生长使肾外形隆起，肿瘤外观为不规则圆形或椭圆形肿块，大小不一，表面血管丰富，边缘有较密的结缔组织形成假包膜，边缘清楚。切面显示各部分颜色不同，细胞含脂质多而呈黄色或橘黄色，坏死区域为灰色，生长活跃区为白色，常有囊性变、中心坏死、血肿或不规则钙化灶。

（2）细胞学分类　肾癌的细胞类型主要为透明细胞癌、颗粒细胞癌和未分化癌等。其中以透明细胞癌最常见，镜下可见透明细胞癌排列成片状、条索状、乳头状或管状，细胞体积大，边缘清晰，呈多角形，核小均匀，染色深，细胞质多呈透明色；颗粒细胞癌呈圆形、多边形或不规则形态，色暗，细胞质内充满细小的颗粒，胞质量少，核略深染，颗粒细胞生长活跃，故其恶性程度较透明细胞癌为高。这两种类型的癌细胞可单独存在，也可同时出现于同一肿瘤内。如果肿瘤大多为透明细胞，则称肾透明细胞癌；颗粒细胞多，则称颗粒细胞癌。还有一种未分化癌，其细胞呈弥漫的肉瘤样结构，梭形细胞的核较大，或大小不一，核分裂相较多，其恶性程度更高。

（二）中医病因病机

《素问·四时刺逆从论篇》："少阴……涩则病积溲血。"《素问·脉要精微论篇》："腰者肾之府，转摇不能，肾将惫矣。"《丹溪心法·腰痛》曰："腰痛主湿热、肾虚、瘀血、挫闪、有痰积。"《类证治裁》："溺血与血淋异，痛为血淋……不痛为溺血……痛属火盛，不痛属虚。"上述论述包括了肾癌的主症及其病因病机。其病因病机分为虚实两类，虚证为肾阴虚、肾阳虚；实证多为湿热、气滞、血瘀、痰凝等。虚实之证可互为因果，因虚致实，或因实致虚。

1. 湿热蕴结　多因脾胃素虚，或饮食不节，恣食肥甘，致使脾失健运，水湿不化，酿湿生热，湿热蕴结于肾发为本病；或外阴不洁，感受秽浊之气入侵肾脉，酿成湿热而发为本病；或外受湿热邪毒入里，蓄积于肾而发为本病；素体湿盛，或外感湿邪，湿邪郁久化热，湿热之邪蕴结肾脏可发为本病；肺失通调水道的功能，湿邪内盛，郁久化热，湿热之邪蓄积于肾而发为本病。

2. 瘀血内阻　情志不遂，肝失疏泄条达，气滞血瘀，毒瘀互结郁阻于肾而发为本病。

3. 脾肾气虚　恣情纵欲，或劳累过度，损伤脾肾；或年老体弱，或久病及肾，而致脾肾气虚。脾虚不运，肾虚气化失司，都可致水湿内停，酿湿生痰，痰湿郁结于肾而发为本病。

4. 肝肾阴虚　素体阴虚，或热病伤阴，或房事不节，或喜辛辣，或嗜烟酒而致热盛阴伤，使肝肾阴液亏虚，虚热内盛，邪毒入侵，毒热互结于肾可发为本病。

5. 气血两虚　久病气血不足，或年老气血日渐衰弱，肾脉失于精液气血之濡养，易为邪毒所侵而形成本病。肾癌晚期，由于失血可致气血两虚。

另外，脾不统血，肾虚不摄血；血瘀、痰湿之邪瘀阻于肾，血不归经；肾经热盛，热迫血行而血外溢，可导致尿血。腰为肾之府，肾虚失于气血之濡养；气滞、血瘀、痰湿等使肾的经脉不通，不通则痛，可导致腰痛。腰腹肿块，则是因为邪毒蓄积于肾，日久气滞、血瘀、痰凝而形成。

【临床表现】

（一）主症

1. 血尿　特点为间歇性、无痛性肉眼全程血尿。在间歇中常有镜下血尿，间歇时间随病情发展而缩短。有时严重血尿可伴肾绞痛，常因血块通过输尿管引起，尿中有条状血块。血尿的严重程度与生长部位有关，与肾癌的大小不一致，邻近肾盂肾盏的癌瘤容易出现血尿，肿瘤如向外生长达最大体积也可以无血尿。有人报道134例肾癌中，有血尿者82例，占61.2%。血尿多因癌瘤侵入肾盂或肾盏后，肿瘤表面破溃出血，随尿排出体外而形成，但往往不是早期信号。

2. 腰痛 表现为持续钝痛，部位局限在肾区，有时可出现上腹部疼痛，多是因为肿瘤增大，牵掣肾包膜或侵犯肾周围组织所致。肿瘤侵入神经或腰椎可造成严重疼痛，大血块沿输尿管移行排出，则产生剧烈绞痛。

3. 肿块 肾癌患者可在腰部或上腹扪及肿块，尤其是消瘦患者或肿瘤位于肾下极时比较容易扪到。肿块软硬不一，为实体性，表面光滑，常无压痛，可随呼吸活动。若肿块固定，表示已有肾周浸润，预后不佳。

（二）全身表现

1. 发热 肾癌的发热呈持续性低热或弛张热，有的患者此症最突出或为唯一的表现。多数学者认为发热与癌组织的致热原有关。肾癌手术后，体温应该恢复正常，否则说明肿瘤未切净或已有转移。中年以上有原因不明的发热，应做相应检查，以排除肾癌的可能性。

2. 贫血 约有30%的病人为正常细胞性贫血，可因失血引起，也可能与肾癌毒素或大量肾组织破坏抑制了造血有关。

3. 消瘦 肾癌晚期可见消瘦，消瘦作为肾癌唯一症状的约占30%～45%。

4. 高血压 10%～15%的肾癌患者血压升高。

5. 内分泌失调 肾癌时肾脏产生的前列腺素、双羟维生素D、肾素和红细胞生成素高于正常水平，还可释放甲状旁腺素样因子、胰高血糖素、人绒毛膜促性腺激素。肾癌尚可产生其他生物活性物质而引发一些病症，如促肾上腺皮质激素增多可导致柯兴综合征；泌乳素增多可发生溢乳；胰岛素增多可造成低血糖；促性腺激素增多可造成男子女性征乳房、性欲减退、多毛症、女子闭经等。这些症状在肾癌术后应消失，否则预后不良。

6. 神经系统症状 表现为多发神经炎、肌营养障碍、神经肌肉或运动神经功能紊乱等。

【实验室检查】

1. 尿常规 尿液离心后可在高倍显微镜下检测出镜下血尿，再经其他检查后而确诊肾癌。

2. 血常规 极少数肾癌患者血红蛋白升高，可高达200g/L以上，系肾癌使红细胞生成素升高所致，当癌灶切除后，即可恢复正常；偶见白细胞增多，白细胞可高达100×10^9/L以上，此为类白血病反应。

3. 血沉 肾癌患者常见血沉加快，血沉快伴发热者多预后不良。

4. 肝功能 肝功能异常多见于肾透明细胞癌。肾癌无肝转移而出现肝功能异常，包括血浆白蛋白降低、α_2球蛋白增高、碱性磷酸酶升高、凝血酶原时间延长、磺溴酞排泄延迟、间接胆红素增高等。手术后肝功能可恢复正常，如肝功能持续异常，则可能有残留病灶或有远处转移，其原因可能是由于肾癌产生的肝毒性产物所致。

5. 血钙 肾癌是引起高血钙的典型肿瘤。在肾癌患者中3%～16.8%有高血钙，大多为晚期病变，可能为肾性转移或肾癌组织分泌甲状旁腺素所引起，一般认为甲状旁腺素多肽为导致恶性高血钙的因素。

6. 肿瘤标记物

(1) γ-烯醇化酶　肾癌患者血清内γ-烯醇化酶含量升高，Ⅲ、Ⅳ期肿瘤阳性率高于Ⅰ、Ⅱ期，肿瘤切除后数值下降，转移和/或复发者明显升高。

(2) 铁蛋白　有学者报道，约55%肾癌患者铁蛋白增高，肿瘤组织内的铁蛋白为正常肾组织的2.5倍，并与肿瘤的临床分期相关。

(3) 免疫抑制酸性蛋白（IAP）　正常人血中IAP为阴性，非肿瘤性肾疾患29%为阳性，肾细胞癌时63%异常增高，并与肿瘤的临床分期相关。

(4) 多胺　多胺的代表物质是腐胺、精胺、精脒，肾细胞癌组织中的多胺量比正常肾组织中多，且以精脒增多明显，尿中的多胺亦增多。大约2/3肾癌病人血中精脒上升，并与其恶性程度相关。

(5) DNA倍体　肾细胞癌的倍体是较稳定的肿瘤标记。二倍体肿瘤大都是低度恶性肿瘤，几乎所有Ⅲ、Ⅳ期肾细胞癌均为整倍体。DNA指数高低与肾癌的组织分级和临床分期相关，DNA倍体分析对肾癌预后的预测是一项有用的生物学信息。一般用流式细胞术（FCM）来测定细胞内DNA含量。

【其他检查】

1. X线检查　此项检查是诊断肾肿瘤非常重要的方法，特别是随着设备技术不断更新，其准确性也明显提高。包括尿路平片、肾盂造影、腹主动脉-肾动脉造影、下腔静脉造影。

2. 超声检查　超声显像对肾实质性肿块和囊性病变鉴别的准确性可高达90%~95%，并能诊断直径0.5~1cm的实性肿块，也能显示肾癌的范围、浸润及转移情况，对肾癌的临床分期有一定帮助。

3. CT检查　CT对囊性和实性肿块的分辨准确率高达93%，能精确估计肾癌病变的大小和范围，还可解周围有无浸润、淋巴结及远处有无转移，为肾癌的分期提供重要依据。

4. MRI检查　MRI检查肾癌常用旋转回波（SE）脉冲序列扫描，可十分清晰地显示肾实质肿块，并与肾囊肿做鉴别。MRI显示肿瘤侵犯的范围优于CT，可用于肾脏肿瘤的术前分期和术后随访。

5. 放射性核素检查

(1) 放射性核素肾扫描　常用的放射性核素为^{197}Hg和^{203}Hg，可识别肿瘤的形态、大小和位置。但肿瘤直径小于2cm或位于肾边缘的占位性病变往往不能显示，或仅扫描出占位性病变的存在，难以区分其性质，因此尚需做其他检查以明确诊断。

(2) 放射性核素^{99m}Tc动态肾显像　肿瘤部位灌注像可见放射性充盈，肿瘤小、血管丰富者呈放射性过度充盈，肿瘤大伴囊性病变时，病灶处充盈减低。此法还可了解对侧肾脏的形态及功能。

【诊断与鉴别诊断】

(一)诊断要点

病史、临床表现和体征是确诊肾癌的重要依据,辅以影像学、实验室检查(尿、血、某些标志物)即可确诊。

(二)四诊合参

1. 望诊

(1)望神色形态　早期因正气未虚,神色形态无明显异样,晚期因脾肾、气血亏虚,可见精神疲惫、表情淡漠、消瘦、面色淡白或萎黄等。肾癌晚期,肾的化气行水功能失调,可见肢体浮肿。

(2)望舌　早期舌淡红或红,苔薄白。晚期热盛伤阴明显,舌质则表现为红绛或兼有裂纹。血瘀则表现为舌青紫或淡青紫,或夹有瘀斑或瘀点。脾肾气虚,则可见舌体胖大有齿痕。如肾癌水湿内停,可见舌苔厚腻;湿热内蕴,可见舌苔黄厚腻;阴液亏虚,则可见少苔或光红无苔。

(3)观察尿液的情况　早期尿液无明显变化,晚期可见肉眼血尿,或尿如茶色。

2. 闻诊

(1)闻声音　早期声音如常,晚期因脾肾、气血亏虚,患者语声低微,断续无力。

(2)嗅尿液　早期尿无异常气味,晚期湿热下注可有臊臭味。

3. 问诊　询问患者有无腰痛或上腹痛、无痛性间断性肉眼血尿、体重下降、周身无力及食欲不振、恶心呕吐、头晕、耳鸣等。

4. 切诊(含触诊、叩诊)　主要诊察腰部或上腹部有无肿块,肿块的硬度、活动度及脉象情况等,以了解病情变化。

(1)切脉　脉滑数多为热证或湿热证;脉沉细无力多为虚证;脉沉细数多为阴虚内热证等。

(2)触诊　肾癌晚期由于癌瘤的增大或侵犯周围组织,腰部或腹部可触及肿块,质较硬,部位固定。晚期如出现锁骨上或鼠蹊部淋巴结转移,可在相应部位触及肿大的淋巴结,质较硬,活动度差。

(3)叩诊　肾区可有叩击痛。

(三)临床分期

1. Robson 分期

Ⅰ期:肿瘤位于肾包膜内。

Ⅱ期:肿瘤侵入肾周脂肪组织,但仍局限于肾周围筋膜内。

$Ⅲ_A$期:肿瘤侵犯肾静脉或下腔静脉。

$Ⅲ_B$期:区域淋巴结受累。

$Ⅲ_C$期：同时累及肾静脉、下腔静脉、淋巴结。

$Ⅳ_A$期：肿瘤侵犯除肾上腺以外的邻近器官。

$Ⅳ_B$期：肿瘤远处转移。

2.TNM分期（UICC，1997）

（1）原发肿瘤（T）

T_x：原发肿瘤不能确定。

T_0：未发现原发肿瘤。

T_1：肿瘤局限于肾，最大直径不超过7.0cm。

T_2：肿瘤局限于肾，最大直径超过7.0cm。

T_3：肿瘤侵犯大静脉，或肾上腺，或肾周围组织，但未超过Gerota膜。

T_{3a}：肿瘤侵犯肾上腺或肾周围组织，未超过Gerota膜。

T_{3b}：肿瘤侵及肾静脉或横膈以下腔静脉。

T_{3c}：肿瘤侵犯横膈以上腔静脉。

T_4：肿瘤超过Gerota膜。

（2）区域淋巴结（N）

N_x：不能确定区域淋巴结有无转移。

N_0：淋巴结无转移。

N_1：单个区域淋巴结转移。

N_2：多个区域淋巴结转移。

（3）远处转移（M）

M_x：对远处转移不能确定。

M_0：无远处转移。

M_1：有远处转移。

3. 临床分期

Ⅰ期：T_1 N_0 M_0

Ⅱ期：T_2 N_0 M_0

Ⅲ期：$T_{1\sim2}$ N_1 M_0，T_3 $N_{0\sim1}$ M_0

Ⅳ期：T_4 $N_{0\sim1}$ M_0，任何T N_2 M_0，任何T 任何N M_1

（四）鉴别诊断

1. 非特异性感染 本病多见于已婚女性，血尿突然发生，伴高热、寒战、尿频、尿急、尿痛。血尿为终末加重，一般在膀胱刺激症状之后出现。尿显微镜镜检除有红细胞外，往往有大量脓细胞。其特点为病程短，突然发病，及时治疗能很快痊愈。

2. 肾结核 肾结核引起的血尿多系终末血尿，一般在长期进行性加重的尿频之后才出现血尿，尿量少，尿中有大量血细胞，并可找到结核杆菌。

3. 泌尿系结石 泌尿系结石可引起血尿，尤其是肾绞痛发作或体力劳动，均可使血尿加重。泌尿系结石的血尿一般较轻，且常伴病侧疼痛。膀胱结石可有尿线中断和排尿终末疼痛加重，血尿滴沥，合并感染可有膀胱刺激症状。

4. 肾盂癌 肾盂癌表现为频发无痛性全程肉眼血尿。尿路造影肾盂肾盏内呈不规则充盈缺损，肾脏大小及形态无明显改变，无肾轴旋转，肾盂镜检查可见突入肾盂腔内新生物，约50%尿脱落细胞呈阳性。

5. 单纯肾囊肿 肾囊肿触之为囊性肿块，无严重血尿。尿路造影呈实质性病变，尿路平片囊壁呈蛋壳状或条纹样钙化，肾动脉造影病变为边界光滑的无血管区，周围血管呈弧形移位，超声检查肾实质内有边界清晰、圆形无回声区，穿刺囊肿内囊液做细胞学检查可明确诊断。

6. 肾错构瘤 本病可有腰痛、肿块、血尿，但瘤体易破裂出血而突发严重血尿或休克，通常仅有镜下血尿。尿路平片有规则低密度区，肾动脉造影肾实质可见葱皮样分层排列，其超声表现为高度强回声，CT为低密度区，容易鉴别。

7. 肾脓肿 本病可见发热、腰痛、脓尿，白细胞计数升高，早期行B超定位下穿刺吸引术及细菌培养检查可明确诊断。

【治疗】

（一）治疗原则

肾癌的主要治疗方法是手术切除，即根治性肾切除术，放疗、化疗效果均不理想，主要作为辅助性治疗，随之兴起的是生物反应调节剂的应用。

（二）西医治疗

1. 手术治疗

（1）单纯肾切除 目前仅适用于晚期肾癌，切除其原发灶，以控制发热、疼痛和严重血尿等症状。

（2）根治性肾切除 适用于Ⅰ、Ⅱ、Ⅲ期肾癌患者。

（3）腔静脉瘤栓摘取术 此手术限于无远处转移或区域淋巴结受侵的患者，病人可望获得较长时间的存活。

（4）双侧和孤立性肾癌的处理 双侧肾同时或先后发生肾癌比较罕见。双侧肾癌如肿瘤较大，则行根治性肾切除术，较小则行部分肾切除术，如两侧病变范围较小，可行两侧部分肾切除或肿瘤剜出术。孤立性肾癌宜做原位或离体肾部分切除术。多发性肿瘤、病变范围较广的病人，可行选择性抗癌药物栓塞治疗或做根治性肾切除及血液透析和肾移植。若确诊时已有远处转移，仍采用综合治疗。

2. 肾动脉栓塞术

（1）术前栓塞 肾动脉栓塞可为肾癌根治性切除做术前准备，肾动脉栓塞后肿瘤发生广泛坏死，肿瘤缩小，癌周围血管萎缩纤维化，为手术创造了条件，并能减少术中出血，防止肿瘤细胞的播散。

（2）肾癌晚期栓塞　肾动脉栓塞适用于晚期肾癌的姑息性治疗，可控制和缓解病人的症状，如使血尿停止、疼痛减轻或消失、发热及高血压好转等，还可抑制肿瘤生长，提高机体免疫力，改善机体的一般状况。

常用的栓塞材料为自体血块、肌肉、明胶海绵、硅橡胶栓剂、不锈钢圈、无水乙醇、丝裂霉素微胶囊等，可将栓塞剂与抗癌药物联合应用。

3. 放射治疗

（1）术前放疗　适用于原发肿瘤大而周围浸润固定者，术前放疗可使肿瘤血管减少，肿瘤体积缩小，提高手术切除率，并减少术中癌细胞的播散。

（2）术后放疗　适用于肾癌恶性程度较高，或已侵及肾周组织、邻近器官以及肿瘤切除不彻底的病例，术后放疗可减少局部复发。

（3）姑息性放疗　适用于广泛转移不能手术切除的晚期肾癌，放疗可缓解症状，延长生存时间，缓解肾转移出现的疼痛。

4. 化学治疗　肾癌化疗效果较差，临床上主要用于手术后的辅助治疗和晚期肾癌的姑息治疗。对肾癌有效的单味药有 MMC、5-FU、VLB 和 ADM 等，但有效率不高。

5. 生物治疗　生物治疗多用于肾癌晚期，也可用于肾癌肾切除后的辅助治疗，肾癌分期在 T_3 以上者，应在手术切除的基础上行生物治疗。

（1）干扰素　干扰素通过对肿瘤的细胞毒作用，抑制细胞内蛋白质合成，从而抑制肿瘤细胞的分裂。研究表明干扰素可以增强自然杀伤细胞的作用，并能加强淋巴细胞的细胞毒反应。干扰素是目前治疗已发生转移的肾癌最有效的药物。

①干扰素 3×10^6IU/日，肌内注射，每周连用 5 次，6 周为 1 疗程，间隔 1～2 个月，可重复使用。

②重组干扰素 a－2b，每次 10×10^6～20×10^6IU，肌内注射，每周 3～5 次。

③人白细胞干扰素，每次 100 万 IU，每日 1 次，肌内注射，连续 5～10 天为 1 疗程。

④有报道化疗药物（如 5-FU）与干扰素并用治疗肾癌，可提高疗效。

干扰素不良反应有发热、食欲下降、乏力、白细胞减少、转氨酶升高等，停药后可消失，一般无毒性蓄积作用。

（2）卡介苗　于大腿内侧做皮内注射，每次 5mg，每周 1 次，共用 6 周。不良反应为局部可见红肿、溃疡，或过敏反应，全身乏力，发热，盗汗，消瘦等。

（3）免疫核糖核酸　每次 1 支，每周 5 次，连用 2～3 个月，一般无不良反应。可作为肾癌切除后和转移灶切除后的辅助治疗。

（4）白细胞介素－2　IL-2 能促进和调节淋巴细胞的免疫功能，晚期肿瘤和已发生转移的患者，其他药物治疗无效时，IL-2 能使肿瘤明显缩小，但给药途径和剂量目前正在探索，且因其毒性大、程序多、价格昂贵尚不能广泛使用。近年来应用 LAK 细胞加 IL－2 治疗肾癌取得较好疗效，已引起重视。

6. 激素治疗

（1）甲羟孕酮　激素疗法的首选药物，每次 100～200mg，口服，每日 3 次。

（2）羟基孕酮　每次800mg，肌内注射，每周2次。

（3）丙酸睾酮　每次100mg，肌内注射，每周2次。

（4）泼尼松龙　每次20mg，口服，每日1次（与甲羟孕酮并用）。

（三）中医治疗

1. 辨证论治

（1）湿热蕴结证

证候：尿血鲜红，或尿急、尿频、尿灼热疼痛，腰痛或坠胀不适，伴发热，口渴，纳少，舌质黯红，舌苔黄腻，脉滑数或弦、滑。

治法：清热利湿。

方药：八正散(《太平惠民和剂局方》）加减。

药用木通10g，车前子(包煎)15g，萹蓄15g，滑石(包煎)15g，瞿麦15g，栀子10g，生地黄15g，大黄炭10g，灯心草6g，甘草梢6g。

方中以车前子、木通、萹蓄、滑石、瞿麦清热利湿为君；栀子清泄三焦湿热为臣；大黄泄热降火，灯心草导热下行为佐；甘草和药缓急为使。

加减：热盛心烦口渴者，加麦冬、天花粉清热生津止渴；尿血重者，加白茅根30g，槐花10g以凉血止血；纳呆食少、恶心呕吐者，加陈皮、焦三仙、法半夏、竹茹。

（2）瘀血内阻证

证候：肉眼血尿，有时尿中夹有血丝或血块，腰部或腹部可触及肿块，腰痛加剧，多呈刺痛或钝痛，痛处固定，面色晦黯，舌质紫黯，或见瘀斑或瘀点，苔薄白，脉弦或涩或沉细无力。

治法：活血化瘀，兼以补虚。

方药：桃红四物汤(《医宗金鉴》）加减。

药用桃仁10g，红花10g，当归10g，熟地黄15g，白芍10g，川芎10g。

方中当归、白芍、熟地黄养血补虚为君；辅以桃仁、红花、川芎活血化瘀。全方共奏补虚泻实之效。

加减：出血量多者，加炒蒲黄(包煎)、阿胶（烊化）、三七粉(冲)；腰痛者，加怀牛膝、续断、杜仲；腹痛剧烈者，加金铃子散。

（3）脾肾气虚证

证候：无痛性血尿，腰膝酸软，畏寒肢冷，纳呆食少，腹痛便溏，小便不利，两下肢浮肿，舌淡，苔白腻，脉沉细无力或沉缓。

治法：温补脾肾。

方药：肾气丸(《金匮要略》）合四君子汤(《太平惠民和剂局方》）加减。

药用桂枝10g，附子10g，熟地黄10g，山药15g，山茱萸10g，牡丹皮6g，泽泻15g，人参10g，茯苓20g，白术15g，甘草10g。

方中桂枝、附子温补脾肾之阳气为君；山药、四君子汤益脾气，补后天以养先天，又可补脾以增强运化、统血之力以止血为臣；熟地黄、山茱萸滋补肾阴为佐；茯苓、泽泻利水渗湿，牡丹皮泻火，与温补肾阳药配伍，意在补中寓泻，以使补而不腻为使。此方有阴中求阳之义，正如张景岳所说："善补阳者，必于阴中求阳，则阳得阴助而生化无穷。"

加减：尿血量多者，可加阿胶(烊化)、三七粉(冲)、仙鹤草；腹泻甚者可加炒扁豆、诃子、莲子肉、补骨脂；浮肿、小便不利重者，可加车前子、猪苓；腹痛可加金铃子散；腰痛可加怀牛膝、续断、杜仲。

(4) 肝肾阴虚证

证候：无痛性血尿，尿频，头晕耳鸣，腰膝酸软，口燥咽干，渴欲饮水，五心烦热，自汗盗汗，纳呆食少，神疲乏力，腰腹肿块，形体消瘦，舌红，苔薄或少苔或无苔，脉沉细无力。

治法：滋补肝肾。

方药：左归丸(《景岳全书》) 加减。

药用熟地黄 20g，枸杞子 10g，山茱萸 10g，鹿角胶(烊化)10g，龟板胶(烊化)10g，山药 15g，川牛膝 15g，菟丝子 10g。

本证属肝肾之阴不足，故用熟地黄、枸杞子、山茱萸以滋补肝肾之阴为君；龟鹿二胶为血肉有情之品，鹿角胶偏于补阳，龟板胶偏于补阴，两胶合用沟通任督二脉，益精填髓，在补阴中有"阳中求阴"之义为臣；川牛膝、菟丝子强腰膝、健筋骨，山药健脾补肾为佐使。

加减：出血量多者，加三七粉(冲)、仙鹤草、炒蒲黄；阴虚明显者，加旱莲草、女贞子；腰酸痛者，加续断、桑寄生；尿急、尿频、尿灼痛者可加瞿麦、扁蓄；虚热明显者加地骨皮、制鳖甲；汗多者加五味子、煅牡蛎。

(5) 气血两虚证

证候：无痛性持续血尿，腰腹肿块日见增大，疼痛加剧，心悸气短，神疲乏力，面色苍白，形体消瘦，纳呆食少，舌质淡或见瘀点，苔薄白，脉沉细数或虚大而数。

治法：补气养血。

方药：八珍汤(《正体类要》) 加减。

药用人参(蒸兑)10g，白术 10g，茯苓 15g，甘草 5g，当归 10g，熟地黄 15g，白芍 10g，川芎 6g，生姜 3 片，大枣 2 枚。

用参、苓、术、草以健脾益气，归、芍、地以养血填精为主药；辅以川芎入血分而理气，则使归、芍、地补而不滞，姜、枣助参、术入气分以调和脾胃。全方配合，共收气血双补之效。

加减：肾阴虚者，加山茱萸、女贞子、枸杞子、制鳖甲(先煎)；兼肾阳虚者，加菟丝子、鹿角胶(烊化)；血尿可加阿胶(烊化)、仙鹤草、三七粉(冲)；腰痛甚者可加续断、杜仲。

2. 专病专方

(1) 六味地黄丸　每次 1 丸，每日 2 次，适用于肾癌肾阴虚者。

(2) 金匮肾气丸　每次 1 丸，每日 2 次，适用于肾癌肾阳虚者。

3. 针灸治疗

(1) 肾俞、委中、命门、太溪、阿是穴。每次取穴 3～5 个，用平补平泻手法，每日 1 次，10 次为 1 疗程，适用于肾癌肾虚冷痛者。如腰痛较剧，可予三棱针刺委中出血。

(2) 肾俞、气海、腰眼、志室、命门、大肠俞。每次取穴3~5个，用平补平泻法，每日1次，或隔日1次，10次为1疗程，适用于肾癌腰痛明显者。

(3) 肾俞、三阴交、太溪。用补法，每日1次，10次为1疗程，适用于肾癌术后腰腹痛者。

（三）中西医结合治疗

1. 手术与中医结合治疗 治疗原则以滋补肝肾、补气养血为主。常用当归、熟地黄、山茱萸、山药、白芍、枸杞子、女贞子、旱莲草、人参、黄芪及贞芪扶正方等。有学者以复方绞股蓝汤用于肾癌术后患者，对防止复发转移有较好效果。也有学者以中药改善术后临床症状取得很好的治疗效果，如术后出现腰膝酸痛、体弱乏力、低热纳呆等，辨证多为肾亏气虚，余毒未尽，以滋肾益气、解毒通淋法治之，常用药为生地黄、熟地黄、枸杞子、女贞子、菟丝子、生黄芪、白术、茯苓、山茱萸、杜仲、海金沙、瞿麦、土茯苓、龙葵、半边莲、白花蛇舌草等，配合六味地黄丸、西黄丸，长期服用，可巩固手术效果，防止复发和转移；肾癌术后蛋白尿者，可选用中药生黄芪、桑寄生、党参、山药、菟丝子、山茱萸、仙灵脾、熟地黄、泽泻、白术、枸杞子、牡丹皮、牛膝等治疗。

2. 生物疗法、激素疗法与中医结合治疗 肾癌是恶性肿瘤中最常见到的自动退缩的肿瘤。1997年有人曾报道51例确诊的自动退缩的肾癌患者，临床亦见到肾癌切除后自发性转移灶的消退现象，表明免疫功能在肾癌的发展和转归中起着重要作用。肾癌也是对生物疗法较敏感而首次治疗较佳的疾病。因此，在根治性或单纯性肾癌切除术后，应用生物疗法能提高机体免疫能力、减少复发、提高疗效，对晚期病人，生物疗法可延长生存期、缓解症状、稳定病情。常用药有干扰素、白细胞介素-2、卡介苗、免疫核糖核酸等。肾脏又是内分泌的效应器官，肾癌对激素有明显的依赖性，临床证明，激素疗法对晚期肾癌患者减轻症状、延长生命有较好的疗效。常用药有甲羟孕酮、甲地孕酮、丙酸睾酮、泼尼松龙等。生物、激素疗法与中药联合应用，可提高疗效，减轻药物的不良反应。如用药后出现寒战、发热、食欲不振、恶心呕吐等不良反应，可用解表清热、健脾和胃法治疗；寒战、发热可用桑菊饮、银翘散；食欲不振、恶心呕吐可用保和丸等。

3. 放疗与中医结合治疗 放疗对肾癌效果不佳，但术后配合放疗可降低局部复发，缓解症状，延长生存期。放疗可引发一些不良反应，因此需要配合中药来弥补其缺点。通常以清热解毒、滋补肝肾、养阴生津法治之，常用中药有金银花、连翘、黄芩、蒲公英、瞿麦、滑石、生地黄、枸杞子、女贞子、麦冬、沙参、玄参等。

4. 化疗与中医结合治疗 单味药化疗及联合化疗对肾癌的疗效均较差，但对晚期肾癌的个别病例有一时性效果，有的对肺转移灶有稳定作用，可延长生存时间。化疗的一些副作用，如消化道反应及骨髓抑制等，用中药保和丸及八珍汤治疗，可收到满意的效果。

【中西医治疗进展及展望】

中西医结合治疗肾癌的实验研究和临床观察获得了一定的进展。如有学者用土贝母制剂对肾癌进行实验观察，结果提示土贝母对人肾癌有一定的治疗价值，实验证明土贝母制剂对体外培养的人肾粒细胞系（GRC-1）及裸鼠移植性人肾透明细胞癌（RLC-310）的生长均有明显抑制作用，并呈现剂量－时间依赖性，且体外和体内试验结果有良好的相关性。在与VCR体外实验对照时表明，VCR的作用虽比土贝母强，但VCR对骨髓和神经系统均有较大的毒副作用，而土贝母恰能升高白细胞，提高机体免疫力，且无明显不良反应，若与化疗联合应用，可减少化疗药物的不良反应，最大限度地发挥抗肿瘤作用。再如用鸦胆子油乳注射液治疗肾癌有一定的疗效，其主要成分为鸦胆子，功能为清热燥湿，解毒消癥，能抑瘤抗癌、提高机体免疫力、促进骨髓造血。用鸦胆子油乳注射液10～20ml，加入生理盐水250ml中静脉滴注，每日1次。有学者报道了鸦胆子油乳剂对人肾颗粒细胞癌系GRC-1细胞周期的影响，其实验结果表明，此药可使细胞周期的S期细胞百分比含量明显减少，使DNA合成受到抑制和阻断，DNA含量下降，G_0、G_1期细胞堆积，使癌细胞分裂周期无法如常进行，从而发挥其抗癌作用。

中西医结合治疗肾癌，主要是中医药对肾癌手术前后的治疗。手术前治疗主要是调整脏腑功能，提高患者对手术的耐受性及免疫力；手术后用中医药治疗则是修复手术给机体带来的创伤和提高抗病能力，使机体早日康复，巩固治疗效果，减少复发和转移。中医药与生物疗法、放疗、化疗结合治疗肾癌，主要是有减毒增效作用。中医药治疗晚期肾癌，发挥扶正祛邪的双重作用，可明显减轻患者痛苦，提高生活质量，延长生存期。

中西医结合治疗肾癌取得了一定的经验，实践表明确实优于任何单一疗法，有着明显的优势和广阔的治疗前景，但还应不断总结经验，制定更加科学合理的治疗方案，使其系统化、规范化，以进一步提高临床治疗效果。

【预防与调护】

参考膀胱癌预防调护相关内容。

第十二章 前列腺癌

前列腺癌（carcinoma of prostate）是男性泌尿生殖系中最常见的肿瘤，也是人类特有的疾病，其他哺乳动物自发倾向极为罕见。前列腺癌的发病率有明显的地区和种族差异，在我国及印度、日本、菲律宾等亚洲国家发病率较低，非洲和以色列居中，欧美国家最高，前列腺癌在欧美是男性癌症死亡的主要原因之一。我国北京市 1984～1987 年男性发病率为 2.41/10 万，死亡率为 19/10 万，近 20 年我国发病率有上升的趋势。本病多发于 60 岁以上，有一部分属无症状的“潜伏癌”，尸检时始能发现；病理资料证实，80 岁以上的男性前列腺病理切片 50%～60%有镜下癌；在前列腺增生的手术中，前列腺癌的切片检出率为 5%～20%。因此前列腺癌的实际发病率高于文献报道的数值。

根据前列腺癌的临床表现，该病属中医“淋证”、“癃闭”、“尿血”的范畴。

【病因病理】

（一）西医病因病理

1. 病因 到目前为止，引起前列腺癌的病因尚不明确。流行病学调查提出种族、遗传、感染、环境、饮食及职业等因素，但与前列腺癌的确切关系还不清楚。大量临床资料提示与性激素有关，估计是循环中雌激素与雄激素比例失调，尤其是雄激素的变化。研究发现在性活力较高的人群中，前列腺癌发病率较高，而在睾丸切除后的病人中很少有此病发生。其他如前列腺淋球菌、病毒及衣原体感染后发病率有所增高；接触化学物质，如环境污染、暴露于放射线、过多地接触镉等；饮食因素如高脂肪饮食、过量饮用咖啡和酒类等与发病有一定的关系。从这些不同的研究结果看，前列腺癌的发病可能受多种因素的影响，强调某一单独因素的意义是很困难的。

2. 病理 前列腺癌常发生于前列腺后叶，侧叶次之，而绝大多数是发生在腺体外周腺管上的腺癌。

在正常的或有增生病变的前列腺，腺体由后尿道向外呈放射状，有典型的曲管状腺泡，各腺管皆为一层纯胶原结缔组织所包裹。前列腺癌发生时，上述排列形状完全消失，无腺泡曲管结构，胶原结缔组织也不复存在；95%以上为腺细胞癌，其余为移行细胞癌、鳞癌和肉瘤等。前列腺癌从腺泡和导管发生，常常起源于外周带，很少发生在中心区域。前列腺癌可分为高分化癌和低分化癌两种，高分化癌的细胞分化较好，恶性程度较低；低分化癌因细胞分化不良，恶性程度极高，容易在早期出现转移。前列腺癌常为多发病灶，单个结节只占

10%以下。大体观察前列腺癌组织一般比正常前列腺组织坚韧，较大的癌瘤多呈结节状，境界不清，切面呈颗粒状，色浅黄。

前列腺癌的病理分型可分为：①潜伏型：肿瘤小而且无症状，无转移，常见于尸检。②临床型：肿瘤已有局部症状，侵犯明显而转移较晚。③隐蔽型：原发病灶小，不易发现，但常有早期转移。

3. 浸润与转移　前列腺癌可通过局部浸润、淋巴和血行途径转移到任何部位。转移也可发生于前列腺癌的任何时期。

(1) 局部浸润　前列腺癌可通过局部浸润，穿透前列腺包膜，侵犯精囊、膀胱颈部、尿道、盆腔两侧或盆腔其他器官。

(2) 淋巴道转移　前列腺癌通过淋巴系统可转移到闭孔和髂内淋巴结，但晚期可发生髂外、髂总、主动脉旁和锁骨上淋巴结转移。

(3) 血行转移　前列腺癌由前列腺静脉经过阴茎静脉汇入脊椎静脉系统，发生肺、肝、肾上腺、骨等全身多处转移。

(二) 中医病因病机

1. 饮食不节　嗜食肥甘厚味、生冷辛辣之品，或喜烟酒，日久致湿热之邪内蕴，湿阻气血，热蕴成毒，结于下焦，导致气化不利，小便不通，或小便滴沥难解而成病。若热邪结于膀胱，膀胱血络受伤亦可见尿血。如《济生方》说："或过餐五味、鱼腥、乳酪，强食生冷果菜……久则积聚，结为癥瘕。"说明平素饮食不节，损伤脾胃，从而产生食滞、痰浊、瘀血等病理改变，是发生癌瘤的基础。

2. 肝郁气滞　暴怒急躁或长期抑郁，情志不舒，疏泄不及，致使三焦气化失常，尿路受阻；肝郁气滞也可由气及血，气滞经脉，使血行不畅，经隧不利，脉络瘀阻，结于会阴而成病。《灵枢·百病始生》曰："若内伤于忧怒，则气上逆，气上逆则六俞不通，温气不行，凝血蕴里而不散，津液涩渗，著而不去，而积皆成矣。"

3. 脾肾两虚　房劳过度，肾脏阴阳俱损，或素体不足，久病体弱，脾肾两虚，运化濡养失司，瘀血败精聚积下焦，结而致病。即张景岳所谓："或以败精，或以槁血，阻塞水道而不通也。"《诸病源候论·积聚病诸候》认为："积聚者，由阴阳不和，腑脏虚弱，受于风邪，搏于腑脏之气所为也。"《医宗必读》强调："积之成也，正气不足，而后邪气踞之。"所有这些说明癌瘤的发生与人的正气强弱密切相关，前列腺癌亦如此。

【临床表现】

(一) 症状

前列腺癌早期多无自觉症状，一般到晚期才出现症状。临床上 A 期和 B 期病变常无症状，C 期出现梗阻症状，而 D 期既有远处转移症状又有梗阻症状。常见症状有以下三组：

1. 梗阻症状　前列腺癌的膀胱颈部阻塞症状与良性前列腺增生几乎无差别，表现为进行性的尿频尿急，或尿流变细或缓慢，尿流分叉或偏斜，尿流中断，淋沥不尽，尿道涩痛，严重时可以引起排尿滴沥及急、慢性尿潴留，约3%出现血尿。其阻塞过程中以下两点具有临床意义：①病程不断进展，与前列腺增生时病情进展缓慢不同。②血尿并不常见。值得注意的是，前列腺癌的首发症状通常并不是尿道阻塞，更为常见的却是局部浸润和骨转移症状。仅在晚期，肿瘤才侵犯尿道周围腺体引起梗阻、小便淋沥不尽。

2. 转移症状 前列腺癌约有40%～70%出现淋巴结转移，可引起相应部位的淋巴结肿大。当肿瘤侵犯到包膜及其附近的神经周围淋巴管时，可出现会阴部疼痛及坐骨神经痛；骨痛是常见的D期症状，表现为腰骶部及骨盆的持续性疼痛，卧床时更为剧烈；直肠受累时可表现为排便困难或结肠梗阻；当前列腺癌侵犯尿道膜部时可发生尿失禁；其他转移症状有下肢水肿、肾积水、皮下转移结节、病理性骨折等。会阴部疼痛可为酸沉感、胀满感或下坠感、清冷感、针刺感，病势可急可缓。

3. 全身症状 全身症状表现为日渐衰弱、倦怠乏力、消瘦、低热、进行性贫血、恶病质或肾功能衰竭等。发展到晚期，可侵及精囊、膀胱三角、直肠前壁，此时前列腺多固定，盆底为一片肿瘤浸润区，称为“冰冻骨盆”。

（二）体征

直肠指诊对早期诊断前列腺癌非常重要，表现为前列腺被膜不规则，可触及石样坚硬肿块，如波及精囊则高度可疑。肿块大小不一，应与前列腺结核和结石鉴别。另外，下腹可触及包块，有压痛或无压痛，出现肝转移、骨转移或其他转移时可表现出相应体征及神经压迫症状。

【实验室检查】

1. 细胞学检查

（1）前列腺穿刺活检　前列腺癌的确切诊断依赖于组织的显微镜检查。在出现局部浸润和远处转移之前，只有局部硬结征象时，活检便可以做出早期诊断。方法有穿刺、抽吸、经尿道和经会阴切开活检等。经直肠穿刺前列腺活检术对前列腺癌的准确诊断率可达90%以上，虽经过感染区，但其并发症并不比经会阴穿刺更严重，出血及感染均很少出现。

（2）骨髓穿刺　在胸骨或髂骨穿刺，可取得细胞学诊断的凭据。该法多在病变晚期得到阳性结果，对X线摄片、骨扫描及酸性磷酸酶检查正常的病例有辅助诊断意义。

2. 前列腺特异性抗原（PSA）测定 PSA是由前列腺上皮产生的一种糖蛋白酶，为目前前列腺癌敏感性强且特异性高的肿瘤标记物，总阳性率为70%以上，晚期患者90%为阳性。目前认为PSA是比血清酸性磷酸酶敏感性更高的肿瘤标记物，对于前列腺癌的诊断、临床分期、疗效观察、预后判断及监测复发有重要意义。正常人血清PSA小于5μg/L，当大于10μg/L时，要考虑前列腺癌的可能。

3. 血清酸性磷酸酶（PAP）测定 是很有助于诊断的方法，当血清酸性磷酸酶超过正常值时，表示前列腺癌局部浸润或转移，约80%的转移患者PAP升高，无转移的病人约20%PAP升高；治疗前增高，治疗后下降说明病情好转。但若PAP在正常值范围，亦不能完全排除前列腺癌或其转移的存在。本检查应在直肠指诊及尿道检查24小时后进行。

4. 血清碱性磷酸酶（AKP）测定 当血清碱性磷酸酶明显高于正常值时，表示前列腺癌出现骨转移，约有66%的病人可有此酶增高。

5. 前列腺液乳酸脱氢酶同工酶（LDH）测定 正常前列腺液中LDH占主要地位，前列腺癌患者前列腺液中LDH5占优势，因此前列腺癌是从LDH向LDH5优势转变，前列腺癌患者前列腺液中LDH5/LDH的比例升高80%，而在前列腺增生中仅升高10%。该测定的准确率可达80%。

6. 免疫蛋白分析 前列腺癌患者的前列腺液中补体C_3、C_4和转铁蛋白的水平明显升高，有助于前列腺癌的诊断。

7. 尿液生化羟脯胺酸（hydroxy proline）测定 诊断前列腺癌有无骨转移时，只能提示转移癌的量，不能提示部位，仅对观察疗效有价值。

【其他检查】

1. 放射性核素扫描检查 该检查用于前列腺癌的骨转移，阳性诊断率为48%，对23%X线片显示为阴性者骨扫描有阳性发现。因为该检查为全身骨骼检查，所以对于容易出现多处骨转移的前列腺癌来说价值更高。

2. X线检查 重点对骨盆、腰椎、股骨摄片检查，如有骨转移，可见骨小梁消失，为本病转移的特征。精囊造影显示精管狭窄、延长、僵硬或被切断是前列腺癌的征象。前列腺癌的膀胱尿道造影显示，缺乏正常的前列腺曲线，伴有尿道僵硬、狭窄。当膀胱受侵时，膀胱底部可见不规则充盈缺损。

3. B超检查 通过体表或直肠可做超声波检查。依据前列腺癌的特殊变化可以测定肿瘤大小，估计肿瘤浸润程度，与周围脏器粘连及转移情况，还可与前列腺增生相鉴别。该检查可以作为辅助性诊断。

4. CT及MRI检查 CT检查对前列腺癌的形态变化、癌结节大小和有无向周围浸润的诊断有一定价值。MRI可随意检查前列腺的横断面和矢状面，可以清晰地显示前列腺内肿瘤的大小、浸润程度，对前列腺癌的分期、选择合理的治疗方案和估计预后有价值。

目前，前列腺癌的诊断方法虽然不断改进，但仍无单一最敏感、最可靠的方法。在筛选病人时应从简到繁，先考虑无损伤检查，后考虑创伤检查。对可疑病例以前列腺活组织检查最为可靠。

【诊断与鉴别诊断】

（一）诊断要点

在前列腺癌的诊断中临床症状与体征颇为重要，前列腺癌的局部症状出现较晚，常以转移症状为最早的就诊原因，因此单靠临床症状很难早期诊断。其明确诊断主要依据前列腺活体组织检查或前列腺手术标本的病理学检查，其他为辅助性检查。

（二）四诊合参

1. 望诊（含视诊）

（1）望神色形态　早期患者无症状，随病变进展，晚期患者可见形体消瘦，贫血病人面色无华，肿瘤压迫或淋巴结转移者，可见下肢水肿等。

（2）望舌　中晚期可见舌质红或紫黯，或舌淡红有瘀斑。

2. 闻诊（含听诊）　晚期病人有肺转移时可出现咳嗽、气喘等肺部症状。

3. 问诊　随肿瘤的增长逐渐出现尿频、尿急、尿失禁、尿流缓慢、排尿困难、尿潴留或血尿，骨转移时可出现固定的难以缓解的疼痛。

4. 切诊（含触诊、叩诊）

（1）切脉　早期多见脉滑数或弦细，或细涩，晚期脾肾两虚、肝肾阴虚则见脉沉细或细数。

（2）直肠指诊　是诊断前列腺癌的主要方法，尤其是对前列腺癌早期诊断和分期有重要意义，指诊若发现前列腺有硬的结节或硬块，应考虑有前列腺癌的可能。但是指诊可诊断出来的前列腺癌，其病理分期至少已是 B 期，甚至 D 期；而且并非所有的前列腺硬块都是恶性肿瘤，其他的良性病变如慢性炎症、钙化、结核等亦可以使前列腺变硬，因此应与前列腺结核和结石鉴别。直肠指诊的好处主要在于方便进行而且经济。

（三）临床分期

临床分期方法很多，目前尚不统一，多采用 Jewett 分期法；TNM 分期比较繁杂，未被广泛采用。

1. Jewett 分期法

A 期：潜伏性，临床上不能检出，肛诊不能触及肿物。

A_1 期：局灶性且分化好。

A_2 期：弥漫性或分化差。

B 期：肛诊能触及肿瘤，肿瘤限于前列腺内。

B_1 期：结节直径≤1.5cm，局限于一叶。

B_2 期：结节直径＞1.5cm 或侵犯一叶以上。

C 期：肿瘤穿破前列腺包膜。

C_1 期：包膜外小肿瘤。

C_2 期：侵犯精囊、膀胱颈或盆腔其他器官。

D 期：临床和病理均有转移。

D_0 期：临床 A、B、C 期伴有 PAP 升高。

D_1 期：盆腔淋巴结转移，未超过主动脉分叉以上。

D_2 期：主动脉分叉以上淋巴结转移，骨、器官和软组织转移。

D_3 期：内分泌治疗无反应。

2. TNM 分期（UICC，1997）

（1）原发肿瘤（T）

T_x：原发肿瘤不能确定。

T_0：没有原发肿瘤的证据。

T_{is}：原位癌。

T_1：临床检查未发现或影像学检查未能显示肿瘤，而针吸活检或切除组织中有肿瘤。

T_2：肿瘤局限于前列腺内。

T_{2a}：肿瘤侵犯前列腺一叶的1/2或更少。

T_{2b}：肿瘤侵犯前列腺一叶的1/2以上，但少于两叶。

T_{2c}：肿瘤侵犯前列腺的两叶。

T_3：肿瘤已超出前列腺的包膜。

T_{3a}：肿瘤侵出单侧包膜外。

T_{3b}：肿瘤侵出双侧包膜外。

T_{3c}：肿瘤侵犯精囊。

T_4：肿瘤侵犯除精囊外的邻近组织并与之固定。

T_{4a}：肿瘤侵犯膀胱颈和/或外括约肌和/或直肠。

T_{4b}：肿瘤侵犯肛提肌和/或与盆壁固定。

（2）区域淋巴结（N）

N_x：不能确定淋巴结转移。

N_0：无区域淋巴结转移。

N_1：有1个淋巴结转移，淋巴结的最大径≤2cm。

N_2：有1个淋巴结转移，最大径在2~5cm之间，或有多个淋巴结转移，最大径均≤5cm。

N_3：有1个淋巴结转移，其最大径>5cm。

（3）远处转移（M）

M_x：不能确定是否有远处转移。

M_0：无远处转移。

M_1：有远处转移。

M_{1a}：只有骨转移。

M_{1b}：有其他部位的远处转移。

（4）临床分期

0期：$T_{is}\ N_0\ M_0$

Ⅰ期：$T_1\ N_0\ M_0$

Ⅱ期：$T_2\ N_0\ M_0$

Ⅲ期：$T_3\ N_0\ M_0$

Ⅳ期：$T_4N_0M_0$，任何 $TN_{1\sim3}M_0$，任何 T 任何 NM_1

（四）鉴别诊断

1. 前列腺结节性增生 前列腺呈弥漫性增大，表面光滑，可有结节感；PSA 一般在正常范围；B 超检查前列腺增大，其内光点均匀，前列腺包膜反射连续，其周围组织界限清楚。

2. 前列腺结核 有前列腺硬结，似与前列腺癌相似。但病人年龄较轻，有生殖系统其他器官的结核性病变及泌尿系统结核症状，如尿频、尿急、尿痛、尿道内分泌物、血精等。前列腺结核性结节为局部浸润，质地较硬。尿液、前列腺液、精液内有红、白细胞。X 线片有时可见前列腺钙化阴影，前列腺活检组织病理学可见典型的结核病变。

3. 非特异性肉芽肿性前列腺炎 此病的硬结发展较快，呈山峰样突起，软硬不一，但有弹性。抗生素及消炎药治疗 1～2 个月，硬结可变小。前列腺硬结穿刺活检组织在镜下有丰富的非干酪性肉芽肿，充满上皮样细胞，以泡沫细胞为主，周围有淋巴细胞、浆细胞、嗜酸性粒细胞，腺管常扩张破裂，充满炎症细胞。

4. 前列腺结石 此病做直肠指诊时，前列腺质硬，扪及结石质硬，有时可获得摩擦声，X 线照片可见耻骨联合附近有结石阴影，B 超显示前列腺区有强光团伴声影。

5. 前列腺肉瘤 发病率以青年人较高，其中小儿占 1/3，病情发展快，病程较短。直肠指诊前列腺肿大，但质地柔韧、软如囊性，多伴有肺、肝、骨等远处转移的临床症状。

【治疗】

（一）治疗原则

前列腺癌的治疗方法应与每人的预期寿命、家庭和经济状况等相适应，目前仅有手术和放疗有希望治愈前列腺癌，但仅有少数病人适合这两种疗法。很多疗法仅仅是姑息性的，可缓解症状，但从肿瘤的生长速度及病人年龄、预期寿命相对较短的角度看，疾病的缓解对许多病人意味着治愈。因此，在治疗前应对病人本身状况及肿瘤病变做认真评估，制定合理的治疗方案。

（二）西医治疗

1. 手术治疗 手术治疗目前仍是治疗前列腺癌的首选方法，但由于前列腺癌多发现较晚，往往错过手术时机。前列腺癌病人多为老年人，而前列腺根治性手术多损伤较大，故应严格掌握适应证及禁忌证。手术主要有以下几种途径：

（1）经尿道切除术 最常用于治疗前列腺癌所致膀胱口的梗阻，对局部病变已达 C 期的肿瘤病人，切除术仅能使症状缓解，改善病人的生活质量，但对治愈无意义。手术可以预防尿毒症发生，改善病人生存状态，因此对健康有益。

（2）根治性前列腺切除术 根治性前列腺切除或全切除在内分泌治疗发现之前，是治疗前列腺癌的唯一方法。此手术的适应证为：硬结仅局限于前列腺，属于 A_2 期和 B_1 期的患者，活组织检查阳性，可以清楚摸到前列腺边缘，腺体并不固定，两侧精囊正常而未变硬，膜部尿道柔软，膀胱颈及三角区正常，骨盆X线检查阴性，血清酸性磷酸酶正常，心肺正常，患者全身情况良好而能承受较大的手术。

手术并发症以尿失禁较为常见，性生活亦时常受影响，偶有直肠膀胱瘘。若病变仅限于前列腺，术后于必要时加以内分泌治疗。对部分患者而言，根治性手术意味着前列腺癌的治愈。但临床上适合行根治性前列腺切除术的患者很少，病人往往在确诊时已错过了手术的最佳时机。近年来随着早期诊断率的提高，手术切除率也相应有所提高。

(3) 膀胱前列腺切除术和盆腔清扫　这种手术破坏性大，手术并发症和死亡率高，只用于严格选择的年轻人，其价值有待进一步探讨。如果选择这一手术，需要具备非常精确的肿瘤分期法。

2. 放射治疗　放射治疗是治疗前列腺癌的有效方法，放疗常常可使前列腺肿瘤明显缩小，主要用于手术切除困难或已无法切除但尚无远处转移的患者。放射治疗分内照射治疗、外照射治疗和全身放疗等，其中最常用的为外照射疗法。放射疗法对于前列腺癌的各期都有较好疗效。

(1) 外照射疗法　一般A期、B期病变照射剂量以6500cGy为宜，C期病变剂量应≥7000cGy，A期、B期前列腺癌经治疗有80%～90%可得到控制。A、B、C各期的5年生存率依次为85%、75%、58%，10年生存率依次为61%、46%和38%。

(2) 内照射疗法　有报道经内照射疗法治疗A、B期的前列腺癌患者5年生存率为80%或以上，C期为70%。A期局部失败率为15%，B、C期为40%～50%。

(3) 全身放疗　应用放射性核素^{32}P、^{89}Sr等全身放疗，在一定程度上可缓解骨转移的局部疼痛和减轻病变的发展。

3. 化学治疗　化疗的作用是作为晚期前列腺癌的辅助治疗，主要用于已行手术治疗或放疗后、局部肿瘤已消除的病人，应用化疗药物消除潜在的、目前尚无法探测的小病灶。化疗药物单独应用不可能治愈原发病灶，辅助化疗可以延长病人术后的生存期。

表Ⅱ－12－1　**前列腺癌常用联合化疗方案**

方案	药物	用　法
MP	MITX	12mg/m²，静脉滴注，第1天
	PDN（泼尼松）	5mg，口服，第1天
		3周为1周期，3周期为1疗程
TE	雌二醇氮芥	600mg/m²，口服，每天1次，第1～21天
	TAX	120mg/m²，持续96小时静脉滴注，第2～5天
		3周为1周期，3周期为1疗程（注：雌二醇氮芥如服3～4周无效，即应停用）
EE	VP-16	50mg/m²，口服，每天1次，连服21天
	雌二醇氮芥	15mg/m²，口服，每天1次，连服21天
		4周为1周期，适用于老年及行走不便的患者

4. 内分泌治疗　前列腺癌具有典型的激素依赖性，当雄激素水平下降时既可使成人前列腺上皮萎缩，也可使前列腺癌细胞有同样变化。基于此而产生的内分泌疗法，其核心为抗

雄激素疗法。

由于前列腺癌症状隐匿性强，故发现时多已进入中晚期，抑制雄激素的内分泌疗法就成为中晚期前列腺癌治疗的基础，通常是行双侧睾丸切除术或服用雌激素及抗雄激素药物。临床资料已经证实了这种疗法的显著疗效。在一些典型病例中，睾丸切除术或抗雄激素治疗的近期效果是相当突出的。有些因疼痛卧床的患者可于睾丸切除术后不久就能起床，疼痛消失，食欲增加，体力逐渐增强，甚至可恢复工作，增大而坚硬的前列腺癌可逐渐变小变软，骨髓和软组织的转移癌也会消退，血 PSA、PAP 可下降至正常。

但并非所有的前列腺癌对内分泌治疗都有效，一些患者对内分泌治疗效果不明显，有些虽近期内疗效较好，但几个月或 1~2 年后症状可恶化。因此，内分泌疗法为一种姑息性疗法，它可以用于前列腺癌的各个时期，虽然这种疗法可以使病人病情得到控制和缓解，但研究表明此疗法并不能使病人的生存率有所改观。常用药亮丙瑞林（抑那通）可抑制垂体的促性腺激素释放，抑制睾酮的产生，达到"去势"的目的。用法：3.75mg，皮下注射，每 4 周 1 次。雌激素类药物常用的有己烯雌酚、聚磷酸雌二醇、炔雌醇等。抗雄激素类药物有醋酸环丙氯地孕酮、醋酸甲地孕酮、甲羟孕酮等。

5. 冷冻治疗　经外科手术将冷冻探头接触肿瘤及精囊后面，使前列腺局部温度达到 -180℃左右，造成腺组织坏死、脱落，借以破坏肿瘤组织。冷冻手术术后死亡及并发症发生率低，操作相对简单。除本方法外，也可经尿道进行冷冻。优点是手术创伤小，出血量小，可用于有心肺损害而不宜行开放性手术的年老体弱的前列腺癌病人。

（1）内镜直视下冷冻术　适应证宽，冷冻定位确切，可监视冷冻全过程，不致损伤膀胱及输尿管口；直视下可调整冷冻部位，实施多个冻融周期，提高治疗效果；不必留置导尿管，减少了泌尿系感染的发生率。

（2）经会阴穿刺冷冻术　为一种改善梗阻症状的姑息性疗法，主要用于 C、D 期前列腺癌患者。此疗法具有如下优点：①可在局麻下实施；②无需开放性手术；③直接作用于前列腺癌组织；④不易损伤尿道；⑤不易引起膀胱颈挛缩；⑥直肠损伤机会比开放性冷冻为少。

（3）前列腺癌冷冻疗法的并发症

①出血：冷冻对局部组织具有止血或减少局部出血的作用，故冷冻后出血极少。但在冷冻后 1~2 天内，多有少量血尿，一般无需特殊处理，可自行停止。

②泌尿生殖系感染：冷冻术后长期留置导尿管，是造成泌尿系统感染的主要原因。所以，术中一定要严格无菌操作，术后保持尿管清洁，常规行膀胱冲洗，并给予抗感染药物。

③膀胱三角区冻伤：主要原因是冷冻探杆定位不准确，金属冷冻部接触正常膀胱组织而造成。其次为膀胱内尿液未彻底放净，残余尿液聚积在三角区，造成组织冻伤。

④尿失禁：主要是因为冷冻探杆的隔温性能不佳，造成尿道外括约肌冻伤引起。其他并发症还有腹膜炎、肾积水、一过性阴茎阴囊水肿、尿道狭窄、膀胱穿孔等。

（三）中医治疗

1. 辨证论治

（1）湿热蕴结证

证候：小便不畅，尿线变细，排尿无力，滴沥不通或尿闭，小腹胀满，大便干燥或秘结，腰酸肢痛，口干口苦，舌质红或紫黯，苔黄腻，脉滑数或细、弦。

治法：利湿清热，通淋散结。

方药：八正散(《太平惠民和剂局方》) 加减。

药用扁蓄 15g，瞿麦 15g，木通 10g，赤芍 15g，金钱草 30g，败酱草 30g，白花蛇舌草 30g，忍冬藤 30g，白茅根 30g，丹参 30g，泽兰 15g，土茯苓 30g，薏苡仁 30g，土鳖虫 15g。

方中金钱草、败酱草、白花蛇舌草、忍冬藤等清热解毒，利水通淋为君；扁蓄、瞿麦、木通、白茅根清利湿热为臣；丹参、土鳖虫、泽兰、土茯苓、薏苡仁等活血祛瘀、利湿散结为佐使。诸药合用，共奏利湿清热、通淋散结之效。

加减：血尿重者加大蓟、小蓟、生地黄等凉血止血；小便滴沥不通者加沉香、郁金、乌药等；小便疼痛加重者加延胡索、王不留行、三棱、莪术等；小便黄浊者加车前子、滑石、萆薢等。

(2) 气滞血瘀证

证候：小便点滴而下，或时通时不通，或伴尿痛，小腹胀满疼痛，会阴部疼痛，舌质紫黯，或有瘀点瘀斑，脉涩或细涩。

治法：活血化瘀，散结止痛。

方药：膈下逐瘀汤(《医林改错》) 加减。

药用当归尾 10g，赤芍 20g，桃仁 10g，红花 10g，炮穿山甲 15g，丹参 30g，香附 10g，延胡索 15g，败酱草 30g，瞿麦 30g，马鞭草 30g，猪苓 30g，薏苡仁 30g。

方用丹参、赤芍、桃仁活血化瘀为君；穿山甲、香附、延胡索、当归尾、红花破气行血，祛瘀止痛为臣；败酱草、马鞭草清热解毒，瞿麦、猪苓、薏苡仁利水通淋为佐使。诸药合用以达活血化瘀、通利散结、止痛之功效。

加减：病久体虚可加党参 15g，黄芪 30g；伴胁肋胀痛者加柴胡 10g，郁金 12g；会阴部疼痛甚者可加细辛 3g，乌药 15g。

(3) 脾肾两虚证

证候：疲乏无力，形体消瘦，面色无华，腰疼身痛，动则气促，小便不畅，不思饮食，口苦干不思饮，舌质淡红或红赤、绛紫，甚者舌体短缩，脉沉细无力或细、弦。

治法：补益脾肾。

方药：参芪蓉仙汤(《中国中医秘方大全》) 加减。

药用生黄芪 20g，党参 15g，仙灵脾 15g。肉苁蓉 12g，巴戟天 15g，枸杞子 12g，制何首乌 12g，穿山甲 15g，牛膝 12g，炒黄柏 10g，知母 10g，土茯苓 15g，七叶一枝花 12g，白花蛇舌草 30g，炙甘草 6g。

方中用黄芪、党参健脾补气，仙灵脾、肉苁蓉益肾为君；巴戟天、枸杞子、制何首乌、牛膝补肾阴温肾阳为臣；黄柏、知母泻肾火，土茯苓、七叶一枝花、白花蛇舌草清热解毒为佐；炙甘草健脾益气、调和诸药为使。诸药相合，以达益气健脾、养阴滋肾之功。

加减：纳差、口苦明显去巴戟天、何首乌，加黄芩 10g，栀子 10g，麦芽 15g，山楂 15g。

(4) 肝肾阴虚证

证候：排尿困难，尿流变细，排尿疼痛，进行性加重，时有血尿，可有腰骶部及下腹部疼痛，头晕耳鸣，口干心烦，失眠盗汗，大便干燥，舌质红，苔少，脉细数。

治法：滋补肝肾，解毒散结。

方药：知柏地黄丸(《医宗金鉴》) 加减。

药用生地黄 20g，山茱萸 12g，山药 12g，女贞子 30g，旱莲草 30g，枸杞子 10g，茯苓 15g，黄芪 20g，当归 15g，山豆根 15g，土茯苓 20g，海藻 10g，昆布 10g。

方中生地黄、女贞子、旱莲草、枸杞子、山茱萸滋补肝肾为君；山豆根、土茯苓、海藻、昆布解毒散结为臣；黄芪、当归、山药、茯苓益气健脾为佐使。诸药合用，共奏滋阴降火、解毒散结之功效。

加减：疼痛甚加细辛 3g；排尿困难甚者，可加白茅根 30g，金钱草 30g。

2. 专病专方

(1) 艾迪注射液　参见原发性肝癌专病专方中相关内容。

(2) 吗特灵注射液　为中药苦参之有效成分提取而成，具有清热祛湿、软坚抗癌之功效。吗特灵注射液 0.5～1g 加入生理盐水 500ml 中静脉滴注，每周 5 次，每日 1 次，30～50 次为 1 疗程。对各期前列腺癌都有一定的作用，尤宜用于配合放疗、化疗及手术治疗。

(3) 前列通片　由黄芪、肉桂油、黄柏、薜荔、车前子、香附、琥珀、泽兰、蒲公英、八角茴香油等药物组成。有温肾健脾、清利湿浊、理气活血之功，适用于脾肾阳虚之前列腺癌。本药为片剂，口服，成人每次服 4～6 片，每日 3 次，温开水送服。

(4) 济生肾气丸　药物有熟地黄、炒山药、山茱萸、泽泻、茯苓、牡丹皮、肉桂、炮附子、牛膝、车前子(酒蒸)。有温补肾阳、利尿通闭之功效，适用于肾气亏虚之前列腺癌。

(5) 尿塞通片　主要药物为丹参、赤芍、泽兰、红花、桃仁、泽泻、黄柏、白英、王不留行、小茴香等，具有理气活血、利水散结之功效，适用于血热瘀滞之前列腺癌。本药为片剂，每片 0.35g，口服，每次 4～6 片，每日 3 次。

3. 针灸治疗　针灸疗法主要针对前列腺癌的小便不利、尿潴留及腰部疼痛。小便不利者，针刺足三里、中极、三阴交、阴陵泉等穴，反复捻转提插，强刺激。体虚者可灸关元、气海，并可采用少腹膀胱区按摩。腰痛者针刺环跳、肾俞、夹脊、昆仑等穴，随证配穴，寒湿取风府、腰阳关，肾虚取命门、志室、太溪。

4. 其他疗法

外敷法　寒湿腰痛、肾虚腰痛、瘀血腰痛者在内服药的基础上，可配熨法，以肉桂、吴茱萸、花椒三味研末，炒热，以绢巾包裹熨痛处，冷则再炒熨之。小便不通者取独头蒜 1 个、栀子 3 枚、盐少许，捣烂，摊纸贴脐部，或用食盐半斤炒热，布包熨脐腹，冷后再炒热熨之。

5. 合并症的治疗

(1) 尿潴留

1) 诊断要点：尿潴留常不是突然发生的，有一个慢性发生的过程，或无尿后逐渐形成，或由点滴而出渐发展成为尿潴留。查体可见下腹部膨隆，触之有胀痛感或伴便意，叩诊呈浊音，B 超可见膀胱充盈。

2) 治疗方法：①给予镇静药物，减轻患者对尿刺激（膀胱刺激）的反应及由于尿潴留带来的不适。②直接有效的方法是导尿。考虑到肿物压迫尿道，所以导尿时一定要用较细的导尿管，而且手法要慢、要轻柔。③针对病因进行治疗是彻底治疗的唯一方法，对症及应急处理仅是为根本治疗争取时间。

（2）大便不畅

1）诊断要点：前列腺肿块压迫或浸润直肠都可以使大便下之不畅，甚至出现便秘，有时伴有便意频频，直接影响到患者的精神、饮食及睡眠，降低生活质量。

2）治疗方法：①通便灵胶囊：1.0～1.5g，口服，每日3次，或甘露醇液100～150ml，分2～3次口服，每日1次。②胃肠功能治疗仪治疗：取双侧天枢、归来、足三里等穴，每次通电15～30分钟，每日1～2次。③大承气汤灌肠：生大黄12g，厚朴12g，枳实15g，芒硝6g，上药共煎出约200ml药液，待温后灌肠使用，保留15分钟左右，试解大便，或出现便意时解出大便，也可用四磨汤灌肠，理气排便。

【中西医治疗进展及展望】

由于前列腺的特殊解剖部位，药物难以进入并向周围扩散，中西医治疗均感棘手，据报道目前国外采用激光疗法治疗前列腺癌有较好的疗效。该技术由于将激光光源导入肿瘤瘤体内，激光对癌细胞具有很高的杀伤力，切口小，伤口愈合快，不留疤痕，副作用小，不引起器官变形，患者易于接受。另外，我国近年来开展的体内γ刀技术取得一定进展，即将含^{125}I的放射性粒子植入前列腺肿瘤，释放射线杀灭癌细胞，由于放射源的辐射半径小，可以实现对肿瘤的精确放疗，比一般放疗的疗效高3倍，成功率达91%，且没有杀死健康组织的危险性。其费用低，易操作，避免了手术、放疗、化疗带来的副作用，可在门诊实施。

有关中医治疗前列腺癌的临床研究报道较少，较理想的是有报道采用瘤体直接注射给药，取得一定疗效。对一些失去手术机会的中晚期患者，用鸦胆子油乳前列腺体内局部直接注射给药，每3日一次，每次两侧各注入10%鸦胆子油乳5ml，最少注射6次，多数注射30次左右，治疗过程中均无不良反应。该方法疗效满意，操作简单，价格适宜，易于推广，其作用机理尚待进一步研究。前列腺癌的中医治疗，尚需进一步加强临床及实验研究。

【预防与调护】

已知有许多诱发前列腺癌的危险因素，例如性生活影响、食物营养、体重、遗传、饮酒等，在诸多危险因素中，最具有预防意义的是饮食因素。有关饮食的研究提示，进食过多脂肪与前列腺癌的发病成正相关，而且还会影响到一个人的体重。美国癌症学会曾报道，与正常体重水平相比，超重男子前列腺癌的发生几率要比理想体重者增加30%左右。因此生活中要注意低脂肪饮食，少饮或不饮用辣酒，少饮用咖啡；节制房事；注意个人卫生，防治淋球菌感染，保持会阴区清洁；改善环境污染，以减少肿瘤发生的机会。

第十三章 子宫颈癌

子宫颈癌（cervical cancer）又称宫颈癌，是发生于子宫颈上皮的恶性肿瘤。宫颈癌是全球妇女恶性肿瘤中仅次于乳腺癌的常见恶性肿瘤。在我国，它是发病率最高的妇科恶性肿瘤。据估计，全球每年新发子宫颈癌46.5万人，死亡人数在20万以上。据有关资料，我国每年新发子宫颈癌为13.15万，约占全球新病例总数的1/3，死亡人数为5.3万，占女性全部恶性肿瘤死亡人数的18.4%，仅次于胃癌（18.7%）。近年来，随着人民生活水平的提高、普查普治工作的开展，子宫颈癌的发病率明显下降，死亡率也随之降低，但国内外资料显示，宫颈癌有年轻化和子宫颈腺癌发病率上升的趋势。宫颈癌患者的平均发病年龄各地不一，但多在40~60岁左右，发病率可因国家、地区、种族等不同而存在明显的差异。在我国，宫颈癌的发病率农村高于城市，山区高于平原，农业人口高于非农业人口。

宫颈癌的临床特点是阴道不规则出血、阴道分泌物增多、疼痛等。根据其临床表现，属于中医妇科的“崩漏”、“带下”及“癥瘕”等范畴。

【病因病理】

（一）西医病因病理

1. 病因

（1）婚育因素　绝大多数宫颈癌患者为已婚妇女，在未婚女子特别是修女中少见。有人认为精子是宫颈癌发生的诱因之一，精液对宫颈鳞状上皮具有强烈的促变异作用，特别是青春期女子，宫颈上皮处于高度敏感时期，精液的诱因更为危险。另外，根据流行病学调查，患宫颈癌的未产妇仅占10%；初产年龄早，宫颈癌发病率高。这可能与妇女在分娩过程中宫颈易发生撕裂和损伤，妊娠期免疫功能低下，使宫颈上皮细胞易受外界致病因子的侵袭等因素有关。故产次对宫颈癌的发生亦有一定影响。

（2）病原体因素　多种病原体与宫颈癌关系密切，尤其是人类乳头状瘤病毒（HPV）、单纯疱疹病毒-2（HSV-2）、人巨细胞病毒（HCMV）、沙眼衣原体（CT）及EB病毒（EBV）。

（3）宫颈的炎症和创伤　宫颈糜烂的存在和分娩的创伤可加重生殖道感染，增加患宫颈癌的危险性。

（4）性混乱和性病　一些调查和研究显示性混乱在宫颈癌病因中有重要作用。15岁以前开始性生活或有6个以上性伴侣者，其宫颈癌发病危险增加10倍，男性的性混乱也使配偶的患病率增加。

(5) 吸烟　近年的流行病学调查显示，吸烟者患宫颈癌的危险性增加 2 倍，吸烟加强了 HPV 感染因素，吸烟量和宫颈癌的发病危险成正相关。

(6) 其他因素　一些研究认为阴茎包皮垢、性激素失调、阴道滴虫感染、梅毒、淋病与宫颈癌的发生有关，但这些研究有待进一步证实。

2. 病理　宫颈癌的主要病理分类如下：

(1) 宫颈上皮内瘤样病变（CIN）

1) 宫颈不典型增生

2) 宫颈原位癌

(2) 宫颈浸润癌

1) 鳞状细胞癌：又可分以下亚型：①大细胞非角化型；②大细胞角化型；③小细胞型；④疣型。

2) 腺癌：又可分以下亚型：①普通型；②恶性腺瘤；③黏液型；④乳头型；⑤内膜样型；⑥透明细胞型；⑦腺样囊性型。

3) 腺鳞癌：其中绝大多数（95%）为鳞癌，少数（4%）为腺癌。前者治疗较易，预后较好，而后者治疗较难，预后较差。近年来宫颈癌发病有年轻化倾向，腺癌的发病率也有上升趋势。

(二) 中医病因病机

中医古籍中虽无宫颈癌这个病名，但类似的论述散见于崩漏、带下、癥瘕等病证中。如《素问·骨空论篇》曰："任脉为病，女子带下瘕聚。"《诸病源候论·崩中五色俱下候》曰："崩中之病，是伤损冲任之脉……冲任气虚，不能统制经血，故忽然崩下……伤损之人，五脏皆虚者，故五色随崩俱下。"李东垣曰："妇人崩中者，由脏腑损伤，冲任二脉气血俱虚故也。二脉为经脉之海，血气之行，外循经络，内荣脏腑。若劳动过极，脏腑俱伤，冲任之气虚不能制约其经血，故忽然而下，谓之崩中暴下。"《景岳全书》曰："盖积者，积垒之谓，由渐而成者也……凡汁沫凝聚，旋成癥块者，皆积之类，其病多在血分，血有形而静也。"《医宗必读·积聚》曰："积之成也，正气不足，而后邪气踞之。"由此可见，崩漏、带下、癥瘕是由脏腑虚损、冲任失约、带脉不固、邪毒瘀阻血络和痰湿内结胞宫所致，与肝、脾、肾三脏关系最为密切。

1. 外邪入侵　房事不洁，或月事正行，湿热侵袭，或湿热毒邪迁延留滞使气血运行受阻，瘀毒结聚而成本病。

2. 饮食不节　饥饱失常，或过食肥甘厚味，或饮食不洁，或饮酒无度损伤脾胃，脾气受损，中阳不振，运化失司，水湿注于下焦，痰湿凝聚胞中而发病。

3. 七情内伤　恚怒伤肝、忧思伤脾而致气机疏泄失常，血行不畅，日久生瘀，气滞血瘀而发病。

4. 脏腑虚弱　素体不足或久病，或劳累过度，或早婚多产，均可导致五脏虚弱、阴阳失调、气血运行不畅或失常、冲任失约、带脉不固而发病。

【临床表现】

（一）症状

1. 早期 宫颈癌早期常无明显症状，偶于性交、妇科检查后产生接触性出血，与慢性宫颈炎无明显区别，有时甚至宫颈光滑，老年妇女宫颈已萎缩者尤其如此。某些颈管癌患者由于病灶位于颈管内，阴道部宫颈外观表现正常，易被忽略而漏诊或误诊。

2. 晚期

（1）阴道不规则出血 阴道不规则出血是宫颈癌病人的主要症状（80%～85%），尤其是绝经后的阴道不规则出血更应引起注意。阴道出血量可多可少，阴道出血往往是肿瘤血管破裂所致，菜花型肿瘤出现流血症状较早，量也较多。如果出血频发，失血过多可导致严重的贫血。晚期病例可出现阴道大量出血以致休克，多见于侵蚀性生长的肿瘤。

（2）阴道分泌物增多 阴道分泌物增多是宫颈癌病人的主要症状，多发生在阴道出血之前。最初阴道分泌物可以没有任何气味，随着肿瘤的生长，癌瘤继发感染、坏死则分泌物增多，如淘米水样或混杂血液，并带有恶臭味。肿瘤向上蔓延累及子宫内膜时，分泌物被宫颈管癌组织阻塞，不能排出，可以形成宫腔积液或宫腔积脓，病人可出现下腹不适、小腹疼痛、腰痛及发烧等症状。

（3）疼痛 癌瘤向宫旁组织延伸，侵犯骨盆壁，压迫周围神经，临床表现为坐骨神经痛或一侧骶、髂部的持续性疼痛。肿瘤压迫或侵蚀输尿管，引起管道狭窄、阻塞而造成肾盂积水，表现为一侧腰痛，甚至剧痛，进一步可发展为肾功能衰竭、尿毒症。若淋巴系统受侵则导致淋巴管阻塞、回流受阻而出现下肢浮肿和疼痛等症状。

（4）泌尿道症状 晚期宫颈癌压迫或侵犯膀胱，出现尿频、尿血、尿道炎的症状；压迫输尿管可引起肾盂积水，如为双侧，尚可出现尿毒症。

（5）下消化道症状 晚期宫颈癌压迫或侵犯直肠，引起大便困难、梗阻、便血，乃至阴道直肠瘘。

（6）全身症状 晚期病人因癌瘤组织的代谢、坏死组织的吸收或合并感染可引起发热；由于出血、消耗而出现贫血、消瘦甚至恶病质。

（二）体征

宫颈上皮内瘤样病变、镜下早期浸润癌及早期宫颈浸润癌，局部无明显病灶，宫颈光滑或轻度糜烂如一般宫颈炎表现。随着宫颈浸润癌的生长发展，根据不同的类型，局部体征也不同。外生型见宫颈上有赘生物向外生长，呈息肉状或乳头状突起，继而向阴道突起形成菜花状赘生物，表面不规则，合并感染时表面有灰白色渗出物，触之易出血。内生型则见宫颈肥大、质硬，宫颈管膨大如桶状，宫颈表面光滑或有浅表溃疡，晚期由于癌组织坏死脱落，形成凹陷性溃疡，整个宫颈有时被空洞替代，并覆盖有灰褐色坏死组织，有恶臭味。癌灶浸润阴道壁见阴道壁上有赘生物，向两侧旁组织侵犯，妇科检查可扪及两侧增厚，呈结节状，质地与癌组织相似，有时浸润达盆壁，形成“冰冻骨盆”。

（三）并发症

1. 宫腔积脓　多为肿瘤将宫颈管堵塞所致，伴全身发热、阴道排液恶臭。

2. 盆腔炎　多表现为少腹部疼痛。

【实验室检验】

1. 宫颈细胞刮片检查　为发现早期宫颈癌最有效的检查方法。由于早期病人大多数没有明显症状，因此很难被及时发现。目前在临床上对已婚妇女做妇科检查或防癌普查时，都常规进行阴道脱落细胞检查，作为筛查手段。防癌涂片用巴氏染色，结果分为五级：Ⅰ级正常，Ⅱ级系炎症引起，Ⅲ级可疑，Ⅳ级疑阳性，Ⅴ级阳性。Ⅲ、Ⅳ、Ⅴ级涂片必须进一步检查以明确诊断，Ⅱ级涂片需先按炎症处理后重复涂片进一步检查。

2. 碘试验　将浓度2%的碘溶液直接涂在子宫颈和阴道黏膜上，观察染色情况。正常宫颈和阴道鳞状上皮含丰富糖原，可被碘溶液染为棕色或深赤褐色，若不染色即为阳性，说明鳞状上皮不含糖原。瘢痕、囊肿、宫颈炎或宫颈癌等的鳞状上皮不含或缺乏糖原，也不能染色，故本试验对癌无特异性。然而碘试验用于检测CIN可识别宫颈病变的危险区，以便确定活检取材的部位，提高诊断率。

3. 宫颈和宫颈管活体组织检查　宫颈和宫颈管活检是诊断子宫颈癌最可靠的依据。当宫颈细胞刮片检查多次为阳性，而多点活检及颈管刮术阴性，或已证明为原位癌，不能排除浸润癌时，可行宫颈锥切术并送病理。此种方法既能达到诊断的目的又可将病灶一并切除，被认为是一举两得的方法，但因锥切术后有不同程度的并发症，目前在临床已少采用。

【其他检查】

1. 阴道镜检查　阴道镜用以观察宫颈血管及组织的变化，可提高原位癌诊断率7～10倍，与病理诊断符合率为78%。阴道镜可选择活体组织检查部位，协助对于宫颈细胞刮片可疑者确定早期病变的部位、范围、性质和程度，但不能发现鳞柱交界或延伸宫颈管内的病变，不能代替宫颈刮片或活检。

2. 氮激光肿瘤固有荧光诊断法　根据荧光素与肿瘤的亲和作用，应用人体原有的荧光（即固有荧光），通过光导纤维传送激光（常用氮激光）激发病变部位，目测病灶组织与正常组织发出不同颜色即可诊断。目测见宫颈表面呈紫色或紫红色为固有荧光阳性，提示有病变；出现蓝白色为阴性，提示无恶性病变。本法优点是患者不需服光敏药，无副作用，能反映微观结构，筛选早期宫颈癌，尤其适用于癌前病变的定位活检，并适用于大规模普查。

3. 宫颈摄影　用100mm显微镜附加35mm相机及50mm延伸圈组成摄影仪，将所获图像投射在宽3.3m屏幕上，在1m远处观察：鳞柱交界处全部显示、无异常为阴性，发现异常为可疑，未见鳞柱交界为不满意。有人观察其诊断准确率为93.1%，故为一种准确性高、成本低、便于应用的新方法。

4. CT或MRI检查　宫颈癌CT扫描时可见宫颈增大呈软组织块状影并蔓延至子宫及宫旁组织。MRI检查宫颈癌在T_2加权像上显示高信号，与其他结构形成对比，最易发现。

5. B超检查 经直肠沿半径旋转扫描时可估计宫颈癌侵犯的范围。

此外，可视病人具体情况做X线检查、静脉肾盂造影、膀胱镜、直肠镜及放射性核素肾图或骨扫描等检查。

【诊断与鉴别诊断】

（一）诊断要点

1. 临床表现 接触性出血或阴道不规则出血，尤其是绝经后阴道不规则出血；阴道分泌物增多，初期为浆液、黏液性，中晚期多呈淘米样或脓血样，具有特殊臭味。

2. 细胞学诊断 宫颈细胞刮片巴氏Ⅳ~Ⅴ级。

3. 病理学诊断 宫颈组织检查阳性。

（二）临床分期

1. FIGO（国际妇产科协会）分期

0期：原位癌或上皮内癌。

Ⅰ期：癌严格局限于子宫颈。

$Ⅰ_A$期：仅在显微镜下能鉴别的浸润癌。所有肉眼可见病变甚至于仅仅是浅表浸润也都定为$Ⅰ_B$期。浸润癌局限于可测量的间质浸润，最大深度为5mm，宽度不超过7mm。

$Ⅰ_{A1}$期：可测量的浸润癌间质浸润深度不超过3mm，宽度不超过7mm。

$Ⅰ_{A2}$期：可测量的浸润癌间质浸润深度超过3mm，小于5mm，宽度不超过7mm。

$Ⅰ_B$期：临床病变局限于子宫颈，或临床病变超过$Ⅰ_A$期。

$Ⅰ_{B1}$期：临床病变不超过4cm。

$Ⅰ_{B2}$期：临床病变大于4cm。

Ⅱ期：癌已超出宫颈，但未达盆壁，癌累及阴道，但未达阴道下1/3。

$Ⅱ_A$期：无明显宫旁浸润。

$Ⅱ_B$期：有明显宫旁浸润。

Ⅲ期：癌浸润达盆壁，直肠检查时肿瘤与盆壁间无间隙，肿瘤累及阴道下1/3，有肾盂积水或肾无功能者均列入Ⅲ期，但非癌所致的肾盂积水及肾无功能者除外。

$Ⅲ_A$期：宫旁浸润未达盆壁，但累及阴道下1/3。

$Ⅲ_B$期：宫旁浸润已达盆壁，或肾盂积水或肾无功能。

Ⅳ期：癌播散超出真骨盆或临床侵犯膀胱或直肠黏膜。

$Ⅳ_A$期：癌播散至全部邻近器官。

$Ⅳ_B$期：癌播散至远处器官。

2. TNM分期

（1）原发肿瘤（T）

T_x：原发肿瘤不能确定。

T_0：未发现原发肿瘤。

T_{is}：原位癌。

T_1：局限于宫颈（扩展至宫体需除外）。

T_{1a}：临床前浸润癌，仅显微镜下诊断。

T_{1a_1}：显微镜下间质侵犯较少。

T_{1a_2}：从上皮基底向下侵犯，深度不超过5mm，水平扩展不超过7mm。

T_{1b}：肿瘤浸润超过T_{1a_2}。

T_2：癌侵犯超出子宫颈，但未累及盆壁或阴道下1/3。

T_{2a}：无子宫旁侵犯。

T_{2b}：有子宫旁侵犯。

T_3：癌已扩展至盆壁和/或累及阴道下1/3和/或引起肾盂积水或肾无功能。

T_{3a}：肿瘤侵犯阴道下1/3，未达盆壁。

T_{3b}：癌扩展至盆壁和/或引起肾盂积水或肾无功能。

T_4：癌侵犯膀胱或直肠黏膜和/或扩展至真骨盆外。

（2）区域淋巴结（N）

N_x：区域淋巴结转移不能确定。

N_0：无区域淋巴结转移。

N_1：有区域淋巴结转移。

（3）远处转移（M）

M_0：无远处转移。

M_1：有远处转移。

（4）临床分期

0期：T_{is} N_0 M_0

$Ⅰ_A$期：T_{1a} N_0 M_0

$Ⅰ_B$期：T_{1b} N_0 M_0

$Ⅱ_A$期：T_{2a} N_0 M_0

$Ⅱ_B$期：T_{2b} N_0 M_0

$Ⅲ_A$期：T_{3a} N_0 M_0

$Ⅲ_B$期：$T_{1\sim2}$ N_1 M_0，T_{3a} N_1 M_0，T_{3b}任何N M_0

$Ⅳ_A$期：T_4 任何N M_0

$Ⅳ_B$期：任何T任何N M_1

（三）鉴别诊断

1. 宫颈糜烂　是最常见的良性宫颈病变，临床可有月经间期出血，或接触性出血，阴道分泌物增多，检查时宫颈外口周围有鲜红色小颗粒，擦拭后也可以出血，大体所见与原位癌及早期浸润癌相似，肉眼不能区分，故难以与早期宫颈癌鉴别。可做宫颈细胞刮片检查或活体组织检查以明确诊断。

2. 宫颈息肉 一般为宫颈口或宫颈管内炎性增生所致，常为小圆形肿物，带蒂，但偶也无蒂，鲜红色或粉红色，可单发或为多发，易有接触出血，还可以有继发感染、坏死。息肉癌变较为罕见，但宫颈之恶性病变有时呈息肉状，故凡有宫颈息肉均应切除，并送病理学检查以明确诊断。

3. 颈管黏膜下或肌瘤样息肉 颇似颈管内的癌瘤，尤其是并发坏死、感染时，但一般宫颈口扩大，阴道指诊可触到瘤蒂，境界清晰，无癌瘤的侵蚀，但瘤蒂宽与宫颈贴接者易与宫颈癌混淆，需做活检以确诊。

4. 子宫颈外翻 外翻的黏膜过度增生，表面也可呈现高低不平，较易出血，但外翻的宫颈黏膜弹性好，边缘较整齐。阴道脱落细胞学检查或活检可鉴别。

5. 子宫颈结核 宫颈结核症状上除有不规则阴道出血和大量白带外，可有闭经史及结核体征，阴道镜检查外观上可见多个溃疡，甚至菜花样赘生物，与宫颈癌很相似，亦需活检进行鉴别。

6. 宫颈湿疣 表现为宫颈赘生物，表面多凹凸不平，有时融合成菜花状，可进行活检以鉴别。

7. 子宫内膜癌 有阴道不规则出血，阴道分泌物增多。子宫内膜癌累及宫颈，检查时颈管内可见到有癌组织堵塞，确诊须做分段刮宫送病理检查。

【治疗】

（一）治疗原则

宫颈癌的治疗主要是手术、放射治疗及化疗。手术治疗原则上限于0～$Ⅱ_B$早期的患者，不宜手术者则采用放疗。放疗可用于各期宫颈癌治疗，$Ⅱ_B$～$Ⅳ_A$期宫颈癌以放疗为主，采用放疗与手术相结合，或手术与化疗相结合、放疗与化疗相结合。中医药从辨证论治出发，调整机体功能，改善机体免疫力，减轻放疗、化疗的毒副作用，提高临床疗效，应贯穿于治疗的始终。

（二）西医治疗

1. 手术治疗

（1）适应证

①已有病理学检查确诊为宫颈癌0～$Ⅱ_B$早期的病人。

②病人全身情况能够耐受手术。

③宫颈残端癌、阴道狭窄的宫颈癌病人及不宜放疗的宫颈癌病人。

（2）禁忌证

①Ⅲ～Ⅳ期病人，有邻近或远处器官转移。

②体弱或合并心脏病，严重高血压，较严重的肝、肾疾患。

(3) 手术选择

①宫颈锥形切除术：主要适用于0、Ⅱ$_{A_1}$期宫颈癌的诊断或确定病变范围。CIN患者需保留生育功能时，也可行治疗性锥形切除术，但病变必须在切除范围内，而且术后可进行随诊。

②扩大的筋膜外全子宫切除术：有腹式与阴道式两种，适用于宫颈原位癌或Ⅰ$_{A_1}$期癌。

③次广泛全子宫切除术：适用于宫颈癌Ⅰ$_{A_2}$期肉眼未见明显病灶或病灶极小的浸润癌。

④广泛性子宫切除术：为宫颈癌手术治疗的基本术式，适用于Ⅰ$_A$～Ⅱ$_B$早期。

2. 放射治疗

(1) 适应证　各期宫颈癌均可放射治疗，但Ⅰ期及Ⅱ期以手术治疗为主，Ⅱ$_B$期及以后各期则以放疗为主。放射治疗包括体外照射及腔内照射两部分，早期病例以腔内放疗为主，体外放疗为辅；中期病例内外各半；晚期病例则以体外放射为主，腔内放射为辅。腔内放射的目的是控制局部病灶，体外放射则用以治疗盆腔淋巴结及宫颈旁组织等处的病灶。由于宫颈腺癌对放疗不敏感，只要病人能耐受手术且估计病灶尚能切除，应尽量争取手术。

(2) 禁忌证

①骨髓抑制，周围血白细胞总数少于3×10^9/L、血小板少于70×10^9/L。

②肿瘤广泛、恶病质、尿毒症。

③急性或亚急性盆腔炎时。

④急性肝炎、精神病发作期、严重心血管疾病未获控制者。

⑤宫颈癌合并卵巢肿瘤，应先切除卵巢肿瘤后再行放疗。

(3) 放疗方案　有腔内照射、体外照射（除宫颈原位瘤、Ⅰ$_A$期～Ⅱ$_B$期病人可单纯腔内照射外，其余均应辅以体外照射）、姑息性放疗（对盆腔病变已成晚期、盆腔外有转移、术后复发等无根治希望者，可用姑息性放疗以改善症状，延长生存期）等。

3. 化学治疗

(1) 适应证

①宫颈癌晚期、全身广泛转移的病例。

②局部巨大肿瘤的术前化疗。

③中、晚期宫颈癌配合放疗增敏。

(2) 单药化疗　常用的有效药物有DDP、BLM、MMC、CTX、ADM、CBP、5-FU等，其中DDP是治疗宫颈癌有效的常用药。近年来试用于宫颈癌治疗，并初步取得较好效果的新药有IFO、TAX等。

(3) 新辅助化疗　对原发肿瘤直径>4cm的Ⅰ期或Ⅱ期病人，手术或放疗前先化疗，肿块缩小后再行手术或放疗，化疗药物选用DDP、VCR等，目前正在积累经验和研究中。

(4) 联合化疗　目前采用较多的是PVB和BIP方案（多用于宫颈癌Ⅱ期）。

表Ⅱ-13-1　　子宫颈癌常用联合化疗方案

方案	药物	用法
PVB	DDP	50mg/m²，静脉滴注，第1天，需水化、利尿
	VCR	1mg/m²，静脉注射，第1天
	BLM	20mg/m²，静脉滴注，第1~2天
		3周为1周期
BIP	BLM	15mg/m²，静脉滴注，第1~3天
	IFO	1.2g/m²，静脉滴注，第1~3天
	Mesna	200mg/m²，静脉注射，第1~5天，IFO给药的第0、4、8小时给药
	DDP	20mg/m²，静脉滴注，第1~3天，需水化、利尿
		3周为1周期

(5) 盆腔动脉插管化疗　近年来随着肿瘤化疗的进展，我国自20世纪60年代以来开始应用盆腔动脉插管化疗治疗中、晚期宫颈癌，有的配合放疗，有的配合手术治疗，已取得一些成功的经验。过去常用单一药物治疗如HN_2、TSPA等，近年来则多选用包括DDP及PYM在内的联合化疗。这种治疗方法既可以使盆腔肿瘤直接接受较高剂量的药物浓度，又能降低化疗引起的全身反应。

4. 综合治疗

(1) 放疗与手术配合　适用于早期宫颈癌（$Ⅰ_A$~$Ⅱ_A$）患者。

1）术前放疗：目的在于缩小肿瘤及减少手术时医源性播散。适用于：①$Ⅰ_A$期宫颈癌外生型肿瘤较大；②$Ⅱ_A$期宫颈癌累及阴道较多；③病理为Ⅲ期；④黏液腺癌、鳞腺癌；⑤桶状形宫颈癌。

2）术后放疗：术后给予补充体外照射或腔内后装治疗，继续消除残存病灶，控制病情发展，提高治疗效果。适用于：①盆腔淋巴结癌转移；②宫旁组织浸润；③阴道切除范围不够彻底者；④有残存癌者。

(2) 放疗与化疗配合　晚期宫颈癌特别是大肿块者，同时使用放、化疗可加强对肿瘤的局部和全身控制。

1）HU 80mg/kg，口服，每周2次，放疗期间服用。

2）DDP每日20mg/m²，1~5天，每3周重复，加放疗。

3）低剂量联合化疗加放疗

①PEBF方案：VP-16 50mg/m²、DDP 20mg/m²、BLM 10mg/m²、5-FU 800mg/m²，每周1次。

②5-FU 750mg/m²静脉滴注，1~5天，第15~19天重复（即1、3周应用）；DDP 6mg/m²，静脉冲入，8~12天，第22~26天重复（即2、4周应用）。

(3) 放疗与热疗配合　放射治疗宫颈癌至今为绝大多数病人所接受并取得了很大的成绩，但对放疗不敏感的肿瘤如高分化鳞癌、腺癌、黏液腺癌等则难以奏效。热疗是最近10年兴起的一种肿瘤治疗方法，在这方面许多学者做了大量的临床研究工作。有学者认为高温和放疗均能直接杀伤癌细胞，但单纯加温热疗的效果不如热疗与放疗的综合运用，对其是否提高治愈率尚有待进一步分析总结。

（三）中医治疗

1. 辨证论治

（1）肝郁气滞证

证候：白带量多，偶带血丝，小腹胀痛，月经失调，情志郁闷，心烦易怒，胸胁胀闷不适，舌苔薄白，脉弦。

治法：疏肝解郁。

方药：逍遥散(《太平惠民和剂局方》)加减。

药用柴胡9g，当归12g，白术9g，白芍9g，茯苓9g，薄荷3g，煨生姜3片，甘草3g。

方中当归、白芍养血柔肝，柴胡疏肝解郁为君；茯苓、白术健脾和胃为臣；煨姜温胃和中以助白术、茯苓，少许薄荷以助柴胡疏散条达为佐；甘草益气补中缓肝之急为使。全方共奏气血双调、疏肝理脾之功效。

加减：气郁甚者加佛手、香附、郁金；肝郁化火，潮热颧红，加牡丹皮、栀子；血虚甚者加地黄、何首乌；少腹胀或痛甚者加川楝子、延胡索；纳少腹胀者加炒麦芽、鸡内金，另可酌加土茯苓以解毒。

（2）湿热瘀毒证

证候：白带量多，色如米泔或浊黄，气味秽臭，下腹、腰骶酸胀疼痛，伴见口干口苦，大便秘结，小便黄赤，舌质红，苔黄或腻，脉滑数。

治法：清热解毒，活血化瘀。

方药：八正散(《太平惠民和剂局方》)加减。

药用木通9g，瞿麦12g，滑石30g，扁蓄12g，车前子(包煎)30g，大黄(后下)9g，栀子6g，生甘草3g，灯心草1.5g。

本方集木通、滑石、车前子、瞿麦、扁蓄清利湿热药，以加强清下焦湿热之力为君；以栀子清三焦湿热，大黄降泄大肠湿热为佐；以灯心草导诸药下行，甘草甘缓护中、调和诸药为使。

加减：热毒甚者加蒲公英、蚤休；口渴思饮加天花粉、石斛；心烦难寐加黄连、茯神；腰酸痛者加桑寄生、杜仲；小腹痛甚者加赤芍、台乌药；阴道流血加三七粉(冲)、牡丹皮。

（3）肝肾阴虚证

证候：白带量多，色黄或杂色，有腥臭味，阴道时呈不规则出血，头晕耳鸣，手足心热，颧红盗汗，腰背酸痛，下肢酸软乏力，大便秘结，小便涩痛，舌质红绛苔少，脉细数。

治法：滋养肝肾。

方药：知柏地黄丸(《医宗金鉴》)加减。

药用知母15g，黄柏15g，熟地黄12g，山茱萸9g，淮山药12g，茯苓9g，牡丹皮9g，泽泻9g。

此方是在六味地黄丸基础上加黄柏、知母而成。六味地黄丸立法以肝、脾、肾三阴并补而重在滋补肾阴为主。方中熟地黄滋肾阴、益精髓为君；山茱萸养肝滋肾，淮山药滋肾补脾为臣，三药合之，是谓“三补”；另配泽泻降肾浊，茯苓渗利脾湿，牡丹皮清泻肝火，即为

“三泻”为佐；加之黄柏清热解毒燥湿、主清下焦之湿热，知母滋肾润燥、清泻肾火为使。全方对于阴虚火旺者颇为合适。

加减：下焦热毒甚者酌加土茯苓、白花蛇舌草；出血量多加白茅根、茜草、仙鹤草；阴虚目糊干涩者酌加枸杞子、杭菊花；大便秘者加火麻仁、郁李仁；少腹痛，口干欲频频少饮者加鳖甲、乳香、没药。

(4) 脾肾阳虚证

证候：白带量多，带下伴有腥臭味，崩中漏下，精神疲惫，面色㿠白，颜目浮肿，腰酸背痛，四肢不温，纳少乏味，大便溏薄，小便清长，舌淡胖，苔薄白，脉沉细无力。

治法：温肾健脾。

方药：参苓白术散(《太平惠民和剂局方》)合肾气丸(《金匮要略》)加减。

药用党参20g，茯苓15g，白术12g，淮山药20g，薏苡仁20g，莲子肉12g，白扁豆12g，桔梗4.5g，砂仁(后下)3g，生甘草3g，熟地黄20g，山茱萸12g，泽泻12g，茯苓12g，牡丹皮12g，桂枝4g，附子3g。

参苓白术散是在主治脾胃气虚之主方四君子汤的基础上，再配以扁豆、薏苡仁、山药健脾淡渗利湿，莲子肉甘而不涩辅助白术健脾渗湿而止泻，砂仁辛温且芳香，促进中焦运化，使上下气机贯通，桔梗载药上行。而金匮肾气丸是在滋阴补肾六味地黄丸的基础上，加桂枝温通经脉，附子温补脾肾之阳，旨在阴中求阳，助长少火以生肾气。两方合用，脾肾阳虚之证得以缓解。

加减：崩漏不止者加血余炭、大蓟、小蓟；肾虚夜尿次数增多者酌加补骨脂、益智仁；泄泻不止加诃子、肉豆蔻；湿毒甚者加土茯苓、七叶一枝花；大汗淋漓，似有阳脱之兆，急加人参回阳固脱；腰膝冷痛甚者加杜仲、续断、狗脊。

2. 针灸治疗

(1) 宫颈癌手术后，膀胱麻痹常常发生尿潴留，可进行针灸治疗，选取阴陵泉、归来、水道、气海、三阴交、关元、太溪等穴。

(2) 宫颈癌辅助治疗，可选取肾俞、关元、中极、三阴交穴。

(3) 治疗放疗所致白细胞减少可选取大椎、足三里、血海、关元穴。

3. 其他疗法

(1) 外治法

①三品一条枪

组成：白砒45g，明矾60g，雄黄7.2g，没药3.6g。

制法：白砒及明矾分别研成粗粉，混合后煅成白色块状物，研细加雄黄、没药粉，混合均匀，压制成型，紫外线消毒后备用。

双紫粉

组成：紫草30g，紫花地丁30g，草河车30g，黄柏30g，旱莲草30g，冰片3g。

制法：共同研成细末，高压消毒后供外用。

鹤酱粉

组成：仙鹤草30g，败酱草30g，金银花30g，黄柏30g，苦参30g，冰片3g。

制法：共同研成细末，高压消毒后供外用。

适应证：宫颈重度非典型增生、宫颈鳞状上皮原位癌（包括累及腺体）、宫颈鳞癌Ⅰ$_A$期（早期间质浸润癌，浸润深度不超过3mm）。

"三品"具有促宫颈组织凝固坏死、自溶脱落作用，是主要药物；双紫粉或鹤酱粉具有清热解毒、制腐止血作用，是辅助药物，可任选一种。

②治癌散

组成：砒石10g，硇砂10g，枯矾20g，碘仿40g，冰片适量。

制法：以上诸药研为细末，用甘油明胶或柯豆脂为基质做成含药15%～20%的治癌散剂。

适应证：早期宫颈癌。

③催脱钉

组成：山慈菇18g，白砒0.69g，雄黄12g，蛇床子3g，硼砂3g，麝香0.9g，枯矾18g，冰片3g。

制法：诸药研为细末，加适量江米糊，制成1cm左右钉栓，阴干，备用。

蜈蚣粉

组成：轻粉6g，冰片1.5g，麝香0.3g，蜈蚣(去头尾)4条，黄柏30g，雄黄3g。

制法：诸药研为细末，备用。

适应证：以早期宫颈癌为主，宫颈鳞状上皮细胞非典型增生。

（2）饮食疗法

①宫颈癌病人放疗时，应以养血滋阴为主，宜食猪肝、莲藕、木耳、菠菜、石榴、菱、藕等。

②化疗时应以健脾补肾为主，食用山药粉、薏米粥、动物肝、胎盘、阿胶、元鱼、木耳、枸杞子、莲藕、香蕉等。

③宫颈癌手术后，应以补肾为主，可食用猪肝、山药粉、桂圆肉、桑椹、黑芝麻、枸杞子、青菜、莲藕等。

④晚期病人应选用高蛋白、高热量食品，如牛奶、鸡蛋、牛肉、元鱼、赤小豆及多种水果等。

⑤适当忌食韭菜、生葱、酒。

（四）中西医结合治疗

1. 手术与中医结合治疗

（1）术前　术前应用扶正祛邪中药可改善病人的机体状况，有利于手术的顺利进行，能提高手术切除率。可用四君子汤、八珍汤、十全大补汤、保元煎、六味地黄汤随证加减。有研究提示肿瘤病人术前用黄芪注射液，能增强末梢血中的细胞总数及T淋巴细胞的活性，增强患者抗感染能力和细胞免疫能力。

（2）术后　病人由于手术中损气伤血，术后多表现为气血双亏、脾胃不和。中医治疗当补益气血、健脾和胃、益肾固本以改善手术后体虚症状，使机体尽快恢复，常用八珍汤、六味地黄汤随证加减。待病人一般状况得到改善后，为预防术后复发或转移，特别是中晚期病人，可在扶正固本的基础上佐以祛邪之品，酌加白花蛇舌草、半枝莲、墓头回、夏枯草、猫爪草、龙葵、石见穿、薏苡仁、莪术、土鳖虫、鬼箭羽、山慈菇等。

(3) 术后并发症　术后并发症是中西医结合治疗的又一热点，这方面的研究从20世纪80年代起进展较快，目前已形成两大特点：一是需配合中医药治疗的并发症在增多；二是治疗并发症的方法在增多。

①盆腔淋巴囊肿：盆腔淋巴结清扫术后，腹膜后间隙留下无数被切断而没有结扎的淋巴管和很大创面，手术后淋巴液、组织液和一些渗血淤积在这个腔隙里可形成淋巴囊肿，一般多发生在术后7～10天。西医治疗主要是引流及预防感染；中医治疗可用大黄、芒硝等分为末，醋或黄酒调，局部外敷以清热解毒、软坚散结。

②膀胱麻痹：子宫颈癌根治术后不少病人可有不同程度的膀胱功能障碍，其病机是膀胱气化功能失职、三焦功能失常，可给予补气养血、温补肾阳、化气行水之品，选用八珍汤合济生肾气丸加减。药用党参12g，白术12g，当归10g，熟地黄12g，黄芪30g，川芎10g，山药15g，牡丹皮10g，桂枝5g，泽泻10g，附子10g，牛膝10g，车前子10g，甘草10g，随证加减。

③泌尿系感染：术后并发泌尿系感染可给予清热、利湿、通淋之剂，方用八正散加减。药用滑石15g，甘草10g，黄柏10g，山栀子10g，瞿麦10g，车前子(包煎)10g，泽泻10g，茯苓15g，木通10g，白茅根20g，随证加减。

2. 放疗、化疗与中医结合治疗　放疗、化疗与中医药配合可以减轻不良反应，防治其常见并发症，并有一定的增效作用。放疗后的全身反应以热毒伤阴证多见，放疗所致直肠反应、膀胱反应及化疗所致骨髓抑制、胃肠道反应的治疗参见总论部分。

【中西医治疗进展及展望】

近年来，不少学者采用中西医结合治疗宫颈癌，以提高疗效和患者的生活质量，并形成了一定的特色。尿潴留是宫颈癌根治术后常见的并发症，目前对宫颈癌术后尿潴留尚无有效的治疗方法。患者术后一般需保留尿管2～4周，个别病例延至4～6周，常可导致继发性尿路感染，给病人造成痛苦。针灸对神经系统及膀胱功能有调整作用，可增加膀胱的兴奋性及紧张性，提高膀胱逼尿肌的收缩力；可增加盆神经的放电频率，增加盆神经的兴奋性及传导。不少学者的研究证实，针灸对改善宫颈癌术后尿潴留有明显疗效，可缩短膀胱功能恢复所需时间，特别是对年轻患者疗效更好。广泛性全子宫切除术和盆腔淋巴结清扫术后盆腔积液与淋巴液引流不畅可形成盆腔腹膜后淋巴囊肿，有人采用中药内服外敷治疗，效果显著。宫颈癌放疗后引起直肠反应（放射性直肠炎）是常见的放疗并发症，不少学者用中医药辨证治疗，取得了较为满意的疗效。有报道用白头翁加甘草阿胶汤（白头翁、黄连、黄柏、秦皮、甘草、阿胶）治疗宫颈癌放疗后并发症；还有人用莪术芍药汤（莪术、芍药、当归、半枝莲、白花蛇舌草、黄连、槟榔、木香、大黄、黄芩、肉桂）治疗宫颈癌放疗后并发的直肠炎；还有学者同时采用西医疗法和中药来治疗宫颈癌放疗后引起的直肠反应，均取得良好疗效。其中，西医治疗主要采取止痛、止血、消炎、通便和保护肠黏膜等方法；中医治疗采用健脾理气、清热解毒、滋阴活血法，主要药物有黄芪、沙参、生地黄、玄参、白头翁、茯苓、赤白芍、延胡索、枳壳、山柰、当归、益母草、鸡内金、香附、白术、党参等。再如有报道采用莪莲地黄汤治疗放射性膀胱炎，也取得了较好疗效。

近年来，西医治疗宫颈癌的进展主要体现在晚期宫颈癌的综合治疗方面，放、化疗的同时应用提高了完全控制率和长期生存率，但在药物的选择、剂量、方案等方面尚需进行大样本的前瞻性随机试验。中医药治疗尚需在剂型改革、提高临床研究的科学性和规范性方面加强工作。二者结合，将会进一步提高宫颈癌的治疗效果。

【预防与调护】

（一）预防

1. 大力开展宫颈癌的普查和普治工作，做到早发现、早诊断、早治疗。
2. 积极治疗子宫颈慢性疾患，及时诊断和治疗 CIN。
3. 加强计划生育宣传工作，提倡晚婚晚育、少生优生。
4. 开展性卫生教育，注意性器官和性生活卫生。

（二）调护

1. 情志调护 应避免精神紧张、情绪过激，保持开朗、乐观的心境。若确诊为宫颈癌后，要克服焦虑、悲伤、恐惧的心理，树立同癌症作斗争的信心。

2. 饮食调护 饮食应多样化，不可偏嗜或不节，尽可能选择新鲜的水果、蔬菜，常吃豆类和粗杂粮。忌烟酒，少吃韭菜、生葱、辛辣食物等。

3. 生活调护 要保持良好的生活习惯，做到起居有常，不妄作劳，经常参加适度的体育活动。

第十四章 卵巢癌

卵巢癌（ovarian cancer）是指发生于卵巢表面体腔上皮和其下方卵巢间质的恶性肿瘤。卵巢癌的发病率约占妇女生殖系恶性肿瘤的20%，居第三位。由于确诊时60%～70%的患者已属晚期，故死亡率居妇科生殖系恶性肿瘤之首。有资料表明，卵巢癌的发病率仍在不断上升，我国上海地区城市居民卵巢癌发病率已从1987年的4.7/10万(妇女人口)增加到1994年的7.3/10万(妇女人口)。近20年来由于外科治疗技术的改进、顺铂联合化疗的进展，卵巢恶性生殖细胞瘤目前已成为化疗可根治的肿瘤，卵巢癌总的5年生存率由20世纪70年代的30%上升到20世纪80年代末的44%，上皮癌由30%升至39%，目前恶性生殖细胞瘤的5年生存率早期已超过90%，晚期可达50%～60%。

本病属中医"癥瘕"、"石瘕"、"肠覃"的范畴。如《灵枢·水胀》说："肠覃何如？岐伯曰：寒气客于肠外，与卫气相搏，气不得荣，因有所系，癖而内著，恶气乃起，瘜肉乃生。其始生也，大如鸡卵，稍以益大，至其成，如怀子之状，久者离岁，按之则坚，推之则移，月事以时下，此其候也。石瘕何如？岐伯曰：石瘕生于胞中，寒气客于子门，子门闭塞，气不得通，恶血当泻不泻，衃以留止，日以益大，状如怀子，月事不以时下，皆生于女子，可导而下。"又《诸病源候论》指出："若积引岁月，人即柴瘦，腹转大，遂致死。"这和晚期卵巢癌患者的恶病质、腹水肿块和预后极其相似。

【病因病理】

（一）西医病因病理

1. 病因 卵巢癌的病因至今仍不十分清楚，可能是多种因素综合作用的结果，与内分泌的变化、饮食习惯、环境与种族因素、遗传因素关系比较密切。

(1) 内分泌变化 研究较多的是持续性排卵、促性腺激素和雌激素过高引起卵巢上皮细胞过度增生及转化，这种状态长期存在的结果可导致卵巢癌的发生。

①激素及年龄：60%的卵巢癌发生于40～60岁的更年期和绝经早期妇女，主要表现为促性腺激素和雌激素水平的增高，过度刺激成为卵巢损伤和修复失常的原因。

②月经、婚姻、妊娠、哺乳与持续排卵：初潮早、绝经晚（大于55岁）的妇女患卵巢癌的相对危险性增加；月经量多、痛经、有甲状腺病的妇女卵巢癌的发生率是正常人的3倍；不孕、少孕、晚孕、不哺乳的妇女比早婚、多产、哺乳者的卵巢癌发生率增加2～5倍；妊娠可降低卵巢癌发生的危险性30%～60%，初孕年龄过晚成为卵巢癌的高危因素可能与

排卵次数多及孕产次数少有关；初孕产年龄小，卵巢癌相对较少的原因可能夹杂有孕产次数较多的因素。

(2) 环境与种族因素　据统计，西方工业发达国家如英国、美国及瑞典卵巢癌的发病率是发展中国家的3~5倍；城市妇女发病高于农村妇女；白种人高于黑种人。

(3) 饮食因素　一般认为，动物脂肪、蛋白质、总热量摄入与卵巢癌成正相关，而蔬菜、维生素A则对卵巢癌的发生有预防作用。另外，烟酒、咖啡、碘可能和卵巢癌的发生有一定关系，但最终结论尚待进一步研究。

(4) 遗传因素　卵巢癌具有家族聚集及垂直传播的倾向。从卵巢癌患者的家系调查及流行病学调查中发现，大约有10%的卵巢癌患者与亲属中患有恶性肿瘤有关，特别是一级亲属中有乳癌、非息肉性结肠癌、子宫内膜癌及卵巢癌病史者易发生卵巢癌。

(5) $BRCA_1$ 与 $BRCA_2$ 基因突变　有这两种基因突变者，估计一生中患卵巢癌的危险性为17%~44%，而普通人群的这种危险性仅为1.8%。

(6) 其他　如离子照射、病毒感染（腮腺炎病毒、风疹病毒）、化学致癌物等。

2. 病理　卵巢癌主要有三种病理类型：上皮癌国外占卵巢癌的90%以上，国内约占65%，多发生于绝经期和绝经后期；恶性生殖细胞瘤国外少见，国内约占20%，多发于青少年；性索间质肿瘤属低度恶性肿瘤，约占10%，可发生于任何年龄。

WHO有关卵巢肿瘤的分类如下：

(1) 上皮肿瘤　常见，包括浆液腺瘤、黏液腺瘤、子宫内膜样腺瘤、透明细胞瘤、勃勒纳瘤及混合性上皮肿瘤，每种均分为良性、交界性和恶性三种。此外还包括未分化癌及不能分类的上皮肿瘤。

(2) 性索间质肿瘤　主要包括颗粒间质细胞瘤、泡膜细胞瘤、睾丸母细胞瘤、两性母细胞瘤和未分类肿瘤。

(3) 类脂细胞瘤

(4) 生殖细胞瘤　包括无性细胞瘤、内胚窦瘤、胚胎癌、多胚癌、绒癌、畸胎瘤。畸胎瘤可分为未成熟型、成熟型畸胎瘤（实性畸胎瘤、囊性畸胎瘤和畸胎瘤恶变）和单胚性高度特异性型（甲状腺肿、类癌）。

(5) 性腺母细胞瘤

(6) 非卵巢特异性软组织肿瘤

(7) 未分类肿瘤

(8) 继发性（转移性）肿瘤

(9) 瘤样病变

（二）中医病因病机

气滞血瘀为基本病机，外感邪毒、内伤饮食及情志抑郁为致病因素，而脏腑阴阳气血失调、正气虚损则是致病基础，数者互为因果，最终使痰、湿、气、血郁滞于冲任、胞脉，久之则导致卵巢癌的发生。

1. 气滞血瘀　情志不节，多怒久郁，或寒温失节，久病不愈，脏腑之气虚弱，则气机不畅。若气塞不通，血壅不流，日久必有血瘀，气滞血瘀，蕴结于冲任，积久成癥。

2. 痰湿内阻 肿瘤的发生与痰相关。寒温失调，饮食不节，情志久郁，均可损伤脾胃功能，致水湿不运，聚而生痰，痰阻冲任，日久生积。

3. 热毒内结 情志抑郁，郁而化火，或感受外来毒热之邪，毒热挟气、挟血，久之气、血、瘀、毒、热等蕴结冲任而生癥瘕。

4. 脏腑失调 素体虚弱，脏腑功能失调，容易导致痰湿内阻、气滞血瘀而发肿瘤。

【临床表现】

卵巢恶性肿瘤生长迅速，易扩散，但早期患者常无症状，往往在妇科检查时偶被发现，或待肿瘤生长到一定大小，腹部可扪及时，或出现并发症时才被发现，往往已属晚期。卵巢癌的症状和体征可因肿瘤的性质、大小、发生时期、有无继发变性或并发症而不同。

（一）症状

1. 下腹不适或盆腔下坠感，可伴食欲不振、恶心、胃部不适等胃肠道症状。

2. 腹部膨胀感，常因肿块使盆腔内压增加或腹水、肿块使腹内压增加所致。

3. 伴腹水者，除有腹胀外还可引起压迫症状，如横膈抬高可引起呼吸困难，不能平卧，心悸；由于腹内压增加，影响下肢静脉回流，可引起腹壁及下肢水肿；肿瘤压迫膀胱、直肠，可有排尿困难、肛门坠胀及大便改变等。

4. 卵巢癌极少引起疼痛，如发生肿瘤破裂、出血和感染，或由于浸润、压迫邻近脏器，可引起腹痛、腰痛等。

5. 肿瘤间质成分产生激素或肿瘤破坏双侧卵巢，可导致月经紊乱或阴道出血。阴道出血除与卵巢癌本身有关外，还常伴有子宫内膜病变，如子宫内膜增生或子宫内膜癌。功能性卵巢癌如颗粒细胞瘤，可产生过多的雌激素而引起性早熟，睾丸母细胞瘤可产生过多的雄激素而引起男性化的表现。

6. 由于肿瘤的迅速生长，患者营养不良及体力的消耗，会呈贫血、消瘦及出现恶病质的体征，此常是卵巢癌晚期临床表现。

7. 因转移而产生相应症状，如肺转移可产生干咳、咯血、胸水及呼吸困难；骨转移可产生转移灶局部的剧烈疼痛，局部有明显压痛点；肠道转移者可有大便变形、便血，严重者可因发生不可逆的肠梗阻而死亡。

（二）体征

1. 腹、盆腔肿块 肿块多为双侧，呈实性或半实性，表面高低不平，固定不移。

2. 腹水征 早期卵巢癌即可出现腹水，体检时腹部移动性浊音阳性。其腹水为淡红色血性，细胞学检查可找到癌细胞。

3. 远处转移征 有时在锁骨上、腹股沟等部位可扪及肿大的淋巴结，转移至肺、肝脏时，可出现胸水、肝脏肿大等相应体征。

（三）并发症

1. 蒂扭转　约有10%的卵巢肿瘤并发蒂扭转，为妇科常见急腹症。好发于瘤蒂长、中等大小、活动度大、重心偏于一侧的肿瘤。其典型症状是突然发生一侧下腹剧痛，常伴恶心、呕吐甚至休克，系腹膜牵引绞窄引起。妇科检查扪及肿块张力较大，有压痛，以瘤蒂部位最明显，并有肌紧张，有时扭转可自然复位，腹痛随之缓解。蒂扭转一经确诊，即应行手术治疗。

2. 肿瘤破裂　约3%的卵巢肿瘤会发生破裂。其症状轻重取决于破裂口大小、流入腹腔囊液的性质和量。小囊肿或单纯性浆液性囊腺瘤破裂时，患者仅感轻度腹痛；大囊肿或成熟性畸胎瘤破裂后，常致剧烈腹痛、恶心呕吐，有时导致内出血、腹膜炎及休克。妇科检查发现腹部压痛、腹肌紧张，或有腹水征、原有肿块摸不到或扪及缩小的肿块。凡疑有肿瘤破裂，应立即剖腹探查。

【实验室检查】

1. 细胞学检查　包括脱落细胞及细针穿刺吸取细胞检查。标本来源包括阴道颈管及宫腔，腹水或腹腔灌洗液，或自子宫直肠陷凹穿刺吸取。其中术前、术中穿刺或冲洗液查找癌细胞是简便易行快速的诊断方法，阳性率可达59%～71.2%，被列为卵巢癌的常规检查项目。用细针穿刺抽取组织或液体后，涂片或做病理切片，经阴道后穹隆途径穿刺损伤小，可重复，阳性率达33%～90%，具有诊断价值；但经腹部操作，因肿瘤刺破后有播散的危险，应慎重。

2. 肿瘤标志物检查　卵巢癌标志物的敏感性和特异性均不能满足早期诊断的需要，现多用于判断病情变化、指导治疗、评定疗效及判断复发等方面。常用标记物有CA125、AFP、CEA、HCG、LDH、SA（唾液酸）等。

【其他检查】

1. 影像学检查

（1）X线检查　腹平片可见囊性畸胎瘤内钙化灶；胃肠道钡剂造影可以帮助了解肿瘤与胃肠道的关系，明确胃肠道有无器质性病变及转移灶存在；泌尿道造影可以发现输尿管有无受压或移位，膀胱是否被侵及，并用以鉴别腹膜后肿瘤。

（2）B超检查　B型超声扫描检查至今仍为盆腔肿瘤首选的筛选诊断技术。它可以显示盆腔肿块的部位、大小和质地，此外还可以帮助确定卵巢癌的扩散部位，有助于临床分期。

（3）CT检查　CT检查能够准确显示盆腔正常和异常解剖结构，对盆腔肿块定位和定性，从而确定肿瘤分期，但CT诊断不能代替剖腹探查。

（4）MRI检查　MRI的优点是对人体无放射引起的损害，可以任意选择扫描平面和方向，对软组织密度分辨率较高。

（5）放射免疫显像　放射免疫显像（RII）是一项新兴的放射免疫诊断技术，其方法是先静脉注射放射标记的单克隆抗体，48～72小时后用γ照相机摄片显像。大量的临床资料证实，RII 对妇科肿瘤的应用价值较高，其对卵巢癌的诊断特异性不很强，但敏感性很高，特别是盆腔内肿瘤的阳性显像率大多超过 90%，且小体积的肿瘤（直径 1.5～2cm）亦可显像，对病情监测很有意义。

2. 腹腔镜检查 腹腔镜在卵巢癌的诊断、鉴别诊断、分期中均有重要的价值，虽不能代替剖腹的二次探查术，但有助于判断化疗后存在的肿块是否可切除及病灶是否已广泛播散。其适应证为：①对于选择二次探查的病例，避免因广泛播散不能手术而行剖腹探查。②在化疗期间可了解患者对药物的反应。③偶可发现二次剖腹探查结果阴性的早期复发病灶。

3. 剖腹探查活检进行细胞学、病理学检查 剖腹探查可直接采集标本进行细胞学、病理学检，以明确诊断。

【诊断与鉴别诊断】

（一）诊断要点

40～60 岁的女性，尤其是绝经前后，出现不明原因的胃肠道症状、消瘦、下腹疼痛或不适、腹部包块、不规则阴道出血等，体检时触及盆腔不规则包块，且相对固定，应怀疑卵巢癌的可能，可做实验室及其他检查，尤其是细胞学、病理学检查以明确诊断。

（二）临床分期

目前多采用 IFGO 1991 年制定的卵巢癌肿瘤分期标准：

Ⅰ期：癌变限于卵巢。

$Ⅰ_A$ 期：单侧，无腹水，包膜完整，表面无肿瘤。

$Ⅰ_B$ 期：双侧，无腹水，包膜完整，表面无肿瘤。

$Ⅰ_C$ 期：$Ⅰ_A$ 或 $Ⅰ_B$ 期肿瘤包膜破裂，表面有肿瘤生长，腹水或腹腔冲洗液癌细胞（+）。

Ⅱ期：单侧或双侧卵巢肿瘤，并有盆腔转移。

$Ⅱ_A$ 期：转移至子宫或输卵管。

$Ⅱ_B$ 期：转移至盆腔其他组织。

$Ⅱ_C$ 期：$Ⅱ_A$ 或 $Ⅱ_B$ 期肿瘤包膜破裂，表面有肿瘤生长，腹水或腹腔冲洗液癌细胞（+）。

Ⅲ期：单侧或双侧卵巢肿瘤，并有盆腔外腹膜种植转移和/或腹膜后淋巴结转移，腹股沟淋巴结转移，肝脏表面转移。肿瘤局限于盆腔，但组织学证实已侵犯小肠和网膜。

$Ⅲ_A$ 期：肿瘤局限于盆腔，淋巴结无转移，组织学证实腹膜种植转移。

$Ⅲ_B$ 期：腹膜种植转移灶直径≤2cm，淋巴结无转移。

$Ⅲ_C$ 期：腹膜种植转移灶直径＞2cm 和/或腹膜后或腹股沟淋巴结转移。

Ⅳ期：单侧或双侧卵巢肿瘤，有远处转移，包括腹水或胸水中找到癌细胞，有肝实质转移。

（三）鉴别诊断

1. 卵巢良性肿瘤　也表现为卵巢肿块，但多发生在生育期年龄组，多为单侧，表面光滑，可推动，有囊性感，生长缓慢，无腹水。B超检查多为囊性影像，血清CA125检测为阴性或轻度升高。

2. 盆腔炎性包块　盆腔炎可形成实质性、不规则固定包块，或宫旁结缔组织呈炎性浸润达盆壁（冰冻骨盆）与卵巢癌相似。盆腔炎性包块患者往往有人工流产术、放/取节育环、产后感染史，表现发热、下腹痛，病程长，双合诊检查触痛明显，应用抗炎治疗包块缩小。必要时可行包块细针穿刺进行细胞学或病理学检查以鉴别。

3. 子宫内膜异位症　子宫内膜异位症形成的粘连性卵巢包块及子宫直肠陷凹结节与卵巢癌相似。子宫内膜异位症常发生于生育期年龄患者，特征性表现为进行性痛经、盆腔疼痛、月经失调及不孕，但无腹痛、恶病质等。可在B超监测下从后穹隆穿刺出巧克力样囊液，经孕酮类药物治疗可缓解症状，甚至可使包块缩小。

4. 生殖道以外的肿瘤　卵巢癌需与腹膜后肿瘤、直肠或乙状结肠癌等鉴别。腹膜后肿瘤固定不动，位置低者可使子宫或直肠移位；肠癌多有典型消化道症状，B超显像、钡剂灌肠、静脉肾盂造影等有助于鉴别。

5. 附件结核或腹膜结核　常有结核病史，并有消瘦、低热、盗汗、月经量少、闭经等症状。腹膜结核腹水时出现粘连性肿块，特点是位置高，B超、X线胃肠造影等可帮助确诊。

【治疗】

（一）治疗原则

卵巢癌一经确诊，不论是早期、晚期，应尽早手术治疗，并辅以化疗、放疗及中医药治疗。若为晚期，癌瘤较大，有广泛转移，粘连严重者，可先行化疗及中医药治疗以缩小肿块，提高机体免疫力，为手术治疗准备条件，可提高手术成功率。

（二）西医治疗

1. 手术治疗　恶性卵巢肿瘤诊断一旦成立，若无明显手术禁忌证，应首先考虑手术治疗。其目的一是进行全面的盆、腹腔探查和分期；二是切除肿瘤，明确诊断。

Ⅰ期卵巢癌治疗原则是彻底手术切除。晚期患者应尽可能切除肉眼可见的瘤灶，使瘤细胞数减少到最低限度，即使不能全部切除，也应尽量减小肿块体积，即所谓肿瘤缩减术或细胞减灭术，以利于术后化疗及放疗。对交界性或低度恶性肿瘤、颗粒细胞瘤及$Ⅰ_A$期组织分化好的年轻病人（需保留生育能力者），可以仅做患侧附件切除，但必须剖腹探查对侧卵巢确认无肿瘤，或楔形切除组织冰冻检查正常时方可保留，术后严密随访。

二次探查术自20世纪30年代试用以来，随着麻醉和手术的进步，近些年应用日趋广泛，主要作为卵巢癌晚期的新措施而被重视。

(1) 卵巢上皮癌

Ⅰ期：以外科手术为主，术后辅助化疗或放疗。

Ⅱ、Ⅲ期：行剖腹探查术和肿瘤减灭术。

Ⅳ期：以化疗为主，为提高疗效，延长生命，可辅以手术治疗。

(2) 卵巢恶性生殖细胞瘤　近10余年来，卵巢生殖细胞瘤的疗效有明显改善。现已将卵巢恶性生殖细胞瘤列为继绒癌之后第二种可用化疗根治的妇科恶性肿瘤。

Ⅰ、Ⅱ期：手术的目的是明确诊断及分期，切除原发及转移灶。术后除$Ⅰ_A$期中肿瘤分化Ⅰ级的未成熟畸胎瘤外，均需术后化疗。

Ⅲ、Ⅳ期：肿瘤减灭术，术后化疗。

2. 化学治疗　大多数类型的卵巢癌对化学药物较敏感，化疗已成为卵巢癌常规综合治疗中的重要环节。卵巢癌化疗的原则为：在根治性手术或减瘤手术后进行多疗程联合化疗。其适应证为：①对早期术后无残留肿瘤者，可作为预防性化疗。②术中囊壁破裂，污染腹腔者。③有残留肿瘤者，术后应积极多疗程化疗，争取二次探查术和/或二次肿瘤减灭术，以达根治。④术前化疗，控制腹水，或肿瘤固定，不能切除，化疗后争取手术切除。⑤晚期广泛转移种植，不宜手术者，应用姑息性化疗，以改善症状，延长生存期。

(1) 卵巢上皮癌的化疗

1) 单药化疗：主要用于早期病人的预防治疗（一般为6~10个疗程）和年老体弱或有内科合并症者。由于疗效不如联合用药，目前除单药CBP外，其他单药因其疗效较差已被以DDP为主的联合化疗代替。

CBP用法：CBP 300~400mg/m^2加入5%葡萄糖液500ml中，静脉滴注，4周为1疗程。CBP与DDP疗效相同，基本无肾损伤、神经毒性和胃肠毒性，但有较明显的血液学毒性。多用于年龄较大，一般超过65岁或有合并症，特别是糖尿病，或不能耐受DDP者。

2) 联合化疗

①一线化疗：卵巢上皮癌一线化疗是以DDP为主的化疗，常用的一线化疗方案详见表Ⅱ-14-1。

表Ⅱ-14-1　　卵巢上皮癌常用一线联合化疗方案

方案	药物	用　法
PAC	DDP	50mg/m^2，静脉滴注，第1天，需水化、利尿
	ADM	30~40mg/m^2，静脉冲入，第1天
	CTX	500mg/m^2，静脉冲入，第1天
		4周为1疗程
PC	DDP	75mg/m^2，静脉滴注，第1天，需水化、利尿和止吐
	CTX	750mg/m^2，静脉冲入，第1天
		3周为1疗程
CC	CBP	300mg/m^2，静脉滴注，第1、5天
	CTX	600~700mg/m^2，静脉冲入，第1天
		4周为1疗程
TP	TAX	135mg/m^2，静脉滴注24小时

（续表）

方案	药物	用 法
		或 175mg/m²，静脉滴注 3 小时，第 1 天
	DDP	70～75mg/m²，静脉滴注，第 2 天
		或分 2 次剂量，第 2 和第 3 天输入，需水化、利尿和止吐
		3～4 周为 1 疗程
TC	TAX	175mg/m²，静脉滴注 3 小时，第 1 天
	CBP	250～350mg/m²，静脉滴注，第 2 天
		4 周为 1 疗程

②二线化疗：顺铂联合化疗虽然明显提高了晚期卵巢癌的疗效，但即使肿瘤达到临床完全缓解，仍有 50%～70%复发。1989 年抗癌新药紫杉醇应用于临床，明显地提高了卵巢癌二线化疗的疗效。紫杉醇与顺铂或卡铂联合化疗是目前二线化疗的最有效方案，特别是对耐药肿瘤。常用的二线化疗方案除了 PAC、PC、TP、TC（均同一线化疗方案），还有 EP、IEP，以及 TDDP 、TCBP（低剂量紫杉醇与顺铂/卡铂联合化疗方案）。详见表Ⅱ－14－2。

表Ⅱ－14－2　卵巢上皮癌常用二线联合化疗方案

方案	药物	用 法
EP	VP-16	70mg/m²，静脉滴注，第 1～5 天
	DDP	20mg/m²，静脉滴注，第 1～5 天
	或 CBP	70mg/m²，静脉滴注，第 1～5 天
		4 周为 1 疗程
IEP	IFO	2g，静脉滴注，第 1～3 天
	VP-16	70mg/m² 或 100mg，静脉滴注，第 1～3 天
	DDP	30mg，静脉滴注，第 1～3 天
	Mesna	400mg，用 IFO 后的 0、4、8 小时静脉滴注，第 1～3 天
		4 周为 1 疗程
TDDP	TAX	60～80mg/m²，静脉滴注，第 1、8、15 天
	DDP	70～80 mg/m²，静脉滴注，第 2 天
		或分 2 次剂量，第 2 和第 3 天输入，需水化、利尿和止吐
		4 周为 1 疗程
TCBP	TAX	60～80mg/m²，静脉滴注，第 1、8、15 天
	CBP	250～400mg/m²，静脉滴注，第 2 天
		4 周为 1 疗程

（2）卵巢恶性生殖细胞瘤的化疗　目前认为卵巢恶性生殖细胞瘤中，除Ⅰ期Ⅰ级未成熟畸胎瘤不需化疗外，其余各期都应手术后辅助化疗。20 世纪 90 年代以来，BEP 方案已经成为国际上治疗各期卵巢恶性生殖细胞瘤的标准一线化疗方案。

早期恶性生殖细胞瘤术后化疗一般为 3～4 个疗程，晚期一般为 5～6 个疗程。

常用恶性生殖细胞瘤的化疗方案见表Ⅱ－14－3。

表Ⅱ-14-3　　卵巢恶性生殖细胞瘤常用联合化疗方案

方案	药物	用　　法
BEP	BLM	15mg，静脉滴注，第1~3天
		或BLM（PYM）30mg，肌内注射，第2、9、16天
	VP-16	60~70mg/m²，静脉滴注，第1~5天
	DDP	20mg/m²，静脉滴注，第1~5天
		4周为1疗程
IEP	VP-16	75mg/m²，静脉滴注，第1~5天
	DDP	20mg/m²，静脉滴注，第1~5天
	IFO	1.2g，静脉滴注，第1~3天或5天
		（Mesna解毒同前）
		4周为1疗程
PVB	DDP	20mg/m²，静脉滴注，第1~5天
	VCR	1.2mg/m²，静脉冲入，第1天
	BLM（PYM）	30mg，肌内注射，第2、9、16天
		4周为1疗程

注：BLM（PYM）有不可逆的肺纤维变毒性，治疗总剂量不应超过360mg，有人建议每次剂量减低。

（3）腹腔化疗　由于腹腔化疗有局部药物浓度高、肿瘤与药物直接接触、毒性较低的特点，被临床广泛采用。但腹腔化疗药物渗入肿瘤的深度有限，一般小于5mm，故不宜用于有大块肿瘤残存者，特别是术后腹腔脏器粘连，影响药物分布；同时，因插管穿刺可引起并发症，故其应用受到限制。

（4）介入疗法　现多采用Seldinger技术，经股动脉超选靶向血管插管灌注抗癌药物或栓塞剂。随着介入技术应用的发展，采用髂内动脉灌注化疗药物治疗卵巢癌能提高局部的血药浓度，从而提高治疗效果。

3. 放射治疗　放疗是卵巢癌综合治疗的手段之一，用于早期病人手术后的预防性治疗，主要用于$Ⅰ_B$~$Ⅰ_C$及$Ⅰ_A$期肿瘤组织分化差的病人。对于晚期病人，放疗可以进一步消除手术未能切净的病灶以及淋巴结和腹腔内的转移灶，以便提高手术的治疗效果。

适应证主要为：①对放射线敏感的卵巢肿瘤，如无性细胞瘤、颗粒细胞瘤等的术后治疗；②术后无残存肿瘤或仅盆腔有残存肿瘤的上皮癌；③局部肿瘤或复发转移的姑息治疗，如盆腔、锁骨上和腹股沟肿瘤的局部放疗。

（1）全腹体外照射　照射野包括全盆、腹腔脏器，采用大野或分割成2~4个小野垂直照射，腹中央平面总量为20~30Gy/6周。一般肝、肾的耐受量分别为30Gy及18Gy，如超过此剂量时，应遮挡保护。

（2）盆腔照射　照射范围上至脐孔水平，下至盆底，照射剂量为40~60Gy，6~8周内完成。

（3）腹腔内放射性核素治疗　用于早期病人的预防性治疗，以及仅有小的残存肿瘤的术后治疗。常用的放射性核素为^{198}Au或^{32}P，加注射用水300~500ml，经腹腔插管或开腹灌注。其特点为腹膜表面剂量高，但照射深度浅，有利于消灭腹腔内浅表癌组织，对器官损伤小，治疗时间短。此法目前已被腹腔化疗所代替。

(4) 保留生育功能的放射治疗　为避免放射治疗对正常卵巢的破坏作用，可在放射治疗时覆盖健侧卵巢部位，使其不受照射。这种覆盖健侧卵巢的放疗技术使健侧卵巢所受到的放射量约相当于靶区所受照射量的3%～5%。

4. 生物治疗　临床一般应用卡介苗及其菌体成分、小棒状杆菌、转移因子、干扰素、左旋咪唑等进行免疫治疗。

5. 激素治疗　如他莫昔芬、孕激素类药物等，作为辅助治疗主要用于晚期病人的姑息治疗，或与化疗联合。

6. 卵巢癌重症及合并症的治疗

(1) 腹腔积液

1) 腹水量大时，应定时抽出腹水，以减轻腹压。放腹水宜缓慢进行，不可流出太快，以防腹压骤减，发生意外。一般放腹水量以2000ml为宜，放腹水后及时打上腹带。

2) 放腹水后，可将对卵巢癌有效的化疗药物注入腹腔，使化疗药在腹腔内的浓度增高，直接作用于肿瘤，可获得较好的缩小瘤灶、消除腹水的效果。常用DDP 80～100mg腹腔内注入，每周1次，连用4次为1疗程，同时应用止吐和利尿药物，以减轻胃肠道反应和肾脏毒性。或用CBP 100～200mg，腹腔注入，5～6次为1疗程，也可联用5-FU 1.0～2.0g注入腹腔。

3) 加强支持营养疗法，注意调整水、电解质平衡。每次抽腹水前后，可输入人体白蛋白、鲜血、支链氨基酸等。

4) 中医药辨证治疗对恶性腹水有一定疗效。因卵巢癌腹腔内广泛浸润或压迫所致的恶性腹水，多是由邪毒内蕴、气滞湿阻或湿热蕴结、水湿内停所致，与肝、脾、肾三脏功能失调有直接关系。其辨证论治为：

①气滞湿阻证：治以理气活血，除湿消满，柴胡疏肝散(《景岳全书》) 合平胃散(《太平惠民和剂局方》) 加减。

②湿热蕴结证：治以清热利湿，攻下逐水，中满分消丸(《兰室秘藏》) 酌用舟车丸(《景岳全书》) 加减。

血瘀重者加丹参、红花、牡丹皮、穿山甲等；兼脾虚者加党参、白术、茯苓等；兼肾虚者加茯苓、附子、人参等。

(2) 肿瘤破裂、出血　一旦确定为卵巢肿瘤破裂出血，应立即手术治疗，并及时输液和输血以纠正休克。术中为防止肿瘤细胞种植扩散，可用DDP或5-FU冲洗腹腔。术后服用益气养血中药，如生黄芪、太子参、白及、当归、鸡血藤、黄精等以促进伤口愈合，恢复健康。

(三) 中医治疗

1. 辨证论治

(1) 湿热蕴毒证

证候：腹部肿块，腹胀痛或伴有少量腹水，大便干燥，尿黄灼热，口干苦不欲饮，舌质黯，苔厚腻，脉滑或滑数。

治法：清热利湿，解毒散结。

方药：四妙丸(《成方便读》) 加减。

药用生薏苡仁 30g，半枝莲 30g，白花蛇舌草 30g，龙葵 30g，鳖甲(先煎)30g，车前草 30g，大腹皮 30g，白英 30g，土茯苓 30g，莪术 15g，黄柏 10g，怀牛膝 10g。

方中黄柏、薏苡仁、白花蛇舌草清热解毒利湿为君；莪术活血祛瘀，鳖甲软坚散结为臣；半枝莲、龙葵、白英、土茯苓助君药清热解毒，大腹皮下气宽中，车前草利水消肿为佐使，共奏清热利湿、解毒散结之功。

(2) 气滞血瘀证

证候：腹部肿块坚硬固定，腹胀腹痛，面色晦黯无华，形体消瘦，肌肤甲错，神疲乏力，二便不畅，舌黯紫或有瘀斑，苔薄黄，脉细涩或弦。

治法：行气活血，祛瘀散结。

方药：膈下逐瘀汤(《医林改错》) 加减。

药用黄芪 15g，当归 15g，莪术 15g，五灵脂 15g，乌药 15g，川芎 10g，三棱 10g，赤芍 10g，延胡索 10g，桃仁 10g，红花 10g，香附 10g，干蟾 10g。

方中三棱、莪术行气活血为君；五灵脂、川芎、赤芍、桃仁、红花助君药行血，香附、乌药、延胡索助君药行气为臣；黄芪益气，当归养血为佐；干蟾解毒散结为使，共奏行气活血、解毒散结之功。

(3) 痰湿凝聚证

证候：腹部肿块，胃脘胀满，时有恶心，面虚浮肿，身倦无力，舌润，苔白腻，脉滑。

治法：健脾利湿，化痰散结。

方药：参苓白术散(《太平惠民和剂局方》) 加减。

药用黄芪 10g，猫爪草 30g，八月札 30g，党参 10g，茯苓 25g，白术 15g，车前子 15g，海藻 15g，莪术 15g，猪苓 15g，厚朴 15g，山慈菇 10g。

方中茯苓、猪苓健脾利湿，山慈菇、莪术化痰散结为君；海藻、猫爪草、八月札化痰散结，厚朴、白术健脾理气为臣；党参、黄芪益气，车前子利湿为佐使，共奏健脾利湿、化痰散结之功。

(4) 气阴两虚证

证候：腹部隆满，可触及肿块，坚硬不移，或卵巢癌手术后极度消瘦，倦怠乏力，面色萎黄，纳呆，语声低微，大便溏薄，腰酸，口干咽燥，舌质淡，苔少或苔薄，脉细数。

治法：益气养阴，软坚消癥。

方药：六味地黄丸(《小儿药证直诀》) 加减。

药用熟地黄 20g，山药 20g，茯苓 20g，女贞子 20g，山茱萸 15g，牡丹皮 15g，党参 15g，鳖甲 30g，黄芪 30g，龙葵 15g，鸡内金 15g，巴戟天 10g，补骨脂 10g，三棱 10g。

方中黄芪、熟地黄益气养阴为君；山茱萸、女贞子、巴戟天、补骨脂补肾，党参、山药、茯苓健脾益气为臣；鳖甲、鸡内金、三棱活血化瘀，软坚散结为佐；牡丹皮、龙葵行血解毒为使，共奏益气养阴、软坚消癥之功。

(5) 气血亏虚证

证候：腹痛绵绵，或有少腹包块，伴消瘦乏力，面白神倦，心悸气短，动则汗出，纳呆，口干不欲饮，舌质淡红，脉细弱或虚大无根。

治法：补气养血，滋补肝肾。

方药：人参养荣汤(《三因极一病证方论》) 加减。

药用人参 15g，川芎 15g，白术 15g，黄芪 20g，白芍 20g，熟地黄 10g，陈皮 10g，五味子 10g，茯苓 10g，远志 10g，甘草 5g，大枣 30g。

方中以人参大补元气为君；白术、黄芪、熟地黄、大枣等养营血，滋养肝肾为臣；川芎、远志、白芍、五味子、茯苓、陈皮等调肝健脾为佐；甘草调和诸药为使。

以上各型卵巢癌，若腹部肿块坚硬者，加土鳖虫、穿山甲(先煎)、水蛭；阴道出血过多者，加仙鹤草、阿胶(烊化)、三七粉(冲)；身热口干者，加蒲公英、苦参；腹胀甚者，加枳实、九香虫；腹水多者，加大腹皮、八月札、猪苓；潮热、盗汗、口干者，加鳖甲(先煎)、女贞子、山茱萸；腹痛甚者加延胡索、白芍、茵陈。

2. 其他疗法

(1) 针灸疗法　取大椎、足三里、血海、关元等穴，用补泻结合手法，每日 1 次，每次 15～30 分钟，能提高机体免疫力，协助化疗的顺利进行。如腹痛可针刺双侧阳陵泉、双侧三阴交、气海、关元、双侧足三里。腹水严重者不宜针刺腹部穴位，适当应用灸法可有效。

(2) 耳针治疗　取脾、胃、大肠、小肠、三焦、腹、十二指肠或耳部压痛点等，每次选 3～4 穴，用毫针刺法、埋针法或压豆法等，每日 1 次，双耳交替选用，用于卵巢癌化疗后出现胃肠道反应的辅助治疗。

(3) 穴位埋药法　局麻下切开双侧足三里或三阴交、关元穴处皮肤至皮下，稍微分离后，埋入麝香 0.1～0.3g，严密包扎伤口，15～90 天交替埋藏一次，可试用于治疗晚期卵巢癌腹水。

(4) 外敷法

①薏苡附子败酱散：生薏苡仁 30～60g，熟附子 5～10g，败酱草 15～30g，加水煎 2 次，分 3 次将药液温服，药渣加青葱、食盐各 30g，加酒炒热，趁热布包，外敷患处，上加热水袋，使药气透入腹内。每次熨 1 小时，每日 2 次。

②独角莲敷剂：鲜独角莲（去皮）捣成糊状，敷于肿瘤体表部位，上盖玻璃纸，包扎固定，24 小时更换一次（用干独角莲研细末，湿水调敷也可）。

③大黄 30g，芒硝 20g，乳香 15g，没药 15g，细辛 5g，白芷 15g，共研细末，用开水调敷患处，适用于卵巢癌腹胀疼痛。

（三）中西医结合治疗

手术前后、放疗、化疗与中医结合治疗，参见子宫颈癌相关内容。

【中西医治疗进展及展望】

目前，我国各地都在广泛开展中西医结合治疗卵巢癌的研究，出现了许多有一定疗效的中药方剂。如以化瘤丸（牛黄、麝香、血竭、硇砂、轻粉、冬虫夏草、朱砂、全蝎、蜈蚣、乳香、没药、白芷、金银花、连翘、生栀子、白术、半枝莲、蟾酥等）为主，中西医结合治疗晚期卵巢癌，取得了理想疗效。

近年来中药配合化疗治疗卵巢癌的报道较多，中药健脾理气，一方面可以增强抗癌效果，另一方面又可减轻化疗的副反应。化疗后配合中药治疗对调整机体功能、减轻化疗毒副反应及改善卵巢切除后类更年期症状有西药不可替代的作用，展示了中西医结合治疗妇科癌症的前景。有人用参芪扶正败毒丸（药用党参、黄芪、白术、熟地黄、当归、薏苡仁、半枝莲、白花蛇舌草、夏枯草、半边莲、山慈菇、三棱、莪术、炙甘草）合并化疗治疗卵巢癌，据报道能够显著提高化疗完成率，改善临床症状，提高生活质量，增强机体的免疫功能，延长生存期。有报道分析了43例中、晚期卵巢癌手术后腹腔化疗配合中药治疗的疗效，认为对腹水的清除、肿瘤标志物的下降、提高生存率有显著效果。有人报道髂内动脉灌注并栓塞化疗，配合中药保留灌肠（灌肠方药用黄芪、补骨脂、桃仁、红花、牡丹皮、桂枝、半枝莲、赤芍、茯苓、当归、甘草）治疗晚期卵巢癌，结果表明直肠给药通过直肠黏膜直接渗透吸收直达病所，疗效较好。对化疗毒副反应的治疗，有人用中药吴茱萸、肉桂、干姜研末敷脐配合化疗，有很好的止呕效果。除了中医药配合化疗治疗卵巢癌的临床研究外，有人还从中药对人T细胞免疫功能的影响来揭示其作用机理，应用流式细胞仪和单克隆抗体技术测定了多例卵巢肿瘤患者外周血T淋巴细胞亚群，观察卵巢肿瘤患者各证型之间的免疫状况，结果显示卵巢肿瘤患者外周血T细胞亚群变化与辨证有关，可作为临床判断虚证、实证及其免疫状况的敏感指标，为中医治疗卵巢肿瘤提供了客观依据。在此基础上，还观察了益气养阴煎（药用党参、黄芪、白术、白芍、天冬、麦冬、天花粉、五味子、枸杞子、牡丹皮、鹿角霜、生地黄、木香、佛手）治疗卵巢癌的效果及其对患者T细胞的影响，经对照观察，两组病例治疗前OKT4/OKT8较健康人明显低下，治疗后中药加化疗组较治疗前明显提高，而单纯化疗组无明显变化，提示益气养阴煎能增强患者T细胞免疫功能。

目前，中西医结合治疗卵巢癌展示了良好的应用前景，但中药治疗卵巢癌不普遍，其主要问题是辨证论治系统研究还不够，比如证候分型不完整、对疗效缺乏长期的追踪观察等。随着临床研究和基础研究的深入，中西医结合治疗卵巢癌必将越来越广泛地应用于临床，大大提高卵巢癌的治疗效果。

【预防与调护】

（一）预防

1. 凡30岁以上妇女应每年进行一次妇科检查。

2. 尽量避免外源性化学制品对身体的刺激，特别是滑石粉、石棉类等，注意外阴部清洁、经期及性生活的卫生。

3. 及时治疗病毒性疾病，特别是在卵巢开始发育的时期患病毒性疾病如腮腺炎等，更应积极治疗，以绝后患。

（二）调护

1. 确诊为卵巢癌后，除采取各种积极有效的治疗手段外，要注意勿使腹部受挤压，检查时尽量轻柔，要节制性生活。

2. 保持心情舒畅，使患者积极配合治疗。

3. 多食富营养易消化的食物及新鲜蔬菜、水果，保证二便通畅。

4. 卵巢癌病人可根据自己的爱好、体质、病情、环境来进行功能锻炼，如健身操、太极拳、气功等以及一些文艺娱乐活动。

5. 肿瘤病人手术后，临床多见气血两虚，脾胃不振，既有营养物质缺乏，又有机体功能障碍。因而在饮食调治上，既要适当补充营养、热量，给予高蛋白（牛奶、鸡蛋、鲤鱼、鲫鱼等）、高维生素（新鲜蔬菜、水果）食物，又要调理脾胃功能，振奋胃气，恢复化血之源，强化后天之本，可适当选用淮山药、枸杞子、罗汉果、桂圆、葡萄、核桃、黑芝麻、黑木耳、紫河车等。

第十五章 白血病

第一节 急性白血病

急性白血病（acute leukemia，AL）是常见造血组织肿瘤性疾病。其主要特征是白细胞异常增生，病变部位累及骨髓、肝、脾、淋巴结，亦可累及其他组织器官。因增生的白血病细胞具有恶性肿瘤的生物学特征，亦称为“血癌”。由于骨髓中白细胞异常增殖而影响正常造血组织，常伴有血红蛋白降低与血小板数量下降，故临床常有贫血、出血、感染和不同程度的肝、脾、淋巴结肿大及胸骨压痛等症状与体征。据有关资料统计，我国 AL 发生率为3~4/10 万，其中男性平均为 2.79/10 万，女性平均为 2.23/10 万，约占恶性肿瘤总发生率的5%，与亚洲国家发病率基本接近，但低于欧美等国。男性与女性之比为 1.25~2∶1，男性多于女性。根据急性白血病细胞形态学特征又可分急性淋巴细胞白血病（acute lymphoblastic leukemia，ALL）与急性非淋巴细胞白血病（acute nonlymphocytic leukemia，ANLL）。因急性非淋巴细胞白血病起源于骨髓，故又称急性髓细胞白血病（acute myeloid leukemia，AML）。

中医病证名是以其发病过程中的临床症状而定，以贫血为主者，可归于“虚劳”范围；以出血为主者，归属于“血证”范畴；以肝脾肿大为主者，归属于中医“积聚”或“癥积”范围；以淋巴结肿大为主者，归属于“痰核”、“瘰疬”范围；以发热为主者，归属于“内伤发热”或“温病”范围。

【病因病理】

（一）西医病因病理

病因和发病原理比较复杂，到目前为止，尚未被完全认识。但经过长期的探索与资料积累，现在认为是物理、化学、遗传、生物等多种因素相互作用的结果。

1. 病因

（1）病毒因素　已有证据证明，从鸡、小鼠、猫、牛和长臂猿等动物自发性白血病组织中可分离出逆转录白血病病毒，因在电子显微镜下观察呈 C 型，又称 C 型逆转录病毒，以前也曾在患者白血病细胞中发现过病毒样颗粒。有资料证实，C 型 RNA 肿瘤病毒可能是人类白血病发生的关键因素之一。1978 年、1980 年日本和美国从人 T 细胞白血病中成功分离出逆转录病毒，统一命名为HTLV，但发病机理尚不清楚。

(2) 遗传因素 有统计资料表明，某些患有遗传性疾病和免疫缺陷症的病人易发生白血病。如先天愚型（Down综合征）、Fanconi综合征、Bloom综合征、遗传性毛细血管扩张症、共济失调以及骨发育不全等遗传缺陷性疾病均可诱发白血病。在同卵孪生子女中，一人患白血病，另一人患病机会比正常人高达25%，而且所患的是同一类型白血病。另外，亲兄弟之间患同一类型白血病的机会也比正常高出4倍。但在确定遗传因素的同时，还需要考虑后天与环境因素。

(3) 放射因素 第二次世界大战期间，日本长岛、广岛分别爆炸了原子弹，此后5年，发病率分别为其他地区的17倍与30倍。从大剂量接触放射线到发病可有一较长时间潜伏期，最低5年，最长可达25年。究竟接受多大剂量放射线后才能引起细胞克隆的畸变，尚难以确定，这与接触者所处环境以及对放射线敏感度有一定关系。

(4) 化学因素 苯及其衍生物诱发白血病可高达13/10万，比一般人高出2~3倍，且50%是AL。从接触苯及其衍生物到发病的潜伏期为6~72个月不等。化学药物中的氯霉素、保泰松、安眠药、镇静药、细胞毒药物、某些溶剂、杀虫剂等均疑为危险因素。

(5) 某些血液病 某些血液病晚期可发生或转化为AL，如骨髓增生异常综合征、真性红细胞增多症、原发性血小板增多症等骨髓增殖性疾病。

目前认为，病毒是导致AL的前期分子生物学基础。当逆转录病毒进入细胞浆后，病毒去掉被膜释放RNA，在逆转录酶作用下，以病毒RNA为模板，转录为互补的DNA，再经过DNA依赖性DNA多聚酶作用，形成前病毒DNA。前病毒DNA能整合于宿主细胞的DNA内进行复制，但并不影响宿主细胞生长和发育。同时，前病毒整合于某种原癌基因附近，引起该基因转录加强，转录因子活化可导致特异基因异常表达。在白血病细胞增殖过程中基因点突变也是关键步骤。抑癌基因失活，染色体部分缺失或完全丢失，肿瘤和骨髓基质细胞可能通过自分泌及与具有细胞因子受体的肿瘤细胞相互作用，使细胞增殖加强而引发白血病。

2. 病理 病理表现主要为白血病细胞增生与浸润。非特异性病变则表现为出血及组织营养不良、坏死和继发性感染。白血病细胞的增生与浸润主要发生在骨髓，使正常红系、巨核系细胞受抑。白血病细胞也可出现在其他造血组织或脏器中，如肝脏、脾脏、肺脏、心脏、胸腺、脑组织、淋巴结、睾丸、皮肤黏膜等。白血病细胞大量浸润、出血、梗死及全身代谢障碍，局部或全身组织可有营养不良与萎缩，甚至坏死。近些年来，由于大量化疗药物和抗生素的使用，肿瘤细胞大量崩解后出现纤维蛋白渗出、组织细胞吞噬，可继发骨髓萎缩和/或组织纤维化。

（二）中医病因病机

1. 毒邪内伏 胎毒内伏是急性白血病发生的关键因素之一。母亲体弱多病，在孕育期间感受邪毒，不能及时清除，潜伏体内，遗传下代，遂生本病；或由出生之后，奉养不足，体质虚弱，卫外不固，感受邪毒，正气无力抗邪，毒邪聚于体内，进一步耗伤正气，极易造成久病不复，而使脏腑、气血、阴阳俱虚。

2. 正气虚弱 《内经》中指出："正气存内，邪不可干"；"邪之所凑，其气必虚"。在正常状态下，人体正气会保持动态平衡，正气充足，而不生疾病；若正气虚弱，气血、阴阳虚少或逆乱便会导致气不化血，血不载气，阴阳失调，津液虚乏的疾病状态。

3. 血瘀内阻 瘀血既是疾病发生与发展过程中的病理产物，又是致病的关键因素。胎毒内伏与外来之毒相合，侵袭机体，流注经络，阻碍气血运行，日久便可形成血瘀。王清任在《医林改错》中提出的“元气既虚，必不达于血管，血管无气，必停留为瘀”以及周学海在《读医随笔》中指出的“气虚不足以推血，则血必有瘀”、“血虚不足以滑气，则气必有聚”、“阴虚血必滞”、“阳虚血必凝”等即是描述诸虚不足导致血瘀的病机；反之，血瘀又可影响气血、阴阳、津液之生化，而使诸虚不足进一步加重。

4. 饮食不节 暴饮暴食，饥饱不调，嗜食偏食，饮酒过度，或药毒中伤脾胃，胃不受纳，脾失运化，可导致气血化生无源的气血亏虚证。同时，“脾土虚弱，清者难升，浊者难降，留中滞膈，瘀而成痰”；“痰之为物，随气升降，无处不到，凡人身上下有块者多是痰”。痰性流注，易流窜脏腑、经络、肌肤而形成痰核；痰易与血瘀交织，形成痰瘀互阻，凝结于胁下形成癥积；流注于经脉、肌肤之间形成痰核、瘰疬。

5. 病后失调 大病失于治疗，或辨证有误，或选药不当，形成久病不复，以致心血不足，心神失养；脾气虚弱，统摄无权；肺气亏虚，卫外不固；肝阴不足，肝阳亢盛；肾精不足，髓海空虚等。

6. 感受邪毒 正气亏虚，无以抗邪，或邪毒太盛，或长期受环境之毒滋扰，便会导致邪毒入里，侵犯五脏，损及骨髓而造成毒聚脏腑、骨髓的病理变化；毒邪侵袭，易伤营血，或内陷心包，或毒邪散发，遍布全身而出现壮热口渴、衄血发斑、神昏谵语、疔疮疖肿等。

总之，胎毒内伏、正气虚弱、血瘀内阻是疾病发生的内伤基础；饮食不节、疾病误治是诱发疾病的外在因素；感受外邪是致病的重要条件。本病的发生是多种病因杂而合之，联合致病，由表入里，由浅入深，侵袭营血，累及脏腑，深入骨髓形成髓毒壅盛、痰瘀互阻、诸虚不足之象。其中，正气不足是疾病发生的关键；邪毒壅盛、热毒伤血、痰瘀互阻是疾病发展过程中的基本病机演变；阴竭阳微、脏腑虚衰是最终病理结果。因此，本病临床表现极为复杂，既有邪毒郁积、痰瘀互阻的实证，又有诸虚不足的虚证；病变部位深在骨髓，涉及五脏六腑、四肢百骸、肌肤经脉。疾病初期以气阴(血)亏损为主，并见邪毒内盛与邪毒伤血的实证；病程进展中可有热毒不解，侵袭营血，逆转心包或邪犯厥阴，肝风内动等；疾病缓解期毒邪虽退，但余毒未清，正气未复，若正不胜邪，余毒可随时复燃，致使疾病复发。

【临床表现】

多数患者发病急，进展快，由发病到就诊时间通常数天或 1 ~ 3 个月。起病急者占 60% 左右，少数发病缓慢。

（一）症状

1. 发热 约半数患者以发热为首发症状，发热程度不等，热型多样，可见弛张热、稽留热或间歇热等。发热原因多由中性粒细胞减少或质量降低，或免疫功能低下引起继发性感染和白血病细胞浸润所致；也可由治疗相关因素引起。

2. 出血　出血程度不一，部位可遍及全身，可见瘀斑、视网膜出血、血尿、黑便等。严重病例可发生脑出血。出血发生率在67%～75%之间，死于出血者占38%～44%，死于弥漫性血管内凝血者占20%～25%。血小板减少与质量降低是引起出血的主要原因，也与白血病细胞浸润、感染、化疗以及凝血机制障碍有关。

3. 贫血　疾病早期便可见面色苍白、心慌气短等贫血的一般虚弱症状。贫血与肿瘤细胞增殖干扰正常造血细胞生成有关。同时，红细胞生成素反应性降低、无效造血、溶血以及化疗药物干扰核酸代谢也与贫血关系密切。

（二）体征

肝、脾、全身淋巴结肿大以及骨、关节疼痛是最常见临床体征，由白血病细胞浸润所致。ALL患者肝、脾肿大约占50%，淋巴结肿大可高达90%。疼痛多发生在四肢骨及关节，呈游走性，局部无红、肿现象。几乎所有患者均可见到胸骨压痛体征。

（三）并发症

1. 主要并发症

（1）神经系统病变　在疾病发生与发展进程中，白血病细胞可侵犯脑组织引起中枢神经系统病变，临床见有头痛、头晕、瘫痪、失明、昏迷等；浸润外周神经可见肢体麻木、浅感觉障碍或消失等。

（2）心肺病变　心包膜、心肌及心内膜皆可受侵，表现为心包积液、心率失常及心衰等；支气管及肺亦可受犯，可见到咳嗽、胸闷、憋气、咯血等。

（3）其他病变　皮肤浸润可见斑丘疹、结节、肿块、皮炎等；浸润口腔可出现牙龈肿胀、出血、口腔溃疡和咽痛等；眼眶为绿色瘤多发部位；由于细胞恶性增殖，核酸代谢增加，可出现痛风样病变，严重时可出现肾功能不全。

2. 其他并发症

（1）骨髓抑制　化疗应用历史不长，但是发展却很快，特别是20世纪80年代以来，随着新药的相继问世，大剂量化疗及新方案不断涌现，与之相关的种类繁多的化疗反应也接踵而来。由于化疗药物并无选择杀伤的特异性，在消灭肿瘤细胞的同时，也对正常细胞，尤其是增殖旺盛的骨髓造血细胞造成严重损伤，导致骨髓抑制与外周血细胞下降，严重的感染、出血使正常化疗难以顺利完成。化疗后骨髓抑制已成为影响急性白血病临床疗效的重要原因之一。

（2）其他　肝、肾功能损害是常见的治疗相关并发症。轻度肝脏损害仅出现酶学异常；严重肝脏损害可影响肝脏代谢功能而导致急性肝性脑病。严重肾脏损害可出现肾功能衰竭。化疗也可引起严重的胃肠道反应与外周神经病变。

【实验室检查】

1. 外周血象　大多数患者可见血红蛋白降低，多为正细胞正色素性；贫血多为中度至重度。半数以上病例白细胞升高，约1/4患者白细胞减少。90%以上患者外周血中可见原始细胞。约 1/3 患者来诊时血小板减少，血小板大小不等，常有畸形血小板、巨型血小板。巨核细胞白血病外周血可以见到幼稚巨核细胞。

2. 骨髓象 骨髓有核细胞增生明显活跃或极度活跃。部分患者可增生低下，但相应系列的原始细胞或幼稚细胞明显增加。骨髓原始细胞数 > 30%，常有形态异常或核浆发育不平衡。除相应系列原始或幼稚细胞增殖外，其他系列细胞增生往往受抑。

3. 染色体检测 部分患者可检出异常染色体。如 t（4；11）；t（9；22）；t（8；14）。20% ~ 30%成人 ALL 可查出 ph1 阳性染色体，无论其 bcr/abl 编码蛋白是 210kd 或 190kd，预后均较差。

4. 分子生物学与免疫指标 检出 bcr/abl 基因重排有助于预后判断和微小残留病变的追踪治疗。单克隆抗体为辅助诊断和鉴别诊断提供了客观、可重复性的判断标准，对了解细胞来源、提高诊断准确率、指导治疗及判断预后提供了重要依据，尤其对 ALL 分型更具特色。选用 CD_{13}或 CD_{33}，其次选 CD_{14}或 CD_{15}和淋巴细胞系单抗可以鉴别 ANLL 与 ALL；选用 CD_{13}与 CD_{14}区分粒细胞系或单核细胞系；用血型糖蛋白 A 或膜收缩蛋白单抗以确定是否为红细胞系；用血小板糖蛋白的 $Ⅱ_B/Ⅲ_A$ 单抗确认巨核细胞系。可用膜表面免疫球蛋白和/或胞浆免疫球蛋白、CD_{19}、CD_{20}以确定 B 型淋巴细胞白血病；用 CD_5、CD_3 确定 T 型淋巴细胞白血病。

5. 细胞化学染色 细胞化学染色是鉴别急性白血病类型的常规方法。常用的组织化学染色方法有过氧化物酶染色（POX）、特异性脂酶染色（ASD）、非特异性脂酶染色（NSE）、中性粒细胞碱性磷酸酶染色（NAP）、糖原染色（APS）、溶菌酶（LYS）染色等。

【其他检查】

1. 电镜 电子显微镜观察细胞内各种化学物质在超微结构水平上的分布情况，有助于急性白血病的分型。如血小板过氧化物酶（PPO）染色在透射电镜下，不仅可将原始巨核细胞与其他原始细胞区分开来，也是诊断急性巨核细胞白血病的重要指标；用扫描电镜对诊断毛细胞白血病具有重要意义。

2. 影像学检查 对肝脾触诊不满意的患者，B 超检查对确定肝、脾肿大具有重要意义，同时 B 超也是确定腹腔淋巴结肿大的检查措施之一。X 线检查对发现纵隔淋巴结肿大有一定意义。CT 或 MRI 可弥补 B 超或 X 线检查的某些不足。

【诊断与鉴别诊断】

（一）诊断要点

临床有发热、出血、贫血等症状；体检有淋巴结、肝脾肿大及胸骨压痛；外周血象见原始细胞，骨髓细胞形态学及细胞化学染色显示某一系列原始细胞≥30%即可诊断。

（二）临床分型

1. 急性淋巴细胞白血病 根据细胞形态特征，可再分为三型：

（1）第一型（L_1） 原始和幼稚淋巴细胞以小细胞为主（直径 < 12μm）；核圆形，偶有

凹陷与折叠，染色质较粗，结构较一致，核仁少而小，核仁不清；胞浆少，轻或中度嗜碱。过氧化物酶或苏丹黑染色阳性的原始细胞一般不超过3%。

(2) 第二型（L_2） 原始和幼稚淋巴细胞以大细胞为主（直径大于正常小淋巴细胞的2倍以上，>12μm）；核仁不规则，凹陷或折叠可见；染色质较疏松，结构较不一致，核仁较清楚，一个或多个；胞浆量常较多，轻或中度嗜碱，有些细胞深染。

(3) 第三型（L_3） 似Burkitt型，原始和幼稚淋巴细胞大小较一致，以大细胞为主；核仁较规则，染色质呈均匀细点状，核仁明显，一个或多个，呈小泡状；胞浆量较多，深蓝色，空泡常明显，呈蜂窝状。

2. 急性非淋巴细胞白血病 根据细胞形态学可再分为七型：

(1) 急性粒细胞白血病未分化型（M_1） 骨髓原粒细胞≥90%；早幼粒细胞很少，中性粒细胞以下阶段不见或罕见。

(2) 急性粒细胞白血病部分分化型（M_2） 又分两个亚型：①M_{2a}：骨髓中原粒细胞30%~90%，单核细胞<20%，早幼粒细胞以下阶段>10%；②M_{2b}：骨髓中原始及早幼粒细胞明显增多，以异常的中性粒细胞增生为主，其胞核常有核仁，有明显的核浆发育不平衡，此类细胞>30%。

(3) 急性颗粒增多的早幼粒细胞白血病（M_3） 骨髓中以颗粒增多的异常早幼粒细胞增生为主，>30%，其胞核大小不一，胞浆中有大小不等的颗粒。又分两个亚型：①M_{3a}：嗜苯胺蓝颗粒粗大，密集或融合；②M_{3b}：嗜苯胺蓝颗粒密集而细小。

(4) 急性粒-单核细胞型白血病（M_4） 又分四个亚型：①M_{4a}：原始和早幼粒细胞增生为主，原、幼单核细胞≥20%；②M_{4b}：原、幼单核细胞增生为主，原始和早幼粒细胞>20%；③M_{4c}：原始细胞既具有粒细胞系，又具有单核细胞系形态特征者>30%；④M_4E_0：除上述特点外，还具有粗大而圆的嗜酸颗粒及着色较深的嗜碱颗粒，占5%~30%。

(5) 急性单核细胞白血病（M_5） 又分两个亚型：①M_{5a}：骨髓中原始单核细胞Ⅰ型+Ⅱ型≥80%；②M_{5b}：骨髓中原始和幼稚单核细胞>30%，原始单核细胞Ⅰ型+Ⅱ型<80%。

(6) 急性红白血病（M_6） 骨髓中红细胞系>50%，且带有形态学异常，骨髓非红细胞系原粒细胞（或原始+幼稚单核细胞）Ⅰ型+Ⅱ型>30%；外周血中原粒细胞或原单细胞>5%，骨髓非红系细胞中原粒细胞或原始+幼稚单核细胞>20%。

(7) 急性巨核细胞白血病（M_7） 外周血中有原始巨核（小巨核）细胞；骨髓中原始巨核细胞≥30%；原巨核细胞有电镜或单克隆抗体证实；骨髓细胞少，活检有原始和巨核细胞增多，网状纤维增加。

（三）鉴别诊断

1. 淋巴瘤 恶性淋巴瘤是原发于淋巴结或淋巴结外淋巴组织或器官的恶性肿瘤。依据临床和病理特点不同分为两大类，即霍奇金病（HD）与非霍奇金淋巴瘤（NHL）。在组织病理学上，HD的恶性细胞为R-S（Reed-Sternberg）细胞及其变异细胞；NHL的恶性细胞则为恶变细胞增殖形成的大量淋巴瘤细胞。临床表现以局部淋巴结肿大为主，部分患者可见骨髓受累，外周血或骨髓中甚至出现原始细胞，与急性淋巴细胞白血病相似，但病程相对缓慢，早期无明显的血红蛋白降低和白细胞、血小板下降。

2. 急性风湿性关节炎 风湿性关节炎系由链球菌感染后引起的变态反应性疾病。虽然具有发热、白细胞增高和轻度贫血现象，但主要以关节红、肿、热、痛为临床特征，很少出现外周血小板数值降低，部分病例还可见外周血小板数值增多。骨髓穿刺涂片检查无原始淋巴细胞增多征象。经抗风湿治疗后临床症状与体征可明显好转。

3. 再生障碍性贫血 再生障碍性贫血是由化学、物理和生物因素等多种病因或某些不明原因引起的骨髓多能造血干细胞和微环境损伤，以及免疫机制改变，导致以全血细胞减少为特征的综合征。临床表现为贫血、出血和感染，较容易与低增生型白血病相混淆。但本病无肝、脾、淋巴结肿大以及胸骨压痛等临床体征；骨髓穿刺涂片或骨髓活组织检查显示红、粒与巨核三系细胞增殖明显低下，原始细胞百分比正常；外周血中 NAP 积分增高。

4. 传染性单核细胞增多症 传染性单核细胞增多症是由 EB 病毒引起的青少年散发性传染病，病变主要累及淋巴网状系统。起病缓急不一，多数患者有前驱症状，如乏力、头晕头痛、纳差、恶心等。临床以高热常伴相对缓脉、咽部红肿疼痛、全身浅表淋巴结肿大、肝与脾脏肿大为特点。常并发神经炎、肾炎、心肌炎、肺炎等，还可出现出血、贫血及黄疸等表现。但嗜异性凝集试验水平增高，抗 EB 病毒抗体阳性，骨髓穿刺涂片或活组织检查三系细胞均正常，并无原始细胞增多现象。

5. 类白血病反应 类白血病反应又称白血病样反应，是指病人事实上没有白血病，但血象中白细胞计数明显增多，常大于 $50\times10^9/L$，或血中有一定百分数的原始、幼稚白细胞。但类白血病反应是继发于各种疾病的综合征，临床以各种原发疾病症状为主，常继发于各种感染和恶性肿瘤。骨髓穿刺涂片或活检显示无原始细胞增多现象；外周血粒细胞可见中毒颗粒，并见有 NAP 升高。

6. 骨髓增生异常综合征 骨髓增生异常综合征是一组原因未明的获得性造血干细胞功能异常，导致以难治性贫血及其他血细胞减少，并伴有病态和无效造血为特征的疾病。其临床表现亦以贫血、感染与出血为特征，且与急性白血病的发生密切相关，所以鉴别尚有一些困难。但其起病较为缓慢，常有两系或三系血细胞减少，骨髓有病态造血细胞，原始细胞不超过 30%。

【治疗】

（一）治疗原则

目前，西医关键性治疗是实施正规、有效的化疗方案。初期化疗称为诱导缓解化疗。在达到完全缓解后应进行缓解后化疗，又可分为巩固治疗、早期强化和维持治疗三个阶段。ALL 缓解后需要 3 年维持治疗。ANLL 缓解后 2 年内，每间隔 4 个月左右进行一次较强的化疗。因此，西医基本治疗原则是尽早给予足量药物联合化疗，在条件许可时，可尽早采用骨髓移植，并积极处理相关并发症。

辨证论治，结合每位患者体质、病情、环境、社会、心理等因素提供个体化治疗方案是中医的优势与特色。在整个治疗过程中要体现中医“扶正祛邪”、“标本兼顾”、“急则治标，缓则治本”、“虚则补之，实则泻之”的基本原则，突出重点，兼顾一般，保护胃气，调节机体整体机能。

虽然化疗方案是当前 AL 有效措施，但化疗可引起骨髓抑制、多药耐药、胃肠道反应、脏器功能损害等严重不良反应。因此，制订中西医结合综合治疗方案可以“扬长避短、优势互补”，极大地发挥综合效应，降低西药带来的不良反应。

（二）西医治疗

1. 支持治疗　支持疗法是疾病全程的关键。包括保护性隔离；发热患者应查找原因，并予广谱抗生素；严重贫血者给予浓缩红细胞输注；血小板 $<20\times10^9/L$，可予输注血小板浓缩液；发生 DIC 时，除病因治疗外，予以新鲜血浆、血小板输注，并使用小剂量肝素；严重粒细胞缺乏时，可予 G-CSF 或 GM-CSF 皮下注射，无此条件者可连续输注浓缩粒细胞；增加液体入量；注意预防感染与高尿酸血症。

2. 化疗

（1）ALL 化疗　常用联合化疗方案见表Ⅱ－15－1。

表Ⅱ－15－1　ALL 常用联合化疗方案

方案	药物	用法用量
VP	VCR	2mg，静脉注射，第 1、8、15、22 天
	PDN	40mg～60mg/m^2，口服，第 1～28 天
		4 周为 1 疗程，未缓解者可继续进行下一疗程
VDP	VCR	2mg，静脉注射，第 1、8、15、22 天
	DRN	30mg～40mg/m^2，静脉滴注，第 1、8、15、22 天
	PDN	40mg～60mg/m^2，口服，第 1～28 天
		4 周为 1 疗程，疗效结束评估血象、骨髓象，适当休息后，进行下一疗程
VDLP	VCR	2mg，静脉注射，第 1、8、15、22 天
	DRN	30～40mg/m^2，静脉滴注，第 1、8、15、22 天
	ASP	6000U/m^2，静脉滴注，第 17～28 天
	PDN	40mg～60mg，口服，第 1～28 天
		4 周为 1 疗程，疗效结束评估血象、骨髓象，适当休息后，进行下一疗程
COAP	CTX	650mg/m^2，静脉滴注，第 1 天
	VCR	2mg，静脉注射，第 1 天
	Ara-C	75mg/m^2，静脉滴注，第 14 天
	PDN	40mg～60mg/m^2，口服，第 1～7 天
		疗程结束后，间歇 10～14 天，评估血象、骨髓象后，进行下一疗程。此方案对 T 淋巴细胞白血病疗效较好
VMP	VCR	2mg，静脉注射，第 1、8、15 天
	6-MP	150mg～200mg，口服，第 1～7 天，第 15～21 天
	PDN	40mg～60mg/m^2，口服，第 1～21 天
		3 周为 1 疗程，疗程结束评估血象、骨髓象，适当休息后，进行下一疗程
VMLP	VCR	2mg，静脉注射，第 1、8 天
	MTX	40mg，静脉滴注，第 1、5、9、13 天

（续表）

方案	药物	用 法 用 量
	ASP	5000U，静脉滴注，第1、4、7、10天
	PDN	$60mg/m^2$，口服，第1~14天
		疗程结束后，间歇10~14天，评估血象、骨髓象，进行下一疗程
VAP	VCR	2mg，静脉注射，第1天
	Ara-C	200mg~500mg，静脉滴注，第1~5天
	PDN	$40mg \sim 60mg/m^2$，口服，第1~7天
		疗程结束后，间歇10~14天，评估血象、骨髓象，进行下一疗程
LVPM	VCR	2mg，静脉注射，第1天
	MTX	1000mg~3000mg，静脉滴注，第1天
	ASP	10000U，静脉滴注，第2、4、6、8天
	DXM（地塞米松）	10mg，静脉注射，第1~10天
		疗程结束后，间歇10~14天，评估血象、骨髓象后，进行下一疗程

（2）ANLL化疗 常用联合化疗方案见表Ⅱ-15-2。

表Ⅱ-15-2　　ANLL常用联合化疗方案

方案	药物	用 法 用 量
DA	DNR	$40mg/m^2$，静脉滴注，第1~3天
	Ara-C	$100mg \sim 150mg/m^2$，静脉滴注，第1~5天或1~7天
		疗程结束后，间歇7~14天，评估血象、骨髓象后，进行下一疗程
HOAP	HH（高三尖杉酯碱）	$2mg \sim 4mg/m^2$，静脉滴注，第1~5天
	VCR	2mg，静脉注射，第1天
	Ara-C	$100mg \sim 150mg/m^2$，静脉滴注，第1~5或1~7天
	PDN	40mg~60mg，口服，第1~5天
		疗程结束后，间歇7~14天，评估血象、骨髓象后，进行下一疗程
DAE	DNR	$40mg/m^2$，静脉滴注，第1~3天
	Ara-C	$100mg \sim 150mg/m^2$，静脉滴注，第1~5天或1~7天
	VP-16	100mg，静脉滴注，第1~5天
		疗程结束后，间歇7~14天，评估血象、骨髓象后，进行下一疗程
AA	ACR	$10mg \sim 14mg/m^2$，静脉滴注，第1~4天
	Ara-C	$10mg/m^2$，皮下注射，第1~4天
		疗程结束后，间歇7~14天，评估血象、骨髓象，第一疗程未缓解，ACR延长至第6~7天
MAE	MIT	6mg，静脉滴注，第1~4天
	Ara-C	$100mg/m^2$，静脉滴注，第1~4天
	VP-16	100mg，静脉滴注，第1~4天
		疗程结束后，间歇7~14天，评估血象、骨髓象后，进行下一疗程
RHA	RA（维甲酸）	10mg~20mg，每日3次，口服，第1~14天
	HH	0.5mg~1mg，静脉滴注，第1~10天
	Ara-C	12.5mg，皮下注射，12小时一次，第1~14天
		疗程结束后，间歇7~14天，评估血象、骨髓象后，进行下一疗程

(3) 急性早幼粒细胞白血病治疗　分诱导缓解治疗、巩固治疗与耐药治疗。

①诱导缓解治疗：绝大多数患者染色体呈 t（15；17），分子标志是 PML/RARα，此型对全反式维甲酸（ATRA）治疗效果好；另有一变异型，染色体呈 t（11；17），对 ATRA 反应较差，后者的融合基因为 PLZF/RARα。诱导缓解 ATRA 60～90mg，口服，第 1～30 天或 1～60 天。

②巩固维持治疗：经用 ATRA 获得 CR 后，需用标准化疗方案进行巩固治疗，如 DA 或 HOAP 方案，巩固 2 个疗程后，再用 ATRA 与强烈化疗每月交替治疗。如有条件亦可行异基因骨髓移植，或自体外周血干细胞移植治疗。

③对 ATRA 耐药治疗：三氧化二砷注射液 10ml 加入 5%葡萄糖液 250～500ml 中静脉滴注，第 1～28 天，间隔 7～14 天，可开始下一疗程，肝肾功能异常时需要停药。

3. 骨髓移植　有条件者可采用异基因骨髓移植（allo-BMT）或自体外周血干细胞移植（APBSCT）。患者经诱导缓解、巩固治疗获第一次 CR，如年龄在 50 岁以下，无肝肾功能损害，有相合的骨髓供者，可行 allo-BMT，如无合适供者可行 APBSCT。

（三）中医治疗

1. 辨证论治　辨证论治除考虑疾病演变所具有的临床证候外，也要考虑治疗相关因素可引起的临床证候变化。因此，AL 中医治疗应依据临床实际，分阶段论治。即治疗前期应以扶正为主，解毒为辅，意在鼓舞正气，抵御毒邪，增强机体功能，为化疗提供准备。常见气血亏虚、热毒内蕴证，气阴两虚、毒瘀凝积证，精髓亏虚、毒瘀交织证，脾肾阳虚、痰瘀互结证，阴阳两虚、毒瘀亢盛证。化疗期主要克服化疗药物导致的严重不良反应，以保证化疗顺利进行。常见脾胃不和证、胃气不降证、肝郁脾虚证。化疗后期则应调整脏腑机能，促进脏器功能恢复。

(1) 气血亏损、热毒内蕴证

证候：面色无华，语声低微，倦怠自汗，心悸气短，头目眩晕，失眠多梦，可见痰核、瘰疬、胁下癥积等，或见有鼻衄、齿衄、肌衄、尿血、便血、皮肤瘀斑瘀点等，时可见低热或高热，汗出恶风，口干欲饮，咽喉肿痛等，舌体胖大，舌质淡红，舌苔薄白或薄黄，脉细弱或细数。

治法：益气补血为主，兼以清热解毒。

方药：八珍汤(《正体类要》) 加减。

药用人参(或党参)15g，白术 10g，茯苓 10g，当归 10g，川芎 10g，白芍 10g，熟地黄 10g，生姜 6g，大枣 6 枚，甘草 6g。

八珍汤由四君子汤与四物汤组合而成，人参(或党参)益气，熟地补血，二药合用相得益彰为君；白术、茯苓补气健脾，当归、白芍补血，四药合用以加强益气补血之功为臣；生姜、大枣、甘草调和营卫为佐使。

加减：八珍汤具有双补气血功效，主要针对气血两虚证。外感毒热者，选加生石膏、金银花、连翘、黄芩、贯众等；热毒壅盛者，选加虎杖、白花蛇舌草、半枝莲、龙葵等；血热妄行出血者，选加牡丹皮、白茅根、大小蓟、藕节等；胁下癥积坚硬不移者，选加三棱、莪术、地龙、水蛭、蜈蚣等；颈、项痰核或瘰疬者，选加半夏、胆南星、浙贝母、玄参等。

(2) 气阴两虚、毒瘀凝积证

证候：面色无华，但两颊潮红，语声低微，倦怠自汗，心悸气短，午后低热，咽干舌燥，失眠盗汗，可见胁下癥积、瘰疬、痰核等，或见鼻衄、齿衄、肌衄、尿血、便血、皮肤瘀斑瘀点等，时兼有高热不退，口渴欲饮，大便干结，小便黄赤等，舌体瘦小或胖大，舌质淡红，舌苔薄白或少苔，脉细数。

治法：益气养阴为主，兼以活血解毒。

方药：大补元煎(《景岳全书》) 加减。

药用人参 12g，熟地黄 10g，炒山药 10g，杜仲 10g，枸杞子 10g，当归 10g，山茱萸 10g，炙甘草 6g。

方中人参益气生津，熟地黄滋阴养血，二药合用益气养阴为君；炒山药健脾益肾，枸杞子滋养肝阴，山茱萸滋补肾阴，三药合用补脾、养肝、益肾为臣；杜仲补肝肾，当归养血补血，二药相合为佐；炙甘草补脾、调和药性为使。

加减：大补元煎具有益气养阴功效，主要针对气阴两虚证。肾精亏虚者，选加阿胶、龟板胶、鹿角胶等；脾胃虚弱，饮食不振，脘腹胀满者，选加茯苓、白术、陈皮、枳壳、砂仁、焦三仙等；兼自汗盗汗者，选加浮小麦、麻黄根、煅龙牡、鳖甲、青蒿、地骨皮等；热毒壅盛者，选加虎杖、金银花、连翘、白花蛇舌草、半枝莲等；胁下癥积坚硬不移者，选加三棱、莪术、鳖甲、龟板、水蛭等；颈、项痰核或瘰疬者，选加半夏、胆南星、浙贝母、玄参等。

(3) 精髓亏虚、瘀毒交织证

证候：面色无华或苍白，头目眩晕，咽干口燥，五心烦热，失眠多梦，潮热盗汗，腰膝酸软，并见胁下癥积、痰核或瘰疬等，或见鼻衄、齿衄、肌衄、尿血、便血、皮肤瘀斑瘀点等，时有发热不退，神识昏蒙，口舌燥裂，大便秘结等，舌质绛红，舌苔少或剥脱，脉细数或细弱。

治法：滋阴填精为主，兼以化瘀解毒。

方药：大补阴丸(《丹溪心法》) 加减。

药用熟地黄 20g，黄柏 10g，知母 10g，龟板 12g（可用龟板胶替代），猪脊髓适量（猪脊髓可单独蒸煮，与本方同时食用，也可以食疗方式食用）。

方中熟地黄滋阴填精为君；龟板育阴潜阳，猪脊髓补精填髓为臣；知母、黄柏清泻肾火、坚肾阴为佐使。依古医家朱丹溪“阴常不足，阳常有余，宜常养其阴，阴与阳济，则水能治火，斯无病矣”之论，培本用熟地黄、龟板、猪脊髓，既可补精填髓，又可制约知母、黄柏苦燥伤阴；清源用知母、黄柏，既可兼顾肾阴，又可克制相火。全方清补兼顾，有补有泻，寓泻于补，相辅相成，为滋补肝肾、填精益髓之良方。

加减：大补阴丸擅治阴精不足、髓海空虚之证。毒瘀壅盛者，选加虎杖、白花蛇舌草、半枝莲、丹参、桃仁、红花等；胁下癥积坚硬不移者，选加三棱、莪术、地龙、鳖甲等；颈项痰核、瘰疬者，选加半夏、胆南星、浙贝母、玄参等；自汗盗汗者，选加煅龙骨、煅牡蛎、青蒿、地骨皮、银柴胡、浮小麦、麻黄根等；意识昏蒙，口舌燥裂，大便秘结者，可选加安宫牛黄丸或紫雪散。

(4) 肾阳虚损、痰瘀壅盛证

证候：面目虚浮，畏寒肢冷，腰膝酸软，阳痿不举，夜尿频多，脘腹冷痛，可见胁下癥积、瘰疬或痰核等，或见尿血、便血、月经增多、经期延长、皮肤瘀斑瘀点等，舌体胖大或瘦小，舌质淡红或淡白，舌苔少或无苔或水滑，脉微弱或细数。

治法：温补肾阳。

方药：肾气丸(《金匮要略》) 加减。

药用干地黄 20g，山药 15g，山茱萸 12g，泽泻 10g，茯苓 10g，牡丹皮 10g，炮附子 10g，桂枝 10g。

方中附子、桂枝温肾补阳为君；熟地黄滋阴填精为臣；山药、山茱萸养阴补肾为佐；泽泻、茯苓、牡丹皮健脾泄浊为使。方取“善补阳者，必阴中求阳，则阳得阴助，生化无穷；善补阴者，必阳中求阴，则阴得阳升，而泉源不竭”之意。故在补阳之中多兼以补阴，同时，补阴之药可克补阳药辛燥之弊。

加减：肾气丸以温补肾阳为主。血虚者，选加当归、阿胶、丹参、白芍等；血瘀者，选加赤芍、川芎、红花、桃仁等；癥积不移者，选加三棱、莪术、地龙、鳖甲等；颈项痰核或瘰疬者，选加半夏、胆南星、浙贝母等。

(5) 脾肾阳虚、痰瘀互结证

证候：面目虚浮或苍白，畏寒肢冷，腰膝酸软，自汗不止，阳痿不举，夜尿频多，食欲不振，脘腹胀满，下利清谷，见胁下癥积、瘰疬或痰核等，或见尿血、便血、月经增多、经期延长、皮肤瘀斑瘀点等，舌体胖大，舌质淡红，舌苔水滑，脉细弱或沉迟或微弱。

治法：温补脾肾。

方药：右归丸(《景岳全书》) 加减。

药用制附子 10g，肉桂 6g，熟地黄 12g，山药 10g，山茱萸 10g，枸杞子 10g，杜仲 10g，菟丝子 12g，当归 10g，鹿角胶 10g。

方中附子大辛大热、温肾壮阳，肉桂辛温、温补肾阳、引火归原为君；杜仲、山茱萸、菟丝子、山药补肾健脾，协助君药温肾阳、补脾阳为臣；熟地黄、鹿角胶、当归、枸杞子滋阴养血，阴中求阳为佐使。诸药合用具有温补脾肾、填精生髓之功。

加减：右归丸重在温补肾阳。脾阳不振，食欲减退者，选加炮姜、党参、白术、干姜等；脘腹胀满者，选加木香、砂仁、枳壳、陈皮等；完谷不化，下利清谷者，选加焦三仙、赤石脂、肉豆蔻、石榴皮等；痰瘀交织者，选加川芎、红花、地龙、半夏、陈皮、胆南星、浙贝母等；胁下癥积坚硬不移者，选加三棱、莪术、鳖甲、水蛭等；颈项痰核或瘰疬者，选加黄药子、玄参、橘核、荔枝核等。

(6) 脾胃不和证

证候：面色萎黄，肢体倦怠，饮食无味，食欲不振或纳食锐减，恶心欲吐，胃脘嘈杂，或胃脘疼痛，食后腹胀，或脘腹胀满，或腹中肠鸣，大便稀溏，舌体胖大，舌质淡红，舌苔白腻，脉细弱。

治法：健脾和胃，淡渗利湿。

方药：参苓白术散(《太平惠民和剂局方》) 加减。

药用党参 12g，茯苓 12g，白术 10g，山药 10g，炒扁豆 10g，莲子肉 10g，薏苡仁 10g，桔梗 6g，砂仁 3g，炙甘草 6g。

方中党参甘温扶脾养胃，补益中气为君；白术、山药、炒扁豆、莲子肉健脾和胃为臣；茯苓、薏苡仁健脾渗湿，砂仁理气和胃，桔梗降逆化痰为佐；甘草调和药性为使。

加减：饮食无味，食欲不振或纳食锐减者，选加石菖蒲、陈皮、焦三仙等；脘腹胀满者，选加莱菔子、枳实、香橼皮、木香等；恶心呕吐者，选加橘皮、旋覆花、姜竹茹等；胃脘疼痛者，选加川楝子、延胡索、白芍等；胃脘嘈杂者，选加吴茱萸、黄连、鸡内金等；腹中肠鸣，大便稀溏者，选加乌药、肉豆蔻等。

(7) 胃气上逆证

证候：面色萎黄，食欲不振，嗳气或噎膈，恶心呕吐，严重者食入即吐，滴水不进，脘腹胀满，或两胁胀痛，甚则脘腹疼痛难忍，大便稀薄，舌质淡红，舌苔薄白或水滑或白腻，脉弦数或弦、滑。

治法：和胃降逆，理气化痰。

方药：旋覆代赭汤(《伤寒论》) 加减。

药用旋覆花(包煎)15g，党参 12g，代赭石 15g，生姜 9g，制半夏 10g，大枣 4 枚，炙甘草 9g。

方中旋覆花降气消痰，代赭石重镇降逆为君；党参健脾益胃，制半夏降逆祛痰、消痞散结为臣；大枣、炙甘草助党参健脾益胃，生姜合半夏降逆止呕为佐使。诸药配合具有健脾益气、和胃降逆、升清降浊之功效。

加减：食积难消者，选加焦三仙、鸡内金等；嗳气明显者，选加木香、陈皮；恶心呕吐者，选加姜竹茹、生姜、丁香等；脘腹胀满者，选加枳实、砂仁、陈皮、木香等；两胁胀痛者，选加柴胡、香附等；腹痛难忍者，选加芍药、乌药、延胡索等；大便干结者，选加当归、何首乌等；大便稀溏者，选加茯苓、炒白术等。

(8) 肝郁脾虚证

证候：胸胁痞满，胁肋胀痛，心烦易怒，食欲不振，或恶心呕吐，肢体困乏，脘腹胀满，大便稀溏，舌质淡红，舌苔薄黄，脉弦、滑。

治法：疏肝解郁，理气健脾。

方药：逍遥散(《太平惠民和剂局方》) 加减。

药用柴胡 12g，当归 10g，白芍 10g，白术 10g，茯苓 10g，煨姜 6g，薄荷 6g，甘草 9g。

方中柴胡疏肝解郁为君；当归、白芍补血和营养肝为臣；白术、茯苓、甘草健脾补中为佐；煨姜和中，与归、芍同用能调和气血，少许薄荷以增强柴胡疏肝解郁之效为使。诸药合用具有疏肝健脾、调养气血之效。

加减：胸胁疼痛者，选加延胡索、川楝子、郁金等；脘腹胀满而痛者，选加乌药、枳实、延胡索等；食欲不振者，选加焦三仙、鸡内金等；恶心呕吐者，选加陈皮、半夏、姜竹茹等；阴黄者，选加茵陈、桂枝、猪苓、泽泻等。

2. 专病专方 专病专方中有些是以祛邪为主，如三尖杉、喜树、苦参、砒霜、雄黄、六神丸、梅花点舌丹、癌灵一号注射液等；有些则具有扶正固本效应，如贞芪扶正胶囊、百令胶囊、金水宝胶囊、黄芪口服液等。可依据疾病发展的不同阶段或所表现的证候选择使用。专病专方(药)可单独使用，也可在辨证论治或化疗中配合使用。

3. 其他疗法　除上述治疗外，根据病情可配合使用其他疗法，如食疗、针灸、气功等。化疗期间清淡饮食有助于患者增进食欲；配合具有解毒抗癌作用的食品可增加化疗疗效；化疗后期高营养饮食有利于提高患者整体机能，促进疾病恢复。针灸疗法可以调节患者免疫功能，特别是在治疗末梢神经病变方面具有明显优势。气功疗法可增强患者体质，调节免疫功能，调节心理状态，有利于疾病康复。

【中西医治疗进展及展望】

我国学者根据急性白血病临床特点，结合多年临床经验，在化疗基础上分邪毒隐伏、热毒壅盛、热毒伤血、瘀血痰核、气阴两虚五种证候，按辨证论治原则组方遣药，获得了较好临床疗效，并认为急性白血病早期实施清热解毒、凉血散瘀、消癥除积等中医治则，可增加化疗药物敏感性，有利于诱导急性白血病临床完全缓解。有学者运用抗白血丹（雄黄、巴豆、生川乌、郁金、槟榔、朱砂各 3g，与大枣肉相合，制丸 100 粒）每次 4～8 粒，每日 2 次口服，通过临床观察对急性白血病临床疗效较好。有学者用癌灵一号注射液（主要由砒石、轻粉组成，诱导缓解期每次 8～20ml 加入 5%葡萄糖液 10～20ml 中，静脉注射，每日 2 次；维持缓解以 2～4ml，肌内注射，每日 2 次，持续 1～2 个月）治疗成人急性非淋巴细胞白血病，有较为明显的临床完全缓解率，完全缓解病例所需时间平均为 3.8 个月。通过实验研究发现，砒石中主要成分为三氧化二砷，对急性早幼粒细胞白血病具有非常理想的治疗效果，并认为其治疗机制与该成分能够诱导白血病细胞凋亡有密切关系，这一研究结果已经得到了国际公认。同时，国内许多大型西医医院已有用砒石为主治疗急性早幼粒细胞白血病获得完全缓解的文献报道。有的医院通过临床与实验发现，六神丸与梅花点舌丹能够治疗急性白血病，其主要作用是直接抑制白血病细胞生长。另外苦参注射液、复方青黛片、青黄散在治疗急性白血病方面也具有潜在的临床研究意义。

近些年来，化学治疗无论是在药物种类、化疗方案，还是在疗效等方面均有很大发展，抗癌新药不断推出，为急性白血病患者带来了更多选择机会。同时，随着降低、控制以骨髓抑制与胃肠道反应两个化疗主要不良反应为主体的有效药物的研发与合理应用，其他改善化疗期间患者生活质量的各种措施，包括刺激食欲、增加体重、保护脏器功能、减轻神经毒性等的相应展开，在一定程度上提高了急性白血病的化疗完成率，使化疗成为急性白血病治疗中技术相对成熟、研究最为活跃的治疗方法之一。

与传统上一直把缓解率作为评价难治性白血病化疗方案疗效指标相比，目前不再仅把提高缓解率作为主要治疗目标，转而更加重视改善患者生活质量、延长生存期以及控制症状。同时，预防或治疗化疗药物引起的不良反应也逐步被提到议事日程。近期研究表明，新药以及新化疗方案的应用都更加强调化疗主要目的是让患者临床受益。同时，为控制化疗药物引起的不良反应时常要对化疗方案进行必要的调整，让患者在最小的痛苦下获得最大的受益。尽管如此，急性白血病治疗效果并不如先前预料的那样乐观，患者临床症状、生活质量、生存期依然有待进一步改善。

在急性白血病多学科交叉综合治疗模式中，中西医结合治疗是综合措施的重要环节。近40年来，我国运用中西医结合方法对急性白血病进行的实验研究与临床观察表明，中西医结合治疗急性白血病具有一定特色与优势。中药参与急性白血病治疗，特别是围化疗期合并应用能够减轻化疗不良反应、提高化疗完成率与治疗效果，并能增强患者免疫功能，改善临床症状，提高患者生活质量。但由于中西医之间理论与实践的差异以及对急性白血病临床证候认识不一，围化疗期中医药参与治疗的个体化居多，导致疗效参差不齐，很难形成规范化治疗方案。有鉴于此，积极探索与寻找急性白血病中药参与治疗的最佳优势环节依然是中西医结合临床工作的重点。

联合化疗是急性白血病主要治疗手段，药物组成应具备下述条件：①作用于不同的细胞周期；②尽可能降低毒性反应；③多药联合具有协同作用；④能比较有选择性地杀伤白血病细胞。尽管在实施化疗方案时考虑到上述相关因素，但反复、大剂量的联合化疗必然带来毒副反应。严重的脏器功能损害、骨髓抑制以及多药耐药等常使化疗失败。同时，为解决化疗毒副反应又不可避免地增加了医药开支，加剧患者经济负担。长期实践证明，中医药在肿瘤性疾病治疗中显示了独特优势和疗效，其在改善患者临床症状、提高生活质量、延长生存期方面的作用越来越受到中西医同仁的认可。因此，有必要采取中西医结合治疗措施，做到优势互补，取长补短，发挥综合效应，以提高临床疗效，降低医药成本。中西医结合将在增效与减毒、免疫调节、治疗残留白血病及克服多药耐药等方面展示优势。

【临床疗效标准】

1. 缓解标准

(1) 完全缓解（CR） ①临床无白血病细胞浸润所致的症状和体征，生活正常或接近正常。②血象中的血红蛋白≥100g/L（男性），或≥90g/L（女性及儿童）；中性粒细胞绝对值≥1.5×10^9/L；血小板≥100×10^9/L；外周血白细胞分类中无白血病细胞。③骨髓中原粒细胞Ⅰ型+Ⅱ型（原始单核+幼稚单核细胞或原始淋巴+幼稚淋巴细胞）≤5%，红细胞及巨核细胞系正常。

M_{2b}型：原粒细胞Ⅰ型+Ⅱ型≤5%，中性中幼粒细胞比例在正常范围。

M_3型：原粒细胞+早幼粒细胞≤5%。

M_4型：原粒细胞Ⅰ、Ⅱ型+原始及幼稚单核细胞≤5%。

M_5型：原单核细胞Ⅰ型+Ⅱ型及幼稚单核细胞≤5%。

M_6型：原粒细胞Ⅰ型+Ⅱ型≤5%，原红细胞及幼红细胞比例基本正常。

M_7型：粒细胞、红细胞二系比例正常，原巨核细胞+幼稚巨核细胞基本消失。

急性淋巴细胞白血病：原淋巴细胞+幼稚淋巴细胞≤5%。

(2) 部分缓解（PR） 骨髓原粒细胞Ⅰ型+Ⅱ型（原单核+幼稚单核细胞或原淋巴细胞+幼稚淋巴细胞）≥5%而≤20%；或临床、血象两项中有一项未达完全缓解标准者。

2. 白血病复发 有下列之一者称为复发：①骨髓原粒细胞Ⅰ型+Ⅱ型（原单+幼单或

原淋+幼淋）>5%，但≤20%，经过有效抗白血病治疗1个疗程仍未能达到骨髓象完全缓解标准者。②骨髓原粒细胞Ⅰ型+Ⅱ型（原单+幼单或原淋+幼淋）>20%者。③骨髓外白血病细胞浸润。

3. 持续完全缓解（CCR） 指从治疗后完全缓解之日起计算，其间无白血病复发达3~5年以上者。

4. 长期存活 自确诊之日起，存活时间（包括无病或带病生存）达5年或5年以上者。

5. 临床治愈 指停止化学治疗5年或无病生存达10年者。

【预防与调护】

（一）预防

凡是工作中接触电离辐射及有毒化学物质的工作人员，应加强防护措施；生活要有规律，避免外邪；心情舒畅，乐观向上；避免滥用药物，注意饮食习惯。

（二）护理

1. 一般护理 多采用内科一级护理，对病情危重者采用特别护理。因患者极易导致感染，故需要保持病室清洁，通风良好，阳光充足，并经常用紫外线灯消毒，用来苏水擦地板。医务人员检查、治疗时应先洗手；患者要定期理发、洗澡、剪指甲，换用消毒过的衣服，饭前便后洗手。保持眼耳口鼻的清洁，防治真菌感染。药物坐浴，可保持肛门清洁。昏迷病人应由专人护理，密切观察神志、体温、脉搏、呼吸、血压变化以及有无项强、抽搐、呕吐等情况，必要时鼻饲流质饮食和药物。长期卧床患者宜勤翻身，预防褥疮。为防止尿酸肾结石，应鼓励病人多饮水，补液量要充足，以保证有足够尿量。保持大便畅通，便秘者可用药物灌肠。要依据个体化原则制定中西医结合护理规范。

2. 并发症护理 出血、感染是最常见并发症，要密切观察病情，特别注意隐性出血和潜在的感染。感染高热患者，要详细观察体温的变化，若高热不退，可用酒精擦浴或冰块冷敷。密切观察出血部位和出血量。鼻腔出血者，用五倍子粉或凡士林纱布充填压迫止血或明胶海绵压迫止血；皮肤有瘀斑、瘀点者，不要轻易擦洗；如有血疱破溃，可以消毒纱布保护。颅内出血常危及患者生命，头剧痛、视物昏花常是颅内早期出血的征兆，应卧床休息，严密观察病情。

3. 饮食护理 “毒药攻邪，五谷为养，五果为助，五畜为益，五菜为充，气味合而服之，以补精益气。”这是《素问·藏气法时论篇》对营养康复的高度概括。缓解期患者要特别注意营养问题。经过化疗等相关治疗后，胃肠功能会有不同程度损害，对食物消化吸收功能降低，部分患者营养状况较差。因此，营养护理非常重要，也是恢复胃肠功能、促进饮食消化吸收、恢复体力的关键，通常需要高蛋白、高脂肪、富含维生素的食品以及食用药品。另外，康复期间禁食大辛、大热之品。

（三）康复

坚持化疗后康复治疗是预防疾病复发或延迟复发的重要措施。因此，缓解期坚持中医药巩固治疗重在匡复气血、调整阴阳、增进食欲、恢复体力。一般主张在辨证论治基础上，选择性地应用中成药。

《素问·阴阳应象大论篇》指出：怒伤肝，喜伤心，思伤脾，忧伤肺，恐伤肾。七情内伤是导致疾病发生的内在病因，也是致使疾病发展的重要因素。发病急、进展快、生存期短、死亡率高是 AL 的特征。一般认为，通过及时、适当的治疗后可获得临床缓解，但复发率较高。由此，患者精神压力巨大，常表现为情绪低落或急躁，对治疗缺乏自信心，由于自身调节功能紊乱使得对治疗的反应程度与敏感性也差。因此，对患者应进行必要的医药知识教育，引导患者解除疑虑，增强抵抗疾病的能力和信心，保持良好心态，配合医生治疗。

第二节 慢性粒细胞白血病

慢性粒细胞白血病（chronic myelogenous leukemia，CML）是以粒细胞呈过度增生，并累及造血干细胞水平的恶性克隆性疾病。90%以上患者 ph1 染色体阳性，少数为阴性。其发病率仅次于急性白血病，占所有白血病的20%。发病年龄以25～50岁间最高，男:女为1.6:1。慢性期临床特征以粒细胞明显增多并出现不同阶段幼稚粒细胞、脾大为特征；加速期原始细胞增多；急变期临床特征与急性白血病基本相同，且缓解率很低。

根据慢性粒细胞白血病不同时期的临床表现，本病慢性期肝脾肿大征象与中医古代文献中描述的“癥瘕”、“积聚”等病证相类似；加速期、急变期的贫血、出血与感染症状则可归属于中医“虚劳”、“血证”、“内伤发热”、“温病”范畴。

【病因病理】

（一）西医病因病理

1. 病因 病因迄今尚未明了，可能与化学、物理、生物、遗传等多种因素有关。有研究表明，电离辐射及苯诱发 CML 比较肯定。

（1）化学因素 目前唯一的证据是苯，苯在引起细胞毒性作用的同时，有潜在性导致白血病的效应。其他化学药物如氯霉素、保泰松、安眠药、镇静药、细胞毒药物、某些溶剂、杀虫剂等也可引起白血病。

（2）电离辐射 日本长岛、广岛分别爆炸原子弹5年后，其发病率明显增高。究竟接受多大剂量的放射线后才能引起细胞克隆的畸变而发生白血病，目前尚难以确定。

（3）遗传因素 多数患者有特异性的细胞遗传学异常，即伴标记染色体（ph1）。有研究证明，后天获得 ph1 染色体阳性与某些致癌物质有密切关系。ph1 产生原因在于干细胞染色体易位，易位方式为位于9号染色体的原癌基因 abl 易位到22号染色体的一段称为断裂点成簇区（bcr）的癌基因上。两种基因重组在一起，产生了融合蛋白（P-210），定位于细胞膜，并将 bcr-abl 融合基因转移到不同的造血细胞中，使细胞发生不依赖生长因子增殖现象。

（4）G6PD 同工酶异常　目前，已知 G6PD 的基因密码子定位于 X 染色体上，在女性体细胞中两个 G6PD 调节基因仅其中之一处于活动状态。作为 G6PD 杂合子的女性，体内应存在两种细胞群体，即 G6PD A 型和 B 型同工酶。携带 G6PD 杂合子同工酶患者，粒细胞、单核细胞、红细胞以及淋巴细胞仅有一种 A 型或 B 型的 G6PD 同工酶。

（5）细胞动力学异常　尽管全身粒细胞总量有明显增加，而这种数量的增加并不意味着白血病细胞的迅速分裂和增殖，也不是因成熟障碍所致，而是白血病细胞通过增殖池以及外周血的时间延长，白血病细胞化的干细胞池扩大，正常造血干细胞池缩小而导致大量白血病细胞积聚。

（6）脾脏因素　在疾病发生和发展过程中，脾脏有利于白血病细胞的移居、增殖和急性变。脾脏不仅“捕捉”白血病细胞，也是白血病细胞的“仓库”和“隐蔽所”，并为其增殖和转移提供了有利环境，使白血病细胞在骨髓、血液和脾脏之间往返循环，使正常细胞释放调节过程受到严重干扰或破坏。

2. 病理　主要病理改变为骨髓、血液和脾脏充满大量幼稚细胞，肿大的脾脏正常结构为髓外造血细胞所取代，脾脏里有粒细胞、红细胞和巨核细胞大量聚积，甚至可发生梗死。肿大的肝脏虽然有白血病细胞浸润，但一般不会影响肝脏正常结构。骨髓除有大量幼稚粒细胞外，随着疾病的进展，可发生骨髓纤维化、骨质硬化等病理改变。

（二）中医病因病机

1. 先天不足　禀赋薄弱，后天失养，或父母体弱，遗传后代，致使气血不足，阴阳失调，阴虚阳亢，邪毒内生，流注于血脉，凝结于脏腑，侵袭于骨髓。由虚致实，由实致虚，虚实夹杂。疾病初期邪毒过盛，机体虽虚，但隐而不现，以邪毒聚集、气血逆乱为主；疾病进展期毒瘀蕴结，气血暗伤，气血两虚可现；病情向纵深发展，气阴两虚明显，但毒瘀互阻，可见虚实夹杂表现；疾病严重阶段阴阳失调，毒瘀不散，正气无力抗邪，以虚为主。

2. 脏腑失调　大病久病，或劳倦内伤，导致五脏功能失调，尤其以肝、脾、肾最为关键。肝阴受损，阴虚阳亢，可导致气机逆乱，肝阳上亢而见面红目赤、周身紫黯等；脾失运化，痰湿内生，郁结成毒，阻滞血液运行，瘀于胁下则为癥积，瘀滞骨髓则生髓毒；肾精亏虚，精髓不充，血液化生无源，阴阳平衡失调，病程日久则可导致虚劳与癥积并见。

3. 情志不遂　情志失调可引起气血逆乱，脏腑功能失调。肝胆不能疏泄调达，而出现肝郁气滞，血脉瘀阻，形成胁下癥积、肿块；肝木克土，脾失健运，可出现胸胁胀满、食欲不振等，亦可导致水谷精微物质缺乏，出现面色萎黄、形体消瘦、疲乏无力等。

4. 感受邪毒　邪毒是致病的重要条件。邪毒入侵，轻者伤及脏腑，重者伤及骨髓，致使诸虚不足；邪与营血相搏结，使气血流通失畅，脉络瘀阻，脏腑失和，血瘀脏腑，故见胁下癥积。

总之，先天不足，后天失养，内在功能失调是疾病发生的内伤基础；情志抑郁是继发因素；外感邪毒是必然条件。发病可因虚致实，也可因实致虚，虚实夹杂。病变始发部位在骨髓，日久可导致脏腑功能失调，邪毒、瘀血停留于胁下形成癥积。起病隐袭，进展缓慢，枢机在于虚、毒、瘀相互交织，互为因果。疾病起初病势较轻，以实邪为主，正能够胜邪，临床无明显症状；随疾病进一步发展，毒邪、瘀血相互集结，正气日虚，虚、毒、瘀之病理环节相互衍生和转化，虚实表现同现；病变后期邪实亦在，正气虚极，正不胜邪，临床症状变化多端。

【临床表现】

（一）症状

起病缓慢，早期可无临床症状，患者自觉一般情况良好，常因体检或诊治其他疾病被确诊。

1. 全身症状　部分患者常见周身乏力、头晕心慌、进行性消瘦、食欲不佳、腹胀腹痛等。少见症状为多汗（盗汗或自汗）、怕热、阴茎异常勃起、耳鸣等。

2. 发热　慢性期常为低热，与感染无明显相关性，抗感染也无明显效果，但抗白血病治疗后体温可降至正常。

3. 出血　慢性期出血症状较为少见，有时可见皮下瘀斑；加速期与急变期约30%患者表现有不同程度出血症状。皮下瘀斑、牙龈渗血、鼻腔出血较为多见，很少见脑出血，偶有脾破裂引起出血的报道。

4. 贫血　慢性期血红蛋白正常或轻度减少，加速期呈明显下降趋势，急变期下降幅度更大，临床见有面色苍白、乏力等贫血症状。

（二）体征

1. 肝脾肿大　脾脏肿大为最重要临床体征，脾肿大程度往往与疾病进展和治疗有关。部分患者可见肝脏轻微肿大，淋巴结可在晚期肿大。

2. 骨痛　约75%的病例有胸骨压痛，此外，胫骨和肋骨压痛也较常见，少数病例可出现关节和肌肉疼痛。

（三）并发症

1. 脾周围炎　肿大的脾脏可出现脾栓塞或脾周围炎，可见剧烈疼痛，严重者可见脾脏破裂而导致出血。

2. 高尿酸血症　少数病例由于白血病细胞大量浸润、破坏致使血中尿酸增高，出现痛风、急性关节炎和尿酸性结石。

3. 高黏血症　由于白细胞、血小板增多可出现高黏血症，部分患者可由于脑血管内血细胞瘀滞导致木僵状态或中风。

【实验室检查】

1. 外周血象　慢性期血红蛋白和红细胞多正常，或见轻度贫血；加速期及急变期血红蛋白明显降低。白细胞显著增高，可大于 $500\times10^9/L$，一般约大于 $50\times10^9/L$，分类可见各阶段幼稚粒细胞，以中幼、晚幼、杆状核、分叶核为主，嗜酸、嗜碱粒细胞也可增多；加速期白细胞计数可持续增高，原始粒细胞可大于10%，嗜碱粒细胞可大于20%。慢性期血小板计数可在正常范围内或增高，加速期、急变期明显降低。

2. 骨髓象　慢性期骨髓增生明显活跃或极度活跃，粒:红可达10～50:1，嗜酸、嗜碱粒细胞常增加，各阶段粒细胞增多；加速期原始粒细胞增高达10%～15%，急变期可大于30%，并可有异形变，尚可合并骨髓纤维化。

3. 其他　90%以上患者ph1染色体阳性，并有bcr/abl基因重排；少数ph1阴性患者亦可见到bcr/abl基因重排。血尿酸、LDH测定可增高。

【其他检查】

B超检查对确定肝脾肿大有重要意义，同时也是观察临床疗效的检查措施之一；X线、CT或MRI检查亦有一定应用价值。

【诊断与鉴别诊断】

（一）诊断要点

1. 临床表现与体征　具有乏力、消瘦、多汗、食欲不振、腹胀、腹痛等临床症状；有脾肿大与胸骨压痛体征。

2. 血液学检查　外周血与骨髓白细胞明显增高，分类以中性中幼粒、晚幼粒、杆状核细胞为主；嗜酸、嗜碱细胞增多；中性粒细胞碱性磷酸酶积分减低或消失。

3. 染色体或基因检查　ph1染色体和/或bcr-abl融合基因可以阳性，也可以为阴性。

（二）慢性期诊断

1. 染色体或融合基因阳性　ph1染色体和/或bcr-abl融合基因阳性，并有以下任何一项者可诊断：①外周血白细胞升高，以中性粒细胞为主，不成熟粒细胞>10%，原始细胞（Ⅰ型+Ⅱ型）<5%～10%；②骨髓粒系高度增生，以中性中幼、晚幼、杆状核粒细胞增多为主，原始细胞（Ⅰ型+Ⅱ型）<10%。

2. 染色体或融合基因阴性　ph1染色体和/或bcr-abl融合基因阴性者，须有以下前四项中的3项加第五项可诊断：①脾大；②外周血白细胞计数持续升高 $>30\times10^9/L$，以中性粒细胞为主，不成熟粒细胞>10%，嗜碱粒细胞增多，原始细胞（Ⅰ型+Ⅱ型）<5%～10%；③骨髓增生明显至极度活跃，以中性中幼、晚幼、杆状核粒细胞增多为主，原始细胞（Ⅰ型+Ⅱ型）<10%；④中性粒细胞碱性磷酸酶积分降低；⑤能排除类白血病反应、骨髓增生异常综合征以及其他骨髓增殖性疾病。

（三）临床分期

1. 慢性期　①无症状或有低热、乏力、多汗、体重减轻等症状。②外周血象白细胞计数升高，主要为中性中幼、晚幼和杆状核粒细胞，原始细胞（Ⅰ型+Ⅱ型）<5%~10%，嗜酸粒细胞和嗜碱粒细胞增多，可有少量有核红细胞。③骨髓增生明显至极度活跃，以粒系增生为主，中性中幼、晚幼和杆状核粒细胞增多，原始细胞（Ⅰ型+Ⅱ型）<10%。④ph1染色体阳性。⑤CFU-GM集落或集簇较正常明显增加。

2. 加速期 具备下列各项中2项者：①不明原因的发热、贫血、出血加重，和/或骨骼疼痛。②脾脏进行性肿大。③非药物引起的血小板进行性降低或增高。④原始细胞（Ⅰ型+Ⅱ型）在血和/或骨髓中>10%。⑤外周血嗜碱粒细胞>20%。⑥骨髓中有显著的胶原纤维增生。⑦除外ph1以外的其他染色体异常。⑧对传统的抗“慢粒”药物治疗无效。⑨CFU-GM增生和分化缺陷，集簇增多，集簇与集落比值增高。

3. 急变期 具备下列各项之一者：①原始细胞（Ⅰ型+Ⅱ型）或原始淋巴细胞+幼稚淋巴细胞，或原始单核细胞+幼稚单核细胞在外周血或骨髓中>20%。②外周血中原始粒细胞+早幼粒细胞>30%。③骨髓中原始粒细胞+早幼粒细胞>50%。④有髓外原始细胞浸润。此期临床症状、体征比加速期更恶化，CFU-GM培养呈小簇生长或不生长。

（四）鉴别诊断

1. 类白血病反应 多有原发病灶。一般无贫血、出血以及肝、脾、淋巴结肿大；血象虽有少数幼稚细胞，但细胞浆中有中毒颗粒及空泡；骨髓增生虽然活跃，伴核左移，但无白血病细胞；中性粒细胞碱性磷酸酶明显增高。

2. 原发性骨髓纤维化 贫血程度与脾肿大程度不一致。骨髓干抽，增生正常或低下，异常红细胞增多（泪滴样红细胞）；骨髓活检显示纤维组织替代了造血组织。病史以及染色体或融合基因检查有助于鉴别。

3. 原发性血小板增多症 以外周血小板显著增多、伴有异型血小板为主，骨髓巨核细胞增生，无白血病细胞。

4. 真性红细胞增多症 皮肤、黏膜黯红，口唇紫黯；外周血与骨髓红细胞增多，中性粒细胞碱性磷酸酶增高。

5. 慢性淋巴细胞白血病 以中老年为主，晚期有肝、脾与淋巴结肿大，但程度较轻；外周血与骨髓以成熟淋巴细胞为主，偶见幼稚原始细胞和幼稚淋巴细胞。

【治疗】

（一）治疗原则

目前，西医治疗原则是有效地降低高速增殖的白细胞数，尽早应用干扰素治疗，期望获得遗传学缓解。干扰素被认为能使ph1染色体消失或减少，恢复正常造血功能。化疗药物主要用于慢性期白细胞显著增多和加速期、急变期病例。

疾病早期主要以毒热蕴结、血瘀内阻的实证为主，故中医应以“清热解毒”、“活血化瘀”为基本治疗原则；进展期多以邪实正虚为主，且邪实胜于正虚，应以“驱邪为主，兼以扶正”；急变期邪实亦在，正虚明显，应以“扶正为主，驱邪为辅”，意在匡复正气，提高生活质量与生存期。

中西医结合治疗重在增效减毒、治疗和预防相关并发症。中西医结合治疗可以“优势互补、取长补短”，为每一位患者提供个体化综合治疗方案。目的在于：①迅速减低极度增殖的白细胞；②较快地改善临床症状，提高生活质量；③预防相关并发症，延长患者生存期；④促使患者在应用干扰素的基础上，获得遗传学缓解。

（二）西医治疗

1. 化学治疗

（1）羟基脲　为首选药物，其毒副作用较低，能够延长中位生存期，适用于慢性期与加速期治疗。每次1g，每日3次，根据白细胞数调整剂量，小于20×10^9/L可减至每日1g，小于5×10^9/L停药。

（2）白消安　也可作为慢性期与加速期常规治疗用药。每次2mg，每日3次，WBC＜20×10^9/L可每日或隔日2mg，WBC＜5×10^9/L停药。

（3）联合化疗方案　适用于急变期。按ANLL化疗方案，可达到临床及血液学缓解或暂时性ph1染色体减少，但疗效短暂，不能根除。

2. 生物治疗　可延缓疾病进程，取得细胞遗传学反应，提高患者生存期。IFN-α 300万～900万IU，皮下注射，每日1次或每周3次。注射前口服解热镇痛药，多次注射后可减轻或消除流感样副作用。

3. 脾切除　对疾病本身治疗无效，如伴脾功能亢进和/或巨脾引起的明显症状时可考虑择期手术。

4. 骨髓移植　allo-BMT是目前唯一可根治的方法。慢性期经治疗缓解后，也可采用PB-SCT。当患者发生早期急变或进展至加速期时，经预处理后行PBSCT，大部分患者可获第二次慢性期。

（三）中医治疗

1. 辨证论治

（1）毒邪聚集、气血逆乱证

证候：面色晦黯，或面红目赤，胸胁满闷，急躁易怒，胁下胀痛，脘腹胀满，食欲不振，食后腹胀，或见潮热盗汗，口干欲饮，并见胁下癥积，质地坚硬，固定不移，舌质黯红，舌苔薄黄或黄腻，脉弦涩或弦数。

治法：清热解毒，调畅气机。

方药：清瘟败毒饮（《疫疹一得》）合青黛雄黄散（《奇效良方》）加减。

药用生石膏20g，生地黄10g，水牛角15g，黄连10g，栀子10g，黄芩10g，赤芍10g，牡丹皮10g，玄参10g，知母10g，连翘10g，青黛10g，雄黄1g，桔梗6g，竹叶6g，甘草6g。

方中生石膏清泄实热，黄连清热解毒为君；栀子、黄芩、连翘清热解毒，青黛清泄肝热为臣；生地黄、水牛角、赤芍、牡丹皮、玄参、知母、竹叶清热育阴、凉血止血，雄黄解毒为佐；桔梗调畅气机，甘草调和药性为使。诸药合用具有清热解毒、泻火凉血功效，善治热深毒重之证。

加减：本证多为慢性期临床表现，以邪实为主，虚损证候隐而不现，清瘟败毒饮、青黛雄黄散重在清热解毒。气血损伤者，选加党参、黄芪、白术等；血虚血燥，大便干结者，选加当归、生地黄、熟地黄、白芍、火麻仁等；血液瘀滞者，选加桃仁、红花、丹参、川芎等；邪毒壅盛者，选加虎杖、半枝莲、白花蛇舌草等；肝郁气滞者，选加柴胡、香附、川楝子、陈皮等。

(2) 毒瘀蕴结、气血暗伤证

证候：面色晦黯，或面色淡黯，胸胁胀满，脘腹胀痛，食欲不振，食后腹胀，或见身体倦怠，气短自汗，头目眩晕，失眠多梦，并见胁下癥积，质地坚硬，固定不移，舌质淡红或淡黯，舌苔薄白或薄黄，脉细或细弱。

治法：活血解毒，益气养血。

方药：膈下逐瘀汤(《医林改错》)、青黛雄黄散(《奇效良方》)、当归补血汤(《内外伤辨惑论》) 合方加减。

药用黄芪 15g，当归 12g，桃仁 12g，红花 10g，川芎 10g，赤芍 10g，牡丹皮 10g，延胡索 10g，五灵脂 10g，乌药 10g，香附 9g，枳壳 10g，青黛 10g，雄黄 1g，甘草 6g。

方中当归、桃仁、红花活血祛瘀为君；川芎、赤芍、牡丹皮协助君药加强活血化瘀之功为臣；延胡索、五灵脂、乌药、香附、枳壳调畅气机，青黛、雄黄清肝解毒，黄芪补气，诸药合用为佐；甘草调和药性为使。全方既可活血化瘀、清热解毒，又可补养气血。

加减：本证多为慢性期临床表现，以实证为主。以上三方合用可活血化瘀，清热解毒，补养气血。气血两虚甚者，选加人参、党参、白术、白芍、熟地黄等；毒邪亢盛者，选加半枝莲、虎杖、三棱、蜈蚣等；瘀血凝聚，选加地龙、水蛭、三棱、莪术等；脘腹胀满者，选加莱菔子、青皮、陈皮、木香等；食欲不振者，选加石菖蒲、焦三仙等。

(3) 气阴两虚、毒瘀互阻证

证候：面色紫黯，或面色潮红，或面色淡黯，形体消瘦，体倦乏力，精神疲惫，头晕耳鸣，口干咽燥，潮热盗汗，多梦遗精，并见胁下癥积，质地坚硬，固定不移，舌体胖大，舌质淡红或淡黯，舌苔少或无苔，脉细弱或细数。

治法：益气养阴，化瘀解毒。

方药：四君子汤(《太平惠民和剂局方》)、六味地黄丸(《小儿药证直诀》)、青黛雄黄散(《奇效良方》) 合方加减。

药用党参 12g，白术 10g，茯苓 12g，熟地黄 15g，山药 12g，山茱萸 10g，牡丹皮 10g，泽泻 10g，青黛 10g，雄黄 1g，甘草 6g。

方中党参补气，熟地黄滋肾填精为君；白术健脾益气，山茱萸养肝涩精，山药补脾固精为臣；泽泻清泻肾火，牡丹皮、青黛清泻肝火，茯苓淡渗脾湿，雄黄解毒为佐；甘草调和药性为使。诸药合用，补中有泻，泻中有补，补泻结合，组成通补开合之剂，既可治疗阴精不足，又可预防补药之腻。

加减：本证多为加速期临床表现，毒瘀蕴结，毒瘀互阻，瘀积脏腑，伤气耗阴，属虚实夹杂证候。以上三方重在益气养阴，辅助清热解毒。毒瘀亢盛者，选加半枝莲、虎杖、三棱、蜈蚣、水蛭、地龙、桃仁、红花、川芎等；脘腹胀满者，选加枳实、大腹皮、焦槟榔等；潮热盗汗者，选加青蒿、鳖甲、地骨皮等；阴虚阳亢者，选加生龙骨、生牡蛎、代赭石、杭菊花等；阴精虚极者，选加阿胶、龟板胶、鳖甲胶等。

(4) 肾阴亏虚、毒瘀不散证

证候：面目黧黑，或面色无华，肌肉大消，卧床不起，午后潮热，或夜间发热，口干咽燥，失眠盗汗，或见食欲大减，脘腹胀满，并见胁下癥积，质地坚硬，固定不移，舌体胖大，舌质淡黯或紫黯，舌红无苔，脉微弱。

治法：滋补肾阴，祛瘀解毒。

方药：左归丸(《景岳全书》)、青黛雄黄散(《奇效良方》)、失笑散(《太平惠民和剂局方》)合方加减。

药用熟地黄 15g，山药 12g，山茱萸 10g，菟丝子 10g，枸杞子 10g，川牛膝 10g，鹿角胶 10g，龟板胶 10g，青黛 10g，雄黄 1g，蒲黄 6g，五灵脂 6g。

方中熟地黄补肾填精为君；山药、山茱萸、菟丝子、枸杞子健脾补肾养阴，加强君药补肾填精功能为臣；鹿角胶、龟板胶补肾填精，青黛、雄黄散清肝热、解郁毒，失笑散活血化瘀为佐；川牛膝引药下行，直达病所为使。诸药合用具有补肾益髓、填精生血、化瘀解毒之功效。

加减：本证多为急变期临床表现，气血阴阳俱虚，以阴虚为主，但瘀毒不散，邪毒乃盛，虚愈重，实愈坚。阳气暴脱者，选加附子、细辛、肉桂、仙茅、仙灵脾、补骨脂等；虚损出血者，选加旱莲草、仙鹤草、茜草、血余炭等；血液瘀滞者，选加桃仁、红花、丹参、赤芍等；血虚者，选加当归、阿胶、何首乌等。

2. 专病专方　依据临床症状（证候)，结合疾病分期，分别选择不同的药物治疗。当归芦荟丸适用于慢性期的肝热、毒瘀之证；青黄散（青黛:雄黄之比为 9:1）适用于慢性期的热毒壅盛之证；靛玉红、异靛甲为青黛有效成分及其衍生物，可用于慢性期治疗；六神丸适用于慢性期的热毒互结之证；牛黄解毒丸(片)适用于慢性期的毒热充斥三焦之证；六味地黄丸适用于急变期的肾阴虚损之证。专方专药可单独使用，也可与其他治疗方法配合使用。

3. 其他疗法　外治法对缩小肿大的肝、脾具有一定效果，以缩脾外治法多用，常用药物有青黛末外敷、雄黄外敷等。近年来有用青黛、雄黄按一定比例配伍，以蜜或醋调成糊状涂抹脾区或全身者，有望达到治疗效果。此外，在慢性期可适当配合针灸或气功疗法，有利于疾病恢复。

【中西医治疗进展与展望】

由于慢性粒细胞白血病发病过程缓慢，一般认为，这为中医为主或中西医结合治疗提供了时机。因而，从 20 世纪 60 年代起就有以中医药为主，中西医结合治疗慢性粒细胞白血病的临床研究报告。如消痞粉由水红花子、皮硝、樟脑、桃仁、土鳖虫、生天南星、生半夏、穿山甲、三棱、王不留行、白芥子、生川乌、生草乌、生白附、延胡索组成，上药共研细末，以蜜或醋调成糊状，最后加入麝香制成片状，外敷脾区，每日 1 次，配合化疗药物能够明显缩小脾脏。还有以牛黄解毒片（雄黄、牛黄、生大黄、黄芩、桔梗、冰片、甘草）治疗慢性粒细胞白血病临床疗效明显，现在分析其中起主要治疗作用的药物为雄黄与牛黄两味。

有的依据临床表现，辨证分为气阴两虚、气血两虚、瘀血内阻、热毒内盛四种证候类型，在辨证论治基础上，配合小剂量白消安治疗，临床疗效非常明显，且无明显不良反应。慢粒片（青黛、雄黄、当归、猫爪草、黄芩、苦参、黄柏、土鳖虫、水蛭等）可明显降低高度增生的粒细胞，服后1个月多数患者外周血白细胞可降至正常，而无明显不良反应。中国医学科学院血液病研究所报告，用当归芦荟丸治疗慢性粒细胞白血病临床疗效显著，其后经过大量的临床与实验研究发现，当归芦荟丸中的青黛为治疗该病的主要药物，进而又以从青黛中成功提取的有效成分靛玉红治疗慢性粒细胞白血病同样获得了相似的临床疗效，而且不良反应明显较青黛为低。异靛甲为靛玉红衍生物，其治疗慢性粒细胞白血病临床疗效较靛玉红要好，并且副作用明显降低。靛玉红治疗慢性粒细胞白血病曾被广泛应用，但在临床获效的同时，亦有明显的胃肠道不良反应，因而有人以靛玉红与辨证论治合用，期望在提高临床疗效的同时，降低不良反应。靛玉红与清肝化瘀方（青蒿、地骨皮、赤芍、牡丹皮、狗舌草、三棱、栀子、益母草、白毛藤、丹参、白花蛇舌草）合用，意在增加靛玉红临床疗效的同时，有效改善临床症状，降低不良反应。靛玉红与健脾消食方（陈皮、佛手、焦神曲、甘草、藿香、竹茹、谷芽、苏叶梗）合用，意在降低靛玉红胃肠道不良反应，以提高化疗效果。青黛与雄黄合用，意在加强临床治疗效果。从近些年来的临床研究进展分析，由于干扰素临床应用使慢性粒细胞白血病临床疗效有了显著提高，而中西医结合治疗重点还是增效与减毒方面的研究，如果从单纯使用中药考虑，青黛、雄黄用药频率最多，剂量也最大。可以证明，中医治疗依然尚不能摆脱对白血病细胞的抑制机制，实际上，中医在治疗慢性粒细胞白血病方面有许多特点和优势，认真发掘和研究将具有重要临床价值。

慢性期虽然症状不甚明显，但白细胞、血小板、血红蛋白明显升高，血液处于高凝状态，并发症较多。羟基脲、白消安在迅速降低白细胞方面具有极为明显的效果，干扰素是目前具有针对性治疗的药物，但应用时毒副反应较多，且价格较高。因此，有必要实施中西医结合治疗，期望达到以下目的：①增加羟基脲、白消安、干扰素临床疗效；②改善患者临床症状；③解决相关并发症；④延缓急变时间与延长患者生存时间。

将疾病分期与中医临床证候结合，应准确把握中西医结合最佳切入点。慢性期应以辨证论治为主，西药治疗为辅；加速期以西药治疗为主，中医治疗为辅；急变期中西医并重。在实施中西医结合治疗方案时，要灵活掌握中西医比例。以西医为主时，中医药偏重解决不良反应或并发症；以中医为主时，要突出中医辨证论治精神，从患者整体出发，注重整体机能的全面调节。中西医结合将在减毒增效、稳定病情、缩小肝脾以及防治因脏器肿大引起的并发症方面展示优势。

【临床疗效标准】

1. 完全缓解

（1）临床表现　无贫血、出血、感染及白血病细胞浸润表现。

（2）血象　血红蛋白 $>100g/L$，白细胞总数 $<10\times10^9/L$，分类无幼稚细胞，血小板 $100\times10^9/L\sim400\times10^9/L$。

（3）骨髓象　正常。

2. 部分缓解　临床表现、血象、骨髓象三项中有1项或2项未达完全缓解标准。

3. 未缓解　临床表现、血象、骨髓象三项中均未达完全缓解标准及无效者。

【预防与调护】

（一）预防

从事放射线工作以及接触有毒化学品和致癌物质的工作人员，要加强劳动防护；消除和防治环境污染；注意锻炼身体，增强体质，节制烟酒，调节情志。

（二）调护

1. 一般护理　加速期和急变期患者室内要保持清洁，通风良好，阳光充足，并经常用紫外线灯消毒，用来苏水擦地板，以防止交叉感染。要密切观察患者有无并发症发生，若发现并发症要告知医生及时处理。卧床患者要勤翻身，以预防褥疮。血红蛋白在60g/L以下者，可输新鲜血液。为防止尿酸肾结石，应鼓励病人多饮水，补液量要充足，以保证有足够尿量。保持大便畅通，便秘者可用药物灌肠。

2. 情志调护　在及时、适当的治疗后病情可缓解，但复发率较高。由此造成的患者精神压力和心灵创伤在所难免，表现为情绪低落，或性情急躁，对疾病、事业、前途缺乏自信心，自身调节功能紊乱使得其对治疗的反应程度与敏感性也差。此时，应对患者进行必要的医药知识教育，帮助思想负担较重患者解除疑虑，增强抗病能力和信心，以保持良好心态，配合医生治疗。

3. 饮食调护　应给予高蛋白易于消化的食物，但鱼虾海鲜、牛肉、羊肉、狗肉、猪头肉均属燥热动火之品，应谨慎食用。教育患者需坚持药物治疗、饮食调理、体育锻炼、气功针灸等疗法综合运用，以延长缓解期。

（三）康复

稳定期有一较长时间，维持这段时间治疗是阻止疾病向加速期与急变期进展的最佳时机。因此，要坚持中医药康复治疗、辨证论治、中成药或单味中药治疗等多种方法综合运用。另外，多数患者由于长期受疾病折磨，常有恐惧、忧郁、失望等不健康的心理反应，加之经济负担也会影响病人心理，从而影响疗效，所以要注意解决患者心理、精神、情绪等负担，鼓励患者树立战胜疾病的信心。

第十六章 恶性淋巴瘤

恶性淋巴瘤（malignant lymphoma，ML）是淋巴结和/或淋巴结外部位淋巴组织或器官的免疫细胞肿瘤，来源于淋巴细胞或组织细胞的恶变。依据临床和病理特点不同分为两大类，即霍奇金病（Hodgkin's disease，HD）与非霍奇金淋巴瘤（non-Hodgkin's lymphoma，NHL）。在组织病理学上，HD的恶性细胞为R-S（Reed-Sternberg）细胞及其变异细胞；NHL的恶性细胞则为恶变细胞增殖形成的大量淋巴瘤细胞。因此，可以将它们理解为两种不同的疾病。但由于二者原发部位均起源于淋巴组织，且在临床分期与表现上有类似之处，故传统上又把它们同置于淋巴瘤一类疾病中描述。ML在欧美国家及中东地区为高发区。我国恶性淋巴瘤不同于欧美国家恶性淋巴瘤的特点。我国HD发病率较低，只占ML的10%~15%，且只有一个发病年龄高峰期在40岁左右，缺乏欧美国家的发病年龄双峰。NHL中的滤泡型，在我国少见，仅占5%。我国T细胞淋巴瘤占34%，与日本相近。在典型的T细胞淋巴瘤中，蕈样霉菌病和Sezary综合征很少，而以淋巴母细胞淋巴瘤/白血病和原发于咽淋巴环伴有消化道受犯的病例较多。

就其临床表现，该病属中医"瘰疬"、"痰核"、"恶核"、"石疽"、"失荣"及"癥瘕"等病范畴。

【病因病理】

（一）西医病因病理

1. 病因 ML起源于人类免疫系统细胞及其前体细胞，其本质是在体内外有害因素作用下，不同阶段的免疫细胞被转化或机体正常调控机制紊乱而发生的异常分化和异常增殖，但其确切病因至今尚未阐明。一般认为与下列因素有关：

（1）感染因素 目前认为，病毒是引起ML的重要病因之一。非洲淋巴瘤（Burkitt淋巴瘤）患者EB病毒抗体明显增高。另一种C型RNA逆转录病毒称之为T细胞淋巴瘤/白血病病毒（HTLV-1）和日本北海道及美洲加勒比海地区的成人T细胞淋巴瘤/白血病（ATL）的发病关系密切。另外，血清和胃镜检查已经证明，幽门螺杆菌导致的慢性感染与胃黏膜相关淋巴瘤有关联性，且抗生素能使大部分幽门螺杆菌阳性的早期胃黏膜相关淋巴瘤得到良好治疗。

（2）理化因素 某些物理、化学损伤是ML诱发因素。据有关资料统计，在广岛原子弹受害幸存者中，ML发病率较高。另外，某些化学物质或药物，如苯、除草剂、石棉或砷以及免疫抑制剂、抗癫痫药、皮质激素等长期应用均可导致淋巴网状组织增生，最终出现ML。

(3) 免疫缺陷　无论是先天免疫功能缺陷，还是较长时间应用免疫抑制剂均可导致 ML。有实验证明，长期使用免疫抑制剂或患有艾滋病、自身免疫性疾病（包括系统性红斑狼疮、干燥综合征、Hashimato 甲状腺炎)、先天性免疫缺陷病（Wiscott-Aldreich 综合征、毛细血管扩张性共济失调、Chediak-Hig 综合征）等其淋巴瘤发病率明显高于一般人群。

(4) 染色体异常　部分患者可见到 t（8；14）易位，使前癌基因 c-myc 活化，引起肿瘤细胞恶性增殖；某些 ML 呈 t（14；18）（q32；q21）易位，形成 bcl-2/IgH 融合基因，而bcl-2 的断裂区在 3’端非翻译区内，对 bcl-2 的调节作用丧失，使 bcl-2 过度表述，肿瘤细胞凋亡减少，寿命延长。动物实验也证实，转染 bcl-2/IgH 小鼠，其 ML 发生率明显高于对照组。

2. 病理

(1) HD 病理亚型　1966 年 Rye 国际会议依据病变中淋巴细胞和 R-S 细胞数量将 HD 分为淋巴细胞为主型（LP)、结节硬化型（NS)、混合细胞型（MC）和淋巴细胞消减型（LD）四种。这种分型方法比较切合临床，一直沿用至今。

①淋巴细胞为主型：此型有弥漫性和结节性之分，在 HD 中少见，占 20%左右，预后良好。

②结节硬化型：此型好发于女性，发病年龄在 20~40 岁之间，累及纵隔比例特别高，占 HD 的 50%~70%，预后相对较好。

③混合细胞型：占 HD 的 25%~35%，预后一般。

④淋巴细胞消减型：占 HD 的 5%，预后较差。

(2) NHL 病理特点　受侵犯的淋巴结结构有不同程度破坏，多数结构消失，皮质和髓质分界不清，淋巴窦及淋巴滤泡消失或淋巴结包膜受侵，整个淋巴结呈弥漫性，为不同分化程度的淋巴细胞所代替。但某些类型淋巴瘤的淋巴结结构可以完全保存，如滤泡 NHL 的淋巴结结构貌似正常，可见淋巴滤泡极度增生，帽带消失，肿瘤性滤泡相互融合，淋巴窦闭锁。大多数 NHL 的瘤细胞形态基本上为不同分化阶段的淋巴细胞，往往以一种类型细胞为主。在同一病灶中，由于淋巴细胞分化阶段不同，可以出现不同分化程度的瘤细胞；由于结节型向弥漫型转化或一开始就存在结节和弥漫型，故也可以有不同组织学类型存在。通过免疫组化方法可以确定 T 细胞或 B 细胞来源。目前，用于 T 细胞的有 CD_3、CD_4、CD_8、$CD_{45}RO$ 等；常用于 B 细胞的有 CD_{19}、CD_{20}、CD_{22}、$CD_{45}R$ 等；用于淋巴细胞而非上皮细胞肿瘤的有 CD_{45} 等；有助于确定 R-S 细胞的有 CD_{15}或 Ki-1 单抗等。

（二）中医病因病机

1. 禀赋不足　先天禀赋薄弱，或后天失养，以致元阴元阳不足。元阳不足，虚寒生内，寒性凝滞，血脉痹阻，或阳气虚弱，鼓脉无力，血液运行缓慢而瘀滞；阴液（精血）不足，百脉失养，血液瘀滞或阴虚生内热，热邪煎熬血液成瘀，便导致经脉血瘀。

2. 脏腑虚损　脏腑功能失调可导致气血阴阳诸虚不足。诸虚不足除引起相应的虚证外，可引起血脉瘀阻的病理变化。“元气既虚，必不达于血管，血管无气，必停留为瘀”、“气虚不足以推血，则血必有瘀”、“血虚不足以滑气，则气必有聚”、“阴虚血必滞”、“阳虚血必凝”等记述就是古典医籍描述虚损导致血瘀的病机变化。血瘀又可使诸虚不足进一步加重，使疾病恶化。

3. 内伤七情 喜、怒、忧、思、悲、恐、惊七情变化是机体对精神活动的正常应答，突然、强烈或长期持久的七情刺激，超过正常机体所能够调节的范围，就会使机体气血逆乱、脏腑失调，变生疾病。过喜可伤心，心气不足，推血运行无力，可导致血脉瘀阻；郁怒伤肝，肝失调达，可造成肝郁气滞，血脉阻滞；思伤脾，脾失健运，痰湿内生，郁结经脉；忧伤肺，肺失清肃，痰湿不化，结于经脉；恐伤肾，肾气（肾阳）不足，阳虚水泛，水湿内停，或肾阴不足，虚热内生，煎熬津液（血液）成瘀，形成瘀血内阻。

4. 饮食不节 平素恣食高粱厚味、醇酒炙煿之物，脾胃损伤，运化失司，水湿代谢紊乱，湿热（湿毒）内生；或食寒凉生冷，或食滞内停，寒湿内生，蕴积脏腑、经脉；或误食有毒药物，或接触有毒物质均可导致脾胃损伤，气血逆乱，痰湿、毒物郁积体内，流窜脏腑、经脉。脾失健运，水湿停聚，湿停酿痰，壅阻气血，导致痰瘀结聚。脾虚日久，气血生化乏源，以致气血亏虚，气不化精，内不能调和五脏六腑，外不能洒陈营卫经脉，渐至表里俱虚，外邪或毒物易从口鼻或肌肤侵入，引发本病。

5. 外感六淫 "正气存内，邪不可干"；"邪之所凑，其气必虚。"若脏腑虚弱，无力抗邪，六淫邪气乘虚而入，或外邪亢盛，直入脏腑，可变生疾病。寒邪入侵，凝滞血脉，血液循行缓慢，瘀滞脏腑，阻塞经脉，或热毒入侵，煎熬血液成瘀；湿邪入侵，聚而不散，久之转化为痰湿，流窜经脉、肌肤之间，可形成本病。

总之，病因与禀赋不足、脏腑失调、七情内伤、饮食不节、外感六淫有密切关系。发病为多种病因杂合而致，湿、毒、痰、虚、瘀等相互交织，搏结于内，影响脏腑、气血、阴阳、津液正常生化而引发。因痰之为病，随气升降，无所不至，故病位涉及五脏、六腑、经脉、肌肤。病发于内者，则见纵隔肿块、胁下癥积、胃肠积聚；病发于外者，则见颈项、腋下、腹股沟等处聚生痰核，硬结成片。其起病缓慢，虚实错杂，以虚为主，但有偏损。同时，病性与年龄关系密切，年轻气盛，以肝郁气滞、血瘀痹阻、痰湿交织等实证居多；年老体弱，正气亏虚，以气血亏虚、阴虚内热、阴阳俱虚多见。疾病初期，脏腑气血初伤，可见痰核小且软，可移动；疾病中期，湿、毒、痰、瘀相互交织，耗气伤血，正虚邪实，可见痰核渐大，坚硬不移，或内生癥积，腹大如鼓；疾病晚期，诸虚不足，邪实亦然，可见面色萎黄，形体消瘦，卧床不起。病情相对缓和者，仅为肌肤、筋脉、腠理或某一脏腑出现病变，此时虽邪气亢盛，但正气尚存，正能胜邪，经积极治疗可趋向稳定，或向康复方面转化；反之，因治疗失当，或邪气过盛，导致气血阴阳损伤，疾病逐渐发展，蔓延全身，疾病趋向加重或恶化。因此，疾病的发生和发展过程，与患者体质、病因性质、邪气程度、治疗及调护措施是否得当等多种因素密切相关。

【临床表现】

（一）局部表现

ML好发于淋巴结，绝大多数首发于颈部、锁骨上淋巴结，也可发生于腋窝、腹股沟、纵隔、腹膜后、肠系膜等部位的淋巴结；少数病例首发于结外淋巴组织或器官。前者以HD

多见，后者以NHL多见。受侵部位与表现如下：

1. 淋巴结肿大 90%的HD患者早期以体表淋巴结肿大为首发症状，其中60%～70%发生于锁骨上与颈部；腋窝和腹股沟淋巴结肿大者约占30%～40%。NHL以体表淋巴结肿大为首发症状者占50%～70%；40%～50%原发于结外淋巴组织和器官。肿大的淋巴结特点多为无痛性，表面光滑，中等硬度，质地坚韧，均匀，丰满；肿大的淋巴结早期可从黄豆大到枣大，孤立或散在发生；中晚期可相互融合，与皮肤粘连，固定或破溃。有1/5左右患者发病初期即有多处淋巴结肿大，很难确定首发部位。HD和低度恶性NHL病例淋巴结肿大速度缓慢，在确诊前常有数月至数年淋巴结肿大的病史；高度恶性ML患者淋巴结肿大迅速，往往在短时间内明显肿大，过一阶段又相对缓慢或稳定。多数患者初期常无症状，通过X线发现有中纵隔和前纵隔的分叶状阴影，并可急剧出现上腔静脉综合征或气管、食管、膈神经受压症状。肿大的淋巴结时常经抗炎或抗结核等治疗后有一定程度缩小，停止治疗后又复增大。

2. 肝脾肿大 原发性肝脏ML罕见，继发侵犯肝脏的并非少见，肝侵犯多继发于脾侵犯或晚期病例。尸解发现60%的HD和50%的NHL侵犯肝脏，部分病例以肝肿大为首发症状。HD患者伴膈下淋巴结侵犯时，有70%～80%为脾脏受累，尤其是混合型、有全身症状者。有资料显示，HD脾肿大患者仅60%病例为组织学阳性。

3. 咽淋巴环 病变可侵犯由口咽、舌根、扁桃体和鼻咽部组成的淋巴环，也称“韦氏环”。其黏膜或黏膜下具有丰富的淋巴组织，因而是ML好发部位。韦氏环淋巴瘤约占结外NHL的1/3。扁桃体淋巴瘤常伴有颈部淋巴结肿大，有时肿块可阻塞整个口咽，影响进食和呼吸，也同时或先后合并胃肠道侵犯。

4. 鼻腔病变 原发鼻腔淋巴瘤多数为NHL，临床多有相当长时间的流涕、鼻塞，或过敏性鼻炎病史，也可出现流鼻血、鼻腔肿块而影响呼吸。鼻咽部淋巴瘤以耳鸣、听力减退症状明显。鼻咽部肿块经活检可以确诊。

5. 胸部病变 纵隔淋巴结肿大好发于ML，多见于HD和NHL中的淋巴母细胞型淋巴瘤。纵隔病变最初发生于前中纵隔、气管旁及气管与支气管淋巴结，可以出现单个淋巴结肿大，也可见多个肿大的淋巴结融合成块，可侵犯一侧或双侧。多数病例初期无明显临床症状，因与本病无关的表现行X线或CT检查时发现纵隔增宽，外缘呈波浪状。肺原发恶性淋巴瘤很少见，占0.5%～2%。肺部侵犯早期可无症状，偶然胸部X线检查发现圆形或类圆形或分叶状阴影，也常继发肺部感染。胸膜病变可表现为结节状，或肿块，或胸腔积液。胸腔积液为渗出液，外观呈淡黄色，时常也为血性。胸水细胞学检查可发现幼稚或成熟淋巴细胞，不到10%病例可检出恶性细胞。心肌和心包侵犯为纵隔病变所导致，也有原发心脏淋巴瘤的个案报道，其临床可无明显症状，也可由于心包积液而出现胸闷、气短或严重时发生心包填塞症状。

6. 胃肠道病变 胃肠道是NHL最常见的结外病变部位，以胃原发病变较多，以小肠，尤以十二指肠、回肠及回盲部多见。胃淋巴瘤病变源于胃黏膜下淋巴滤泡，早期无临床症状，伴随疾病进展可出现消化不良、上腹部不适等非特异性症状，在病变进展过程中也可出现呕血、黑便、上腹部包块、贫血、消瘦等。肠道ML多表现为腹痛、腹泻、消化不良、腹部肿块、贫血、消瘦等。在疾病进展过程中可因肿瘤阻塞肠道出现肠梗阻，甚至出现肠穿孔，需急诊手术。病变也常累及腹膜后、肠系膜及髂窝淋巴结。肿大的淋巴结可融合成块，腹部可扪及肿块，并伴有疼痛。腹膜后淋巴瘤多见于NHL病例，亦可有周期性发热症状。

7. 皮肤病变 NHL病例可原发或继发于皮肤侵犯，皮肤蕈样霉菌病是一种特殊的淋巴瘤，病程缓慢，恶性程度较低，受犯皮肤相继出现红斑期、斑块期、肿瘤期病理变化，并逐渐侵犯淋巴结，晚期可累及内脏。可表现单发或多发皮肤结节，或与周围皮肤界限不清，表面皮肤呈淡红色或暗红色皮肤结节，可伴有疼痛，也可见破溃、糜烂。

8. 骨髓病变 骨髓常受侵犯，骨髓象与淋巴细胞白血病相似。骨髓受侵多为疾病晚期症状之一，绝大多数为NHL病例。伴有纵隔淋巴结肿大的淋巴母细胞淋巴瘤骨髓常类似ALL；弥漫性小淋巴细胞型则表现为慢性淋巴细胞白血病（CLL）征象。

9. 其他表现 NHL可原发或继发于脑、硬脊膜外、睾丸、卵巢、阴道、宫颈、乳腺、甲状腺、肾上腺、眼眶球后组织、喉、骨骼、肌肉软组织等。当出现上述部位不明原因病变时，应做涂片或活检以明确诊断。

（二）全身表现

1. 全身症状 有发热、盗汗、消瘦、皮肤瘙痒等。约有10%HD病例以全身症状为首发。全身症状明显者多为疾病中晚期表现，若治疗反应不佳，则预后不良。一般随着病情进展，全身症状可以加重。纵隔和腹膜后ML伴有发热、皮肤瘙痒症状者较多。持续发热、多汗、体重下降等可能标志着疾病进展，机体免疫功能衰竭。

2. 全身非特异性病变 可伴有一系列皮肤、神经系统非特异性表现。皮肤病变可见有糙皮病样丘疹、带状疱疹、疱疹样皮炎、色素沉着、鱼鳞癣、剥脱性皮炎、结节性红斑、皮肌炎等；也可发生荨麻疹、结节性红斑、皮肌炎、黑棘皮症、色素性荨麻疹等，发生率约13%～53%。神经系统病变可表现为运动性周围神经病变、多发性肌病、进行性多灶性脑白质病、亚急性坏死性脊髓病变。

3. 贫血 约10%～20%的患者在就诊时即有贫血，甚至可发生于淋巴结肿大前几个月，晚期患者贫血更常见。

4. 其他 HD患者，特别是晚期病例，免疫状况低下，可发生严重感染，也可发生自身免疫性溶血性贫血等。免疫功能极度低下标志着疾病进展或复发。

（三）并发症

1. 淋巴肉瘤细胞白血病 约有20%的NHL可发生血行播散，出现淋巴肉瘤细胞白血病。其中，以儿童患者多见，占13%，成人仅占7%。按细胞形态以及分化程度可分为免疫母细胞型、原始淋巴细胞型、幼稚淋巴细胞型三种。

2. 上腔静脉综合征 淋巴瘤侵犯纵隔，可压迫上腔静脉而出现干咳，胸闷，憋气及头面、颈部、上胸部浅静脉怒张等症状，严重病例受压同侧静脉或淋巴管受阻，出现水肿。

3. 肺不张 淋巴瘤侵犯肺脏并随病变进展时可压迫支气管导致肺不张，出现咳嗽、气短、胸闷等临床症状，严重病例可致呼吸困难。

4. 颅内高压与脑膜刺激征 淋巴瘤侵犯脑部，可出现头痛、恶心、呕吐等颅内高压症状；侵犯脑膜可出现颈项强直、头痛等脑膜刺激征。

5. 其他 淋巴瘤侵犯骨骼，可出现溶骨性破坏与病理性骨折。肿瘤亦可侵犯胃肠道，出现腹部包块、腹痛、腹泻、消化道出血，个别患者可出现肠梗阻等。肿瘤侵犯心脏，可出现心包积液等。

【实验室检查】

1. 病理学检查 恶性淋巴瘤应由病理检查证实，由于在显微镜下不但要观察细胞形态，还要观察整个淋巴结的结构和间质细胞反应，所以最好取完整的淋巴结送检，必要时可做皮肤活检及肝穿刺活检，也可进行免疫病理学检查。NHL组织病理学特点为淋巴结正常结构消失，为肿瘤组织所代替；恶性增生的淋巴细胞形态呈异形性，无R-S细胞；淋巴包膜被侵犯。

2. 染色体检查 分子生物学研究表明，90%患者有染色体异常，很多与组织学亚型和免疫表型有关，并在一定程度上与临床诊断、治疗和预后有关联。NHL最常见的染色体异常是t（14；18/q32；q21）和t（8；14/q24；q32）；90%Burkitt淋巴瘤携带有t（8；14/q24；q32）易位或变异型易位；85%的滤泡型携带有t（14；18/q32；q21）易位。淋巴瘤最常见的染色体结构变异发生在第14号染色体，而染色体的断点绝大多数发生在14q32，多数染色体易位涉及到的染色体断点与免疫球蛋白基因（Ig）、T细胞受体基因（TCR）有关，或某些癌基因扩增或表达失调导致细胞生长失控。如Burkitt淋巴瘤染色体易位导致c-myc过度表达；滤泡型淋巴瘤的bcl-2基因过度表达等。目前，通过聚合酶链反应（PCR）的基因检测技术对发现治疗后微小残留病变或鉴别诊断具有很大帮助。

3. 外周血象 HD血象变化发生较早，常有轻或中度贫血，白细胞数正常或轻度增高，约1/5病例有嗜酸粒细胞增多，晚期淋巴细胞减少；NHL就诊时白细胞数多正常，伴有相对或绝对淋巴细胞增多，但形态正常，疾病进展期可见淋巴细胞减少；部分弥漫性原淋巴细胞型ML晚期血象酷似ALL。极个别患者化疗后也可发生髓细胞白血病。

4. 骨髓象 大多为非特异性，对诊断意义不大。ML累及骨髓者很少经骨髓涂片检查而发现，骨髓活检可提高阳性率。在HD骨髓象中如发现R-S细胞，对诊断有帮助。当NHL并发血行播散时，骨髓象呈现典型的白血病征象。

5. 其他 疾病活动期血沉增速，血清乳酸脱氢酶活性增加，基础代谢率常轻至中度增高。当血清碱性磷酸酶及血钙增高时，提示有骨骼受累。血清铜的活性较敏感地反映HD病变的活动性，缓解后血清铜可降至正常，但复发时又回升。由于血浆白蛋白合成减少而分解正常，故大部分患者有低蛋白血症。HD蛋白电泳中α_2球蛋白明显增加，早期可有10%的患者IgG和IgA轻度增加，IgM常降低；晚期有少数病人呈γ球蛋白过低症。原免疫细胞或弥漫性原淋巴细胞型淋巴瘤常有多克隆球蛋白增多症。

【其他检查】

X线检查对ML诊断有重要参考价值，包括胸部后前位及侧位片，必要时辅以体层摄影，主要观察肺门、纵隔、气管隆突下以及内乳链淋巴结，同时观察肺内有无受侵。下肢淋巴造影确定盆腔和腹膜后淋巴结有无受侵是临床分期必不可少的依据。此外，根据临床症状和体征，可做可疑部位的骨骼摄片、胃肠钡餐检查、下腔静脉造影和静脉肾盂造影等检查。CT、MRI、B超检查对发现纵隔、腹膜后及其他隐匿部位的病变可提供很大帮助。

【诊断与鉴别诊断】

（一）诊断要点

凡慢性、进行性、无痛性淋巴结肿大者要考虑ML并进行淋巴结穿刺涂片、淋巴结印片和病理学检查，以病理组织学检查为确诊依据。

（二）HD临床诊断

1. 临床表现 无痛性淋巴结肿大；不同部位淋巴结肿大引起相应的器官压迫症；可伴有发热、消瘦、盗汗、皮肤瘙痒等；随疾病进展可侵犯到结外组织而出现相应症状。

2. 临床分期

Ⅰ期：单个淋巴结区域受犯（Ⅰ期）；或单个结外器官局限部位受犯（$Ⅰ_E$期）。

Ⅱ期：膈肌同侧的两组或多组淋巴结受犯（Ⅱ期）；或膈肌同侧的一组或多组淋巴结受犯，伴有邻近器官的局限部位受犯（$Ⅱ_E$）。

Ⅲ期：膈上、下淋巴结同时受犯（Ⅲ期）；或同时伴有局限性结外器官部位受犯（$Ⅲ_E$），或伴有脾受犯（$Ⅲ_S$），或伴有局限性结外器官及脾均受犯（$Ⅲ_{SE}$）。

Ⅳ期：一个或多个结外器官广泛性或播散性受犯，伴或不伴有淋巴结肿大。需要注意肝脏和/或骨髓受犯病例，不论是局限性或广泛性均属于Ⅳ期，而不作为$Ⅰ_E$、$Ⅱ_E$、$Ⅲ_E$期。受犯器官部位可以用符号表明：H+为肝受犯；L+为肺受犯；M+为骨髓受犯；D+为皮肤受犯；P+为胸膜受犯；O+为骨受犯。

凡确诊为HD，并进行分型、分期后，还要按有或无以下特定症状而分为A组或B组(无症状者为A，有症状者为B)。有症状包括：①经常发热在38℃以上；②6个月内无其他原因体重下降大于10%；③盗汗。

（三）NHL临床诊断

1. 临床表现 无痛性淋巴结肿大，结外病变可侵犯韦氏咽环、胃肠道、骨、骨髓、皮肤、唾液腺、甲状腺、神经系统、睾丸等。局部表现为局部肿块及压迫、浸润或出血症状，20%~30%患者可出现发热、体重减轻、盗汗等全身症状。

2. 分类 NHL分型长期以来分歧很大，分类方法较多，按2000年WHO新分类方法分为前(B或T）原淋巴细胞淋巴瘤/白血病，包括成熟B细胞肿瘤与成熟T细胞和NK细胞肿瘤。

（1）成熟B细胞肿瘤　又可分为B细胞慢性淋巴细胞白血病/小淋巴细胞淋巴瘤、B细胞幼淋细胞性白血病、淋巴浆细胞淋巴瘤、滤泡型淋巴瘤、黏膜相关性淋巴样组织、结外边缘区B细胞淋巴瘤、脾边缘区B细胞淋巴瘤、毛细胞白血病、弥漫性大B细胞淋巴瘤（纵隔、胸腺、血管内原发渗出)、Burkitt 恶性淋巴瘤、浆细胞瘤与骨髓瘤。

(2) 成熟 T 细胞和 NK 细胞肿瘤　又可分为 T 细胞幼淋细胞性白血病，T 细胞大颗粒淋巴细胞性白血病，侵袭性 NK/T 细胞淋巴瘤（鼻和鼻型），蕈样肉芽肿/Sezary 综合征，血管免疫母细胞性 T 细胞淋巴瘤，周围 T 细胞淋巴瘤（未特殊分型），成人 T 细胞性白血病/淋巴瘤，间变型大细胞淋巴瘤（T 或 null 细胞），原发系统性、原发皮肤间变型大细胞淋巴瘤，皮下脂膜炎样 T 细胞淋巴瘤，肠病型小肠 T 细胞淋巴瘤，肝脾 $\gamma\delta$ T 细胞淋巴瘤。

（四）鉴别诊断

1. 淋巴结炎　急性炎症多有原发感染病灶，局部肿大的淋巴结有红、肿、热、痛等临床表现；慢性时淋巴结多无进行性肿大，形状较扁，体积较小，质地柔软。

2. 结核性淋巴结炎　常合并有肺结核，OT 试验阳性，局部病变表现为淋巴结可有限局波动感或破溃，通常抗结核治疗有效。

3. 慢性淋巴细胞白血病　全身淋巴结普遍增大，白细胞正常及淋巴细胞百分比增高，骨髓检查示淋巴细胞 > 30%。

4. Castleman 病　病理检查可见淋巴结内血管增生伴管壁周围组织玻璃样变，淋巴细胞可环绕中心呈层状排列，生发中心消失，呈透明血管型，或淋巴滤泡间组织有浆细胞浸润，呈浆细胞型，也可呈混合型。

5. 结节病　皮肤试验 60% ~ 90% 呈阳性，淋巴结活检呈上皮样细胞肉芽肿，无 R－S 细胞。

6. 系统性红斑狼疮　有多器官、系统受损，抗核抗体、抗 DNA 抗体、抗 ENA 抗体阳性，淋巴结活检显示反应性增生、无 R－S 细胞。

7. 类风湿性关节炎　类风湿因子阳性，伴关节肿痛、畸形，淋巴结活检示反应性增生，无 R－S 细胞。

8. 亚急性细菌性心内膜炎　多发于先天性心脏病或风湿性心脏病，常伴杵状指、心脏器质性杂音，皮肤黏膜可有出血点，或有血尿，血培养阳性。

9. 恶性组织细胞病　临床有进行性贫血、衰竭、发热等症状，外周全血细胞减少，骨髓涂片或淋巴结活检可见异质性恶性组织细胞和多核巨细胞，无 R－S 细胞，免疫组化染色示 CD_{68} 阳性。

10. 血管免疫母细胞性淋巴结病　淋巴结病理示正常结构破坏，有弥漫性免疫母细胞、浆细胞浸润，血管增生及间质中嗜酸性、PAS 阳性物质沉着三联征。

【治疗】

（一）治疗原则

通常采用手术、放疗、化疗、生物调节剂与中医药治疗等综合治疗。各种治疗方法均有优缺点，关键是要结合个体差异，不失时机，合理配合，以达到取长补短、优势互补的效果。首次治疗前应根据患者体质状况、病理类型、临床分期、原发病变部位有/无肿瘤及肿瘤的发展趋势等综合因素，结合现有治疗手段制定合理的综合治疗方案，以最大限度地杀灭肿瘤细胞，保护机体正常机能，提高临床治疗率，改善生活质量。对于既往已经治疗而复发的病例，应对其既往治疗效果进行科学评估，抓住主要问题，兼顾全面，做到合理的综合治疗。综合治疗策略应分阶段进行。第一阶段应最大限度地降低肿瘤负荷；第二阶段应重建骨髓和免疫功能；第三阶段应强化肿瘤治疗，以消除残留肿瘤细胞；第四阶段应提高免疫功能，巩固疗效。

（二）西医治疗

放疗与化疗是本病内科治疗的主要措施，且已取得显著疗效，尤其表现在HD的治疗方面。合理综合治疗方案的制定，有赖于正确的病理分型和临床分期。

1. 放射治疗 适用于HD的Ⅰ、Ⅱ、Ⅲ期患者及NHL的Ⅰ、Ⅱ期患者。照射方法有局部、不全及全淋巴结放射三种。放疗对HD的疗效较好，一般总量在3000～3500Gy；NHL对放疗也较敏感，但复发率高，剂量也偏大，总量达4500cGy以上，一般4～6周为1疗程。

2. 化学治疗 化疗适应证有：①不适于单用放疗的患者，即Ⅰ、Ⅱ、Ⅲ及Ⅳ期患者；②在紧急情况下需迅速解除压迫症状，如脊髓压迫症、心包积液、上腔静脉综合征、气管受压窒息等；③作为局部肿瘤放疗的补助疗法。

（1）HD化疗 随着新药增多，特别是近20年来联合化疗的发展和经验的积累，HD的化疗效果已有明显提高。HD化疗方案较多，可结合临床实际选用。主要化疗方案为：

表Ⅱ－16－1 HD常用联合化疗方案

方案	药物	用法用量
MOPP	HN_2	6mg/m^2，静脉滴注，第1、8天
	VCR	1.4mg/m^2，静脉注射，第1、8天
	PCB	100mg/m^2，口服，第1～14天
	PDN	40mg/m^2，口服，第1～14天
		4周为1周期，2个周期可间隔2～3周，依据血象、骨髓象进行下一疗程，至少用6个周期
COPP	CTX	600mg/m^2，静脉滴注，第1、8天
	VCR	1.4mg/m^2，静脉注射，第1、8天
	PCB	100mg/m^2，口服，第1～14天
	PDN	40mg/m^2，口服，第1～14天
		4周为1周期，2个周期可间隔2～3周，依据血象、骨髓象进行下一疗程，至少用6个周期
ABVD	ADM	25mg/m^2，静脉滴注，第1、15天
	BLM	10mg/m^2，静脉滴注，第1、15天
	VLB	6mg/m^2，静脉注射，第1、15天
	DTIC	375mg/m^2，静脉滴注，第1、15天
		4周为1周期，2个周期可间隔2～3周，依据血象、骨髓象进行下一疗程，

续表

方案	药物	用 法 用 量
		至少用6个周期
MOPP/ABV	HN_2	6mg/m^2，静脉滴注，第1天
	VCR	1.4mg/m^2，静脉注射，第1天
	PCB	100mg/m^2，口服，第1~7天
	PDN	40mg/m^2，口服，第1~14天
	ADM	35mg/m^2，静脉滴注，第1天
	BLM	10mg/m^2，静脉滴注，第8天
	VLB	6mg/m^2，静脉注射，第8天
		4周为1周期，2个周期可间隔2~3周，依据血象、骨髓象进行下一疗程，至少用6个周期

（2）NHL化疗 NHL化疗方案很多，临床应用时可根据组织病理类型、恶性程度分别选用。主要化疗方案为：

表Ⅱ-16-2 NHL常用联合化疗方案

方案	药物	用 法 用 量
COP	CTX	600mg/m^2，静脉注射，第1、8天
	VCR	1.4mg/m^2，静脉注射，第1、8天
	PDN	40mg/m^2，口服，第1~14天
		3~4周为1周期，2个周期可间隔2~3周，依据血象、骨髓象进行下一疗程，至少用6个周期
COPP	CTX	650mg/m^2，静脉注射，第1、8天
	VCR	1.4mg/m^2，静脉注射，第1、8天
	PCB	100mg/m^2，口服，第1~14天
	PDN	40mg/m^2，口服，第1~14天
		3~4周为1周期，2个周期可间隔2~3周，依据血象、骨髓象进行下一疗程，至少用6个周期
CHOP	CTX	750mg/m^2，静脉注射，第1天
	ADM	40mg/m^2，静脉滴注，第1天
	VCR	1.4mg/m^2，静脉注射，第1天
	PDN	100mg/日，口服，第1~5天
		3~4周为1周期，2个周期可间隔2~3周，依据血象、骨髓象进行下一疗程，至少用6个周期
BACOP	BLM	10mg/m^2，肌内注射，第15、22天
	ADM	25mg/m^2，静脉滴注，第1、8天
	CTX	650mg/m^2，静脉滴注，第1、8天
	VCR	2mg/m^2，静脉注射，第1、8天
	PDN	60mg/日，口服，第15~28天
		3~4周为1周期，2个周期可间隔2~3周，依据血象、骨髓象进行下一疗程，至少用6个周期
COP-BLAM	CTX	400mg/m^2，静脉滴注，第1天

（续表）

方案	药物	用法用量
	VCR	1.4mg/m^2，静脉注射，第1天
	PDN	40mg/m^2，口服，第1～10天
	BLM	10mg/m^2，肌内注射，第14天
	ADM	40mg/m^2，静脉滴注，第1天
	PCB	100mg/m^2，口服，第1～10天
		3～4周为1周期，2个周期可间隔2～3周，依据血象、骨髓象进行下一疗程，至少用6个周期
CAP-BOP	CTX	650mg/m^2，静脉滴注，第1天
	ADM	50mg/m^2，静脉滴注，第1天
	BLM	10mg/m^2，肌内注射，第15天
	PCB	100mg/m^2，口服，第1～7天
	VCR	1.4mg/m^2，静脉注射，第15天
	PDN	100mg/m^2，口服，第15～21天
		3～4周为1周期，2个周期可间隔2～3周，依据血象、骨髓象进行下一疗程，至少用6个周期

3．干细胞移植 对50岁以下能耐受大剂量放、化疗联合治疗的患者，结合异基因或自体骨髓移植，可望取得较长缓解期和无病存活期。对第一线药物治疗不敏感或复发扩散至全身的患者是干细胞移植适应证，如骨髓未累及，可用自体骨髓或周围血干细胞移植。存在的问题是关于移植时机的选择、自体骨髓体外净化以及适当的化疗或放疗预处理方案的制定。

4．手术治疗 由于局部放疗较手术切除有更高的缓解率，故手术多限于活组织检查。ML合并脾功能亢进有脾切除指征者，可手术以提高血象为化疗创造有利条件。

5．生物治疗 IFN-α对低度恶性NHL有效，以200万～300万IU/m^{2}皮下注射，每周3次，有效率为40%～50%，缓解期6～8个月；中度和高度恶性病例疗效较差。皮肤T细胞恶性淋巴瘤有效率达45%～90%，可与化疗合用于诱导治疗或单用作为缓解后维持治疗。

（三）中医治疗

1．辨证论治

（1）寒痰凝滞证

证候：颈项、耳下或腋下、鼠蹊等处肿核，不痛不痒，皮色如常，坚硬如石，或见内脏痰核、癥积，并见面色无华，形寒肢冷，神疲乏力，呕恶纳呆，头晕目眩，舌质淡或淡黯，苔薄白，脉细弱。

治法：温阳益肾，散寒通滞。

方药：阳和汤（《外科全生集》）加减。

药用熟地黄20g，鹿角胶10g，白芥子10g，炮姜6g，肉桂3g，麻黄3g，甘草6g。

方中熟地黄大补阴血为君；鹿角胶配熟地黄生精补血，与肉桂、炮姜合用以温阳散寒通血脉为臣；白芥子协助姜、桂以散寒凝，化痰滞，并与熟地黄、鹿角胶相互制约为佐；甘草解毒而调和药性为使。全方补而不滞，通而不散，相辅相成，能温阳益肾，补养精血，宣通血脉，散寒祛痰。

加减：阳和汤善治寒凝血脉之证。肾阳虚衰者，选加附片、鹿茸、桂枝等；血虚者，选加阿胶、当归、白芍、何首乌等；痰湿者，选加浙贝母、半夏、橘核等；食欲不振者，选加茯苓、炒白术、石菖蒲、焦三仙等；血瘀者，选加川芎、丹参、桃仁、红花等。

(2) 气郁痰结证

证候：颈项、耳下或腋下等处肿核，不痛不痒，皮色不变，坚硬如石，或见内脏痰核、癥积，并见烦躁易怒，胸腹闷胀，或有胸胁满闷，食欲不振，大便不调，舌质黯红，舌苔白腻或黄腻，脉弦或弦数。

治法：疏肝解郁，化痰散结。

方药：逍遥散(《太平惠民和剂局方》) 加减。

药用柴胡 12g，当归 10g，白芍 10g，白术 10g，茯苓 15g，煨姜 6g，薄荷 9g，炙甘草 6g。

依据《内经》“木郁达之”原则，柴胡疏肝解郁为君；当归、白芍补血和营养肝为臣；茯苓、白术、甘草健脾和中，以杜生痰之源为佐；煨姜和中，与当归、白芍合用以调和气血，薄荷增强柴胡疏肝解郁功效为使。诸药合用，具有舒肝理脾、和营养血之功。

加减：逍遥散善治肝气郁结之证。大便干结者，选加大黄、玄明粉等；面赤易怒者，选加牡丹皮、栀子、黄芩等；腹胀嗳气者，选加旋覆花(包煎)、半夏、陈皮、木香、砂仁、乌药等；痰湿互阻者，选加浙贝母、半夏、瓜蒌等；血瘀者，选加桃仁、红花、丹参、赤芍等。

(3) 痰热阻肺证

证候：颈项、耳下、腋下、鼠蹊多处肿核，不痛不痒，皮色正常，坚硬如石，或见内脏痰核、癥积，并见烦躁易怒，胸胁疼痛，胸闷气短，咳嗽气逆，心悸喘息，头晕乏力，舌质黯红，舌苔黄腻，脉弦数。

治法：清肝泻肺，解郁散结。

方药：黛蛤散（经验方）合泻白散(《小儿药证直诀》) 加减。

药用青黛 10g，海蛤壳 10g，桑白皮 10g，地骨皮 10g，生甘草 6g，粳米 20g。

方中青黛清肝泄热为君；桑白皮泻肺，地骨皮养阴清虚热为臣；海蛤壳化痰，粳米养胃为佐；甘草调和药性为使。两方合用具有清肝泻肺、化痰、软坚、散结之功效。

加减：痰瘀互阻者，选加浙贝母、黄芩、瓜蒌、川芎、红花、桃仁等；胸胁满闷者，选加半夏、枳壳、香附、郁金等；气逆咳嗽剧烈者，选加旋覆花、款冬花、杏仁等；热毒壅盛，痰热结滞，发热烦躁，口干欲饮，苔黄脉数者，选加金银花、连翘、天葵子、板蓝根等。

(4) 痰瘀互结证

证候：颈项、耳下、腋下、鼠蹊等处肿核，或见内脏癥积，时而疼痛，食欲不振，形体消瘦，腹大如鼓，午后潮热，大便干结，或有黑便，舌质黯或有瘀斑，舌苔黄腻，脉细涩。

治法：活血化瘀，软坚散结。

方药：膈下逐瘀汤(《医林改错》) 加减。

药用当归 12g，桃仁 12g，红花 10g，川芎 10g，赤芍 10g，牡丹皮 10g，延胡索 6g，五灵脂10g，乌药10g，香附9g，枳壳10g，甘草6g。

方中当归、桃仁、红花活血祛瘀为君；川芎、赤芍、牡丹皮加强活血化瘀之力而不伤血为臣；延胡索、五灵脂、乌药、香附、枳壳调畅气机为佐；甘草调和药性为使。诸药合用，血行瘀去，痰瘀自解。

加减：腹痛者，选加白芍、乌药、青皮、陈皮等；腹胀者，选加木香、大腹皮、枳实等；腹大如鼓者，选加猪苓、茯苓、汉防己、木瓜等；午后低热者，选加青蒿、鳖甲、地骨皮、银柴胡等；出血者，选加仙鹤草、茜草、三七等；气虚者，选加黄芪、党参、白术等；血虚者，选加熟地黄、白芍、何首乌等；阳虚者，选加附子、桂枝等。

(5) 气血两虚证

证候：颈项、耳下、腋下、鼠蹊等处肿核，或见内脏癥积，面色无华，语声低微，倦怠自汗，心悸气短，头目眩晕，失眠多梦，舌体胖大，舌质淡红，舌苔薄白，脉细弱或细数。

治法：益气补血，兼清热解毒。

方药：八珍汤(《正体类要》) 加减。

药用人参(或党参) 15g，白术10g，茯苓10g，当归10g，川芎10g，白芍10g，熟地黄10g，生姜6g，大枣6枚，甘草6g。

八珍汤由四君子汤与四物汤组合而成，人参(或党参) 益气，熟地黄补血，二药合用相得益彰为君；白术、茯苓补气健脾，当归、白芍补血，四药合用以加强益气补血之功为臣；生姜、大枣、甘草调和营卫为佐使。

加减：外感毒热者，选加生石膏、金银花、连翘、黄芩、贯众等；热毒壅盛者，选加虎杖、白花蛇舌草、半枝莲、龙葵等；血热妄行出血者，选加牡丹皮、白茅根、大蓟、小蓟、藕节等；胁下癥积坚硬不移者，选加三棱、莪术、地龙、水蛭、蜈蚣等；颈项痰核者，选加半夏、胆南星、浙贝母、玄参等。

(6) 肝肾亏虚证

证候：形体消瘦，消谷善饥，潮热汗出，五心烦热，口干咽燥，腰膝酸软，头晕耳鸣，两胁疼痛，遗精或月经不调，兼见颈项、内脏多处肿核，舌质红绛，舌苔少或无苔，脉细数。

治法：滋补肝肾，软坚散结。

方药：大补阴丸(《丹溪心法》) 加减。

药用熟地黄20g，黄柏10g，知母10g，龟板（可用龟板胶替代）12g，猪脊髓适量（可单独蒸煮，与本方同时食用，也可以食疗方式食用）。

方中熟地黄滋阴填精为君；龟板育阴潜阳，猪脊髓补精填髓为臣；知母、黄柏清泻肾火，以坚肾阴为佐使。依朱丹溪"阴常不足，阳常有余，宜常养其阴，阴与阳济，则水能治火，斯无病矣"之论，大补阴丸培本用熟地黄、龟板、猪脊髓，一可补精填髓，又可制约知母、黄柏苦燥伤阴；清源用知母、黄柏，既可兼顾肾阴，又可克制相火。全方清补兼顾，有补有泻，寓泻于补，相辅相成，为滋补肝肾、填精益髓之良方。

加减：阴虚火旺，手足心热者，选加地骨皮、青蒿、牡丹皮等；盗汗甚者，加牡蛎、浮小麦、麻黄根等；痰湿阻滞者，选加浙贝母、半夏、玄参等；血瘀者，选加桃仁、红花、丹参、赤芍等；内脏癥块，选加鳖甲、牡蛎、桃仁、红花等。

2. 专病专方　天门冬注射液（或天门冬冲剂）、白花蛇舌草注射液（或白花蛇舌草片）、艾迪注射液、榄香烯乳注射液、三氧化二砷注射液、康赛迪胶囊（复方斑蝥胶囊）、安替可胶囊、片仔癀胶囊、牛黄醒消丸、大黄䗪虫丸、鳖甲煎丸、小金丹、夏枯草膏等中成药对ML具有一定的治疗作用，临证时可辨证选用。

3. 其他疗法　根据病情可配合使用食疗、针灸、气功等。外治法对表浅淋巴瘤有一定的治疗作用，可依据临床实际选用。

【中西医治疗进展及展望】

恶性淋巴瘤采用西医治疗临床疗效较为理想，但中西医结合治疗可明显提高临床疗效，降低放、化疗不良反应，显著改善患者临床症状，提高患者生活质量。以中医药为主或中西医结合治疗恶性淋巴瘤已有40余年历史。对于可以切除的肿瘤应以手术为主，中医药在手术的调理方面可以发挥良好作用。中西医结合治疗恶性淋巴瘤宜遵循四个基本原则进行：一是对于可采用手术切除的肿瘤，尽可能手术治疗，中医药参与治疗的重点是手术后调理；二是减轻肿瘤负荷以西医为主，中医药可作为辅助措施，起协同作用；三是围化疗或放疗期间应用中医药的主要目的在于增效减毒；四是设法调节或提高患者免疫功能。化疗期间配合单味中药治疗恶性淋巴瘤也有较好疗效，如天冬、白花蛇舌草等，通过临床观察其作用时间快、疗效较好、无明显不良反应，特别对骨髓造血组织无明显抑制作用，可保证放、化疗顺利进行。有资料报道以抗癌Ⅱ号（由轻粉、月石、白硇砂、苏合油、硼砂、白及、血竭、枯矾、明雄黄、全蝎、蜈蚣、水蛭、乳香、没药、朱砂、天花粉组成，经精制为绿豆大小丸药，每次2～10丸，每日3次）、四物消瘰丸（当归、川芎、生地黄、赤芍、玄参、海藻、夏枯草、牡蛎、蚤休、黄药子）治疗恶性淋巴瘤有较好临床效果。山土合剂由山豆根、土茯苓、连翘、牛蒡子、柴胡、土贝母、露蜂房、板蓝根、天花粉、玄参、鬼针草、地锦草组成，临证时见气滞者加川楝子、香橼皮，痰多者加白芥子、白僵蚕、胆南星、半夏，虚热者加胡黄连、糯稻根，临床用于不能耐受放、化疗与手术的患者，有较好的临床缓解率，且无不良反应。内消瘰疬丸（生牡蛎、土贝母、玄参、白花蛇舌草、蛇果草、蛇六谷、首乌藤、夏枯草、海藻、山慈菇）治疗痰热蕴结证候临床疗效明显；小金丹、二陈汤、阳和汤、清气化痰丸等对恶性淋巴瘤均有一定的治疗效果。但在临床实际中，应用中医辨证论治方法可为患者提供较为合理的个体化治疗方案，有利用中医药整体优势的发挥。

手术、放疗、化疗、生物治疗是西医主要措施，需根据淋巴瘤低、中、重度恶性和临床分期不同分别选择或综合应用。四阶段综合治疗方案的应用体现了中西医结合优势：①第一阶段选择活血化瘀、清热解毒中药可增加放、化疗敏感性，协同放、化疗有效地减轻肿瘤负荷，为择期手术提供必要的准备。②放、化疗可降低机体免疫功能和导致骨髓损伤。因此，第二阶段运用补益中药重在针对放、化疗引起的不良反应，尽快恢复骨髓造血和免疫功能，改善临床症状，提高生活质量。③肿瘤强化治疗也以放、化疗为主，故第三阶段围化疗期或放疗期应用中医药可有效克服放、化疗不良反应，保护骨髓与免疫功能，提高放、化疗完成率。④第四阶段以中医药为主，重在提高患者生活质量和免疫功能，恢复体力，巩固疗效。

值得一提的是，随着各种新治疗方法、化疗方案以及各类新药的不断出现，ML的临床疗效已明显提高，进一步发挥中医药在调整免疫机能、减轻化疗药物不良反应、增加化疗药物敏感性、提高患者生活质量等方面的优势，将成为ML综合治疗的重要内容。

【预防与调护】

（一）预防

由于恶性淋巴瘤的确切病因与发病机理尚不完全清楚，因此其预防工作较为困难，可从以下方面着手：

1. 加强锻炼 ML的免疫机制紊乱在发病中具有重要地位，有遗传倾向、免疫功能低下以及患免疫性疾病的患者要加强体育锻炼，提高抗病能力，增加免疫力，并预防病毒感染。

2. 避免理化因素刺激 尽可能避免过量接触射线和某些化学药物，长期从事放射线以及接触化学品的工作人员要加强防护，要在医生指导下服用药物，特别是免疫抑制剂等药物。

（二）调护

1. 一般护理 晚期患者由于免疫功能低下，极易发生院内感染，甚至因严重感染而死亡。有调查显示，发生医院感染患者的死亡率是非医院感染患者的3倍，因此对感染的预防与护理便成为ML护理的重要任务。相关措施包括：提高病房内空气洁净度，减少空气中致病菌含量；严格控制探视和陪护人员；严格无菌操作；长期卧床患者要注意翻身、清洁皮肤与口腔护理；做好卫生健康教育；采取保护性隔离措施；合理使用抗生素；进行必要的饮食指导。

2. 心理调护 医护人员要向患者解释病情，使患者保持乐观的情绪，并树立信心，与医护人员紧密合作，完成应有的治疗方案。教育患者调整好心态，包括为根治疾病耐受各种诊断和治疗措施所带来痛苦的思想准备。

（三）康复

中药、食疗、气功、太极拳及其他适度的体育锻炼均是康复的有效措施，可在医生指导下结合患者个体情况选用。

第十七章 皮肤癌

皮肤恶性肿瘤是指发生于人体皮肤及其附件的恶性肿瘤，包括皮肤的原位癌、鳞状细胞癌、基底细胞癌、汗腺癌、湿疹样癌、恶性淋巴瘤和恶性黑色素瘤等，其中以基底细胞癌和鳞状细胞癌的发病率最高。本章讨论的皮肤癌就是指基底细胞癌和鳞状细胞癌。

皮肤癌（skin carcinoma）在不同地区的发病率差异很大，我国皮肤癌的发病率较低；美国和澳大利亚等国的白种人中皮肤癌的发病率很高，为最常见的恶性肿瘤，其中以澳大利亚南部地区的皮肤癌发病率最高，达650/10万；美国每年大约有100万新确诊病人，在美国高加索人中皮肤癌的发病率为165/10万。皮肤癌好发于40岁以上，以中老年人为多，男女之比约为2:1，大多数发生于头面部，少数发生于四肢和躯干部。皮肤癌较少转移，手术、放疗的治愈率均在90%以上，死亡率低。据有关资料，虽然美国每年约有100万的新确诊皮肤癌病人，但每年却只有2100人死于皮肤癌。

中医文献中无皮肤癌之名，就其临床表现属于“癌疮”、“翻花疮”、“石疽”、“恶疮”及“石疔”等病的范畴。

【病因病理】

（一）西医病因病理

1. 病因 皮肤癌的病因和发病学机理目前尚未完全明了，一般认为与下列多种因素有关。

（1）紫外线照射 许多现象和事实表明紫外线照射与皮肤癌的发生有较密切关系。皮肤癌多见于农民、渔民和野外作业者；好发于头面部等易受阳光照射的部位；白种人发病率高于非白种人，而且在白种人中，随着儿童期和青少年暴露紫外线的增加，皮肤癌的发病率也有增高的趋势；赤道附近的白种人，皮肤癌的发病率远较居住在远离赤道地区的白种人为高，这些差异反映了阳光和不同种族的人与皮肤癌之间的病因关系。

（2）电离辐射 以往长期从事放射工作的人员，因忽视放射防护措施而导致辐射性皮肤干燥症，在此基础上可以发展成为皮肤癌；某些接受放射治疗的病人，经过10~20年后放射野内的皮肤可以发生皮肤癌。这些事实表明电离辐射与皮肤癌的发生有一定关系。

（3）化学致癌物质 1775年，Pott首先发现了扫烟囱工人多发阴囊皮肤癌的现象。目前已知砷化合物、焦油、沥青等许多化学物质具有致皮肤癌的作用，长期接触这些物质的人群容易发生皮肤癌，如沥青工人皮肤癌的发病率明显高于一般职业的工人。对于化学致癌物的系统研究表明，人类肿瘤的发生可以分为致癌过程和促癌过程两个阶段，前者是永久性的、不可逆的过程，后者则是一个可变的过程。

（4）慢性炎症和慢性刺激　慢性炎症、慢性溃疡和长期受到慢性刺激的皮肤区域容易发生皮肤癌，如慢性溃疡、着色性干皮病、扁平苔藓、寻常狼疮、性病肉芽肿、梅毒、角化病等容易发生癌变，特别是容易发生鳞状细胞癌。

（5）病毒因素　人类乳头瘤病毒（HPV）在疣状瘤、退行性丘疹、疣状表皮发育不良和原位癌中均有发现，说明HPV可能与皮肤癌的发生有一定关系。一般认为HPV感染不是唯一的致癌因素，需要和其他诱因（如紫外线照射等）共同作用才能导致皮肤癌的发生，所以HPV可能只是一个潜在的致癌因子。

（6）免疫因素　皮肤癌的发生与人体免疫功能的抑制有一定关系，原发性和继发性免疫缺陷的病人易患皮肤癌；器官移植后长期服用免疫抑制剂的病人，患皮肤癌的危险性明显增高。与免疫功能抑制相关的皮肤癌主要是鳞状细胞癌，基底细胞癌与免疫功能抑制也有一定关系。

（7）遗传因素　某些基因缺陷性疾病伴发皮肤癌的危险性增高，如患有白化病（albinism）和紫外线照射后DNA损伤修复异常的着色性干皮病（xeroderma pigmentosum）等的病人。因此，皮肤癌与基因的关系目前正在受到重视，研究发现大多数基底细胞癌细胞9q染色体上的PTCH肿瘤抑制基因发生了突变，p53肿瘤抑制基因突变似乎是发生在皮肤鳞状细胞癌中的一个早期事件，皮肤癌中ras、fos等许多癌基因也常有突变现象存在，但关于癌基因与皮肤癌发生的关系目前尚未阐明。

2. 病理　不同国家和地区的皮肤癌发病情况有很大差别，我国的皮肤癌主要是鳞状细胞癌，基底细胞癌较少；但在美国等欧美国家，基底细胞癌的发病率明显高于鳞状细胞癌。

（1）基底细胞癌　根据基底细胞癌（basal cell carcinoma）的分化不同可以分为：①单向分化型基底细胞癌：根据细胞排列结构可以分为实质性、色素性、浅表性、硬化性四种；②多向分化型基底细胞癌：根据细胞分化方向不同又分为角化性、囊性、腺样三种。基底细胞癌大体分型可以分为结节型、浅表型、硬化型、色素型等。免疫组化示癌细胞对角蛋白（CK）或p53蛋白呈阳性反应，基底细胞癌生长缓慢，呈局部浸润破坏，极少数发生转移，手术切除后可有复发。

（2）鳞状细胞癌　根据鳞状细胞癌（squamous cell carcinoma）的分化程度可将其分为四级。Ⅰ级：高分化，以棘细胞为主，具有明显的细胞间桥和癌珠；Ⅱ级：棘细胞分化较少，有少量角化珠，细胞分化较好，以棘细胞为主要成分，并具有明显的异型性，呈巢状；Ⅲ级：细胞分化差，表皮层大部分细胞排列紊乱，弥漫分布，细胞体积增大，核大而且异型明显，核分裂相多见，无间桥和癌珠；Ⅳ级：为未分化型，无棘细胞，也无细胞间桥和癌珠。鳞状细胞癌的大体分型可以分为菜花型和深在型两型。免疫组化染色显示高分子量角蛋白和上皮膜抗原（EMA）阳性，分化差的鳞癌能表达波形蛋白（VIM）。

（二）中医病因病机

中医认为皮肤为人之藩篱，易受外邪侵袭。皮肤癌的发生不仅与外感风湿热毒有关，亦与机体的脏腑功能失调相关。肺主气，外合皮毛，邪毒外侵，痹阻皮肤经络，气血运行失常，肺气失调，皮毛不润；肝藏血，调节血量，肝肾阴虚，肝火血燥，皮肤难荣；脾为后天之本、气血生化之源，脾失健运，脾胃虚弱，肌肤失养，聚津成湿，进而痰凝血结而发病。外因多由风、湿、热邪侵袭肤腠，诚如《诸病源候论》云："风毒相搏所为"；《薛己医案选》云："肝火血燥，生风所致"。内因多由恚怒忧思，肝脾两伤，导致有形之痰浊与无形之气郁相互凝聚，阻滞结块，进而腐蚀肌肤而浸淫不休。皮肤癌的病位在皮肤，但与肺、肝、脾、肾等脏腑关系密切。皮肤癌初期以局部邪实为主，多为痰、瘀、热毒搏结；晚期可见全身正气亏虚，多为气血两虚，而实邪尚存。亦如《外科启玄》云："二十岁以后，不慎房事，积热所生，四十岁以上，血亏气衰，厚味过多所生，十全一二，皮黑者难治，必死"；《外科正宗》所云："久亦虚人"。

【临床表现】

早期皮肤癌无特异性的临床表现，各类皮肤癌的早期表现相似，晚期常可出现比较典型的临床表现。

（一）基底细胞癌

好发部位是经常受到日光照射的部位，如面部、眼周围、鼻部等，四肢和躯干部较少。基底细胞癌可以单独出现，也可伴有某些疾病，如基底细胞痣综合征（多发性基底细胞癌、手掌凹陷、特征性面容和牙源性囊肿）、Bazex综合征（基底细胞癌样痣、滤泡样皮萎缩、无汗症和毛发稀少）、着色性干皮病（癌前疾病、对光敏感、雀斑、神经变性）、白化病（皮肤癌、眼球震颤、畏光、黑色素缺失或减少）等。

基底细胞癌最典型的早期临床表现是皮肤出现一个珍珠状、半透明的丘疹样小结节，伴有毛细血管扩张，如病灶位于皮肤的较深部位，其表面皮肤略呈凹陷，且失去皮肤的色泽和纹理；经过相当长的发展阶段后，其表面出现鳞片状脱屑，之后表面出现糜烂，当病灶继续扩大时，其中央形成表面溃疡，溃疡边缘参差不齐，似虫蚀样。根据基底细胞癌的临床表现和病理特征，可以分为以下几种类型：①结节溃疡型：最常见，好发于头颈部，发病初期多表现为单发、半透明的小结节，伴毛细血管扩张；病变缓慢发展增大，中心部发生破溃形成溃疡，周围逐渐隆起，边缘不齐如鼠咬状。病理学检查显示基底样细胞侵入真皮，周围呈栅状排列结构。②浅表型：好发于躯干和四肢，常见表现为单发或多发的淡红色斑块或斑点，分界清楚，表面常有鳞屑，生长缓慢，以后相继发生糜烂等改变。病理学检查显示基底样细胞侵犯表皮深部，但未侵犯真皮。③硬化型：好发于面部，多表现为扁平或稍凹陷的浸润性斑块，似限局性硬皮病，生长缓慢，中央有或无溃烂。病理学检查显示基底样细胞侵犯深部的网状真皮。④色素型：此型的典型表现是病变呈不同程度的色素沉着，白灰至深黑色，常不均匀，边缘部分常较深，中央部分呈点状或网状分布。

（二）鳞状细胞癌

好发部位是颞、颊、额、鼻、眼睑、手背和头皮等易受阳光照射的部位以及皮肤与黏膜的交界部位。早期鳞状细胞癌和基底细胞癌的临床表现无明显差异，但鳞状细胞癌更多继发于原有皮肤损害的部位如瘢痕、慢性溃疡、砷剂角化病和X射线角化病等。根据鳞状细胞癌的临床病理特征，通常分为两型：①菜花型：初起为浸润性小斑块、结节或溃疡，继而隆起成乳头状或菜花状，淡红至黯红色，底宽，质硬，表面可见毛细血管扩张，附以鳞屑和结痂，顶部常有钉刺样角质，若将其强行剥离，底部容易出血，此型多见于面部和四肢。②深在型：初起为淡红色坚硬小结节，表面光滑，有光泽，渐增大，中央呈脐形凹陷，周围有新发结节，结节破溃后，形成火山口样溃疡，边缘坚硬，高起并外翻，溃疡底面高低不平，有污垢坏死组织和恶臭及脓性分泌物，发展较快，向深处浸润，可达肌肉和骨骼。

【实验室检查】

1. 常规检查 血常规、尿常规、便常规、心电图、肝功能、肾功能和肺功能等检查，可以了解病人的全身情况和重要脏器的功能状态，为病人选择适当的治疗方法、制定合理的治疗方案。

2. 病理学检查 病理学检查是确诊皮肤癌及其组织学类型的基本方法，对于疑诊为皮肤癌的病变应及早进行皮肤活组织的病理检查，以确定诊断。

3. 肿瘤标志物检查 皮肤癌至今尚没有敏感性高、特异性强的肿瘤标志物。

【其他检查】

影像学检查 无转移的早期皮肤癌没有特殊的影像学表现。当皮肤癌出现骨侵犯、区域淋巴结转移和肺转移时会出现相应的影像学变化，如头皮的基底细胞癌，可进行X线摄片或放射性核素扫描，以了解有无骨侵犯；晚期鳞状细胞癌病人应进行肺部X线摄片、B超或CT检查等，以了解有无远处转移。

【诊断与鉴别诊断】

早期皮肤癌没有特异性的临床表现，多表现为红色斑片状或略高于皮肤的丘疹样皮损，表面常有鳞形脱屑和痂皮形成，临床上不仅难以区分其病理组织学类型，而且还常与银屑病、湿疹、炎症等良性疾病相混淆。病理检查是目前确诊皮肤癌的基本方法，因此，对于疑诊为皮肤癌的病人应尽早进行皮肤的病理活检。晚期皮肤癌常有比较典型的临床表现，诊断较为容易，但确诊仍需要进行病理活检。一般来说，皮肤基底细胞癌和鳞状细胞癌具有恶性程度低、发展缓慢、发生于容易发现和便于进行活检的皮肤表面等特点，只要医生和病人都具有足够的皮肤癌防范意识，比较容易做到早期发现、早期诊断和早期治疗。

（一）诊断要点

1. 基底细胞癌 多发生于中年以后；好发于眼眶周围、鼻翼、鼻唇沟和颊部等易受日光照射的头面部；病理检查是确诊的基本方法。基底细胞癌的恶性程度较低，生长缓慢，但可向深部侵犯到肌肉、骨骼等而引起相应的表现。基底细胞癌罕见转移。

2. 鳞状细胞癌 多发于中年以后男性；好发于受阳光照射的头面部和黏膜；病理检查

是确诊鳞状细胞癌的基本方法。鳞状细胞癌发展相对较快，可有区域淋巴结和远处器官的转移。

（二）临床分期（UICC，1992）

1.TNM分期

（1）原发肿瘤（T）

T_x：对原发肿瘤不能确定。

T_0：未发现原发肿瘤。

T_{is}：原位癌。

T_1：肿瘤最大直径≤2cm。

T_2：肿瘤最大直径大于2cm，不超过5cm。

T_3：肿瘤最大直径>5cm。

T_4：肿瘤侵犯深层皮肤外的组织结构，如软骨、肌肉或骨等。

（2）区域淋巴结（N）

N_x：对区域淋巴结不能确定。

N_0：区域淋巴结无转移。

N_1：区域淋巴结转移。

（3）远处转移（M）

M_x：对远处转移不能确定。

M_0：无远处转移。

M_1：有远处转移。

2.临床分期

0期：T_{is} N_0 M_0

Ⅰ期：T_1 N_0 M_0

Ⅱ期：$T_{2\sim3}$ N_0 M_0

Ⅲ期：T_4 N_0 M_0，任何T N_1 M_0

Ⅳ期：任何T任何N M_1

注：如果存在多发性的皮肤癌病灶，以最大病灶的直径确定T，但病灶的数目应在括号内注明，如T_2(5)。

（三）鉴别诊断

皮肤癌无特异性的临床表现，常需要和一些良性皮肤疾病相鉴别，这些良性疾病包括银屑病、湿疹、炎症、角化棘皮瘤、脂溢性角化病、盘状红斑狼疮、局限性硬皮病、日光性角化病和牛皮癣等。除了各种疾病的临床表现特点有助于鉴别诊断外，关键是对于可疑病变或疑诊为皮肤癌的病人应尽早进行病理活检，以便早日获得确诊。

【治疗】

（一）治疗原则

1. 皮肤癌的治疗目的是在治愈肿瘤的同时，最大限度地保持组织器官的功能和美容效果，所有的治疗决策必须考虑病人的全身情况、肿瘤的具体特征和病人的意愿，制定出既能取得最佳治疗效果、又能合乎病人意愿的治疗方案。

2. 手术治疗是目前皮肤癌最有效的治疗方法，但考虑到保留组织器官的功能和美容效果、病人的意愿，为了取得治疗的整体满意度，放疗也可替代手术治疗作为首选的治疗方法。

3. 皮肤癌的临床治疗应采用分类治疗的策略，确诊为皮肤癌后，首先根据病人所患皮肤癌的临床病理特征，进行治疗后复发危险性的预测和评估，将病人分为低危和高危两类病人，对于容易复发的高危病人，要选用肿瘤完全切除率高、治疗效果稳定的治疗方法，在治疗后也要严密随访监测病人的病情，并可采取某些有效的预防治疗措施。

（二）西医治疗

1. 刮除术（curettage）和电干燥术（electrodesiccation） 本法是利用皮肤癌组织松脆的特点，直视下使用小刮匙将癌灶完全挖出后，再结合使用电干燥法烧灼和消除瘤床四周和基底部可能残存的癌细胞，从而起到治疗皮肤癌的作用和效果。这种治疗方法主要适用于浅表型、面积小的皮肤癌的治疗，特别是较适用于低危的浅表型和结节型基底细胞癌的治疗，不宜用于硬斑型、复发病灶、面积大于 $1cm^2$、带毛的皮肤癌和侵犯到皮下组织的皮肤癌等的治疗。在治疗过程中，如果发现病灶已经侵犯到皮下组织，则应换用手术切除治疗。虽然这种治疗方法简单实用，但如果刮除不干净，则容易复发。

2. 手术治疗 手术直接切除皮肤癌病灶是目前西医治疗皮肤癌的主要方法之一，手术治疗的方式有三种。

（1）常规病灶切除术 这种手术方式的基本要点是采用常规手术完整地将皮肤癌病灶予以切除，如果未发现淋巴结转移，一般不做预防性淋巴结切除。术后进行系统的切除组织标本病理学检查，了解皮肤癌是否完全切除、切缘有无癌细胞残留。如果术后病理检查显示皮肤癌切除完全，切缘没有癌细胞残留，病人即可进入术后随访观察过程。如果术后病理检查显示皮肤癌切除不完全，切缘有癌细胞残留，则应当根据病人情况合理选用进一步的治疗措施，以防止术后复发，如再次进行手术或选用 Mohs 手术，可达到完全切除皮肤癌的效果；如果不宜进行再次手术，则可考虑使用术后放疗和/或化疗等进行综合治疗，以降低术后复发率，提高治愈率。这种术式适用于大多数类型皮肤癌的治疗，浅表型、病灶面积小于 $2cm^2$ 的低危皮肤癌使用这种手术方式可以取得很高的治愈率。皮肤癌病灶大于 $2cm^2$、位于高复发危险的部位、侵犯较深、复发病灶等治疗效果较差，治疗时应注意完全切除率，以提高治愈率。

（2）Mohs 显微外科手术 此手术由美国医生 Mohs 首先创立。最初的治疗方法是用氯化锌糊剂固定肿瘤后，将其水平方向削下皮肤癌病灶送病理检查，如基底有残留，再次固定后削下送病理检查，一直到基底部无癌为止，但目前已经省略了氯化锌固定这一步骤。进行Mohs显微外科手术治疗常需要进行系统的专业培训，一个训练有素的专业医生需要熟练掌握皮肤病的临床病理学特点，以便在手术中通过显微镜检查手术边缘、辨别肿瘤组织与正常组织。Mohs显微外科手术治疗皮肤癌的治愈率在96%以上，与其他方法相比，这种方法不管肿瘤的大小、部位、组织学类型如何，都可获得很高的治愈率，复发率很低。这种手术对于各种类型的皮肤癌都能取得最高的治愈率，特别是适用于高危皮肤癌的治疗。目前这种术式主要适用于治疗后容易复发的高危皮肤癌病人，主要有：①复发的皮肤癌。②组织学类型为侵袭型的皮肤癌，如低分化、亲神经、侵犯深度较深的皮肤癌。③边缘不清或直径大于2.5cm的病灶。④位于容易复发部位的皮肤癌，如位于面中部的损害和硬斑型等。但由于Mohs显微外科手术治疗皮肤鳞癌费时费力，又需要一定的专业培训，且术式切除的范围广、难度大、组织破坏大，所以国内应用尚少。

（3）术中进行冰冻病理检查的手术　这种手术方式的基本要点是使用常规手术切除皮肤癌病灶，在术中进行冰冻病理活组织检查，以了解肿瘤是否切除干净，如果病理检查显示有癌细胞残留，再次手术切除，直至皮肤癌完全切除。从本质上讲，这种手术方式就是去除氯化锌糊剂固定步骤的Mohs手术，其适应证与Mohs手术的适应证相同，主要是适用于高危皮肤癌的治疗。由于Mohs手术日益较少使用，因此这种手术方式成为高危皮肤癌的较好方法，在皮肤癌的治疗中占有重要地位。

3. 放射治疗　由于皮肤癌常发生于血液供应较好的头面部，治疗后并发症较少，而且对于放疗非常敏感，单纯放疗常能取得治愈效果，基底细胞癌放疗的治愈率约为96%，鳞状细胞癌放疗的治愈率约为92%。因此，放疗与手术一样，是目前西医治疗皮肤癌的主要方法之一。

皮肤癌放疗主要适用于口唇、眼睑、鼻翼和耳等头面部的原发性肿瘤，这些部位的皮肤癌可以首选放疗，不仅可以取得很高的治愈率，而且还可以保持最佳的面部美容效果。放疗还可以用于病灶较大、侵犯较深和晚期皮肤癌的综合治疗，如当皮肤癌的病灶面积较大时，可以先使用放疗，待病灶缩小后再进行手术治疗，不仅可以提高治疗效果，还可以减少手术切除的范围；当皮肤癌侵犯较深、单纯手术切除难以切净时，可以在手术后结合使用放疗，提高治疗效果。一般来说，躯干和四肢部位的皮肤癌较少选用放疗，放疗区域内复发的皮肤癌也不适于放疗。放疗常使用的射线是深部X线和电子线等，如果使用电子线，应根据病灶的深度和范围等选择合适的射线能量。

4. 化学治疗　化学治疗是皮肤癌的一种治疗方法，包括在皮肤癌病灶表面直接使用抗癌药的局部化疗和通过口服和静脉注射途径等使用抗癌药的全身性化疗，合理地使用化疗可以起到较好的效果。

（1）局部化疗（topical chemotherapy）　在皮肤癌病灶的表面直接使用抗癌药，对于皮肤的原位癌及浅表型、多发性的皮肤癌具有较好的治疗效果，如局部应用氟尿嘧啶软膏治疗原位癌、多发性及浅表型的基底细胞癌及鳞状细胞癌均有较好效果。常有的化疗药物主要有：

①氟尿嘧啶软膏：局部应用的浓度为1%～5%，目前临床一般常用5%软膏，每日1～2

次，连用4周；较新的用法是间断使用6~9周，可降低其皮肤红斑及刺痛等副作用。

②博莱霉素软膏：可用0.1%~0.2%的博莱霉素软膏外涂，一日1~2次，无明显副作用。

(2) 全身化疗（systemic chemotherapy） 无转移的皮肤癌一般不使用全身化疗，全身化疗主要适用于具有区域淋巴结转移和远处扩散的晚期病例。皮肤癌联合化疗常用的药物主要是DDP、ADM、5-FU、BLM等，可以选择的方案如下：

表Ⅱ-17-1 皮肤癌常用联合化疗方案

方案	药物	用法
FP	5-FU	100mg/m^2，静脉滴注，第1~5天
	DDP	100mg/m^2，静脉滴注，第1天
		3周为1周期，可连用4~6周期
AP	ADM	50mg/m^2，静脉注射，第2天
	DDP	100mg/m^2，静脉滴注，第1天
		3周为1周期，可连用4~6周期

全身化疗具有一定的不良反应，常见的有骨髓抑制、恶心、呕吐、肾脏毒性等，应当注意防治。

5. 激光治疗（laser therapy） 利用激光可在局部产生高温的物理学原理，直接气化和破坏治疗靶区内的肿瘤组织，从而可以起到治疗皮肤癌的作用和效果。这类激光治疗常用的激光器有CO_2激光器和Nd:YAG激光器等。激光治疗操作简单方便、省时，主要适用于面积较小和浅表型皮肤癌病灶的治疗。

6. 光动力学治疗（photodynamic treatment，PDT） PDT是一种治疗恶性肿瘤的新方法，其作用机理是静脉使用光敏剂48~72小时后，正常组织中的光敏剂被排泄，而肿瘤组织中仍贮存有很高剂量的光敏剂，这时再使用630nm的激光照射肿瘤，激发肿瘤组织内的光敏剂，产生一系列的级连生化反应，通过产生单态氧等毒性物质，起到选择性治疗肿瘤的作用和效果。目前应用的光敏剂主要是photoprin和血卟啉衍生物（hematoporphrin deravative，HPD）等。PDT用于皮肤癌的治疗具有一定效果，可以试用于浅表型皮肤癌的治疗。由于激光穿透组织的深度有限，用于治疗侵犯较深的皮肤癌可能会残留癌组织，难以达到治愈效果。PDT的缺点是治疗后需要避免阳光照射，以免发生光敏性皮炎等。

7. 冷冻治疗（cryosurgery） 使用液氮喷射器等方法将液氮直接喷射到皮肤癌病灶的表面，使皮肤癌组织发生冻融，通过反复多次地冻融过程可以破坏治疗靶区内的皮肤癌病灶，从而起到治疗皮肤癌的效果。这种治疗方法操作简单、治疗时间短，主要适用于浅表型、体积较小的皮肤癌的治疗。

（二）中医治疗

1. 辨证论治 中医辨证论治皮肤癌多采用内外合治，以攻毒祛腐、清热解毒、利湿化痰、祛瘀散结为基本治法，后期宜兼顾益气养血、温中健脾之法。

(1) 肝郁血燥证

证候：皮肤小结节，质硬，边缘高起，色黯红，溃后不收口，菜花状，触之易出血，性情急躁，心烦易怒，胸胁苦满，舌尖红，苔薄黄或薄白，脉弦、细。

治法：疏肝理气，养血润燥。

方药：丹栀逍遥散(《古今图书集成医部全录》引《医统方》) 加减。

药用牡丹皮 10g，柴胡 10g，当归 10g，香附 10g，三棱 10g，莪术 10g，桃仁 10g，白芍 12g，茯苓 12g，白术 10g，生地黄 15g，麦冬 10g，白花蛇舌草 30g，草河车 30g。

方以柴胡、香附疏肝理气，当归、白芍、生地黄、麦冬养血柔肝为君；肝气郁结克脾土，郁而化热，故以茯苓、白术健脾利湿，牡丹皮、草河车、白花蛇舌草清热解毒为臣；三棱、莪术、桃仁活血散结为佐使。全方共奏疏肝理气、养血润燥、健脾利湿、活血解毒之功效。

加减：若有胸闷者加厚朴、郁金以宽胸理气；出血不止者加生地榆、生蒲黄、仙鹤草以清热止血。

（2）血热湿毒证

证候：初起皮肤米粒或黄豆大小丘疹，黯红色，中央可有灰色痂，边缘较硬，渐渐扩大，甚至形成溃疡，流脓血，味恶臭或为渗液所盖，日久不愈，或形成较深的溃口，如菜花样，舌红绛，苔黄腻，脉滑。

治法：清热凉血，除湿解毒。

方药：除湿解毒汤(《赵炳南临床经验集》) 加减。

药用白花蛇舌草 30g，薏苡仁 30g，土茯苓 30g，仙鹤草 30g，半枝莲 30g，白鲜皮 20g，栀子 15g，牡丹皮 15g，连翘 15g，紫花地丁 15g，金银花 15g，生甘草 10g。

方以金银花、连翘、紫花地丁、半枝莲、白花蛇舌草清热解毒为君；薏苡仁、土茯苓、白鲜皮祛湿解毒为臣；牡丹皮、仙鹤草、栀子凉血行血为佐；甘草调和诸药为使。

加减：若伴虚热者加地骨皮、青蒿、柴胡以除虚热；肿块坚硬者加牡蛎、丹参、夏枯草、海藻，去甘草以软坚散结；热毒盛者加四妙勇安汤(《验方新编》)，药用金银花 30～60g，当归 10～15g，玄参 15～30g，生甘草 10～15g；疼痛较重者，加延胡索、没药以活血止痛；口干口苦者加黄芩、竹茹以清肝降火。

（3）血瘀痰结证

证候：肌肤甲错，皮肤起小丘疹或小结节，逐渐增大，中央糜烂，结黄色痂，边缘隆起，边界不清，有蜡样结节，发展缓慢，或可长期保持完整之淡黄色小硬结，最终破溃，舌黯红，苔腻，脉沉滑。

治法：活血化瘀，化痰软坚。

方药：血府逐瘀汤(《医林改错》) 加减。

药用白花蛇舌草 30g，丹参 30g，牡蛎 30g，山慈菇 8g，海藻 15g，瓜蒌 15g，野百合 15g，赤芍 15g，白芍 15g，当归 10g，桃仁 10g，牡丹皮 10g，苏木 10g，莪术 10g，白僵蚕 10g，法半夏 10g。

方以当归、桃仁、赤芍、丹参、苏木活血化瘀为君；山慈菇、海藻、莪术、白僵蚕、半夏、瓜蒌、牡蛎化痰软坚为臣；痰瘀交阻，毒由之生，故以白花蛇舌草、牡丹皮、野百合解毒以为佐。诸药合用，共奏活血化瘀、软坚散结之功。

加减：若大便溏薄者加薏苡仁、党参、茯苓以健脾止泻；腹胀纳呆者加焦三仙、陈皮以健脾理气；皮肤干燥瘙痒者加防风、地肤子、金银花以疏风解毒。

(4) 脾虚痰湿证

证候：食少纳呆，腹胀消瘦，皮肤肿物呈囊状，内含较多黏液，色蜡黄，逐渐增大，亦可破溃流液，其味恶臭，舌黯红，苔腻，脉滑。

治法：健脾益气，化痰利湿。

方药：二陈汤(《太平惠民和剂局方》) 合羌活胜湿汤(《内外伤辨惑论》) 加减。

药用清半夏 10g，陈皮 10g，茯苓 30g，薏苡仁 30g，猪苓 10g，枳实 10g，白芥子 10g，山慈菇 6g，莪术 10g，夏枯草 10g，白术 10g，羌活 10g，白芷 10g，防风 10g，生甘草 10g。

方以二陈汤健脾化痰为君；白术、枳实、猪苓、薏苡仁健脾利湿，白芥子、莪术、夏枯草化痰软坚散结为臣；羌活、白芷、防风祛风通络，山慈菇、生甘草解毒为佐使。诸药合用，共奏健脾利湿、散结通络之功。

加减：若形瘦气弱者加黄芪、党参以健脾益气；夜寐不宁者加炙远志、酸枣仁、合欢皮以宁心安神；破溃流液多者加白鲜皮、地肤子以加强燥湿解毒之力。

(5) 气血两虚证

主证：神疲乏力，面色萎黄，头晕目眩，少气懒言，皮肤肿块腐溃、恶肉难脱，稍有触动则污血外溢，舌淡，苔白，脉细或弱。

治法：补益气血，扶正祛邪。

方药：八珍汤(《正体类要》) 加减。

药用党参 30g，白术 30，茯苓 30g，生黄芪 30g，当归 10g，赤芍 10g，熟地黄 30g，生甘草 10g，金银花 10～30g，蚤休 10～15g。

方以党参、黄芪、当归、熟地黄双补气血为君；白术、茯苓健脾祛湿为臣；赤芍养血行血，金银花、蚤休解毒为佐；甘草解毒调和诸药为使。诸药合用，共奏补气养血、扶正祛邪之功。

加减：若腰膝酸冷，加补骨脂、杜仲、续断以益肾；兼五心烦热、口干、咽燥者加女贞子、旱莲草、山茱萸以养阴；脘腹痞满者加陈皮、半夏、苏梗以宽胸理气；大便溏薄、纳差者加山药、薏苡仁、扁豆、芡实、鸡内金以健脾消食。

若见肝肾阴虚证，表现为头晕、腰酸、疲乏无力、口燥咽干、舌红少苔、脉细或细数者，治以补益肝肾，以六味地黄汤(《小儿药证直诀》) 和一贯煎(《柳州医话》) 加减治之。

2. 专病专方 医学专业文献和中医古籍医书中有许多治疗皮肤癌的专方、验方和外治方法，这些治疗验方和方法对于皮肤癌具有一定效果，在某些特殊情况下可以考虑使用，如老年人、多发性、浅表型，以及无法采用西医治疗的病例等。

(1) 三品一条枪粉 明矾 60g，白砒 45g，雄黄 7.2g，没药 3.6g。用法：研细制成粉剂，将本品 0.3～0.6g 撒布于癌灶，用凡士林纱布覆盖，加盖纱布后固定，每天换敷料 1 次，3～5天上药 1 次。本方具有蚀疮腐、解毒消肿作用，用于皮肤瘢痕癌。

(2) 复方千足虫膏 千足虫、鲜麻根各 6 份，蓖麻仁 2 份，陈石灰、叶烟粉各 1 份。用法：制成软膏，外用，每日或隔日换药1次，1~2个月为1疗程。本药膏具有破积、清热、解毒、抗癌等作用。

(3) 皮癌净 碱发白面30g，红砒3g，指甲、头发各1.5g，大枣(去核)1枚。用法：制成粉末外用。每日1次或隔日1次，将药粉直接撒在瘤体创面上或用芝麻油调成50%糊状，涂于瘤体创面。本方具有蚀败肉、抗癌作用，用于治疗皮肤癌。

(4) 改良硇砂散 硇砂9g，轻粉、雄黄、大黄、西月石各3g，冰片0.15g。用法：以上各药共研细末外用，用獾油或香油调成糊剂，每日于局部涂搽1次。本方具有祛腐、解毒等功效，对皮肤癌有一定疗效。

【中西医治疗进展及展望】

皮肤癌为白种人的常见肿瘤，我国较为少见。手术为主要治疗方法，放疗和化疗也有较好效果，皮肤癌较少转移，因此单一治疗手段常能取得治愈效果，常不必进行手术、放疗和化疗的综合治疗，主要的危险是如果局部治疗不彻底常会引起复发。近年来，应用维甲酸类药物治疗取得一定效果，今后应进一步研究和提高疗效。

中医药治疗皮肤癌尚应在挖掘古方经验的同时，进一步进行深入的理论研究和严格的规范化临床研究，以弥补西医治疗的一些不足，提高疗效。

【预防与调护】

1. 日常生活中避免过度日光直射和曝晒，使用遮阳工具；避免过多接触紫外线、X线等各种射线。

2. 加强对职业性毒害的高危人群的防癌教育和定期普查，避免长期接触煤焦油物质、砷剂和化学致癌剂，职业接触者应当注意在工作中加强防护，以预防皮肤癌的发生。

3. 对长期不能治愈的慢性溃疡、慢性炎症和黏膜白斑等要积极治疗并定期检查，有助于预防皮肤癌的发生。

4. 鼓励患者树立战胜疾病的信心，调动病人的主观积极性，保持乐观精神，避免紧张情绪。

5. 保持局部清洁，防止感染的发生。

6. 饮食宜富含维生素A和维生素C。

第十八章 骨肉瘤

骨肉瘤（osteosarcoma）是常见的原发性骨肿瘤，据有关资料，在美国占所有骨骼系统原发性恶性肿瘤的20%～30%，在我国其发病率高于英美国家，约占原发性恶性骨肿瘤的35%。骨肉瘤可发生于任何年龄，以儿童和青少年常见，发病年龄的高峰在11～20岁，其次是21～30岁，小于6岁或大于60岁者少见，85%的病例在35岁以下、15岁以上发病。本病的男女比例为3:2，但15岁以下无明显性别差异。

中医无骨肉瘤之病名，就其临床症状和发病特点，结合古典医籍的描述，大体属"骨瘤"、"骨痨"、"骨疽"、"石疽"等病范畴。

【病因病理】

（一）西医病因病理

1. 病因

（1）物理放射因素　放射线已证实能导致骨肉瘤的发生，几乎所有趋骨性放射性核素在实验室内均能引起骨肉瘤。在哺乳动物试验中，不论采用外部或内部放射的方法，都可以诱发骨肉瘤。某些骨疾患如骨巨细胞瘤、动脉瘤性骨囊肿或骨外肿瘤如乳腺瘤、视网膜母细胞瘤等的局部放射线照射治疗后，偶可引起继发性骨肉瘤。

（2）化学因素　某些化学致癌物如甲基胆蒽、N－羟基－二乙酰胺芴的铜螯合物可诱发实验性骨肉瘤。某些药物如环磷酰胺可致骨肉瘤，随累积剂量增多而发病增高。

（3）病毒因素　实验观察到多种肉瘤病毒可诱发骨肉瘤的动物模型，来源于人骨肉瘤组织中的无细胞悬液可引起实验性骨肉瘤。Fujinaga曾用Harvey和Moloney肉瘤病毒制成大量鼠骨肉瘤模型。

（4）遗传因素　视网膜母细胞瘤基因（RB基因，已知它是一种抑癌基因）突变或缺失的遗传性视网膜母细胞瘤患者，发生骨肉瘤的危险性远远高于一般人。近年发现一些骨肉瘤患者也有RB基因的突变。

（5）其他　良性骨疾患如多发性骨软骨瘤、骨Paget病、骨纤维结构不良等可恶变而发生骨肉瘤；慢性炎症或刺激可能也是骨肉瘤发生的危险因素。有研究认为身材高的青少年，骨骼生长活跃，骨肉瘤的发病率较高。

近20年来国内外许多学者在肿瘤分子生物学和肿瘤细胞遗传学方面进行了广泛的探索性研究，一致认为骨肉瘤的发生或是体内抑癌基因的缺失和功能的失活，或是癌基因的激活和过量表达。大量资料表明，RB基因和p53基因作为抑癌基因，其结构的异常导致功能失活可引发骨肉瘤。除此之外，骨肉瘤还存在着c-myc、c-fos及MDM2基因的扩增及高表达。

2. 病理

(1) 骨肉瘤的形态特点　骨肉瘤的主要组织成分为肿瘤性成骨细胞、肿瘤性骨样组织和肿瘤骨。其成分的多寡，随肿瘤性成骨细胞分化程度而异。分化比较成熟者，肿瘤骨多，称为硬化性骨肉瘤；分化比较原始者，肿瘤骨少，称为溶骨性骨肉瘤；介乎二者之间者则同时有不同程度的溶骨性和硬化性的改变，称为混合性骨肉瘤。

显微镜检查，在硬化性部分的切片中可以发现不分层、无骨小管系统、排列杂乱、染色颇深的肿瘤骨小梁，其间隙中有未被破坏的正常骨质存在；在溶骨性部分的切片中，则可以发现肿瘤骨稀少或不存在，偶尔或有散在的骨样组织，但肿瘤性成骨细胞极多，分化原始，大小不一，胞浆不匀，胞膜不清，胞核大，染色深，分裂多。上述两种镜下的不同组织像，可存在于同一骨肉瘤中。

(2) 骨肉瘤的组织学分类

①中心性（髓性）骨肉瘤：包括普通性中心性骨肉瘤、血管扩张性骨肉瘤、骨内高分化（低度恶性）骨肉瘤、圆形细胞骨肉瘤。

②表面骨肉瘤：骨旁（近皮质）骨肉瘤、骨膜骨肉瘤、高度恶性表面骨肉瘤。

（二）中医病因病机

骨肉瘤发病，其病因有内外因之分、先后天影响之别。在外主要为感受邪毒客于肌腠筋骨，阻遏营卫之气运行，结而成块，或由表入里，影响脏腑功能，气、血、水液代谢失调，留于局部发为结块；在内则有七情怫郁，饮食不调，宿有旧疾或久病伤正，脏腑失其常，蕴生各种病理产物，酿毒留结，久而成为瘤疾。

1. 感受外邪　外感六淫邪气，客于肌腠，入侵筋骨之间，蕴久化热成毒，以致气血郁滞，络脉壅塞，经气不利，复因正虚不能抗争，邪毒搏结成块，发为肿瘤。《灵枢·九针论》说："四时八风之客于经络之中，为瘤病者也"；《圣济总录·瘿瘤门》说："瘤之为义，留滞而不去也。气血流行不失其常，则形体和平，无或余赘，及郁结壅塞，则乘虚投隙，瘤所以生"。

2. 饮食不调　饮食失节、饮食不洁，或者偏食辛辣、高粱肥甘厚味或嗜酒成癖，均可直接伤及脾胃之气。脾胃伤则气机不运，湿邪、痰浊因之而生，进而影响脏腑功能，三焦气化不利，痰湿流注于筋骨络脉之间，胶结不解，积久而作块，发为肿瘤。辛辣之品及膏粱厚味还可滋生痰热，痰热内阻亦可成为骨肉瘤发病的病理机制。

3. 情志所伤　情志失调，七情太过或不及，久不得舒，扰乱气机，伤及气血，内应脏腑，久之则机体脏腑功能紊乱、阴阳失调，成为骨肉瘤发病的内在原因。肝主筋、主藏血，故凡筋骨肿痛，亦可内应于肝，导致肝主疏泄的功能障碍，而进一步加重局部气血的瘀滞。

4. 禀赋不足　年幼体亏，脏腑功能虚弱，肾精不充，正气无力抗邪，邪气内犯，可成为骨肉瘤发病的内因。若素禀阳气不足，寒生于内，痰浊因之生而留滞，结聚于体表之皮腠、筋骨，久可蕴结而成积块。《素问·宣明五气篇》说："肾主骨。"《素问·六节藏象论篇》

说："肾者……其充在骨。"《素问·五藏生成篇》说："肾之合骨也。"提示肾虚与骨肿瘤的发生可能有一定的关系。

5. 跌仆损伤 跌仆损伤，经络郁滞，日久络脉受损，气血闭阻于局部，亦可成为骨肉瘤的宿因。《灵枢·本脏》指出："是故血和则经脉流行，营复阴阳，筋骨劲强，关节清利矣。"若经络受其损，气血循行失其常，久而成恶血、死血，留于局部，筋骨、肌肉失其荣养，从而蕴发肿块。《杂病源流犀烛·跌仆闪挫源流》亦指出："跌仆闪挫，卒然身受，由外及内，气血俱伤病也"；"而忽然跌，忽然闪挫，必气为之震，震则激，激则壅，壅则气之周流一身者，忽因所壅而凝聚一处，是气失其所以为气矣。气运乎血，血本随气以周流，气凝则血亦凝。气凝在何处，则血亦凝在何处矣。夫至气滞血瘀，则作肿作痛，诸变百出"。

由上可见，肿瘤的病因是多方面的。肿瘤发病，并非某单一因素的作用，而常常是内、外因相互影响、共同参与的结果。外因与感受外邪有关，内因与七情内伤、饮食失调有关。内有正气先虚，脏腑功能失调，外有邪毒侵犯，气血运行逆乱，致痰、湿、气、瘀等相搏结，积久不散，留于筋骨之间，从而形成骨肉瘤。

【临床表现】

（一）局部症状

1. 疼痛 最早的主诉为间歇性隐痛，活动后加重，数周或者数月后发展为持续性疼痛，进而可出现剧烈疼痛、不能忍受，夜间尤较白天为甚，肢体活动常可进一步加重疼痛。因为疼痛，病人无法入睡，可出现各种精神症状，如烦躁、焦虑或者抑郁等。

2. 肿块 疼痛发生2~3个月后，局部可摸到肿块，软硬不定，并伴有明显触痛，肿瘤周围肌肉组织可出现萎缩。随着肿块的增大和炎症反应，局部肿胀进一步加重，以致皮肤紧张发亮，色泽呈紫铜色或暗红色，表面静脉怒张，有时可以摸到搏动，或听到血管搏动的杂音。由于肿瘤部位血运丰富，局部皮肤温度可有增高，附近淋巴结可有反应性增大和压痛。

3. 功能障碍 早期一般多由于疼痛、肌肉痉挛所致，而后期则多因骨与关节结构的破坏、肿块压迫及筋肉挛缩引起。病人常因疼痛而关节呈半屈位，不敢活动，当肿瘤发生于关节附近、随着肿块体积增大时，则可导致关节活动受限，甚至发生关节积液。偶有病人发生病理性骨折。

（二）全身症状

1. 远处转移 骨肉瘤的远处转移灶多见于肺部。当术后出现胸闷、咳嗽、体重减轻等症状时，常提示已发生肺转移。晚期双肺出现多个转移瘤时，可出现干咳、咯血和呼吸急促。肺部转移瘤一般在原发肿瘤出现4~9个月内发生；骨肉瘤亦可发生骨转移，并出现相应部位的疼痛；其他亦可出现软组织转移的情况。

2. 全身症状 初诊时病人的全身情况一般良好，随着肿块的增大，病人可有低热，并逐渐出现体重减轻、贫血、乏力、睡眠不佳、食欲减低、精神萎靡不振等。

【实验室检查】

1. 血液学检查 血液学检查对骨肉瘤的诊断价值不高。比较有意义的为血清碱性磷酸酶（AKP）和乳酸脱氢酶（LDH）。AKP 正常不能否定骨肉瘤的诊断，其明显升高时，结合其他征象，则对骨肉瘤的诊断起积极的支持作用。肿瘤经过彻底手术切除，增高的 AKP 不见降低或降低后又重新升高，则应考虑复发或转移瘤的存在。

2. 针吸活组织检查 采用细针针吸活检，对于骨肉瘤的诊断有一定的必要性，其阳性结果可以避免开放性活检手术，但针吸活检的缺点是不能据此做出骨肉瘤亚型的诊断。

3. 病理活检 为了做到明确的病理诊断，对于不适合进行针吸活检或速冻切片者，应做切开活检。活检前应充分参考影像学检查结果和临床症状，确定手术暴露途径及取材部位，注意避免切取病变周围反应组织、出血坏死组织等。

【其他检查】

1. 影像学检查 目前临床使用的影像学检查包括 X 线、CT、MRI、放射性核素骨扫描（ECT）、动脉造影等，但 X 线片仍是最基本、最重要的骨肉瘤诊断依据。

骨肉瘤典型的 X 线特征为受累骨分界不清楚的骨质破坏，可呈溶骨型、硬化型或混合型，带有明显的骨膜反应和软组织肿块阴影。瘤组织穿破骨皮质，使骨膜抬高，在骨膜和皮质骨的连接处形成少量钙化的肿瘤基质，表现为 Codman 氏三角（袖口征）。若形成大量的钙化骨基质肿块且与骨皮质垂直，称之为日光照射状骨膜反应。此外，如肿瘤发生在骨膜深层，或肿瘤已由骨质内部向周围突破，则在 X 线片上可以发现软组织影。

骨肉瘤易发生肺转移，不易觉察，应常规行 CT 或 MRI 检查以明确转移灶的存在。

2. 放射性核素骨扫描 在骨肉瘤中的应用有两个作用，一是判断肿瘤在骨髓内的边界，寻找跳跃灶；二是确诊有否其他骨转移或有否多骨受累。

【诊断与鉴别诊断】

（一）诊断要点

骨肉瘤的诊断必须遵循临床、影像学和病理三结合的原则。

1. 临床表现 患者临床上出现肿块、疼痛、压痛和病变部位皮温高、充血肿胀，尤其是青少年，应高度重视本病的可能。疼痛多为持续性隐痛，活动后加重，夜间较白天明显，患处包块增长较快，包块大时皮肤出现静脉怒张。

2. 影像学检查中观察到骨质破坏并伴有软组织肿块，实验室酶学检查可有 AKP、LDH 的升高和血沉增快。

3. 病理活检或穿刺细胞学检查将有助于明确诊断。

（二）临床分期（UICC，1997）

1. TNM 分期

（1）原发肿瘤（T）

T_x：原发肿瘤不能确定。

T_0：未发现原发肿瘤。

T_1：肿瘤仅限于骨皮质。

T_2：肿瘤超过骨皮质。

（2）区域淋巴结（N）

N_x：区域淋巴结转移不能确定。

N_0：无区域淋巴结转移。

N_1：有区域淋巴结转移。

（3）远处转移（M）

M_x：不能确定有无远处转移。

M_0：无远处转移。

M_1：有远处转移。

（4）病理学分级（G）

G_x：不能确定病理学分级。

G_1：高分化。

G_2：中度分化。

G_3：低分化。

G_4：未分化。

2. 临床病理分期

$Ⅰ_A$：$G_{1\sim2}$ T_1 N_0 M_0

$Ⅰ_B$：$G_{1\sim2}$ T_2 N_0 M_0

$Ⅱ_A$：$G_{3\sim4}$ T_1 N_0 M_0

$Ⅱ_B$：$G_{3\sim4}$ T_2 N_0 M_0

Ⅲ：尚未定

$Ⅳ_A$：任何 G 任何 T N_1 M_0

$Ⅳ_A$：任何 G 任何 T 任何 N M_1

（三）鉴别诊断

1. 骨关节结核 起病缓慢，早期症状不明显，可有轻度关节肿胀，活动受限，往往发病较长时间后才就诊，病人可有肺结核病史。病情发展后，肿胀明显，肌肉萎缩，关节间隙狭窄，骨质破坏，活动受限，伴有疼痛和压痛。后期由于疼痛而有肌肉痉挛，导致膝关节屈曲挛缩和内、外翻畸形。溃后不易愈合，常有窦道形成，合并感染。病程呈长期经过，疼痛一般不剧烈。骨关节结核局部肿胀较大，大多数病例有关节面破坏现象。骨肉瘤很少侵入关节内部。

2. 软骨肉瘤 常发生于30~70岁，20岁以下年龄少见。病变部位以躯干骨骼如骨盆、肋骨、脊椎为多，生长相对缓慢，到晚期才发生转移。其亦有典型的X线片的特征，必要时可行细针穿刺检查以鉴别。

3. 急、慢性骨髓炎 骨肉瘤还应与骨髓炎相鉴别。急性骨髓炎亦有红、肿、热、痛和功能障碍的特点，但病程短，病情呈良性经过；慢性骨髓炎病程长，患部反复溃烂流脓，形成窦道。影像学改变骨破坏、骨增生、骨膜反应三者是一致的、平衡的，成骨与破骨是互相联系而存在的。

4. 恶性肿瘤骨转移 多见于成年人与老年人，常先有原发病灶的存在，而后出现骨转移。以进行性疼痛、压痛为主要表现，一般无红肿及皮肤温度的变化。常为多发，影像学多为溶骨性改变，骨膜反应亦不如骨肉瘤明显。

【治疗】

（一）治疗原则

1. 西医综合治疗

（1）一般原则 目前公认骨肉瘤应采用综合治疗。早期病例在行手术治疗前先进行化疗或放疗，手术截肢或全骨切除加人工骨植入术或灭活再植术后，再行联合化疗以巩固疗效，消灭可能残存的微小转移灶；晚期转移病人及不能手术的病人先做化疗，以后视病情再进一步手术治疗或放疗，术后再予巩固性化疗。

（2）综合治疗

1）术前化疗：骨肉瘤的术前化疗已成为骨肉瘤的标准治疗，新辅助化疗的广泛开展，使骨肉瘤的5年生存率有了显著提高。

2）术后化疗：亦是骨肉瘤综合治疗的重要组成部分，通过术后化疗，进一步清除体内的隐匿病灶，减少复发和转移的机会。

3）化疗、放疗配合：对于难以切除部位的骨肉瘤，放、化疗的配合应用是重要的治疗手段。

4）免疫、基因治疗：作为手术、化疗后的辅助治疗而应用，基因治疗目前仍不成熟。

临床一般根据病人病期的早晚，选择如下治疗方式：①早期病人，先行术前化疗，然后进行灭活再植术，术后再予化疗。②中期病人，先行术前化疗，然后手术治疗，可采用手术截肢或全骨切除加人工骨植入术或灭活再植术后，再予联合化疗以巩固疗效。③晚期病人，先行化疗，或者配合放射治疗。出现肺转移，并不意味着手术治疗已没有机会。手术切除原发灶后，亦有病例会看到肺转移灶的自行消退，对于单发的肺转移，仍应积极在术前化疗的基础上，手术切除原发灶和转移灶。④术后出现肺转移者，化疗为主要治疗手段。对于单发肺转移，积极手术切除转移灶越来越为临床所应用。

2. 中西医结合治疗 西医对骨肉瘤的治疗，已经逐渐形成了一套较为完整的方案，这一方案虽然有较确切的疗效，但并非十分完美，尤其是大剂量化疗的反复应用，导致的不良反应也是非常显著的，这些不良反应通常会伴随在整个治疗过程中，给病人造成极大痛苦，也导致了病人身体的严重虚弱。中医的切入点亦即其优势主要在于以下几点：

（1）减轻大剂量化疗的不良反应。通过中医药综合调理，以改善患者生活质量，促进机体功能的恢复，从而也有助于病人顺利完成整个治疗过程。运用中医药治疗，不应仅着眼于局部肿块的缩小，而宜在增效减毒上体现自己的优势。

（2）西医综合治疗后，病人的身体状况常常比较虚弱，呈现出正气损伤、脏腑功能减退的临床特点，且大多数病人都比较明显。此时通过中药的扶正培元、益气养血、调和脾胃等作用，以鼓舞身体正气、燮理脏腑阴阳，从而消除虚弱，促进病人的康复。

（3）通过扶正与攻邪，改善机体的免疫功能，增强抵抗力，从而抑制、杀伤残存的瘤细胞，减少肿瘤复发与转移的机会，提高5年生存率。

（二）西医治疗

1. 手术治疗 外科手术仍是骨肉瘤原发灶治疗的主要手段，早期病人通过新辅助化疗的有效实施，使保肢术成为可能。英美发达国家目前85%肢体骨肉瘤可保肢，需截肢的仅占10%左右。

骨肉瘤切除术包括肿瘤切除、骨关节重建、软组织覆盖。切除范围为扩大的局部切除，包括原发肿瘤、反应区及各个平面上部分周围正常组织。骨关节修复重建目前主要有：①人工假体置换；②同种异体或自体骨关节移植，异体主要用超低温骨库冻存的同种异体骨，快速复温后移植重建；③肿瘤骨灭活肢体再植术，在体外用酒精、放疗、冷冻、高温等对肿瘤骨进行灭活后再植入；④旋转成形术，主要用于股骨及胫骨近端病变。

骨肉瘤肺转移率高，并有双肺转移的特点。目前肺转移灶的外科手术切除已成为骨肉瘤肺转移的标准治疗，并同新辅助化疗、保肢手术成为骨肉瘤的三项系列治疗。主要适应证为：①原发灶已切除；②肺转移灶只限于一侧；③从初次治疗到肺转移时间超过半年；④转移灶少于4～5个，且大小一致。

2. 放射治疗 骨肉瘤对放疗不敏感，放疗一直作为手术前后的辅助治疗和手术难以完全切除部位如骨盆、脊髓骨肉瘤的姑息治疗，以缓解症状。近年来的研究包括：①应用高能射线、准确体表定位、适形的照射野及每日各野的处理；②配合放射增敏剂以提高对乏氧细胞的杀伤作用；③放、化疗联合应用；④预防性肺部照射，以减轻肺转移发生率。

3. 化学治疗 骨肉瘤的化疗近30年来取得了很大进展。术前化疗即新辅助化疗的应用，是骨肉瘤治疗史上的里程碑，目前已成为骨肉瘤治疗的标准模式。术前积极化疗可有效地缩小肿块，并可消灭存在于体内的亚临床微小转移灶，从而使原发肿瘤的广泛性切除成为可能，也使得保肢以维持良好的肢体功能成为可能。

术前化疗反应的分级系统现广泛被采纳。根据化疗后肿瘤细胞坏死程度分为四级：Ⅰ、Ⅱ级为肿瘤细胞坏死率＜50%和在50%～90%之间，表明术前化疗效果差，术后化疗应更改方案；Ⅲ、Ⅳ级为坏死率达90%～99%和全部坏死，表明术前化疗效果好，术后应继续使用原方案。大量临床研究表明，术前化疗反应的好坏对骨肉瘤病人预后起决定性作用，肿瘤细胞坏死率是判断化疗疗效及预后最可靠的指标。

对骨肉瘤有效的抗癌药物有大剂量 MTX、ADM、DDP、CTX、BLM、ACD 等。国际上常用的方案有 Rosen 的 T_7、T_{10}、T_{12}等系列方案，德奥联合小组 COSS 系列方案，意大利 Rizzoli 研究所及 Jaffe 等系列方案。T_{10}方案经世界各地多中心临床观察被认为是经典的最优方案。

表Ⅱ－18－1　骨肉瘤常用联合化疗方案

方案	药物	用　法
T_7	BLM	12mg/m^2，静脉注射，第 1 天
	CTX	600mg/m^2，静脉注射，第 1 天
	ACD	450μg/m^2，静脉注射，第 1 天
	MTX	8～12g/m^2，静脉滴注（＜12 岁 12g/m^2），第 14、21、28、35、56、63 天
	CF	5～15mg，静脉滴注，每 6 小时 1 次，连续 12 次（MTX 给药后 6 小时开始应用）
	VCR	1.5mg/m^2，静脉注射，第 14、21、28、35、56、63 天
	ADM	45mg/m^2，静脉注射，第 42 天
		第 70 天行手术治疗
T_{10}	MTX	8～12g/m^2，静脉滴注，持续 4 小时，每周 1 次，连用 4 周
	CF	10～15mg，口服，每 6 小时 1 次，连续 10 次（MTX 给药后 6 小时开始口服）
		第 5 周手术治疗，分析病理结果，肿瘤细胞坏死率在 90%以下者，用 T_{10a} 方案，肿瘤细胞坏死率在 90%以上者，用 T_{10b}方案，从术后第 2 周开始
T_{10a}	ADM	30mg/m^2，静脉注射，连用 2 天，第 1、4 周
	DDP	120mg/m^2，静脉滴注，连用 2 天，第 1、4 周
	BLM	15mg/m^2，静脉注射，连用 2 天，第 7 周
	CTX	600mg/m^2，静脉注射，连用 2 天，第 7 周
	ACD	600μg/m^2，静脉注射，连用 2 天，第 7 周
T_{10b}	DDP	120mg/m^2，静脉滴注，连用 2 天，第 1 周
	CTX	600mg/m^2，静脉注射，连用 2 天，第 1 周
	ACD	600μg/m^2，静脉注射，连用 2 天，第 1 周
	MTX	8～12g/m^2，静脉滴注，持续 4 小时，每周 1 次，第 4、5、9、10 周
	CF	10～15mg，口服，每 6 小时 1 次，连续 10 次（MTX 给药后 6 小时开始应用）
	VCR	1.5mg/m^2，静脉注射，每周 1 次，第 4、5、9、10 周
	ADM	30mg/m^2，静脉注射，连用 3 天，第 6 周

Rosen 的 T_{10}及 T_{10a}、T_{10b}方案对术前化疗、手术及术后化疗都进行了周密的时间安排，临床具体应用可参照执行。在骨肉瘤大剂量化疗中，药物的剂量不能降低，给药不能延迟，要求化疗按日排表，准时规律地进行。术前化疗要正规，化疗应不少于 2 疗程，术后 14～21 天，患者全身情况好转后即开始行术后化疗，术后化疗宜短时间集中给药，以提高药物的剂量强度，增强疗效。

4. 介入治疗　介入治疗主要有选择性动脉栓塞治疗及动脉灌注化疗，主要作为骨肿瘤术前辅助疗法或不能手术或其他治疗无效的骨肉瘤姑息治疗。动脉内灌注化疗一般采用 Seldinger 技术插管至骨肿瘤靶动脉处，行化疗药物局部灌注。

5. 物理疗法　主要有微波加热原位灭活及高能超声聚焦灭活肿瘤两种，它们集肿瘤灭活与肢体功能重建于一体，主要适用于非负重区骨肉瘤，具有保持骨原有形状及连续性、无免疫排斥反应及传播疾病的危险、操作简单等优点。

6. 免疫治疗 骨肉瘤对免疫治疗不敏感，不作为常规用药。临床应用的免疫制剂有胸腺素、IFN、IL-2、TNF等。国外有报道用灭活的自体瘤苗对骨肉瘤病人进行特异性的主动免疫治疗，发现能抑制骨肉瘤的肺转移。

（三）中医治疗

对于本病总的治疗原则，初期多宜攻毒法，中期多宜托毒消散，后期多宜补养固本。在病情复杂之时，应根据证候表现数法合参，防止机械。

1. 辨证论治

（1）阴寒凝滞证

证候：肿瘤初起，酸楚轻痛，局部肿块，或无疼痛，畏寒，舌淡苔白，脉沉迟。

治法：温阳逐寒，开结化滞。

方药：阳和汤(《外科全生集》) 加减。

药用熟地黄20g，麻黄5g，白芥子10g，肉桂5g，生甘草5g，炮姜5g，鹿角胶15g，补骨脂20g，威灵仙30g，细辛3g，川乌5g。

本方以鹿角胶、补骨脂温肾助阳，熟地黄滋肾养阴为君，以达益肾气、壮阳益精之功；复以川乌、肉桂、炮干姜、细辛、麻黄之辛热，既可祛寒通散，又可温化阳气，从而可除阴寒之凝滞为臣；另用白芥子祛除皮里膜外之痰，威灵仙通经络、止疼痛，生甘草解毒，共为佐使。诸药配合，共奏和阳、解凝、散滞之功。

加减：寒凝较甚者，可适当加重川乌之用量（该品有一定毒性，用量偏大时应多加注意)，借其辛峻之功，以破寒结；若寒邪伤阳、气虚无力温化者，可加黄芪、桂枝以补气、温通经脉。

（2）毒热蕴结证

证候：病变局部疼痛、肿胀结块，肿块迅速增大，局部温度较高，皮色发红或变青紫，肢体活动障碍，口渴，便干结，尿短赤，或兼发热面红，舌苔黄或黄厚而腻，脉弦数或滑数。

治法：解毒清热，消肿散结。

方药：四妙勇安汤（《验方新编》）加减。

药用银花藤20g，蒲公英20g，玄参15g，肿节风20g，天花粉20g，龙葵15g，白花蛇舌草30g，蚤休20g，当归10g，赤芍10g，牡丹皮10g，土鳖虫10g，刘寄奴15g，生甘草5g。

方中以蒲公英、银花藤为君，借其寒凉之性以清热解毒、消肿止痛；以龙葵、肿节风、玄参、天花粉为臣，既可加强解毒降火之功，又可凉润生津，以防热毒之伤阴；当归、赤芍、牡丹皮、刘寄奴、土鳖虫活血化瘀，散结消肿为佐；生甘草解毒并调和诸药为使。诸药配合，共奏解毒热、散肿结、降火破瘀之效。

加减：热盛伤津，病人口气热臭、口干口苦者可加芦根、麦冬、知母、炒山栀、玄参；毒邪蕴结，红肿热痛明显者加紫花地丁、败酱草。

(3) 痰湿流注证

证候：身体困倦，四肢乏力，病变局部肿胀疼痛，质硬或破溃，大便或溏，舌体胖大，舌质淡，苔白滑腻，脉滑。

治法：化痰祛湿，解毒散结。

方药：海藻玉壶汤(《外科正宗》）加减。

药用海藻30g，海带20g，昆布30g，制半夏10g，制天南星10g，浙贝母20g，白芥子10g，陈皮10g，青皮10g，薏苡仁20g，当归10g，川芎5g，连翘20g，独活10g，甘草5g。

本方以海藻、昆布、海带为君，取其咸以软坚，以散痰结；制半夏、制天南星、浙贝母、白芥子为臣，以加强化痰除湿、利气散结之功；陈皮、青皮、薏苡仁疏理气机、运脾化湿以杜生痰之源，当归、川芎活血消积、通经止痛，独活、连翘透邪外达、并借其辛窜之性以利消散为佐；甘草调和诸药为使。本方海藻与甘草反药同用，古方虽有记载，但临床应用宜审慎。

加减：痰阻于内、气机不畅者加厚朴、苍术；痰与热结、胶结不化者加黄芩、玄参、瓦楞子、胆南星；寒痰凝结者加麻黄、肉桂、细辛。

(4) 瘀血内结证

证候：面色晦黯无华，口唇青紫，病灶处持续疼痛，肿块固定不移、坚硬，痛如针刺，表面肤色发黯，舌质紫黯或有瘀斑、瘀点，脉涩或弦、细。

治法：活血逐瘀，软坚散结。

方药：身痛逐瘀汤(《医林改错》）加减。

药用桃仁10g，红花10g，牛膝15g，当归15g，川芎10g，牡丹皮15g，莪术15g，三棱15g，赤芍15g，土鳖虫10g，制乳香5g，制没药5g，香附10g，延胡索15g，生甘草5g。

方中以桃仁、红花活血化瘀，消肿止痛为君；莪术、三棱、土鳖虫、制乳香、制没药破瘀血、逐败血而消结聚为臣；当归、川芎、赤芍、牡丹皮、牛膝既可加强前述诸药的活血消散之功，又可生新血，使祛瘀而不耗正，复以香附、延胡索疏利气机，取其气为血帅、气行则血行之义为佐；生甘草解毒、调和诸药为使。

加减：瘀血阻滞、疼痛甚者加刘寄奴、生蒲黄、檀香；肿胀结块、坚硬如石者可配合牛黄醒消丸外敷。

(5) 肝肾阴虚证

证候：局部肿块肿胀疼痛、皮色黯红，疼痛难忍，朝轻暮重，身热口干，或有咳嗽，憋闷，形体消瘦，全身衰弱，苔少或干黑，脉涩或细数。

治法：滋肾填髓，降火解毒。

方药：知柏地黄丸(《医宗金鉴》）加减。

药用知母10g，黄柏5g，熟地黄20g，山茱萸15g，女贞子30g，桑寄生20g，补骨脂15g，骨碎补20g，续断20g，自然铜20g，当归10g，牡丹皮10g，肿节风20g。

本方由六味地黄丸化裁而来。方中以熟地黄、山茱萸、女贞子补肝肾，益精血为君；黄柏、知母、牡丹皮降阴火，退虚热，解毒消肿为臣；补骨脂、桑寄生、续断益肾气、壮腰膝，合骨碎补、自然铜则可续筋接骨，加当归以养血补血，并可配合牡丹皮以行血祛瘀为佐使。诸药配合，可达补肾益精、壮骨强筋、清退虚火之功。

加减：若虚火不甚，或有阳虚征象者，可加菟丝子、仙灵脾以助肾阳、益精气、扶正祛邪。

(6) 气血双亏证

证候：局部肿块漫肿、疼痛不休，面色苍黄，神疲倦怠，消瘦乏力，心慌气短，气少不足以息，动则汗出，舌质淡红，脉沉细或虚弱。

治法：益气养血，调补阴阳。

方药：八珍汤(《正体类要》) 加减。

药用党参 20g，白术 10g，茯苓 10g，炙甘草 5g，熟地黄 20g，当归 10g，白芍 10g，川芎 5g，炙黄芪 30g，陈皮 10g，肉桂心 5g，五味子 10g，大枣 5 枚。

方中以四君子汤补气健脾，以四物汤养血调血养阴，二者组成八珍汤，则可达生气血、补脾肺之功，以上为组成本方的主要部分；复用黄芪、大枣以助益气，以肉桂心、五味子补阳调阴，陈皮行气调中，使补益而不呆滞，炙甘草益气并调和诸药，组成本方的佐使部分。上述诸药配合，补气生血，阴阳共济，从而可复气血双虚之候。

加减：气血大亏、正虚不能抗邪、元气欲脱者，可急予独参汤或参附汤煎服。

2. 专病专方

(1) 紫金锭(《外科正宗》)　由山慈菇、朱砂、雄黄、千金子、五倍子、红芽大戟、冰片、丁香罗勒油、三七、穿心莲组成，功能解毒消肿、散结止痛。外用，以适量锭剂醋研敷患处；内服，每次 0.6~1.5g，每日 2 次，温开水磨服或捣碎冲服。

(2) 醒消丸(《外科全生集》)　由制乳香、制没药、雄黄、麝香组成，功用为解毒活血、消肿止痛。内服每次 9g，每日 2 次。

(3) 梅花点舌丸或梅花点舌丹(《外科全生集》)　每日 1~2 次，先饮温开水一口，将药放在舌上，以口麻为度，再用温开水或温黄酒送下。外用时，以醋化开，敷于患处。

(4) 小金丹　参见乳腺癌专病专方中相关内容。

(四) 中西医结合治疗

1. 减轻毒副反应　为了提高骨肉瘤的 5 年生存率，术前及术后的大剂量化疗，已成为目前临床的标准治疗模式。骨肉瘤的大剂量化疗，用药强度大，有效率高，但同时毒副反应亦会明显加剧，如骨髓造血功能抑制、胃肠道反应、肝肾功能损害等，发生频度显著增加。中西医结合治疗中，应该立足于这一现象，并在该方面发挥长处，以利于化疗的顺利实施，完成整个预定的治疗。其治疗参见总论相关内容。

2. 增强病人体质　骨肉瘤手术、化疗后，病人体质非常虚弱，肢体功能障碍尚未恢复，肾精失于濡润筋骨，呈现出以虚为主、精不养骨的病机特点。此时中医治疗应以补肾养阴、壮骨生髓、培补元气为治法，以重建病人的机体功能。方剂可选用左归丸(《景岳全书》)、左归饮(《景岳全书》)、肾气丸(《金匮要略》) 加减治疗。药用熟地黄 15g，山药(炒)15g，山茱萸 10g，黄芪 30g，菟丝子 30g，鹿角胶 20g，龟板胶 20g，女贞子 15g，炒牛膝 15g，茯苓 10g，炮附片 5g，当归 10g，杜仲 20g，续断 30g，黄精 15g，水煎服，每日 1 剂。亦可服六味地黄丸，每次 9g～12g，每日 3 次。

3. 巩固疗效 骨肉瘤综合治疗结束后，应继续服用中药以巩固疗效。手术、放疗、化疗综合治疗措施完成，并不意味着病人体内肿瘤细胞已完全清除，少量残存下来的瘤细胞，日后会成为复发、转移的根源，在机体抵抗力降低时，这些隐匿的癌细胞会开始增殖。中医药治疗在这一领域确有所长，通过中药以增强机体免疫功能、抗癌扶正、清除余毒，可有效地达到预防肿瘤复发和出现转移的目的。药用（经验方）熟地黄 20g，山茱萸 15g，女贞子 30g，黄芪 30g，当归 10g，菟丝子 30g，补骨脂 30g，白花蛇舌草 30g，蚤休 20g，仙鹤草 30g，莪术 15g，制半夏 10g，制南星 10g，山慈菇 10g，壁虎 10g，水煎服。可根据病情需要服用。

【中西医治疗进展及展望】

目前随着骨肉瘤综合治疗模式的广泛开展，80%左右的患者肢体能得到保留，治愈率亦由单纯手术的不足 20%达到现在的 60%～80%。但另有 40%左右的患者在就诊时或治疗过程中发生肺部转移，最终导致治疗失败。基于化疗能使大部分病例治愈的事实，如何调整用药方案、增强化疗效果，进一步提高骨肉瘤的治愈率是当务之急。积极研发有效新药和加大药物强度是提高化疗效果的一个方面，更主要的是如何提高骨肉瘤细胞对化疗的敏感性、减少耐药性的产生和如何使已耐药的肿瘤细胞发生逆转而重新对化疗药变得敏感。目前，应用各种方法逆转耐药已成为研究的热门领域，虽然体外细胞实验取得了不少成果，令人鼓舞，但与临床应用还有很大的距离。如果肿瘤细胞耐药逆转成功，相信临床治愈骨肉瘤及各种恶性肿瘤也指日可待了。

中医对骨肉瘤目前仍缺乏系统的研究。有关中医治疗骨肉瘤的报道较少且多为个案介绍，偶有中药抗骨肉瘤作用机制的探讨，但其结果仍需要进一步的重复。今后的研究方向，一是从中药中寻找逆转耐药的药物，加强小方的实验，或从单味中药中筛选出有效单体；二是围绕抗肿瘤血管形成理论，在中药上有所发现和创新；三是继续进行辨证论治的研究，从中找出规律，并进行多中心临床验证；四是将中西医结合真正地有机融合起来，科学地确立中医药在骨肉瘤综合治疗中的地位和作用，从而形成具有我国特色的骨肉瘤综合治疗模式，更好地发挥中西医结合的优势。

【预防与调护】

避免接触某些可能与骨肉瘤发病相关的致病因素，科学健身，养成良好的生活习惯，保持乐观的精神态度，积极搞好肿瘤的一、二级预防，可减少肿瘤的发病机会。

第十九章 多发性骨髓瘤

多发性骨髓瘤（multiple myeloma，MM）亦称为浆细胞骨髓瘤，是由于合成和分泌免疫球蛋白的浆细胞恶性增殖所致的肿瘤性疾病，属浆细胞肿瘤的一种。本病于 1873 年由 Rustizky 正式命名。在疾病发生与发展过程中，肿瘤细胞多侵犯骨质和骨髓，产生溶骨性病变。骨质损坏以颅骨、胸骨、盆骨、肋骨、脊椎与长骨的近端多见，偶尔也发生于其他组织。多发性骨髓瘤临床表现呈多样性，最常见的临床表现有骨骼破坏、骨痛、病理性骨折、高钙血症、肾脏功能损坏、贫血、感染、高球蛋白血症、出血及并发淀粉样变性等。

多发性骨髓瘤在欧美约占全部肿瘤的 1%，占血液系统肿瘤的 10%，在英国是仅次于非霍奇金淋巴瘤的常见血液系统肿瘤，据有关资料，欧美等国多发性骨髓瘤发病率为 2~4/10 万。其发生情况与种族、年龄、性别有一定的相关性，美国黑人发病率约为白人的 2 倍；欧美患者多发于 50~70 岁，发病高峰在 60~66 岁；男女比例约为 3:1。我国缺乏详细的流行病学资料，部分地区临床资料显示，北京市（100 例）发病年龄最小者 15 岁，最大者 85 岁，40 岁以上者 77 例，男女发病之比为 3:1；上海市（97 例）发病年龄为 14~79 岁，平均 47 岁，多数也在 40 岁以上发病，男女发病之比为 1.6:1。

依据多发性骨髓瘤临床表现，类似于中医学的“骨瘤”、“骨痹”、“骨蚀”，晚期临床表现与“虚劳”、“腰痛”、“内伤发热”、“血证”等病证类似。

【病因病理】

（一）西医病因病理

1. 病因 到目前为止，多发性骨髓瘤的病因尚未完全明确，可能与下列因素有关：

（1）放射性损伤 电离辐射可能为致病原因之一，如长期无保护性接触 X 线、核放射等，究竟接受多大剂量的放射线后才能引起细胞恶变，尚难以确定。

（2）化学药物 目前已有资料报道，接触某些化学药品、除草剂、杀虫剂等有可能使多发性骨髓瘤增多。

（3）基因突变 多发性骨髓瘤常见染色体畸变，可导致基因重组，并可激活癌基因。有实验资料证明，癌基因的激活可能与发病有关。

（4）慢性抗原刺激 多种慢性疾病、免疫性疾病、过敏性疾病、反复注射抗原等，曾被认为是多发性骨髓瘤的诱发因素。

（5）病毒感染 研究证明，用逆转录病毒为载体，将点突变激活的 N－ras 基因植入 EB

病毒感染的人B淋巴细胞，可导致该B淋巴细胞转化为恶性浆细胞。

(6) 其他因素　有研究表明，IL-6是骨髓瘤细胞的生长因子和存活因子，有抑制肿瘤细胞凋亡作用。

2. 病理　多发性骨髓瘤可能是由于多种致病因素的综合影响而促使某一株浆细胞无节制增殖，进而合成和分泌大量单克隆免疫球蛋白或其多肽链。对于骨髓瘤细胞的起源，目前认为起源于前B细胞或更早阶段，而表现于B淋巴细胞成熟阶段，实验发现患者前期B细胞胞浆中IgM可与抗该患者M蛋白单克隆抗体发生免疫反应。

骨髓瘤细胞可募集破骨细胞到病灶部位，并增强其骨破坏能力，也能使成骨细胞创造一种微环境以利于骨髓瘤细胞生存，并阻止新骨形成。病骨表现为骨小梁破坏，骨髓腔内为灰白色的瘤细胞组织所充填，骨皮质被侵蚀变薄，骨质软而脆，切面呈灰白或暗红色，部分病例病骨可见松质骨骨小梁结构，部分病例则正常松质骨结构完全消失。瘤组织穿破骨皮质后，可浸润骨膜及周围组织，在软组织内形成结节状肿块，或发生继发性病变，包括出血及软化等。骨外病灶如淀粉样物质沉积较多，则外观呈灰黄色或灰红色，质地坚实，似鱼肉，光泽。骨髓外浸润多见于肝、脾、淋巴结及其他网状内皮组织，亦可见于肾、肺、心、甲状腺、睾丸、卵巢、消化道、子宫、肾上腺及皮下组织。

（二）中医病因病机

1. 禀赋不足　《备急千金要方·肾脏》曰："骨极者，主肾也。肾应骨，骨与肾相合……若肾病则骨极，牙齿苦痛，手足痟疼，不能久立，屈伸不利身痺，脑髓痠。"肾藏精，主骨生髓，若禀赋不足，肾精亏虚，精血不足，骨失所养，血脉痹阻，气血失于通畅，则影响骨髓正常功能而发病。

2. 脏腑失调　《类证治裁·痹症》中指出："诸痹……良由营卫先虚……正气为邪所阻，不宜宣行，因而留滞，气血凝涩，久而成痹。"人至中老年，肾气渐衰，精气亏虚，或由于房事无度，损伤精血，或情志所伤，肝阴不足，经脉失养，或由脾脏虚弱，气血生化无源等均可导致气血阴阳亏虚，骨骼失养，骨质不坚；或大病久病，脏腑亏虚，日久不复而发病。

3. 外感邪毒　《灵枢·刺节真邪》中指出："虚邪之中人也……其入深，内搏于骨，则为骨痹……虚邪之入于身也深，寒与热相搏，久留而内著……内伤骨为骨蚀。"《素问·长刺节论篇》中也曰："病在骨，骨重不可举，骨髓酸痛，寒气至，名曰骨痹。"《中藏经·论痹》中也指出："大凡风寒暑湿之邪……入于肾，则名骨痹。"邪毒是指六淫及理化诸种致病因素，在病患素体肾精亏损的基础上，邪毒乘虚而入，由浅入深，深传至骨，毒邪阻闭，血行不畅，骨失所养，轻则见有骨痛，重则骨折。

4. 饮食所伤　《中藏经·论骨痹》云："骨痹者，乃嗜欲不节，伤于肾也。"若饮食不节，或药毒所伤，中伤脾胃，则脾胃虚弱，水湿代谢紊乱，湿毒内生，郁积脏腑，侵及经脉，闭阻骨髓，或伤及肾脏，导致肾精虚损、骨失所养而发病。

综合上述，多发性骨髓瘤病理结局是多种致病因素联合作用的结果。其中，禀赋不足、脏腑亏虚是疾病发生的内伤基础；外感邪毒、饮食所伤是疾病发生的外在条件；毒邪蕴结、寒凝血脉、痰瘀互结是疾病发生过程中最基本的病机变化；脾肾两虚、肝肾阴虚是疾病发展的必然结果。

【临床表现】

多发性骨髓瘤起病缓慢，可有数月至数年无症状期，早期易误诊，其临床表现多样，主要由瘤细胞增生、浸润和破坏以及瘤细胞产生大量异常免疫球蛋白（即骨髓瘤蛋白、M蛋白、M成分）而引起一系列症状与体征。

（一）瘤细胞浸润的临床表现

1. 骨痛 骨骼疼痛为多发性骨髓瘤主要症状之一，也为多数病例的首发症状。疼痛以腰背部最多见，胸肋骨、颅骨次之，四肢、肩及骨关节处比较少见。初起为间歇性隐痛、钝痛，随病势进展，逐渐变为持续性疼痛，疼痛随活动而加剧。出现病理性骨折时，患者可突感剧痛。

2. 贫血 由骨髓造血系统被破坏所致。几乎所有病例都有不同程度贫血，主要表现为头晕、心慌、乏力、消瘦、面色苍白等，并随病情发展症状逐渐加重。贫血除瘤细胞过度增殖抑制骨髓正常造血外，肾功能衰竭、慢性消耗、营养状况欠佳等因素均可导致不同程度贫血，或使贫血进一步加重。

3. 出血 出血是多发性骨髓瘤常见症状，由血小板减少、血管内皮损害、血小板功能异常以及凝血因子功能受抑等引起。皮肤、黏膜出血较为多见，严重或晚期病例可有内脏出血，少数病例因颅内出血而导致死亡。

4. 高钙血症 大量瘤细胞导致骨质破坏时，脱钙可使血钙明显升高。临床表现有头痛、呕吐、嗜睡、昏迷、脱水。多数患者在诊断时已有高血钙现象，部分病例在疾病进展过程中并发高钙血症。

5. 神经系统损害 由于瘤组织浸润和压迫神经，或胸、腰椎病理性骨折压迫脊髓，患者可出现截瘫、尿潴留、神经痛、肢体麻木及运动障碍等。

（二）瘤细胞分泌M蛋白的临床表现

1. 高黏滞性综合征 大量单克隆免疫球蛋白可引起血液黏滞性增高、血流缓慢与微循环障碍。在疾病进展过程中，最常见症状为头晕、眼花、视力障碍，并可突发晕厥、意识障碍等。在典型病例中，眼底检查可见腊肠样改变、视网膜静脉扩张、视神经乳头水肿，并见瘀血和出血，也可见到深部静脉或动脉血栓形成。

2. 感染 由患者免疫功能缺陷而致。感染多为细菌感染，亦可见真菌与病毒感染。肺部、泌尿系、皮肤、鼻窦组织和血液对感染的易感性明显增加，可发生细菌性肺炎、急性或慢性泌尿道感染、败血症等，病毒性带状疱疹也较常见。晚期病例白细胞明显减少和功能缺陷，可使各种感染几率明显增加，而且不易被药物所控制，常为导致患者死亡的主要原因之一。

3. 肾脏损害 因轻链损害肾小管和沉淀于肾小球基底膜、高钙血症、肾脏淀粉样变性以及使用有肾毒性的抗生素等多种原因可导致肾功能衰竭。肾脏损害常在起病时已有发生，其发生机制是由于大量异常蛋白通过肾脏，聚集于肾小管，导致肾小管堵塞，肾小管上皮细胞变性萎缩引起，可出现蛋白尿、血尿、管型尿，甚者可发生肾功能不全，尿毒症是晚期病例主要表现。

4. 淀粉样变 异常球蛋白在组织内沉积可使组织器官发生淀粉样变性，表现为巨舌症、肝脾肿大、周围神经炎、腕管综合征、肾病综合征、心力衰竭等，在关节内沉积可引起关节疼痛及类风湿样结节形成。临床可通过齿龈和直肠黏膜活检所见到的小动脉侵犯而诊断。

（三）其他

1. 骨骼肿块 骨骼肿块是常见体征，常见于扁骨，尤以胸骨、肋骨、头颅骨等处多见。局部骨骼隆起，触之坚硬或橡皮样软韧，按之有弹性或声响，局部有压痛。

2. 病理性骨折 在疾病进展过程中，由于骨髓瘤细胞对骨质的破坏，可引起病理性骨折。以腰椎骨折最为常见，其次为盆骨骨折和颅骨骨折。

3. 肝、脾、淋巴结肿大 瘤细胞浸润可导致肝、脾轻度乃至中度肿大。局部或全身淋巴结可见肿大，以颈部淋巴结肿大较为常见。

4. 骨髓外器官组织病变 可见骨髓瘤肾病和其他如甲状腺、胸腺、卵巢等软组织骨髓瘤。

【实验室检查】

1. 血液检查 病期不同，贫血程度各异，约有90%的患者有不同程度的贫血，外周血涂片中可见幼稚的小红细胞，红细胞常呈缗线状排列，有时可见不典型浆细胞，白细胞及血小板数正常或降低。晚期大部分病例白细胞计数下降、血沉增快，但应注意有无浆细胞，若大于20%或绝对值大于2×10^9/L，即为浆细胞白血病。

2. 骨髓检查 骨髓大多增生活跃，骨髓内的浆细胞占10%～95%，红系、粒系不同程度受抑。当浆细胞>10%时，要特别注意浆细胞的形态特点。异常浆细胞（瘤细胞）的特点是：细胞个体较大，圆形或卵圆形，核仁1～2个，核染色质细致，核周淡染区消失，胞浆量丰富，嗜碱性强，可见空泡与少量的嗜苯胺蓝颗粒，若发现成堆明显异常的浆细胞，即可明确诊断。由于骨髓瘤细胞早期常为灶性分布，当诊断有怀疑时，应做多部位特别是疼痛部位骨髓穿刺。

3. 免疫学检查 高球蛋白血症为骨髓瘤的主要特征，白蛋白和球蛋白比例常倒置，血清蛋白电泳分析时，形成一个狭窄的高峰（常在γ和/或β部位出现高峰，也有一些在α_2部位出现高峰），称为M蛋白或M成分，是浆细胞瘤的重要标志，因它们具有抗体活性，故称免疫球蛋白。轻链型除有严重的肾功能损害可不出现M蛋白，少数的不分泌型血清中也无M蛋白。使用免疫电泳方法检测可对骨髓瘤进一步分型。由于一种瘤细胞只能产生分泌一种免疫球蛋白，所以依照所分泌的免疫球蛋白的种类，可分IgG、IgA、IgD、IgM、IgE、轻链型、双克隆型、不分泌型八个类型。

4. 尿液检查 可出现蛋白尿、血尿，约40%的病例尿中出现本－周蛋白，已知这是由瘤细胞合成的轻链，由于分子小，可经肾小球滤过排出。该蛋白在酸化的尿液中加热至45℃～60℃时发生凝固，如继续加温则溶解，故又称凝溶蛋白，晚期病例检出阳性率较高。

5. 生化检查 有25%～50%的骨髓瘤患者血清钙增高。在病理性骨折愈合或有肝淀粉样变时，血清碱性磷酸酶可增高。血清白蛋白减少，部分病例血浆内可检出冷球蛋白。血液流变性呈高黏高聚状态。血尿酸常增高。IgA 型还可见血胆固醇升高。75%以上病例出现肾功能损害，并有相应的生化指标异常。

【其他检查】

1. 放射线检查 X 线、CT 以及 MRI 是放射检查的三种主要方式，应依据诊断需求选择检查。多数患者通常经放射线检查可发现骨质有病理性改变。放射线检查可见三种病理性改变，即弥散性骨质疏松、圆形或椭圆形穿凿样溶骨性病变、病理性骨折。以溶骨性病变为主者，最常见于颅骨、盆骨、肋骨、脊椎等；弥散性骨质疏松多见于脊椎、肋骨、盆骨，少数病例见于胸椎、腰椎部；病理性骨折可见于胸椎、腰椎、肋骨、锁骨、股骨、肱骨等。骨质硬化甚少见，仅占 1%左右。

2. 超声检查 对肝脾触诊不满意的患者，B 超检查对确定肝、脾肿大具有重要意义，同时 B 超也是观察临床疗效的检查措施之一。

3. 骨扫描检查 X 线是多发性骨髓瘤患者骨骼受累的主要检查手段，通常可以见到骨骼的溶骨性病变，但对不典型病例进一步采用骨扫描（^{99m}Tc）可获得较高的检出阳性率。

【诊断与鉴别诊断】

（一）诊断标准（1997 年修订）

多发性骨髓瘤临床表现复杂，并发症较多，其诊断主要以找到骨髓瘤细胞为依据。

1. 血清中出现大量单克隆免疫球蛋白（M 蛋白），IgG > 35g/L、IgA > 20g/L、IgD > 2.0g/L、IgE > 2.0g/L、IgM > 15g/L；或尿中单克隆免疫球蛋白轻链（本－周蛋白）> 1.0g/24 小时，少数病例可出现双克隆或三克隆性。

2. 骨髓中浆细胞 > 15%，并有异常浆细胞（骨髓瘤细胞）或组织活检证实为浆细胞瘤。

3. 无其他原因的溶骨病变或广泛性骨质疏松。

具有上述 3 项中任何 2 项，即可诊断。

诊断 IgM 型 MM 时，除符合前两项外，尚需具备典型的 MM 临床表现和多部位溶骨病变。只有后两项者属不分泌型 MM。对仅有前两项者（尤其骨髓中无原、幼浆细胞者），须除外良性或其他原因引起的浆细胞增高。

（二）临床分期（Durie 和 Salmon 临床分期标准）

1. Ⅰ期 骨髓瘤细胞数/平方米体表面积 < 0.6×10^{12}，并符合下列各项：①血红蛋白 > 100g/L；②血钙正常；③X 线正常或只有孤立的溶骨性病变；④M 成分合成率低，IgG < 50g/L，IgA < 30g/L，本－周蛋白尿 < 4.0g/24 小时。

2. Ⅱ期 骨髓瘤细胞数/平方米体表面积在 $0.6 \times 10^{12} \sim 1.2 \times 10^{12}$之间，其他条件介于Ⅰ期和Ⅲ期之间。

3. Ⅲ期 骨髓瘤细胞数/平方米体表面积 > 1.2×10^{12}，并符合下列至少任意 1 项：①血

红蛋白 < 85g/L；②血钙 > 2.98mmol/L；③X 线多处进行性溶骨性损害；④M 成分合成率高，IgG > 70g/L，IgA > 50g/L，本 – 周蛋白 > 12g/24 小时。

在以上分期中每期可再分为 A、B 两组：A 组肾功能正常（血清肌酐 < 176.8μmol/L，尿素氮 < 10.7mmol/L）；B 组肾功能损害（血清肌酐 ≥ 176.8μmol/L，尿素氮 ≥ 10.7mmol/L）。

（三）鉴别诊断

1. 转移癌　多种癌症，如腺癌，易发生骨转移，可见溶骨改变，出现骨痛。但血清中无 M 成分，骨髓中可找到癌细胞，患者可查出原发癌的存在，血清常伴碱性磷酸酶升高。

2. 甲状旁腺功能亢进　本病可有骨损害及肾功能障碍，但血中无 M 成分、骨髓无异常浆细胞、尿本 – 周蛋白阴性，有其他与甲状旁腺功能亢进有关的化验结果。

3. 反应性浆细胞增多症　可引起反应性浆细胞增多的疾病有：①恶性肿瘤，如肠癌、乳腺癌、胆管癌等。②慢性感染性疾病，如结核病、骨髓炎、肾盂肾炎、胆道感染。③风湿性疾病，如风湿热、类风湿性关节炎、系统性红斑狼疮等。④慢性肝病，如慢性肝炎、肝硬化。⑤脂质代谢障碍，如家族性高胆固醇血症。⑥其他疾病，如过敏性疾病、再生障碍性贫血、粒细胞缺乏等。但这些疾病骨髓中浆细胞多少于 10%，且为成熟型，无骨骼损害，M 成分含量低。

【治疗】

（一）治疗原则

对于疾病处于Ⅰ期且无明显临床症状之患者，可暂不给药，但要严密随访观察。对于处于Ⅱ、Ⅲ期或伴有本 – 周蛋白尿的Ⅰ期患者均需进行积极治疗。综合治疗措施为：以化疗为主，配合应用生物反应调节剂及中医药治疗等。对骨髓外浆细胞瘤、骨孤立性浆细胞瘤可采用局部放射治疗。在对原发病进行治疗的同时，还应进行支持治疗和积极防治并发症。

（二）西医治疗

1. 化学治疗　化疗是治疗多发性骨髓瘤的主要方法，其目的主要是杀伤肿瘤细胞，降低 M 成分，使症状缓解或控制，生存期延长。美法仑、环磷酰胺、卡莫司汀、氯乙环亚硝脲、丙卡巴肼等单药化疗有一定临床疗效，但目前多采用联合化疗，疗效优于单一用药。常用化疗方案如下：

表Ⅱ – 19 – 1　多发性骨髓瘤常用联合化疗方案

方案	药物	用法用量
MP	Me-CCNU	7mg/m^2，口服，第 1 ~ 4 天
	PDN	60mg/日，口服，第 1 ~ 4 天
		3 ~ 4 周为 1 周期。本方案适于一般较轻的患者，或Ⅰ ~ Ⅱ期患者，其中，Me-CCNU 可用氮甲或 AT-1258 替代
NP	NF（氮甲）	100mg/m^2，顿服或分 3 ~ 4 次口服，第 1 ~ 14 天；或 AT-1258 20mg，静脉注

（续表）

方案	药物	用 法 用 量
		射，隔日1次，连用4～5次
	PDN	40mg～60mg/日，顿服，连用10～14天
		3～4周为1周期
NVP	NF	100mg/m²，顿服或分3～4次口服，第1～14天
	VCR	1.4mg/m²，静脉注射，每周1次，共2次
	PDN	30mg/日，顿服，第1～14天
		3～4周为1周期
M_2	CTX	10mg/kg，静脉注射，第2天
	VCR	0.03mg/kg，静脉注射，第21天
	Me-CCNU	0.25mg/kg，口服，第1～4天，或0.1mg/kg，口服，第1～7天
	PDN	1mg/kg，口服，第1～14天，第2周减量
	BCNU	0.5～1mg/kg，静脉注射，第1天
		5周为1周期。此方案适用于肿瘤负荷较大的患者
VMCP	VCR	1～1.5mg/m²，静脉注射，第1天
	Me-CCNU	6mg/m²，口服，第1～4天
	CTX	125mg/m²，口服，第1～4天
	PDN	60mg/日，口服，第1～4天
		3～4周为1周期。此方案适用于肿瘤负荷较大的患者
VAD	VCR	0.5mg/日，持续静脉滴注，第1～4天
	ADM	9mg/m²，持续静脉滴注，第1～4天
	DXM	40mg/日，口服，第1～4天，第9～12天，第17～20天
		4周为1周期。此方案适用于难治性患者
CMCE	CTX	400mg/m²，静脉注射，第1、8天
	MITX	8mg/m²，静脉滴注，第2天
	CBP	200mg/m²，静脉滴注，第3天
	VP-16	60mg/m²，静脉滴注，第1～3天
		4周为1周期。此方案适用于难治性患者

2. 放射治疗 由于骨髓瘤细胞对放射线敏感性高，对局部病变和髓外浆细胞瘤、骨的孤立性浆细胞瘤可采用局部放射治疗，复发部位可行再放疗。

3. 干扰素治疗 干扰素对MM作用有限。目前多用于年龄较轻、肿瘤负荷低者，或经化疗后缓解患者的维持治疗，及对化疗复发或难治的病例进行再治疗。用法可以每次200万IU/m²开始，皮下注射，隔天1次，逐渐加大剂量，最大剂量可达到500～1000万IU/m²。疗效至少要2～3个月才能判断，无效者应停药。

4. 骨髓移植 对年龄较轻、疾病进展快、对化疗耐药的Ⅱ期和Ⅲ期骨髓瘤患者，可采用骨髓移植。包括自体骨髓移植或自体造血干细胞移植、同种同基因骨髓移植（在孪生兄弟之间），或进行HLA相合的同种异型移植，骨髓移植后少数病例可长期缓解。

5. 对症治疗

（1）骨骼疼痛 骨骼疼痛明显者可按三阶梯疗法使用止痛药，如局部有肿块或疼痛明显者，可局部放射治疗。

（2）高尿酸血症　可用别嘌醇 200～400mg/日，口服。

（3）高黏滞综合征　可用血浆置换法治疗，或适量口服阿司匹林。

（4）高钙血症　大量饮水可降低血钙、本－周蛋白和尿酸的浓度，减轻肾脏的损害；必要时可用速尿利尿；泼尼松能抑制破骨细胞被激活，故用泼尼松 60～100mg/日，对高血钙亦有一定疗效；当血钙 > 3mmol/L 时，应积极处理，给以帕米磷酸二钠 90～120mg/日，4～6 小时滴完，可使血钙明显下降。

（5）感染　用抗生素、丙种球蛋白，尤其对轻链的多发性骨髓瘤及低球蛋白血症的病人有帮助。合并带状疱疹者，可用阿糖胞苷。

（6）肾功能衰竭　出现肾功能不全者，应积极纠正高钙血症，肾衰可用人工肾、腹膜透析或血液透析，尽量避免使用影响肾功的抗生素，如庆大霉素、卡那霉素、先锋霉素及多黏菌素等，化疗首选 VAD 方案。

（7）浆细胞性白血病　有人报道用烷化剂、泼尼松对个别病人有效，可使瘤细胞及本－周蛋白消失。

（三）中医治疗

1. 辨证论治

（1）毒邪蕴结证

证候：高热烦躁，周身酸痛，口舌干燥，渴欲饮水，小便黄赤，大便干结，或见血热发斑，神昏谵语，舌质红绛，苔黄燥，脉数。

治法：清热解毒，凉血散瘀。

方药：清瘟败毒饮（《疫疹一得》）加减。

药用生石膏 20g，生地黄 15g，水牛角 15g，黄连 10g，栀子 10g，黄芩 10g，赤芍 10g，牡丹皮 10g，玄参 10g，知母 10g，连翘 10g，桔梗 6g，竹叶 6g，甘草 6g。

方中生石膏清泄实热，黄连清热解毒为君；栀子、黄芩、连翘清热解毒为臣；生地黄、水牛角、赤芍、牡丹皮、玄参、知母、竹叶清热育阴，凉血止血为佐；桔梗调畅气机，甘草调和诸药为使。

加减：气血虚损者，选加党参、黄芪、白术等；血虚燥热，大便干结者，选加当归、火麻仁等；血瘀内阻者，选加桃仁、红花、丹参、川芎等；邪毒壅盛者，选加虎杖、半枝莲、白花蛇舌草等；气机阻滞者，选加柴胡、香附、川楝子、陈皮等。

（2）寒凝血脉证

证候：骨骼或其他部位肿块，漫肿无头，坚硬不移，皮色不变，痛或不痛，口淡不渴，形寒肢冷，神疲乏力，呕恶纳呆，头晕目眩，舌质淡或淡黯，苔薄白，脉细弱。

治法：温阳补血，散寒通滞。

方药：阳和汤（《外科全生集》）加减。

药用熟地黄 20g，鹿角胶 10g，白芥子 10g，炮姜 6g，肉桂 3g，麻黄 3g，甘草 6g。

方中熟地黄大补阴血为君；鹿角胶配熟地黄生精补血，与肉桂、炮姜合用以温阳散寒通血脉为臣；白芥子协助姜、桂以散寒凝，化痰滞，并与熟地黄、鹿角胶相互制约为佐；甘草解毒而调和药性为使。全方补而不滞，通而不散，相辅相成，能温阳益肾，补养精血，宣通血脉，散寒祛痰。

加减：肾阳虚衰者，选加附片、鹿茸等；血虚明显者，选加阿胶、当归、白芍、何首乌等；痰湿明显者，选加浙贝母、半夏、橘核等；食欲不振者，选加茯苓、炒白术、石菖蒲、焦三仙等；血瘀明显者，选加川芎、丹参、桃仁、红花等。

(3) 痰瘀互结证

证候：骨骼肿块，疼痛严重，或见内脏癥积，伴有食欲不振，头目眩晕，口舌黏腻，形体消瘦，或见午后潮热，大便干结，或有黑便，舌质黯或有瘀斑，舌苔黄腻，脉涩。

治法：活血化瘀，软坚散结。

方药：膈下逐瘀汤(《医林改错》) 加减。

药用当归 12g，桃仁 12g，红花 10g，川芎 10g，赤芍 10g，牡丹皮 10g，延胡索 6g，五灵脂 10g，乌药 10g，香附 9g，枳壳 10g，甘草 6g。

方中当归、桃仁、红花活血祛瘀为君；川芎、赤芍、牡丹皮助君药活血化瘀为臣；延胡索、五灵脂、乌药、香附、枳壳调畅气机为佐；甘草调和诸药为使。诸药合而为用，血行瘀去，痰瘀自解。

加减：头目眩晕者，选加二陈汤；骨骼胀痛者，选加柴胡、香附等；午后低热者，选加青蒿、鳖甲、地骨皮、银柴胡等；出血明显者，选加仙鹤草、茜草、三七等；气虚明显者，选加黄芪、党参、白术等；血虚明显者，选加熟地黄、白芍、何首乌等；阳虚明显者，选加附子、桂枝等。

(4) 脾肾两虚证

证候：面目虚浮或苍白，畏寒肢冷，腰膝酸痛，夜尿频多，食欲不振，脘腹胀满，舌体胖大，舌质淡红，舌苔水滑，脉细弱，或沉迟，或微弱。

治法：温补脾肾。

方药：右归丸(《景岳全书》) 加减。

药用制附子 10g，肉桂 6g，熟地黄 12g，山药 10g，山茱萸 10g，枸杞子 10g，杜仲 10g，菟丝子 12g，当归 10g，鹿角胶 10g。

方中附子大辛大热，温肾壮阳，肉桂辛温，温补肾阳，引火归原为君；杜仲、山茱萸、菟丝子、山药补肾健脾，协助君药温肾阳、补脾阳为臣；熟地黄、鹿角胶、当归、枸杞子滋阴养血，阴中求阳为佐使。诸药合用具有温补脾肾、填精生髓之功。

加减：食欲减退者，选加党参、白术、茯苓等；脘腹胀满者，选加木香、砂仁、枳壳、陈皮等；完谷不化，下利清谷者，选加焦三仙、赤石脂、肉豆蔻、石榴皮等；痰瘀交织者，选加川芎、红花、地龙、陈皮、胆南星等；胁下癥积坚硬不移者，选加三棱、莪术、鳖甲、水蛭等。

(5) 肝肾阴虚证

证候：面目黧黑，或面色无华，肌肉大消，午后潮热，或夜间发热，五心烦热，口干咽燥，失眠盗汗，舌体瘦小，舌质淡黯或紫黯，舌红无苔，脉细弱。

治法：滋补肝肾。

方药：左归丸(《景岳全书》) 加减。

药用熟地黄 15g，山药 12g，山茱萸 10g，菟丝子 10g，枸杞子 10g，川牛膝 10g，鹿角胶 10g，龟板胶 10g。

方中熟地黄滋补肝肾为君；山药、山茱萸、菟丝子、枸杞子健脾、补肾、养阴，加强君药补肾填精功能为臣；鹿角胶、龟板胶补肾填精为佐；川牛膝引药下行，直达病所为使。

加减：阳气虚衰者，选加附子、肉桂、仙茅、仙灵脾、补骨脂等；血热出血者，选加旱莲草、仙鹤草、茜草、血余炭等；血瘀内阻者，选加桃仁、红花、丹参、赤芍等；血虚明显者，选加当归、阿胶、何首乌等。

2. 专病专方 可依据临床证候和症状选用：

(1) 元胡止痛片、参桂合剂适用于治疗骨痛。

(2) 复方丹参片、复方丹参注射液、川芎嗪注射液适用于治疗高黏血症。

(3) 济生肾气丸等适用于治疗肾功能不全。

(4) 新清宁片、大黄片适用于治疗氮质血症。

3. 其他疗法

(1) 针灸疗法 多发性骨髓瘤疼痛明显者，在实行三阶梯止痛疗法基础上，可使用针灸止痛，依据疼痛部位选择经穴或阿是穴。若属于寒凝血脉者可适当配合灸法治疗。

(2) 饮食疗法 在疾病治疗过程中，饮食调理亦很重要，常用食疗方法如下：

①银耳 20g，清炖加冰糖少许，每日服 1～2 次。

②薏苡仁 30g，绿豆 30g，赤小豆 30g，煮食。

③猪腰 1 个洗净，补骨脂 15g，调味品适量，加水同煮，熟后食腰子喝汤。

(3) 外治法 对于髓外肿瘤或疼痛明显患者可采用外治法。药物与用法：明矾、生石膏各 15g，天南星、蟾酥各 1.5g，东丹 60g，红砒 2g，乳香、没药各 5g，炮穿山甲 10g，白芷 10g，肉桂 45g，上药共研细末，撒在膏药上，外敷患处。

【中西医治疗进展与展望】

近年来，中西医结合治疗多发性骨髓瘤取得了一些进展。

首先，在临床研究方面，对病因、病机和治则的研究比较深入。多数学者认为，多发性骨髓瘤之中医病因为禀赋不足、脏腑亏虚、外感邪毒、饮食所伤。其中肾虚是关键，因为本病多发生于老年人，而老年人多见有肾精亏虚之象，依据中医理论，肾为元气之根，藏精气，主骨生髓，若肾精不足，复感外邪，就会导致骨枯髓虚。其次，血瘀、痰毒也是该病发生的主要病因之一。晚期病例多见有诸虚不足的病机变化。依据病因病机和临床主要表现，在治疗原则上，多数学者强调补肾通络、活血化痰、清热解毒为早期患者基本治疗原则；益气养血、滋补肝肾、健脾和胃为扶正固本治法，多在晚期患者中应用。

除许多经典方剂在临床中应用较为普遍外，不少学者依据中、西医有关理论自拟了一些临床行之有效的方剂，如解毒化瘀方（太子参、猪苓、鸡血藤、黄芪、薏苡仁、生地黄、白术、补骨脂、白花蛇舌草、仙鹤草、桃仁、红花、炙甘草)、活血化瘀方（丹参、赤芍、穿山甲、续断、桃仁、红花、地龙、胆南星、补骨脂、夏枯草、半枝莲、白花蛇舌草、益母草)、清热凉血方（金银花、连翘、粳米、生地黄、水牛角、知母、牡丹皮、白芍、生石膏、芦根、白花蛇舌草、蒲公英)、降黏冲剂（水蛭、丹参、黄芪、槐花）等，取得了较好的临床疗效。此外，针灸在缓解疼痛及其他症状方面也显示了较好的苗头。

另外，在治疗机制的研究方面也比较深入。如已有文献报道，益气补肾方、补中益气汤与化疗药物伍用能使患者免疫功能得到明显恢复，抗感染能力明显增强，可减少感染几率；清热解毒方药能有效地抑制肿瘤细胞生长，与化疗药物合用有较好的增效作用；滋养肝肾方药能够明显缓解疼痛等。这些研究结果充分显示了中西医结合治疗多发性骨髓瘤的优势。

但是，上述工作尚有待进一步加强。如中西医结合病因病机的探讨仍待深入，新的病因病机理论尚有较多的探讨空间；依据中西医理论，选择先进的公认的客观指标，进行中医和中西医结合治疗机制的研究也有待进一步深化。

【预防与调护】

（一）预防

首先要避免和减少电离辐射，特别是高强度电离辐射，必须接触的工作人员应做好防护并定期体检。应注意体质锻炼，预防外感，减少与有害物质接触的机会和时间，节制房事，劳逸结合，调理情志。同时，在疾病发生与发展过程中，有效地预防病理性骨折、减少使用影响肾脏功能的药物等也是本病预防的内容之一。

（二）调护

加强对患者的整体护理，包括卫生护理、心理状态维护、开导与卫生教育以及对皮肤、口腔等易与外界接触的部位进行护理，也很重要。

附录

常用中药方剂

一　画

一贯煎(《柳州医话》)　北沙参　当归身　生地黄　枸杞子　川楝子　麦冬

二　画

二仙汤(《中医方剂临床手册》)　仙茅　仙灵脾

二至丸(《医方集解》)　女贞子　旱莲草

二陈汤(《太平惠民和剂局方》)　半夏(汤洗七次)　橘红　白茯苓　甘草　生姜　乌梅

十灰散(《十药神书》)　大蓟　小蓟　侧柏叶　荷叶　茜草根　栀子　茅根　大黄　牡丹皮　棕榈皮

十全大补丸(《太平惠民和剂局方》)　地黄　白芍　当归　川芎　人参　白术　茯苓　炙甘草　黄芪　肉桂

十枣汤(《伤寒论》)　甘遂　大戟　芫花　大枣

丁蔻理中丸(《全国中药成药处方集》)　丁香　白豆蔻　白术　党参　干姜　炙甘草

八正散(《太平惠民和剂局方》)　木通　车前子　瞿麦　滑石　甘草梢　扁蓄　大黄　栀子　灯芯草

八珍汤(《正体类要》)　人参　白术　茯苓　甘草　当归　白芍　川芎　熟地黄　生姜　大枣

人参补肺饮(《症因脉治》)　人参　麦冬　五味子　天冬　薏苡仁　黄芪　百合　炙甘草

人参养荣汤(《太平惠民和剂局方》)　白芍　当归　陈皮　黄芪　桂心　人参　煨白术　炙甘草　熟地黄　五味子　茯苓　远志　生姜　大枣

三　画

三棱煎(《三因极一病证方论》)　三棱　莪术　青皮　半夏(汤洗七次)　麦芽

大补元煎(《景岳全书》)　山茱萸　炙甘草　炒山药　杜仲　当归　枸杞子　熟地黄　人参

大补阴丸(《丹溪心法》)　知母　黄柏　熟地黄　龟板　猪脊髓

大承气汤(《伤寒论》)　大黄(酒洗)　厚朴(去皮,炙)　枳实　芒硝

小半夏汤(《金匮要略》)　半夏　生姜

小金丹(《外科证治全生集》)　制草乌　木鳖　五灵脂　白胶香　制乳香　制没药　当归身　麝香　墨炭　地龙

小柴胡汤(《伤寒论》)　柴胡　黄芩　人参　甘草(炙)　半夏(洗)　生姜　大枣

四　画

天王补心丹(《摄生秘剂》)　人参(去芦)　丹参(微炒)　玄参(微炒)　白茯苓(去皮)　五味子(烘)　远志(去心炒)　桔梗　当归身(酒洗)　天冬(去心)　麦冬(去心)　柏子仁(炒)　酸枣仁　朱砂　生地黄

五生丸(《证治准绳》) 乌头 半夏 天南星 附子 干生姜

五汁饮(《温病条辨》) 梨汁 鲜苇根汁 麦冬汁 藕汁 荸荠汁

五苓散(《伤寒论》) 猪苓(去皮) 泽泻 白术 茯苓 桂枝(去皮)

五味消毒饮(《医宗金鉴》) 金银花 野菊花 蒲公英 紫花地丁 紫背天葵

太和丸(《医学汇海》) 人参 木香 白术(土炒) 茯苓 炒神曲 炒麦芽 陈皮 龙眼肉 黄连(姜汁炒) 当归(酒洗) 山楂肉(蒸) 白芍(酒炒) 半夏(面炒) 炙甘草 枳实(面炒) 香附(童便炒) 白豆蔻仁 上药荷叶一片煎汤，打陈仓米糊为丸

止嗽散(《医学心悟》) 桔梗(炒) 荆芥 紫菀(蒸) 百部(蒸) 白前(蒸) 甘草(炒) 陈皮(去白)

少腹逐瘀汤(《医林改错》) 小茴香 干姜 延胡索 没药 当归 川芎 官桂 赤芍 五灵脂 蒲黄

中满分消丸(《兰室秘藏》) 厚朴 枳实 黄芩 黄连 知母 半夏 陈皮 茯苓 猪苓 泽泻 砂仁 干姜 姜黄 人参 白术 炙甘草

中满分消汤(《兰室秘藏》) 川乌 泽泻 黄连 人参 青皮 当归 生姜 广皮 柴胡 木香 升麻 黄芪 荜澄茄 益智仁 半夏 黄柏 茯苓 草豆蔻仁 吴茱萸 厚朴

升降散(《伤寒瘟疫条辨》) 僵蚕(酒炒) 蝉蜕 姜黄(去皮) 生大黄 蜜 黄酒送服

升陷汤(《医学衷中参西录》) 生黄芪 知母 柴胡 桔梗 升麻

化肝煎(《景岳全书》) 青皮 陈皮 芍药 牡丹皮 泽泻 土贝母 炒栀子

化积丸(《杂病源流犀烛》) 三棱 莪术 阿魏 海浮石 香附 雄黄 槟榔 苏木 瓦楞子 五灵脂

丹参饮(《时方歌括》) 丹参 檀香 砂仁

丹栀逍遥散(《内科摘要》) 当归 芍药 茯苓 白术 柴胡 牡丹皮 栀子(炒) 甘草(炙)

乌梅丸(《伤寒论》) 乌梅 黄连 黄柏 人参 当归 炮附子 桂枝 蜀椒 干姜 细辛

六君子汤(《校注妇人良方》) 人参 炙甘草 陈皮 白术 茯苓 制半夏 生姜 大枣

六味地黄丸(《小儿药证直诀》) 熟地黄 干山药 山茱萸 泽泻 牡丹皮 茯苓(去皮)

五 画

玉女煎(《景岳全书》) 石膏 熟地黄 麦冬 知母 牛膝

玉枢丹(《外科正宗》) 山慈菇 红芽大戟 千金子霜 麝香 雄黄 朱砂 五倍子

玉屏风散(《丹溪心法》) 防风 黄芪 白术

甘露消毒丹(《温热经纬》) 滑石 茵陈 黄芩 石菖蒲 木通 川贝母 射干 连翘 薄荷 白豆蔻 藿香

左归丸(《景岳全书》) 大熟地黄 山药(炒) 枸杞子 山茱萸 川牛膝(酒洗蒸熟) 菟丝子(制) 龟板胶(切碎炒珠) 鹿角胶(敲碎炒珠)

左归饮(《景岳全书》) 熟地黄 山药 山茱萸 枸杞子 炙甘草 茯苓

右归丸(《景岳全书》) 熟地黄 山药(炒) 山茱萸(微炒) 枸杞子(微炒) 菟丝子(制) 当归 鹿角胶(炒) 肉桂 杜仲(姜汁炒) 制附子

石斛夜光丸(《原机启微》) 天冬 人参 茯苓 麦冬 熟地黄 生地黄 菟丝子 菊花 草决明 杏仁 干山药 枸杞子 牛膝 五味子 川芎 蒺藜 炙甘草 枳壳 青葙子 防风 黄连 犀角 羚羊角

龙胆泻肝汤(《医方集解》) 龙胆草(酒炒) 黄芩(炒) 栀子(酒炒) 泽泻 木通 当归(酒洗) 柴胡 生地黄(酒炒) 生甘草

平胃散(《太平惠民和剂局方》) 苍术(去粗皮,米泔浸二日) 厚朴(去粗皮,姜汁制，炒香) 陈皮(去白) 甘草(锉炒) 生姜 大枣

归脾汤(《济生方》) 白术 茯神(去木) 黄芪(去芦) 龙眼肉 酸枣仁(炒去壳) 人参 木香(不见

火） 甘草(炙) 当归 远志(蜜制)

四君子汤(《太平惠民和剂局方》) 人参(去芦) 白术 茯苓(去皮) 甘草(炙)

四妙丸(《成方便读》) 川黄柏 苍术 怀牛膝 薏苡仁

四物汤(《太平惠民和剂局方》) 熟地黄 当归 白芍药 川芎

四逆散(《伤寒论》) 柴胡 芍药 枳实(破,水渍,炙干) 甘草(炙)

四神散(《圣济总录》) 百部 白薇 川贝母 款冬花

生脉散(《内外伤辨惑论》) 人参 麦冬 五味子

失笑散(《太平惠民和剂局方》) 五灵脂(酒研,淘去沙土) 蒲黄(炒香)

白头翁汤(《伤寒论》) 白头翁 黄柏 黄连 秦皮

白虎汤(《伤寒论》) 石膏 知母 粳米 甘草(炙)

白虎承气汤(《重订通俗伤寒论》) 生石膏 生大黄 生甘草 玄明粉 陈仓米(荷叶包) 知母

半夏白术天麻汤(《医学心悟》) 半夏 天麻 茯苓 橘红 白术 甘草

半夏厚朴汤(《金匮要略》) 半夏 厚朴 紫苏 茯苓 生姜

六　画

芍药甘草汤(《伤寒论》) 芍药 甘草

芍药汤(《素问病机气宜保命集》) 芍药 当归 黄连 槟榔 木香 甘草(炒) 大黄 黄芩 官桂

地黄饮子(《宣明论方》) 熟干地黄 巴戟天(去心) 山茱萸 肉苁蓉(酒浸) 五味子 白茯苓 麦冬(去心) 石菖蒲 远志(去心) 官桂 生姜 炮附子 石斛 薄荷 大枣

百合固金汤(《医方集解》引赵蕺庵方) 生地黄 熟地黄 麦冬 百合 白芍(炒) 当归 贝母 玄参 桔梗 生甘草

百部丸(《圣济总录》) 百部 天冬 贝母 桔梗 紫菀 款冬花

至宝丹(《太平惠民和剂局方》) 生乌犀屑(研) 生玳瑁屑(研) 琥珀(研) 朱砂(研飞) 雄黄(研飞) 冰片(研) 麝香(研) 牛黄(研) 安息香 金箔 银箔

回阳救急汤(《伤寒六书》) 熟附子 干姜 肉桂 人参 白术(炒) 茯苓 陈皮 甘草(炙) 五味子 半夏(制) 麝香 生姜

竹叶石膏汤(《伤寒论》) 竹叶 石膏 半夏 麦冬 人参 甘草 粳米

华盖散(《太平惠民和剂局方》) 麻黄(去根节) 桑白皮(蜜制) 紫苏子(隔纸炒) 杏仁(去皮尖炒) 赤茯苓(去皮) 陈皮(去白) 甘草(炙)

血府逐瘀汤(《医林改错》) 桃仁 当归 红花 生地黄 川芎 赤芍 牛膝 桔梗 柴胡 枳壳 甘草

舟车丸(《景岳全书》) 黑丑(研末) 甘遂(面裹煨) 大戟(醋炒) 芫花(醋炒) 大黄 青皮 陈皮 木香 槟榔 轻粉

安宫牛黄丸(《温病条辨》) 牛黄 郁金 犀角 黄连 朱砂 冰片 珍珠 雄黄 栀子 黄芩 麝香 金箔衣

导赤散(《小儿药证直诀》) 生地黄 生甘草梢 木通 竹叶

导痰汤(《济生方》) 橘红 半夏 枳实(麸炒) 茯苓 甘草 制天南星 生姜

阳和汤(《外科证治全生集》) 熟地黄 麻黄 白芥子 肉桂 干姜炭 生甘草 鹿角胶

红花桃仁煎(《素庵医要》) 红花 桃仁 当归 香附 延胡索 赤芍 川芎 丹参 青皮 生地黄

七　画

麦门冬汤(《金匮要略》) 麦冬 半夏 人参 甘草 粳米 大枣

苇茎汤(《千金要方》) 芦根 桃仁 薏苡仁 冬瓜仁

杞菊地黄丸(《医级》) 枸杞子 菊花 熟地黄 山茱萸 山药 泽泻 牡丹皮 茯苓

扶脾逐水丸(《丹台玉案》) 白茯苓 云白术 山药 苦葶苈 花椒目 巴戟天 黄连 黑丑 北五味 海金沙 泽泻 荷叶(煎汤为丸)

利气丹(《丹台玉案》) 生大黄 黑牵牛子 炒香附 黄柏 木香 槟榔 青皮 陈皮 枳壳(麸炒) 煨莪术 黄连

身痛逐瘀汤(《医林改错》) 秦艽 川芎 桃仁 红花 甘草 羌活 没药 当归 五灵脂 香附 牛膝 地龙

羌活胜湿汤(《内外伤辨惑论》) 羌活 独活 川芎 蔓荆子 甘草 防风 藁本

沙参麦冬汤(《温病条辨》) 沙参 玉竹 生甘草 冬桑叶 麦冬 生扁豆 天花粉

启膈散(《医学心悟》) 沙参 丹参 茯苓 川贝母 郁金 砂仁壳 荷叶蒂 杵头糠

补中益气汤(《脾胃论》) 黄芪 甘草(炙) 人参(去芦) 当归(酒焙干或晒干) 橘皮(不去白) 升麻 柴胡 白术

补阳还五汤(《医林改错》) 黄芪 当归尾 赤芍 地龙 川芎 桃仁 红花

补管补络汤(《医学衷中参西录》) 山茱萸 三七 生龙骨 生牡蛎

附子理中汤(《阎氏小儿方论》) 人参(去芦) 白术(锉) 干姜(炮) 甘草(炙) 黑附子(炮)

八　画

青蒿鳖甲汤(《温病条辨》) 青蒿 鳖甲 生地黄 知母 牡丹皮

苓桂术甘汤(《金匮要略》) 茯苓 桂枝 白术 炙甘草

肾气丸(《金匮要略》) 干地黄 山茱萸 山药 泽泻 牡丹皮 茯苓 桂枝 附子(炮)

知柏地黄丸(《医宗金鉴》) 知母 黄柏 熟地黄 山茱萸 山药 泽泻 牡丹皮 茯苓

金水六君煎(《景岳全书》) 陈皮 半夏 茯苓 炙甘草 当归 熟地黄

炙甘草汤(《伤寒论》) 炙甘草 人参 桂枝 生姜 生地黄 阿胶 麦冬 大枣 火麻仁

泻心汤(《金匮要略》) 大黄 黄芩 黄连

泻白散(《小儿药证直诀》) 地骨皮 桑白皮(炒) 炙甘草 粳米

定痫丸(《医学心悟》) 天麻 川贝母 胆南星 姜半夏 陈皮(洗,去白) 茯苓(蒸) 丹参(酒蒸) 麦冬(去心) 石菖蒲(杵碎取粉) 远志(去心,甘草水泡) 全蝎(去尾) 灯草(研) 僵蚕(甘草水洗,去嘴,炒) 琥珀(腐蒸) 辰砂(细研) 姜汁 竹沥 甘草(水洗) 茯神(去木蒸)

实脾饮(《济生方》) 附子 干姜 白术 甘草 厚朴 木香 草果仁 木瓜 生姜 大枣 白茯苓 大腹子

参苓白术散(《太平惠民和剂局方》) 莲子肉 薏苡仁 缩砂仁 桔梗炒 炒白术 山药 白扁豆(姜汁浸,去皮微炒) 白茯苓 人参(去芦) 甘草

九　画

封髓丹(《奇效良方》) 黄柏 砂仁 甘草

茵陈术附汤(《医学心悟》) 茵陈 白术 附子 干姜 甘草 肉桂

茵陈蒿汤(《伤寒论》) 茵陈 栀子 大黄

枳实消痞丸(《兰室秘藏》) 干姜 炙甘草 麦芽曲 白茯苓 白术(土炒) 半夏曲 人参 厚朴 枳实 黄连(姜汁炒)

拯阳理劳汤(《医宗必读》) 人参 黄芪 白术 甘草 肉桂 当归 五味子 陈皮 生姜 大枣

胃苓汤(《丹溪心法》) 苍术 厚朴 陈皮 官桂 茯苓 白术 泽泻 猪苓 甘草 生姜 大枣

香苏散(《太平惠民和剂局方》) 香附(炒,去毛) 紫苏叶 陈皮(不去白) 甘草(炙)

香砂六君子汤(《古今名医方论》) 人参 白术 茯苓 甘草 陈皮 半夏 砂仁 木香 生姜

复元活血汤(《医学发明》) 柴胡 瓜蒌根 当归 红花 甘草 桃仁(酒浸去皮尖) 大黄(酒浸) 炮穿山甲

独参汤(《十药神书》) 人参

济生肾气丸(《济生方》) 熟地黄 山药(炒) 山茱萸 牡丹皮 茯苓 泽泻 炮附子 官桂 川牛膝 车前子

除湿解毒汤(《赵炳南临床经验集》) 白鲜皮 大豆黄卷 生薏苡仁 土茯苓 栀子 牡丹皮 紫花地丁 金银花 连翘 木通 滑石块 生甘草

十　画

真人养脏汤(《太平惠民和剂局方》) 人参 当归(去芦) 白术(焙) 肉豆蔻(面裹煨) 白芍药 肉桂(去粗皮) 诃子(去核) 罂粟壳(去蒂萼蜜制) 木香 甘草(炙)

真武汤(《伤寒论》) 茯苓 炮附子 白术 芍药 生姜

桂枝甘草汤(《伤寒论》) 桂枝 炙甘草

桂枝附子汤(《金匮要略》) 桂枝 附子 生姜 甘草 大枣

桃红四物汤(《医宗金鉴》) 桃仁 红花 川芎 熟地黄 当归 白芍

夏枯草膏(《六科准绳》) 夏枯草

柴胡疏肝散(《景岳全书》) 陈皮(醋炒) 柴胡 川芎 香附 枳壳(麸炒) 甘草(炙) 芍药

逍遥散(《太平惠民和剂局方》) 甘草(微炙炒) 茯苓(去皮) 当归(去苗微炒) 白芍药 柴胡(去苗) 白术 生姜 薄荷

益胃汤(《温病条辨》) 沙参 麦冬 冰糖 细生地黄 玉竹(炒)

消瘰丸(《医学心悟》) 玄参 煅牡蛎 贝母

海藻玉壶汤(《外科正宗》) 海藻 昆布 海带 陈皮 半夏 青皮 贝母 连翘 当归 川芎 独活 甘草

涤痰丸(《奇效良方》) 天南星 半夏(姜制) 炒枳实 茯苓 橘红 石菖蒲 人参 竹茹 甘草 生姜 大枣

通幽汤(《兰室秘藏》) 生地黄 熟地黄 桃仁泥 红花 当归 炙甘草 升麻 槟榔

桑杏汤(《温病条辨》) 桑叶 杏仁 象贝母 沙参 栀子皮 淡豆豉 梨皮

十一画

理中汤(《伤寒论》) 人参 白术 炙甘草 干姜

黄芪建中汤(《金匮要略》) 黄芪 芍药(酒炒) 桂枝(去皮) 炙甘草 生姜 大枣 饴糖

菖蒲郁金汤(《温病全书》) 石菖蒲 郁金 栀子 连翘 灯心草 鲜竹叶 牡丹皮 淡竹沥 木通 玉枢丹

控涎丹(《三因极一病证方论》) 甘遂(去心) 大戟(去皮) 白芥子

银翘汤(《温病条辨》) 金银花 连翘 竹叶 生甘草 麦冬 生地黄

猪苓汤(《伤寒论》) 猪苓(去皮) 茯苓 泽泻 阿胶(碎) 滑石(碎)

麻黄杏仁甘草石膏汤(《伤寒论》) 麻黄(去节) 杏仁 炙甘草 石膏

旋覆代赭汤(《伤寒论》) 旋覆花 人参 生姜 代赭石 甘草(炙) 半夏(洗) 大枣

羚角钩藤汤(《通俗伤寒论》) 羚羊角 霜桑叶 川贝母 鲜生地黄 钩藤 菊花 茯神木 白芍 生甘草 竹茹

清肝除风汤(《周皆春眼科证治》) 柴胡 大青叶 酒黄芩 川连 赤芍 茺蔚子 荆芥 秦皮

清肝解郁汤(《外科正宗》) 当归 白芍 茯苓 白术 贝母 熟地黄 栀子 半夏 人参 柴胡 牡丹皮 陈皮 香附 川芎 甘草

清郁二陈汤(《万病回春》) 陈皮 半夏 茯苓 甘草 苍术 川芎 香附 神曲 枳实 黄连 白芍 生姜 栀子

清金益气汤(《医学衷中参西录》) 生黄芪 生地黄 知母 粉甘草 玄参 沙参 牛蒡子 川贝母

清咽白虎汤(《疫喉浅论》) 玄参 羚羊角 马勃 麦冬 石膏 知母 生地黄 犀角 甘草 竹叶 粳米

清热固经汤(《中医妇科学》) 生地黄 地骨皮 炙龟板 牡蛎粉 阿胶 焦栀子 地榆 黄芩 藕节 陈棕榈炭 甘草

清热镇惊散(《卫生部药品标准》) 全蝎 珍珠 冰片 钩藤 胆南星 雄黄 黄连 青黛 白附子 甘草 防风 天麻 栀子 琥珀 水牛角(浓缩粉)

清营汤(《温病条辨》) 犀角 生地黄 玄参 竹叶心 麦冬 丹参 黄连 金银花 连翘

清瘟败毒饮(《疫疹一得》) 生石膏 生地黄 犀角 黄连 栀子 桔梗 黄芩 知母 赤芍药 玄参 连翘 竹叶 甘草 牡丹皮

十二画

葶苈大枣泻肺汤(《金匮要略》) 葶苈子 大枣

紫雪丹(《太平惠民和剂局方》) 寒水石 磁石 石膏 犀角 黄金 羚羊角 硝石 滑石 青木香 沉香 玄参 升麻 甘草 丁香 朴硝 麝香 朱砂

滋水清肝饮(《医宗己任篇》) 生地黄 山茱萸 茯苓 当归 山药 牡丹皮 泽泻 白芍 柴胡 栀子 大枣

犀角地黄汤(《备急千金要方》) 犀角 生地黄 牡丹皮 芍药

犀黄丸(《外科证治全生集》) 犀黄 麝香 乳香 没药 黄米饭

十三画及以上

膈下逐瘀汤(《医林改错》) 五灵脂(炒) 当归 川芎 桃仁 牡丹皮 赤芍 乌药 延胡索 甘草 香附 红花 枳壳

增液汤(《温病条辨》) 玄参 麦冬(连心) 生地黄

镇肝熄风汤(《医学衷中参西录》) 怀牛膝 生赭石 生龙骨 生牡蛎 生龟板 生杭芍 玄参 天冬 川楝子 生麦芽 茵陈 甘草

薏苡附子散(《金匮要略》) 薏苡仁 炮附子

黛蛤散(经验方) 青黛 海蛤壳

鳖甲煎丸(《金匮要略》) 鳖甲 乌扇 黄芩 柴胡 鼠妇 干姜 大黄 芍药 桂枝 石韦 葶苈子 厚朴 牡丹皮 瞿麦 紫葳 半夏 人参 阿胶 蜂房 赤硝 蜣螂 桃仁 土鳖虫

常用西药缩写、英文及中文名称

缩写	英文名称	中文名称
ACD	Actrinomycin D	放线菌素 D，更生霉素
ACNU	Nimustine	尼莫司汀
ADM	Adriamycin	多柔比星，阿霉素
AG	Aminoglutethimide	氨鲁米特，氨基导眠能
Ara-C	Cytosine Arabinoside	阿糖胞苷
ASP	L-Asparaginase	门冬酰胺酶，左旋门冬酰胺酶
AT-1258	Nitrocaphane	硝卡芥，消瘤芥，邻丙氯酸硝苯芥
BCG	Bacille Calmette-Guelin	卡介苗
BCNU	Carmustine	卡莫司汀，卡氮芥
BLM	Bleomycin	博莱霉素，争光霉素
BUS	Busulfan，Myleran	白消安，马利兰
CBP	Carboplatin	卡铂，碳铂
CCNU	Lomustine	洛莫司汀
CF	Calcium Folinate，Citrovorum Factor	亚叶酸钙，甲酰四氢叶酸钙
CPT-11	Irinotecan	伊立替康，开普拓
CTX	Cyclophosphamide，Cytoxan	环磷酰胺
DDP	Cisplatin	顺铂，顺氯氨铂
DES	Diethylstilbestrol	己烯雌酚
DOC，TXT	Docetaxel，Taxotere	紫杉特尔，泰索帝
DRN	Daunorubicin	柔红霉素，正定霉素
DTIC	Dacarbazine	达卡巴嗪，氮烯咪胺
DXM	Dexamethasone	地塞米松
EPI	Epirubicin	表柔比星，表阿霉素
EPO	Erythropoietin	红细胞生成素
FMT	Formestane	福美司坦，兰他隆
FTL	Fortulon	去氧氟尿苷，氟铁龙
5-FU	5-Fluorouracil	氟尿嘧啶
G-CSF	Granulocyte-Colony Stimulating Factor	粒细胞集落刺激因子
GEMZ	Gemcitabine	双氟脱氧胞苷，健择
GM-CSF	Granulocyte Macrophage-Colony	粒细胞巨噬细胞集落刺激因子

	Stimulating Factor	
HCPT	Hydroxycamptothecin	羟基树碱，羟基喜树碱
HH	Homoharringtonine	高三尖杉酯碱
HMM	Hexamethylmelamine	六甲蜜胺
HN_2	Nitrogen Mustard	氮芥
HRT	Harringtonine	三尖杉碱，三尖杉酯碱
HU	Hydroxyurea	羟基脲
IFN	Interferon	干扰素
IFO	Ifosfamide	异环磷酰胺
IL	Interleukin	白细胞介素
LMS	Levamisole	左旋咪唑
L-OHP	Oxaliplatin	草酸铂，奥沙利铂
MA	Megestrol Acetate，Megace	甲地孕酮，妇宁片
Me-CCNU	Methyl-CCNU，Semustine	司莫司汀，甲环亚硝脲
MEL	Melphalan，Alkeran	美法仑，苯丙氨酸氮芥
MITX	Mitoxantrone，Noventrone	米托蒽醌
MMC	Mitomycin C	丝裂霉素
6-MP	6-Mercaptopurine	巯嘌呤
MPA	Medroxyprogesterone Acetate，Provera	甲羟孕酮，安宫黄体酮
MTH	Mithramycin	光辉霉素
MTX	Methotrexate	甲氨蝶呤
NF	Formylmerphalan，N-Formylsarcolysin	氮甲，甲酰溶肉瘤素
NVB	Navelbine，Vinorelbine	长春瑞滨，去甲长春花碱
PCB，PCZ	Procarbazine	丙卡巴肼，甲基苄肼
PDN，PED	Prednisone	泼尼松，强的松
PYM	Pingyangmycin	平阳霉素
RA	Retinoic Acid	维甲酸
TAM	Tamoxifen	他莫昔芬，三苯氧胺
TAX	Paclitaxel，Taxol	紫杉醇，泰素
6-TG	6-Thioguanine	6-硫鸟嘌呤
THP	THP-Adriamycin，Pirarubicin	吡柔比星，吡喃阿霉素
TNF	Tumor Necrosis Factor	肿瘤坏死因子
TPO	Thrombopoietin	血小板生成素
TPT	Topotacan	拓扑替康
TSPA	Thiophosphoramide	塞替派
VCR	Vincristine	长春新碱
VDS	Vindesine	长春酰胺

VLB	Vinblastine	长春碱，长春花碱
VM-26	Teniposide，Vumon	替尼泊苷，鬼臼噻吩苷
VP-16	Etoposide	足叶乙苷，鬼臼乙叉苷

常用术语中英对照表

A

癌基因	oncogene
癌胚抗原	carcinoembryonic antigen，CEA

B

白细胞共同抗原	leukocyte antigen，LCA
倍增时间	doubling time，DT
鼻咽癌	nasopharyngeal carcinoma，NPC
表面活性物质阿朴蛋白	surfactant apoprotein，SP
丙型肝炎病毒	hepatitis C virus，HCV
EB 病毒	Epstein-Barr virus，EBV
波形蛋白	vimetin，VIM
部分缓解	partial remission，PR

C

磁共振检查	magnetic resonance imaging，MRI
出血性膀胱炎	haemorrhagic cystitis，HC

D

单纯疱疹病毒-2	herpes simplex virus type 2，HSV-2
单光子发射型计算机断层成像	single photon emission computed tomography，SPECT
第八因子相关抗原	factor Ⅷ related antigen，FⅧ
多发性骨髓瘤	multiple myeloma，MM
多药耐药性	multidrug resistance，MDR

E

恶性黑色素瘤	malignant melanoma
恶性淋巴瘤	malignant lymphoma，ML
恶性胸膜间皮瘤	malignant mesothelioma

F

法美英协作组	French-America-British，FAB

放射免疫显像	radioimmunoimaging，RII
放射治疗	radiation oncology
非霍奇金淋巴瘤	non-Hodgkin's lymphoma，NHL
非小细胞肺癌	non-small cell lung cancer，NSCLC
肺癌	pulmonary carcinoma
辅助化疗	adjuvant chemotherapy

G

睾丸肿瘤	testicular tumor
骨连接蛋白	osteonectin，ON
骨肉瘤	ostosarcoma
光动力学治疗	photodynamic treatment，PDT
国际抗癌联盟	International Union Against Cancer ，UICC
过继性细胞免疫治疗	adoptive cellular immunotherapy，ACI

H

化学治疗	chemotherapy
霍奇金病	Hodgkin's disease，HD

J

肌动蛋白	actin
肌红蛋白	myoglobin，Mb
肌球蛋白	myosin，MS
肌源性调节蛋白	myogenic regulatory protein，MyoDl
基因治疗	genetherapy
激光治疗	laser therapy
急性白血病	acute leukemia，AL
急性非淋巴细胞白血病	acute nonlymphocytic leukemia，ANLL
急性淋巴细胞白血病	acute lymphoblastic leukemia，ALL
急性髓细胞白血病	acute myeloidleukemia，AML
急性肿瘤溶解综合征	acute tumor lysis syndrome，ATLS
计算机体层扫描	computed tomography，CT
计算机体层扫描血管造影	CT angiography，CTA
剂量强度	dose intensity，DI
甲胎蛋白	alpha fetoprotein，AFP
甲状腺癌	carcinoma of thyroid
甲状球蛋白	thyroglobulin，TG

胶质纤维酸性蛋白	glial fibrillary acidicprotein，GFAP
角蛋白	keratin，CK
结肠与直肠癌	carcinoma of the colon and rectum
结蛋白	desmin，DM
介入治疗	interventional radiology
进展	progression，PD
局部化疗	topical chemotherapy

K

康复肿瘤学	rehabilitation oncology
抗体依赖性细胞介导的细胞毒作用	antibody dependent cell mediated cytotoxicity，ADCC

L

冷冻治疗	cryosurgery
临床试验管理规范	Good Clinical Practice，GCP
临床受益率	clinical benefit response，CBR
淋巴因子激活的杀伤细胞	lymphokine activated killer cell，LAK
鳞状细胞癌抗原	SCC
卵巢癌	ovarian cancer

M

慢性白血病	chronic leukemia
慢性粒细胞白血病	chronic myelogenous leukemia，CML
慢性淋巴细胞白血病	chronic lymphoblastic leukemia，CLL
美国抗癌联合会	American Joint Committee on Cancer，AJCC
美国临床肿瘤学会	American Society of Clinical Oncology，ASCO
免疫球蛋白	immunoglobulin，Ig
膜被蛋白	involucrin，IVL

N

脑瘤	intracranial tumors

P

膀胱癌	cancer of the urinary
皮肤癌	skin carcinoma
皮膜抗原	epithelial membrane antigen，EMA

Q

前列腺癌	prostatic carcinoma
前列腺酸性磷酸酶	prostatic acid phosphatase，PAP
前列腺特异抗原	prostate specific antigen，PSA
桥粒蛋白	desmoplakin，DP
曲线下面积	area under the curve，AUC
全身化疗	systemic chemotherapy

R

热化疗	thermochemotherapy
热疗	hyperthermia
人类T细胞淋巴瘤白血病病毒	human T cell leukemia virus，HTLV-1
人乳头状瘤病毒	human papilloma virus，HPV
溶菌酶	lysozyme，LZM
乳腺癌	breast cancer
软组织肉瘤	soft tissue sarcoma

S

上腔静脉综合征	superior vena caval syndrome，SVCS
神经母细胞瘤	neuroblastoma，NB
神经细丝	neurofilaments，NF
神经元特异性烯醇化酶	neuron-specific enolase，NSE
肾癌	renal carcinoma
生存时间	overall subsist，OS
生活质量	quality of life，QOL
生物反应调节剂	biological response modifiers，BRMs
生物化学治疗	biochemotherapy
实体瘤	solid tumors
食管癌	carcinoma of the esophagus
嗜铬素	chromograin，CG
髓磷脂碱性蛋白	myelin basic protein，MBP

T

糖蛋白抗原	carbohydrate antigen，CA
同步放化疗	concomitant chemoradiotherapy
同种异基因造血干细胞移植	allo-hematopoietic stem cell transplantation

突触素	synaptophysin，SY

W

完全缓解	complete remission，CR
微效	minimal remission，MR
胃癌	gastric cancer
稳定	stable disease，SD
无变化	no change，NC

X

细胞毒性 T 细胞	cytotoxic T lymphocyte，CTL
细胞因子	cytokine
细胞周期非特异性药物	cellcyclenonspecificagents，CCNSA
细胞周期特异性药物	cellcyclespecificagents，CCSA
小细胞肺癌	small cell lung cancer，SCLC
胸腺瘤	thymoma
新辅助化疗	neoadjuvant chemotherapy，NACT
信号转导抑制剂	signal transduction inhibitor
血液系统恶性肿瘤	hematological malignancies

Y

亚硝胺	nitrosamine
一般状况评分	performance status，PS
胰腺癌	pancreatic cancer
乙型肝炎病毒	hepatitis B virus，HBV
幽门螺杆菌	helicobacter pylori
尤文肉瘤	Ewing's sarcoma
诱导化疗	induction chemotherapy
原发性肝癌	primary liver cancer

Z

造血生长因子	hematopoietic growth factors
正电子发射型计算机断层成像	position emission computed tomography，PET
支气管肺癌	bronchopulmonary carcinoma
肿瘤标志物	tumor marker
肿瘤坏死因子	tumor necrosis factor，TNF
肿瘤缓解率	response rate RR

肿瘤浸润淋巴细胞	tumor-infiltrating lymphocytes，TIL
肿瘤相关抗原	tumor associated antigen，TAA
肿瘤消融疗法	tumor ablation therapy
肿瘤抑制基因（抑制基因）	tumor suppressor gene
肿瘤疫苗	tumor vaccine
子宫颈癌	cervical cancer
子宫内膜癌	endometrial carcinoma
自然杀伤细胞	natural killer cell，NK
综合治疗	multimodality therapy
组织多肽特异性抗原	tissue polypeptide specific antigen，TPS
组织相溶性抗原	major histocompatibility complex，MHC

主要参考书目

1. 汤钊猷主编 . 现代肿瘤学 . 上海：复旦大学出版社，2000
2. 李忠主编 . 临床中医肿瘤学 . 沈阳：辽宁科学技术出版社，2002
3. 陈锐深主编 . 现代中医肿瘤学 . 北京：人民卫生出版社，2003
4. 王义福 . 肿瘤学 . 北京：人民军医出版社，2000
5. 曾益新 . 肿瘤学 . 北京：人民卫生出版社，2001
6. 夏同礼等 . 肿瘤特检诊断 . 北京：人民卫生出版社，2002
7. 陈意生等 . 肿瘤分子细胞生物学 . 北京：人民军医出版社，2000
8. 中华人民共和国卫生部医政司 . 中国常见恶性肿瘤诊治规范·第九分册 . 北京：北京医科大学协和医科大学联合出版社，1991
9. 蒋国梁 . 现代肿瘤放射治疗学 . 第 2 版 . 上海：上海科学技术出版社，2003
10. 谷铣之等 . 肿瘤放射治疗学 . 北京：中国协和医科大学出版社，1993
11. 殷蔚伯等 . 肿瘤放射治疗学 . 第 3 版 . 北京：中国协和医科大学出版社，2002
12. 朱广迎 . 放射肿瘤学 . 北京：科学技术文献出版社，2001
13. 刘泰福 . 现代放射肿瘤学 . 上海：复旦大学出版社，2001
14. 陈世伟等 . 肿瘤中西医综合治疗 . 北京：人民卫生出版社，2001
15. 金惠铭主编 . 病理生理学 . 北京：人民卫生出版社，1997
16. 张文彬主编 . 诊断学 . 北京：人民卫生出版社，2002
17. 张代钊 . 中西医结合治疗放化疗毒副反应 . 北京：人民卫生出版社，2000
18. 李佩文 . 恶性肿瘤的术后治疗 . 北京：人民卫生出版社，2002
19. 银正民 . 临床肿瘤急症学 . 北京：人民卫生出版社，2000
20. 孙燕主编 . 内科肿瘤学 . 北京：人民卫生出版社，2001
21. 周际昌主编 . 实用肿瘤内科学 . 北京：人民卫生出版社，2003
22. 潘宏铭等 . 肿瘤内科诊治策略 . 上海：上海科学技术出版社，2002
23. 王瑛等 . 癌症疼痛治疗 . 天津：天津科技翻译出版公司，1997
24. 世界卫生组织 . 癌症疼痛的治疗 . 北京：人民卫生出版社，1988
25. 吴阶平等 . 黄家驷外科学 . 第 6 版 . 北京：人民卫生出版社，2000
26. 周岱翰等 . 临床中医肿瘤学 . 北京：人民卫生出版社，2003
27. 周道安等 . 恶性肿瘤综合治疗基础与临床 . 石家庄：河北科技出版社，2003
28. 李佩文主编 . 中西医临床肿瘤学 . 北京：中国中医药出版社，1996
29. 韩锐主编 . 肿瘤化学预防及药物治疗 . 北京：北京医科大学协和医科大学联合出版社，1991

30. 储大同主编 . 常见恶性肿瘤治疗手册 . 北京：中国协和医科大学出版社，2002
31. 李树玲主编 . 头颈肿瘤学 . 天津：天津科学技术出版社，1993
32. 张天泽主编 . 肿瘤学 . 天津：天津科学技术出版社，1996
33. 刘渡舟主编 . 中医肿瘤防治大全 . 北京：科学技术文献出版社，1994
34. 郭岳峰主编 . 肿瘤病诊疗全书 . 北京：中国医药科技出版社，2001
35. 查人俊等 . 现代肺癌诊断与治疗 . 北京：人民卫生出版社，1999
36. 孙燕，储大同主编 . 中医临床教育专辑 . 北京：中国医药科技出版社，2000
37. 孙燕，余桂清主编 . 中西医结合防治肿瘤 . 北京：北京医科大学协和医科大学联合出版社，1995
38. 杨宇飞等 . 胃癌中西医综合治疗 . 北京：人民卫生出版社，2002
39. 杨冬华等 . 消化系肿瘤诊断与治疗 . 北京：人民卫生出版社，2002
40. 刘鲁明，杨宇飞主编 . 肝癌中西医综合治疗 . 北京：人民卫生出版社，2002
41. 张代钊，郝迎旭主编 . 张代钊治癌经验辑要 . 北京：中国医药科技出版社，2001
42. 刘伟胜，徐凯主编 . 肿瘤科专病中医临床诊治 . 北京：人民卫生出版社，2000
43. 李家庚，傅延龄主编 . 肿瘤病证治精要 . 北京：科学技术文献出版社，1999
44. 叶任高主编 . 中西医结合肾脏病学 . 北京：人民卫生出版社，2003
45. 刘炯等 . 常见肿瘤的诊断与治疗 . 郑州：河南医科大学出版社，2000
46. 李家庚等 . 实用中医肿瘤学 . 北京：科学技术文献出版社，2001
47. 陈熠 . 世界传统医学肿瘤学 . 北京：科学出版社，1999
48. 万德森 . 临床肿瘤学 . 北京：科学出版社，2000
49. 刘复生 . 肿瘤病理学 . 北京：北京医科大学协和医科大学联合出版社，1997